Ioannis Mylonas

Infektionen in Gynäkologie und Geburtshilfe

Ioannis Mylonas

Infektionen in Gynäkologie und Geburtshilfe

2. aktualisierte und komplett überarbeitete Auflage

ELSEVIER

Elsevier GmbH, Bernhard-Wicki-Str. 5, 80636 München, Deutschland
Wir freuen uns über Ihr Feedback und Ihre Anregungen an kundendienst@elsevier.com

ISBN 978-3-437-24791-0
eISBN 978-3-437-18317-1

2. Auflage 2024

Prof. Dr. med. Dr. h.c. Ioannis Mylonas - Gynecology, Obstetrics and Infectious Diseases - 329 Howe Street #1458 - Vancouver, BC V6C3N2 - Canada. Email: gyn-infections@outlook.com und infektiologie@outlook.de

Wichtiger Hinweis
Die medizinischen Wissenschaften unterliegen einem sehr schnellen Wissenszuwachs. Der stetige Wandel von Methoden, Wirkstoffen und Erkenntnissen ist allen an diesem Werk Beteiligten bewusst. Sowohl der Verlag als auch die Autorinnen und Autoren und alle, die an der Entstehung dieses Werkes beteiligt waren, haben große Sorgfalt darauf verwandt, dass die Angaben zu Methoden, Anweisungen, Produkten, Anwendungen oder Konzepten dem aktuellen Wissensstand zum Zeitpunkt der Fertigstellung des Werkes entsprechen.
Der Verlag kann jedoch keine Gewähr für Angaben zu Dosierung und Applikationsformen übernehmen. Es sollte stets eine unabhängige und sorgfältige Überprüfung von Diagnosen und Arzneimitteldosierungen sowie möglicher Kontraindikationen erfolgen. Jede Dosierung oder Applikation liegt in der Verantwortung der Anwenderin oder des Anwenders. Die Elsevier GmbH, die Autorinnen und Autoren und alle, die an der Entstehung des Werkes mitgewirkt haben, können keinerlei Haftung in Bezug auf jegliche Verletzung und/oder Schäden an Personen oder Eigentum, im Rahmen von Produkthaftung, Fahrlässigkeit oder anderweitig übernehmen.

Für die Vollständigkeit und Auswahl der aufgeführten Medikamente übernimmt der Verlag keine Gewähr.
Geschützte Warennamen (Warenzeichen) werden in der Regel besonders kenntlich gemacht (®). Aus dem Fehlen eines solchen Hinweises kann jedoch nicht automatisch geschlossen werden, dass es sich um einen freien Warennamen handelt.

Bibliografische Information der Deutschen Nationalbibliothek
Die Deutsche Nationalbibliothek verzeichnet diese Publikation in der Deutschen Nationalbibliografie; detaillierte bibliografische Daten sind im Internet über https://www.dnb.de abrufbar.

24 25 26 27 28 5 4 3 2 1

In ihren Veröffentlichungen verfolgt die Elsevier GmbH das Ziel, genderneutrale Formulierungen für Personengruppen zu verwenden. Um jedoch den Textfluss nicht zu stören sowie die gestalterische Freiheit nicht einzuschränken, wurden bisweilen Kompromisse eingegangen. Selbstverständlich sind **immer alle Geschlechter** gemeint.

Planung: Barbara Schweighofer, München
Projektmanagement: Sabine Hennhöfer, München
Redaktion: Ute Villwock, Heidelberg
Herstellung: Felicitas Hübner, München
Satz: Thomson Digital, Noida/Indien
Druck und Bindung: Drukarnia Dimograf Sp. z o. o., Bielsko-Biała/Polen
Umschlaggestaltung: SpieszDesign, Neu-Ulm
Umschlagabbildung: Hauptbild inkl. Einklinker unten © Crystal light - stock.adobe.com/Einklinker oben © Dr_Microbe - stock.adobe.com/Einklinker mitte © Naeblys - stock.adobe.com

Aktuelle Informationen finden Sie im Internet unter **www.elsevier.de**.

Vorwort zur 2. Auflage

In memoriam: Georgia und Antonios Mylonas

Euer unerschütterlicher Glaube an das Gute im Menschen fehlt uns sehr …

Wir leben in faszinierenden, aber auch verwirrenden Zeiten. Selten war das Verständnis der Diagnose und Behandlung von Infektionskrankheiten so vielversprechend wie heute. Doch trotz dieser medizinischen Errungenschaften werden wir immer häufiger daran erinnert, wie feingliedrig und zerbrechlich unsere medizinische Welt ist.

Infektionen stellen aufgrund der weltweiten Zunahme von Antibiotikaresistenzen weiterhin eine große Bedrohung dar. Die Ausbreitung vektorübertragener Viren, auch aufgrund des Klimawandels, sowie die Zunahme sexuell übertragbarer Infektionen und infektionsbedingter ungünstiger Schwangerschaftsverläufe halten an. Darüber hinaus haben Armut und Ungleichheit weltweit zugenommen, was sich zweifellos auf die Morbidität und Mortalität der Bevölkerung auswirkt. Eine Coronavirus-Pandemie hat sich zu einem unvorhergesehenen Problem mit außergewöhnlichen medizinischen, politischen und wirtschaftlichen Auswirkungen entwickelt. Obwohl medizinische Probleme globaler und umfangreicher geworden sind, sollte letztlich der einzelne Patient bzw. die einzelne Patientin der Maßstab unseres Handelns sein.

Während Infektionskrankheiten in den letzten Jahren insbesondere in der Gynäkologie und Geburtshilfe bewusst vernachlässigt wurden, haben sie, besonders nach der Corona-Pandemie, zunehmend an Bedeutung gewonnen. Es ist daher von großer Bedeutung, dass sowohl Ärzte und Ärztinnen als auch Pflegepersonal in diesen Bereichen über ein fundiertes und praxisorientiertes Wissen über Infektionskrankheiten verfügen. Dazu gehören nicht nur Kenntnisse über die verschiedenen Infektionsarten und ihre Übertragungswege, sondern auch über Präventionsmaßnahmen sowie Diagnose- und Behandlungsmöglichkeiten.

Die vollständig überarbeitete Neuauflage entstand aus dem Bedürfnis nach einer kompakten und praxisnahen Darstellung, sei es in der Spezialklinik oder in der Landarztpraxis – und zwar für alle Fachrichtungen und Bereiche, die sich mit gynäkologischen und geburtshilflichen Infektionen befassen. Alle Kapitel wurden überarbeitet und teilweise neu geschrieben. Das klinische Erscheinungsbild seltener infektiologischer Erkrankungen wurde ausreichend beschrieben, um diagnostische und therapeutische Maßnahmen erkennen und nachvollziehen zu können.

Auch wenn die Behandlung in den Industrieländern die Überweisung an einen klinischen Spezialisten nach sich zieht, wird der zunehmende Mangel an medizinischem Fachpersonal, insbesondere in ländlichen Gebieten, sowie die zunehmenden Unzulänglichkeiten an Fachwissen unser Verständnis der praktizierenden Medizin beeinflussen und verändern. Infektiologie in der Gynäkologie und Geburtshilfe ist letztlich weit mehr als die Summe der Erkrankungen, molekularbiologischen Diagnosemethoden, Leitlinien oder Antiinfektiva.

Ich bin dem außergewöhnlichen Engagement und der Kompetenz des Elsevier-Teams dankbar, das mich in den letzten Jahren unablässig unterstützt und ermutigt hat, dieses Projekt fertigzustellen. Ich wäre nicht in der Lage gewesen, diese aktualisierte Ausgabe des Buches ohne die unermüdliche Hilfe von Frau S. Frankl, Frau S. Hennhöfer, Frau B. Schweighofer und Frau U. Villwock zu erstellen. Auch Herrn Prof. Klaus Friese gilt mein Dank für seine Beteiligung an der ersten Auflage dieses Werkes.

Mein besonderer Dank gilt allen Patientinnen und Patienten, die sich in den letzten 20 Jahren weltweit hilfesuchend und leidgeprüft an mich gewendet und mir ihr Vertrauen geschenkt haben.

Wir hoffen, dass Sie als Leserin und Leser in diesem Werk genau das finden, was Sie suchen und auch hoffen zu finden.

Athen und München, Juli 2023
Prof. Dr. med. Dr. h.c. Ioannis Mylonas

Νοῦς ὁρά καί νοῦς ἀκούει.

Nur der Verstand ist es, der sieht und hört.
Epicharmos (530–440 v. Chr.)

Geleitwort zur 1. Auflage

Während Infektionen noch vor 100 Jahren das große Thema in der Medizin waren, werden sie heute eher als Betriebsunfälle angesehen, und das Feld wird zunehmend den Theoretikern überlassen. Entsprechend gering ist daher das allgemeine Interesse an diesem Thema; in der Ausbildungsordnung zum Frauenarzt kommt das Wort Infektion nicht einmal vor. Es ist dann auch nicht verwunderlich, dass es kaum deutsche Bücher gibt, die sich mit Infektionen in der Frauenheilkunde beschäftigen.

Ioannis Mylonas gehört zu den ganz wenigen jungen Kollegen, die die klinische Infektiologie zu ihrer Subspezialität gewählt haben. Sein Wissen, das er während seiner Ausbildung zusammengetragen hat, bringt er hier gemeinsam mit seinem Förderer und von mir geschätzten Kollegen Klaus Friese unter dem Titel „Infektionen in Gynäkologie und Geburtshilfe" als Buch heraus.

Der Aufbau des Buchs, meist in Aufzählungen, Tabellen und Charts, die der schnellen Orientierung dienen, unterscheidet sich von dem anderer Bücher und stellt eine gute Ergänzung zu den wenigen bestehenden Infektionsbüchern dar.

Mit großem Einsatz und weitreichender Recherche ist den Autoren ein umfassendes Werk gelungen, in dem jeder Wissbegierige Antworten auf seine Fragen finden kann und das auch dem klinisch und praktisch tätigen Kollegen Rat und Hilfe bei unbekannten oder zweifelhaften Krankheitsbildern bietet. Es ist ein Buch für die Hilfe am Arbeitsplatz und für den, der rasche Information wünscht.

Dabei beschränkt es sich nicht auf die lückenlose Darstellung aller in der Frauenheilkunde möglichen infektiologischen Probleme, sondern dringt auch in „Randzonen" angrenzender Fachgebiete ein. Diese interdisziplinäre Betrachtungsweise verleiht dem Buch seinen ganz besonderen Charakter.

Mich als gynäkologischen Infektiologen freut es, zu sehen, dass junge Kollegen sich zunehmend mit diesem Bereich unseres Faches beschäftigen und so auch dazu beitragen, dass Infektionskomplikationen nicht länger als schicksalhafte Verläufe angesehen und hingenommen werden.

Ich wünsche dem Buch eine gute Verbreitung unter den Kollegen.

Freiburg, im Dezember 2009

Prof. Dr. med. Eiko E. Petersen †

Ehem. Leiter der Sektion Gynäkologische Infektiologie an der Universitäts-Frauenklinik Freiburg

Anmerkungen

Aufbau dieses Buches

- Um dieses Buch optimal nutzen zu können, ist es wichtig, sich zunächst einen Überblick über die verschiedenen Bereiche zu verschaffen, da einige Symptome und Krankheiten mehrere Gebiete gleichzeitig betreffen können.
- Für jeden Bereich gibt es eine detaillierte Beschreibung der wichtigsten Krankheiten, die nach den spezifischen Tätigkeitsbereichen geordnet sind. Im Bereich Gynäkologie, Geburtshilfe und sexuell übertragbare Infektionen ist dies z. B. Herpes genitalis. Je nach Symptomatik wird jeder Leser und jede Leserin zunächst in seinem bzw. ihrem Fachgebiet nachschlagen. Das Teilgebiet der Geburtshilfe wird sicherlich als erstes konsultiert, wenn eine schwangere Patientin an Herpes genitalis erkrankt.
- Innerhalb der einzelnen Teilgebiete sind die Krankheitsbilder alphabetisch geordnet, um das schnelle Auffinden zu erleichtern.
- Nach dem klinisch wichtigsten Symptom sind die Manifestationen und klinischen Differenzialdiagnosen in der Regel alphabetisch aufgelistet, um eine bessere Übersichtlichkeit zu gewährleisten.
- Zu jedem Krankheitsbild wird eine Vielzahl von Therapieoptionen aufgeführt, die es der behandelnden Ärztin und dem Arzt ermöglichen, die für ihn oder sie beste Option entsprechend den individuellen Gegebenheiten des klinischen Falles auszuwählen. Teilweise sind auch ältere Therapieoptionen aufgeführt, die sich in der Vergangenheit als wirksam erwiesen haben (insbesondere bei seltenen Erkrankungen).
- Das Buch folgt dem Prinzip, dass gängige und klassische Medikamente mit nachgewiesener Wirkung besprochen werden. Im Einzelfall ist es für den behandelnden Arzt ratsam, sich kurzfristig an seine Apotheke zu wenden.

Medikamente gegen Infektionserkrankungen

- Jedes Arzneimittel benötigt eine offizielle Zulassung für die Anwendung am Menschen. Dazu legt das jeweilige Unternehmen den zuständigen Behörden Studiendaten vor, die eine Wirksamkeit bei einer bestimmten Erkrankung (Indikation) belegen. In der Europäischen Union werden Medikamente seit einigen Jahren von der EMA mit Sitz in Amsterdam (früher London) für die gesamte EU geprüft und zugelassen! Das bedeutet, dass es in keinem Land der Europäischen Gemeinschaft mehr ein eigenes Zulassungsverfahren gibt. Aussagen wie „Dieses Medikament ist in Deutschland nicht zugelassen" oder „Dieses Medikament ist in Deutschland nicht erhältlich" sind daher zu hinterfragen, da die Zulassung EU-weit (und nicht länderspezifisch) gilt und einige Medikamente nur in bestimmten EU-Ländern vermarktet bzw. angeboten werden.
- Der internationale Arzneimittelmarkt hat sich in den letzten Jahren rasant verändert. In Folge werden viele Arzneimittel, darunter auch Antiinfektiva, kurzfristig vom Markt genommen, weil sie keinen wirtschaftlichen Nutzen mehr bringen. Andere Medikamente werden für weitere Indikationen zugelassen und interessanterweise zu wesentlich höheren Preisen vermarktet. Da neue Medikamente sehr schnell auf den Markt kommen, erweisen sie sich manchmal als unwirksam oder irrelevant für die Behandlung der Krankheit, für die sie

zugelassen wurden. Es ist daher nicht immer möglich (oder auch sinnvoll), sofort alle neuen Therapiemöglichkeiten als Empfehlungen aufzulisten, wie es zum Teil auch in deutschen Leitlinien geschieht, solange diese noch nicht tatsächlich in der Behandlung erprobt und etabliert sind.

- Auch der lokale Arzneimittelmarkt ist vielen Schwankungen unterworfen. Manchmal sind wichtige Medikamente nicht verfügbar und können nur über internationale oder europäische Apotheken bestellt werden. Oder es werden spezielle Dosierungen angeboten, die sowohl den Apotheker als auch den Arzt verwirren. Deutschland ist z. B. eines der wenigen Länder, in denen Metronidazol in einer oralen Dosierung von 400 mg angeboten wird, obwohl alle Untersuchungen und Studien von einer Gabe von 500 mg ausgehen (eine Therapie mit 400 mg würde z. B. zu einer Dosisreduktion von bis zu 20 % führen). All diese Situationen sind in einem Buch, in dem die Informationen sehr schnell gefunden werden sollen, nur schwer zu berücksichtigen und zu aktualisieren.
- Es gibt eine Reihe von Arzneimitteln, die in Deutschland nicht mehr, in Europa aber weiterhin erhältlich sind. Innerhalb der Europäischen Union stellt dies kein großes Hindernis dar. Nach den Richtlinien der EU-Kommission kann ein Rezept in jeder europäischen Apotheke eingelöst werden. Der Patient muss das Medikament allerdings selbst bezahlen und kann es dann bei seiner Krankenkasse einreichen. Ein deutscher Arzt kann ein Rezept ausstellen, das die Patientin dann z. B. in einer spanischen Apotheke einlöst, selbst bezahlt und die Rechnung bei ihrer Krankenkasse einreicht, die zur Erstattung verpflichtet ist. Dies gilt auch umgekehrt. Ein besonderer Antrag bei der Krankenkasse ist nicht erforderlich, kann aber einige Missverständnisse vermeiden. Im Gegensatz dazu ist bei internationalen Apotheken in der Regel eine Vereinbarung mit der Krankenkasse erforderlich, bevor ein Rezept ausgestellt werden kann. Trotz dieser relativ einfachen Grundsätze sind sie vielen Apothekern, Ärzten und Krankenkassen nicht bekannt. Der behandelnde Arzt sollte sich zum Wohle seiner Patientinnen und Patienten nicht von drohenden bürokratischen Hürden einschüchtern lassen, sondern sich auf das europäische Recht berufen.

Empfehlungen zur Therapie

- Die Therapieempfehlungen basieren auf einer Kombination von Empfehlungen, Publikationen und Erfahrungen. Es wurde bewusst darauf verzichtet, ausschließlich auf Leitlinien zu verweisen, da die meisten mitteleuropäischen/deutschen Leitlinien lediglich eine Übersetzung angloamerikanischer Empfehlungen darstellen, ohne die lokalen Unterschiede in den Wirksamkeitsbereichen zu berücksichtigen. Zudem geben nicht wenige dieser Leitlinien durchaus fragwürdige Empfehlungen, die nur eine eingeschränkte Praktikabilität aufweisen und stellenweise sogar gefährlich sein können. Dies kann durchaus zu ethischen und rechtlichen Problemen führen. Letztlich sollte der behandelnde Arzt solche Leitlinien und Empfehlungen kritisch beurteilen.
- Symptome, Medikamente und Dosierungen werden bundesweit sowohl in wissenschaftlichen Artikeln als auch in Fortbildungsveranstaltungen diskutiert. Diese Artikel und Kurse werden fast immer direkt und unkommentiert aus den Leitlinien übernommen. Häufig wird betont, dass diese Leitlinien den wissenschaftlichen Standard darstellen. Evidenzbasierte Medizin hat S3-Niveau. Fast

alle deutschen infektiologischen Leitlinien wurden auf S2 K-Niveau (K=Konsens) erstellt.

- Wie aber entsteht eine solche Leitlinie? In der Praxis entsendet jede Fachgesellschaft einen Vertreter in diese Leitlinienkommission. Die Mehrheit der Mitglieder dieser Leitlinienkommission entscheidet durch Abstimmung (!) über die konkreten Aspekte der Leitlinie. Die Literatur wird in diesen Leitlinienkommissionen nicht umfassend im Sinne der klassischen evidenzbasierten Medizin ausgewertet.
- Die einzelnen Aussagen werden in der Kommission durch Abstimmung beschlossen (sic!). Das demokratische Verfahren der Abstimmung ist sicherlich für Mehrheitsentscheidungen im politischen Alltag sinnvoll, hat aber in der Wissenschaft keine Bedeutung. Es stellt sich zwangsläufig die Frage, inwieweit man wissenschaftliche Daten, die zur Wahrheitsfindung führen, tatsächlich einer Abstimmung unterziehen muss, um ihren Wahrheitsgehalt zu überprüfen.

Schlussbemerkung

- Auch wenn alle Anstrengungen unternommen wurden, um sicherzustellen, dass die Behandlungsvorschläge korrekt sind, können sich dennoch Fehler eingeschlichen haben.
- Es wird empfohlen, dass der behandelnde Arzt die Dosierung eines Medikaments, mit dem er nicht vertraut ist, überprüft. Dies kann anhand der Zulassungsdaten oder des Beipackzettels geschehen, bevor das Medikament verordnet wird.
- Dieses Buch soll vor allem in dieser schwierigen Zeit eine wichtige Hilfe sein. Die Entscheidung liegt letztlich immer beim behandelnden Arzt, der sie nach bestem Wissen und Gewissen im Interesse seiner Patientinnen und Patienten trifft.

Abkürzungsverzeichnis

ADB	Anti-Streptodornase-B
AHA	American Heart Association
AIDS	(engl. *acquired immunodeficiency syndrome*) erworbenes Immundefienzsyndrom
AIS	Amnioninfektionssyndrom
AK	Antikörper
ALS	amyotrophe Lateralsklerose
ARDS	(engl. *acute respiratory distress syndrome*) akutes Atemnotsyndrom
ART	antiretrovirale Therapie
ASL	Antistreptolysin
BAL	broncho-alveoläre Lavage
BB	Blutbild
Beta-hCG	Beta-humanes Choriongonadotropin
BGA	Blutgasanalyse
BSG	Blutsenkungsgeschwindigkeit
cART	(engl. *combined antiretroviral therapy*) antiretrovirale Kombinationstherapie
CDC	Centers for Disease Control
CED	chronisch entzündliche Darmerkrankung
CFS	chronisches Fatigue-Syndrom
CIN	zervikale intraepitheliale Neoplasie
cMRSA	(engl. *community acquired*) ambulant erworbener Methicillin-resistenter Staphylococcus aureus
CMV	Zytomegalievirus
COVID-19	Corona Virus Disease 2019
CRP	C-reaktives Protein
CRS	kongenitales Röteln-Syndrom (Rötelnembryopathie)
CT	Computertomografie
CVS	kongenitales Varizellensyndrom
d	(lat. *dies*) Tag
DAA	(engl. *direct-acting antivirals*) direkt wirkende antivirale Arzneimittel
DGI	disseminierte Gonokokkeninfektion
DGK	Deutsche Gesellschaft für Kardiologie
DRSP	(engl. *drug resistant streptococcus pneumonia*) penicillinresistente Pneumokokken
DRST	(engl. *drug resistant salmonella typhimurium*) multiresistente Salmonella spp.
DTPa	Diphtherie-Tetanus-Pertussis (azellulär)
DVV	Deutsche Vereinigung zur Bekämpfung der Viruskrankheiten
EBM	evidenzbasierte Medizin
EBV	Epstein-Barr-Virus
ECHO-Viren	engl. *enteric cytopathogenic human orphan viruses*
EIA	Enzym-Immunoassay
ELISA	(engl. *enzyme-linked immunosorbent assay*) antikörperbasiertes Nachweisverfahren
ESBL	(engl. *extended spectrum betalactamase*) erweitertes Spektrum Beta-Lactamase
EUCAST	European Committee on Antimicrobial Susceptibility Testing
EUG	Extrauteringravidität
FDA	Food and Drug Administration
FMT	fäkaler Mikrobiomtransfer
FSME	Frühsommer-Meningoenzephalitis
FU	Fluoruracil
FUO	(engl. *fever of unknown origin*) Fieber unklarer Genese
GAS	Gruppe A-Streptokokken
GBS	Gruppe B-Streptokokken
GBS	Guillain-Barré-Syndrom
G-CSF	(engl. *granulocyte-colony stimulating factor*) Granulozyten-Kolonie stimulierender Faktor

GLDH Glutamat-Dehydrogenase
GPT Glutamat-Pyruvat-Transaminase
GRE Glykopeptid-resistente Enterokokken
GU Gonorrhoische Urethritis
GV Genitalverstümmelung

h (lat. *hora*) Stunde(n)
HAV Hepatitis A-Virus
HBsAg (engl. *HB-surface antigen*) HB-Oberflächenantigen
HBV Hepatitis B-Virus
hCG humanes Choriongonadotropin
HCV Hepatitis C-Virus
HDV Hepatitis D-Virus
HEV Hepatitis E-Virus
HHV humanes Herpes-Virus
Hib Haemophilus influenzae Typ b
HIV humanes Immundefizienz-Virus
HPV humane Papillomviren
HRSV humanes respiratorisches Synzytial-Virus
HSV Herpes-simplex-Virus
HTLV humanes T-lymphotropes Virus
HWI Harnwegsinfekt(e)

i. d. R. in der Regel
i. m. intramuskulär
i. v. intravenös
IE Internationale Einheit
IgE Immunglobulin E
IGeL individuelle Gesundheitsleistung
IgG Immunglobulin G
IgM Immunglobulin M
IPV inaktivierter Poliomyelitis-Vakzin
ITP idiopathische thrombozytopenische Purpura
IU (engl. *international unit*) Internationale Einheit
IUD (engl. *intrauterine device*) Intrauterinpessar
IUGR (engl. *intrauterine growth retardation*) intrauterine Wachstumsretardierung
IUSTI International Union against Sexually Transmitted Infections

J. Jahre

KBE koloniebildende Einheiten
KBR Komplementbindungsreaktion
kg Kilogramm
KG Körpergewicht
KOH Kaliumhydroxid
Kps. Kapsel(n)
LDH Laktat-Dehydrogenase
LGV Lymphogranuloma venereum
LSR Lues-Suchreaktion

M. Morbus
MAK monoklonale Antikörper
MASCC engl. *multinational association for supportive care in cancer*
MCV Molluscum contagiosum-Virus
MHK minimale Hemmkonzentration
MMR Masern, Mumps und Röteln
MPGN membranoproliferative Glomerulonephritis
MRE multiresistente Erreger
MRGN multiresistent gramnegativ
mRNA (engl. *messenger-RNA*) Boten-Ribonukleinsäure
MRSA Methicillin-resistenter Staphylococcus aureus
MRSE Methicillin-resistenter Staphylococcus epidermidis
MRT Magnetresonanztomografie
MS Multiple Sklerose
MSM engl. *men who have sex with men*

NAAT (engl. *nucleic acid amplification test*) Nukleinsäure-Amplifikationstest
NGU nicht-gonorrhoische Urethritis
NHL Non-Hodgkin-Lymphom
NNRTI nicht-nukleosidische Reverse-Transkriptase-Inhibitoren
NRF Neues Rezeptur-Formularium
NRTI nukleosidische Reverse-Transkriptase-Inhibitoren

NSAID	(engl. *non-steroidal anti-inflammatory drug*) nicht-steroidale Antirheumatika
NSB	notfallmäßige Selbstbehandlung
ORSA	Oxacillin-resistenter Staphylococcus aureus
P.	Plasmodium
PAA	partiell agonistische Aktivität
PAP	perioperative Antibiotikaprophylaxe
Pap-Abstrich	Papanicolaou-Abstrich
PCR	(engl. *polymerase chain reaction*) Polymerase-Kettenreaktion
PDK	Periduralkatheter
PEG	Paul-Ehrlich-Gesellschaft
PEI	Paul-Ehrlich-Institut
PEP	Postexpositionsprophylaxe
PI	Proteaseinhibitor
p. i.	(lat. *post infectionem*) nach der Infektion
PID	(engl. *pelvic inflammatory disease*) entzündliche Erkrankung des Beckens
PIV	Parainfluenzaviren
p.o.	(lat. *per os*) oral
PPE	(engl. *personal protective equipment)* persönliche Schutzausrüstung
PrEP	Präexpositionsprophylaxe
PROM	(engl. *premature rupture of membranes*) vorzeitiger Blasensprung
PTT	(engl. *partial thromboplastin time*) partielle Thromboplastinzeit
RKI	Robert Koch-Institut
RSV	respiratorisches Synzytial-Virus
RT-PCR	(engl. *reverse transcription polymerase chain reaction*) Reverse-Transkriptase-Polymerase-Kettenreaktion
SARS-CoV-2	engl. *severe acute respiratory syndrome coronavirus* 2
s. c.	subkutan
SIDS	(engl. *sudden infant death syndrome*) plötzlicher Kindstod
SLE	systemischer Lupus erythematodes
SLO	Streptolysin O
spp.	(Plural von sp.) Abkürzung für Spezies = die Arten
SRUS	solitäres rektales Ulkussyndrom
SSW	Schwangerschaftswoche
STD	(engl. *sexually transmitted deseases*) sexuell übertragbare Erkrankungen
STI	(engl. *sexually transmitted infections*) sexuell übertragbare Infektionen
STIKO	Ständige Impfkommission
SToRCH	Syphilis, Toxoplasmose, others (andere), Rubella (Röteln), CMV, HSV
STSS	Streptokokken-induziertes toxisches Schocksyndrom
Supp.	Suppositorium (Zäpfchen)
SVR	(engl. *sustained virologic response*) dauerhaftes virologisches Ansprechen
TB	Tuberkulose
TDM	Therapeutisches Drug-Monitoring
TNF	Tumor Nekrose Faktor
TOA	Tuboovarialabszess
ToRCH	Toxoplasmose, others (andere), Rubella (Röteln), CMV, HSV
TPHA	Treponema pallidum-Hämagglutinationstest
TPPA	Treponema pallidum-Partikelagglutinationstest
Tr.	Tropfen
TSP	tropische spastische Paraparese
TSS	toxisches Schock-Syndrom
u. a.	unter anderem
u. Ä.	und Ähnliche(s)
usw.	und so weiter

V.a.	Verdacht auf
v.a.	vor allem
VBS	vorzeitiger Blasensprung
VDRL	Venereal Disease Research Laboratory
VIN	vulväre intraepitheliale Neoplasie
VISA	Vancomycin-intermediär-resistente Staphylokokken
VRE	Vancomycin-resistente Enterokokken
VRSA	Vancomycin-resistente Staphylokokken
VZIG	Varizella-zoster-Immunglobulin
VZV	Varizella-zoster-Virus
Z.n.	Zustand nach
ZVK	zentraler Venenkatheter

Abbildungsnachweis

Der Verweis auf die jeweilige Abbildungsquelle befindet sich bei den Abbildungen im Werk am Ende des Legendentextes in eckigen Klammern.

[L231]/[P780] Stefan Dangl, München/Prof. Dr. med. Dr. h.c. Ioannis Mylonas, München

Alle Zeichnungen sind von Stefan Dangl, nach Vorlagen von Prof. Ioannis Mylonas erstellt worden.

Inhaltsverzeichnis

Fehler gefunden?

An unsere Inhalte haben wir sehr hohe Ansprüche. Trotz aller Sorgfalt kann es jedoch passieren, dass sich ein Fehler einschleicht oder fachlich-inhaltliche Aktualisierungen notwendig geworden sind. Sobald ein relevanter Fehler entdeckt wird, stellen wir ein Erratum zur Verfügung. Mit diesem QR-Code gelingt der schnelle Zugriff.

https://else4.de/978-3-437-24791-0

Wir sind dankbar für jeden Hinweis, der uns hilft, dieses Werk zu verbessern. Bitte richten Sie Ihre Anregungen, Lob und Kritik an folgende E-Mail-Adresse: kundendienst@elsevier.com

1 Grundlagen

1.1 Diagnostik von Infektionen

Grundlage für die Diagnose von Infektionskrankheiten sind Symptome (▶ Abb. 1.1). Das Wichtigste bei der Diagnose von Infektionskrankheiten sind eine gründliche Anamnese und eine körperliche Untersuchung einschließlich Dispositionsfaktoren und Expositionsfaktoren. Blutuntersuchungen, Kulturen und andere Labortests können ebenfalls hilfreich sein, um eine Diagnose zu stellen.

1.2 Wahl der Therapie und des Antiinfektivums

Die Wahl der Therapie hängt von mehreren Faktoren ab:

- **Indikation einer antiinfektiven Therapie:** Entscheidend für eine antiinfektive Therapie ist der Verdacht bzw. Nachweis auf eine Infektion.

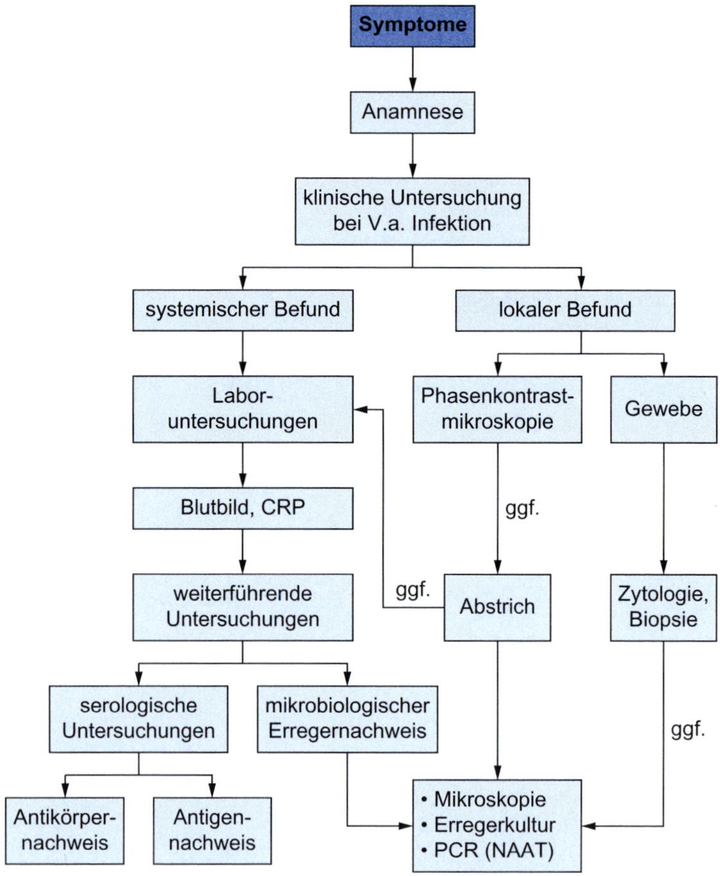

Abb. 1.1 Diagnostisches Vorgehen bei Infektionen [L231]/[P780]

- **Faktoren der Patientinnen:** Zahlreiche Faktoren der Patientinnen beeinflussen sowohl die Wahl als auch die Verabreichung eines Medikamentes. Vor allem Allergien sowie Leber- oder Nierenfunktionseinschränkung spielen eine wichtige Rolle.
- **Wahl des passenden Antiinfektivums:** Antibiotika, Virustatika, Mykotika sowie Antiparasitika zählen zu den wichtigsten medikamentösen Interventionen. Im erweiterten Sinne eines Antiinfektivums können auch Desinfektionsmittel bzw. Repellenzien angesehen werden.
  - Für die Wahl des passenden Antiinfektivums spielen vor allem die pharmakokinetischen und pharmakodynamischen Eigenschaften eine wichtige Rolle; bei Antibiotika bakterizide bzw. bakteriostatische Wirkung beachten; Gewebegängigkeit ist ebenfalls von entscheidender Bedeutung.
- **Applikationsform:** Die Applikationsform ist meistens abhängig von der Art der Infektion und möglichen Einschränkungen bei Patientinnen.
- **Applikationsstrategie:** Die Applikationsform geht einher mit der entsprechenden Applikationsstrategie.
- **Dosierung:** Die Dosierung sollte möglichst adäquat und entsprechend des Allgemeinzustandes der Patientin gewählt werden.
- **Therapiedauer:** Auf eine adäquate Therapiedauer ist genau zu achten.
- **Verlaufskontrolle:** Die Therapie sollte (falls möglich) optimalerweise innerhalb von 48–72 h (stationäre Patientin/schwere Infektionen), spätestens nach ihrem Ende (ambulante Patientin/leichte Infektionen) mit klinischen, labortechnischen oder apparativen Mitteln auf ihren Erfolg überprüft werden. Gründe für eine ausbleibende Wirkung bei Empfindlichkeit des Erregers sollten beachtet werden.

1.3 Indikation einer antiinfektiven Therapie

Zur medikamentösen Behandlung stehen Antibiotika, Virustatika, Antimykotika sowie Antiparasitika zur Verfügung. Antiparasitika werden gegen einen Befall mit Endo- oder Ektoparasiten eingesetzt. Darunter zählen unter anderem Anthelminthika, Antiprotozoika, Akarizide (Wirkung gegen Milben) und Insektizide.

Die jeweilige Infektionsursache muss mit einem geeigneten Antiinfektivum behandelt werden.

- Eine Neupositionierung unterschiedlicher Antiinfektiva wird schon seit Jahren versucht (Virustatika gegen Krebs, Parasitika gegen Virusinfektionen u. a.), allerdings derzeit nur mit mäßigem Erfolg aufgrund der schlechten Finanzierungslage

Antibiotika nur bei Verdacht auf bakterielle Infektionen (▶ Tab. 1.1):

- Klinisches Erscheinungsbild
- Laborparameter (Leukozytose, CRP u. a.)

Antibiotikagabe z. B. bei Risikopatientinnen zur Verlaufsverkürzung oder Vermeidung von Komplikationen.

> Alleiniges Fieber ist keine Indikation für die Gabe eines Antibiotikums. Antibiotika sind keine Antipyretika.

Häufige Fehler:

- Behandlung von Virusinfektionen mit Antibiotika
- Verzicht auf Antibiotika bei Risikopatientinnen (Einsparung)

Tab. 1.1 Hinweise auf eine bakterielle bzw. virale Infektionskrankheit

Infektion	Wahrscheinlich viral	Wahrscheinlich bakteriell
Beginn der Symptome	Allmählich	Akut
Allgemeinzustand	Weniger beeinträchtigt	Stärker reduziert
Fieber	Ansteigend	Primär hoch
Schüttelforst	Nein	Ja
Arthralgien	Häufig	Selten
Eitrige Beläge bzw. Exsudat	Selten	Häufig
Husten	Eher trocken	Eitrig
Leukozytose	Mäßig ausgeprägt	Mit Linksverschiebung
Lymphknoten	Indolent	Schmerzhaft
Myalgien	Häufig	Selten
CRP	Normal bis gering erhöht	Eindeutig erhöht
Procalcitonin	Normal	Erhöht

Folgen einer nicht erfolgten antibiotischen Therapie trotz Indikation:

- Unnötige Krankheitsbelastung der Patientin
- Verlängerung des Krankheitsverlaufs
- Zunahme des Risikos einer Keimselektionierung und Resistenzentwicklung
- Zunahme von infektionsbedingten Komplikationen

Jede antibiotische Therapie soll eine definierte Erkrankung behandeln!
Die Diagnose steht vor der Therapie!

1.4 Bakterizide und bakteriostatische Wirkung

Wirkung (▶ Tab. 1.2):

- **Primär bakterizide Antibiotika:** Abtötung der Bakterien in Ruhephase und Wachstumsphase, z. B. Aminoglykoside (Gentamicin), Fluorchinolone (Ciprofloxacin)
- **Sekundär bakterizide Antibiotika:** Abtötung der Bakterien in der Proliferationsphase, z. B. Beta-Lactam-Antibiotika (Penicilline, Cephalosporine), Glykopeptide (Vancomycin)
- **Bakteriostatische Antibiotika:** Hemmung der Vermehrung von Bakterien, wobei Ruheformen nicht geschädigt werden, z. B. Makrolide (Erythromycin, Azithromycin), Lincosamide (Clindamycin)

Die Übergänge zwischen Bakteriostase und Bakterizidie sind fließend, z. B. können bakterizide Substanzen bei niedriger Konzentration nur bakteriostatisch wirken. Bakteriostatische Substanzen können (jedenfalls in vitro) in hoher Konzentration auch eine bakterizide Wirkung besitzen.

Applikation in Abhängigkeit der Verdachtsdiagnose:

- Leichte Infektionen und intaktes Immunsystem der Patientin: Gabe von bakteriostatischen Antibiotika mit guter Pharmakodynamik möglich
- Mittelschwere bis lebensbedrohliche Infektionen: Antibiotika mit schneller bakterizider Wirkung und guter Pharmakodynamik

Tab. 1.2 Bakterizide und bakteriostatische Wirkung

Bakterizid	Bakteriostatisch
Aminoglykoside*	Chloramphenicol
Beta-Lactam-Antibiotika**	Clindamycin***
Cotrimoxazol	Fusidinsäure
Daptomycin*	Makrolide***
Fluorochinolone*	Sulfonamide
Fosfomycin	Tetracycline***
Glykopeptide***	Tigecyclin
Metronidazol	
Polymyxine	
Rifampicin	

* konzentrationsabhängiger Effekt
** zeitabhängiger Effekt: längere Therapiedauer
*** zeitabhängiger Effekt: erhöhte Dosierung

Applikation in Abhängigkeit der Patientin:

- Bei Risikogruppen: Antibiotika mit bakterizider Wirkung
  - Kombinationstherapien: Kombinationsmöglichkeiten von bakteriziden mit bakteriostatischen Antibiotika vermeiden (Antagonismus), z. B. wirken Penicilline auf die Bakterienzellwand, wenn sich diese teilen, während bakteriostatische Antibiotika das Wachstum hemmen

Häufige Fehler: Verordnung bakteriostatisch wirkender Antibiotika (z. B. Kostensenkung, Vorgaben)

Folgen einer fehlerhaften Wahl: Erregerpersistenz; Therapieversagen

Antibiotika wirken entweder bakteriostatisch oder bakterizid.

1.5 Richtige Dosierung von antimikrobiellen Substanzen

Die Dosierung ist abhängig von:

- Empfindlichkeit des potenziellen Erregers
- Pharmakodynamik und Pharmakokinetik (z. B. Serumspiegel, Gewebegängigkeit, Halbwertszeit)
- Faktoren (z. B. Alter, Grund- bzw. Vorerkrankungen, Nierenfunktion, Leberfunktion)
- Mögliche Grundlagen einer Dosisreduktion aufgrund des Alters:
  - Bei > 65-Jährigen um 10 %
  - Bei > 75-Jährigen um 20 %
  - Bei > 85-Jährigen um 30 %
- Die empfohlenen Dosierungen gelten primär für normalgewichtige Personen (60–70 kg) mit normaler Nierenfunktion
- Serumspiegelbestimmung bei Vancomycin, Rifampicin, Streptomycin, Aminoglykosiden
- Wechselwirkung zwischen Antiinfektivum und anderen Medikamenten beachten

Bei der Initialtherapie sollte eine möglichst hohe Dosierung gewählt werden. Der Selektionsdruck für resistente Erreger wird möglicherweise dadurch reduziert. Resistente Erreger treten häufiger durch niedrig dosierte Antibiotika (über einen längeren Zeitraum) auf.

Häufige Fehler: Angst vor Nebenwirkungen; Kostensenkung (z. B. Regressionsforderungen der Krankenkasse); krankenhausinterne Vorgaben; Unkenntnis der entsprechenden Pharmakokinetik; unkritische Anwendung von nationalen Leitlinien; Vorgaben der Krankenkassen; zu niedrige Dosierung

Folgen einer fehlerhaften Dosierung: Keimselektionierung; klinische Unwirksamkeit des Antibiotikums; Resistenzentwicklung; unnötige Verlängerung des Krankheitsverlaufs; Zunahme des Risikos von infektionsbedingten Komplikationen

Schwangerschaft: Wegen des höheren Verteilungsvolumens sollte (bei fehlender Kontraindikation) die maximale Dosierung gewählt werden.

1.6 Dosierung bei nachgewiesenen Erregern

Die Dosierungen sind Vorschläge für eine adäquate Therapie einer Infektionskrankheit mit bereits nachgewiesenen Erregern mit Antibiogramm (▶ Tab. 1.10).

Bei der Auswahl der Antibiotika sind u. a. die klinische Symptomatik, der Schweregrad und die Lokalisation der Infektion, die Patientencharakteristika, das Nebenwirkungsprofil und das Risiko der Selektion multiresistenter Erreger zu beachten. Ein infektiologisches Konsil zur Dosisanpassung und Therapieoptimierung kann bei unklaren Fällen nützlich sein.

Die Dosierungen beziehen sich auf normalgewichtige Patienten mit normaler Nieren- und Leberfunktion und ohne Begleitmedikation. Die Anpassung der Dosierung für die individuellen Patientencharakteristika muss vom behandelnden Arzt erfolgen (nicht vom theoretischen Mikrobiologen). Eine erhöhte Dosierung bezieht sich auf spezielle Infektionslokalisationen bzw. Krankheitsbilder und ggf. spezielle Erreger.

Interpretation eines Antibiogramms: Das European Committee on Antimicrobial Susceptibility Testing (EUCAST) stellte veränderte Interpretationen des Antibiogramms vor. Dabei gelten seit 2019 folgende Angaben:

- **S – Sensibel:** Mikroorganismus gilt als sensibel gegenüber der Standarddosierung des antimikrobiellen Wirkstoffs
- **I – Sensibel bei erhöhter Exposition:** Mikroorganismus gilt als sensibel gegenüber einer erhöhten Dosierung des antimikrobiellen Wirkstoffs
- **R – Resistent:** Mikroorganismus gilt als resistent gegenüber dem antimikrobiellen Wirkstoff

Die Wirkung der antimikrobiellen Substanz ist abhängig von der Verabreichungsform, Dosierung, Dosierungshäufigkeit, Verabreichungsdauer sowie Verteilung und Ausscheidung des Arzneistoffes.

1.7 Therapiedauer einer antiinfektiven Therapie

Die Therapiedauer richtet sich meist nach „subjektiven" Kriterien.

- Die früher übliche Empfehlung von mindestens 14 Tagen war z. T. wegen der geringeren Wirksamkeit der Substanzen erforderlich.
- Neuere Substanzen sind wirksamer (niedrige minimale Hemmkonzentration = MHK) und infolgedessen kann die Therapiedauer etwas verkürzt werden.

Unterteilung:

- **Einmaltherapie:** einmalige Gabe parenteraler, intermuskulärer oder oraler Antibiotika. Beispiele: Gonorrhö, primäre Syphilis, perioperative Prophylaxe, GBS-Prophylaxe unter der Geburt
- **Kurzzeittherapie:** maximal 5 Tage. Beispiel: unkomplizierte Harnwegsinfektionen
- **Normale Therapiedauer:** häufig zwischen 7 und 14 Tage. In den meisten Fällen Gabe bis 2–3 Tage nach Entfieberung. Beispiele: bakterielle Vaginose, Adnexitis
- **Therapie mit verlängerter Nachbehandlung:** bis 6 Wochen. Beispiele: Aktinomyzeten, latente Syphilis, Toxoplasmose in der Schwangerschaft
- **Langzeittherapie:** 6 Wochen bis Jahre. Beispiele: Endokarditis, Osteomyelitis, Toxoplasmose in der Schwangerschaft, Virushepatitis
- **Dauersuppressivbehandlung:** mehrere Monate/Jahre/lebenslang. Beispiele: Suppressionstherapie bei Herpes genitalis, Prophylaxe bei HIV-Patientinnen

Wahl der Therapiedauer in Abhängigkeit von erwarteten oder nachgewiesenen Erregern, Manifestation der Infektion und Infektionsparameter (CRP).

- Allgemeine Tendenz zur Kurzzeittherapie mit effizienten Antibiotika (vorwiegend aus Kostengründen), allerdings ist eine verkürzte Therapiedauer nicht bei allen Infektionserkrankungen sinnvoll:
  - Intrazelluläre Erreger (z. B. Chlamydia-trachomatis) müssen entsprechend länger therapiert werden.
  - Infektionen mit Staphylokokken und peripheren Absiedlungen bedürfen einer längeren Therapie (z. B. Endokarditis, Osteomyelitis).
  - Streptokokkeninfektionen sollten ebenfalls ausreichend therapiert werden, um postinfektiösen Komplikationen vorzubeugen (z. B. Otitis media).
  - Die Gynäkologie und Geburtshilfe stellen besondere Situationen dar:
    – Infektionen in der Gynäkologie können bei nicht ausreichender Dosierung und Therapiedauer zu Resistenzen, Reinfektionen (z. B. Nischenkolonisation in der Vagina) und zu schwerwiegenden Problemen (z. B. Infertilität) führen.
    – Infektionserkrankungen in der Geburtshilfe stellen sowohl für die mütterliche als auch für die fetale Gesundheit eine große Herausforderung dar. Hinzu kommt, dass es im Vergleich zur Normalbevölkerung besondere Merkmale gibt (z. B. erhöhtes Verteilungsvolumen, größere Verteilungsflächen), was derzeit keine Reduzierung der Therapiedauer rechtfertigen würde.
    – Das Erregerspektrum von gynäkologischen und geburtshilflichen Erkrankungen schließt etliche Erreger mit ein, welche in den meisten Fällen durch eine verkürzte Therapiedauer nicht ausreichend therapiert werden können (z. B. Anaerobier, intrazelluläre Erreger).

Es existieren nur wenige Untersuchungen, die Therapiedauern vergleichen. Diese schließen meistens **keine gynäkologischen Erkrankungen** mit ein. Schwangere Patientinnen sind von diesen Untersuchungen ausgenommen. Langfristige Folgen werden meistens nicht berücksichtigt (z. B. postinfektiöse Komplikationen, z. B. nach Streptokokkeninfektion, oder Infertilität).

Häufige Fehler und deren Folgen:

- **Therapiedauer zu kurz (Compliance):** Erregerpersistenz; sekundäres Therapieversagen („Rückfall"); Resistenzentwicklung
- **Therapiedauer zu lang:** Erregerselektionierung; schlechte Compliance; unnötige Belastung der Patientinnen; unnötige Kosten

In der Gynäkologie und Geburtshilfe sollte bei einer antiinfektiven Behandlung auf die minimale Therapiedauer geachtet werden.

1.8 Hinweise zur effizienten antimikrobiellen Chemotherapie

1.8.1 Vor Therapiebeginn

Grundzüge und Hinweise vor Beginn einer antiinfektiven Therapie (▶ Abb. 1.4):

- Vor Beginn der antibiotischen Therapie sollten optimalerweise mikrobiologische Proben abgenommen werden, um eine Erregerdiagnostik zu gewährleisten.
- Allergische Reaktionen bzw. Allergien auf Antiinfektiva sollten anamnestisch im Vorfeld ausgeschlossen werden.
- Die Therapie sollte sich an Patientenparametern orientieren (z. B. Patientenalter, Immunstatus, Stoffwechsellage, Nieren- und Leberfunktion, Schwangerschaft):
  - Nierenfunktionseinschränkung: Dosierung renal ausgeschiedener Antibiotika gemäß Kreatinin-Clearance reduzieren.
  - Leberfunktionseinschränkung: möglichst Antibiotika mit Verstoffwechselung in der Leber oder biliärer Ausscheidung vermeiden.
- Wechselwirkungen mit anderen Medikamenten sind zu beachten.

Die Lokalisation der Infektion spielt eine wesentliche Rolle, da diese durch das gewählte Antibiotikum auch erreicht werden sollte (z. B. Gewebepenetration).

Eine empirische Initialtherapie sollte den Entstehungsort der Infektion berücksichtigen. Das Erregerspektrum variiert zwischen nosokomialen und ambulant erworbenen Infektionen.

Bei vorbehandelten Patientinnen: Eine sorgfältige Antibiotikaanamnese ermöglicht den Ausschluss von etlichen Erregern (▶ Tab. 1.11).

Alleiniges Fieber ist keine Indikation zu einer antibiotischen Therapie.

1.8.2 Während der Therapie

- Lokale Antibiotika sind in der Mehrzahl der Fälle nicht indiziert (Ausnahme: Haut- und Augeninfektionen).
- „Antibiotika-Klassiker" einsetzen (Vermeidung von Resistenzentwicklung).
- Korrekte Dosierung wählen.
- Bei Anwendung von Antibiotika mit geringer therapeutischer Breite (z. B. Aminoglykoside, Vancomycin) müssen regelmäßig Serumspiegelkontrollen durchgeführt werden (sog. therapeutisches Drug Monitoring [TDM]).

Eine korrekte Dosierung entsprechend des zu behandelnden Erregerspektrums und der Konstitution der Patientin (z. B. Gewicht oder Niereninsuffizienz) sind zu wählen.

1.8.3 Beurteilung der Therapie

- Perioperative Antibiotikaprophylaxe nicht unnötig verlängern!
- Bei fehlendem Ansprechen innerhalb von 2–3 Tagen sollten zahlreiche Ursachen in Erwägung gezogen bzw. ausgeschlossen werden.
- Ambulante bzw. leichte Infektionen: falls notwendig klinische/apparative Kontrolle nach Abschluss der Therapie.
- Stationäre Patientin bzw. schwere Infektionen: Evaluation des Therapieerfolges anhand klinischer oder apparativer Merkmale sollte alle 48–72 h erfolgen.

Antibiotische Therapie sollte nicht unnötig zeitlich erweitert werden. Allerdings ist auf eine Mindesttherapiedauer zu achten!

1.8.4 Nach der Therapie

- Optimalerweise sollte spätestens nach Beendigung der Therapie der Erfolg kontrolliert werden.
- Mikrobiologischer Erregernachweis als Kontrolluntersuchung nur bei bestimmten Situationen und Erregern (z. B. sexuell übertragene Infektionen) notwendig.
- Bei fehlendem Therapieerfolg sollten zahlreiche Ursachen in Erwägung gezogen bzw. ausgeschlossen werden.
- Bei aufgetretenen Allergien nach Medikamentenapplikation: 6–8 Wochen nach Gabe sollte eine weitere Abklärung erfolgen.

Bei ausbleibendem Therapieerfolg sollten u. a. die Richtigkeit der Diagnose überprüft werden.

1.8.5 Gründe für eine ausbleibende Wirkung bei Empfindlichkeit des Erregers

Bei einer ausbleibenden klinischen Besserung der Symptomatik trotz Therapie (auch unter Berücksichtigung einer Isolierung und Empfindlichkeit des nachgewiesenen Erregers) sollten zahlreiche Parameter bedacht und reevaluiert werden (▶ Abb. 1.5).

- **Mikrobiologie – Erreger:** Bei fehlender Erregerisolierung an andere Erreger denken (Mykoplasmen, Chlamydien, Anaerobier); Erregerwechsel unter der Behandlung; falsche Diagnose (virale Infektion oder eine nicht-infektiöse Erkrankung); falsch-positive bakteriologische Befunde; fehlerhafte Resistenzbestimmung; isolierte Erreger nicht primäre Ursache (Kontamination, Mischinfektion); keine bakterielle Infektion (Virus- oder Pilzinfektion); Resistenzentwicklung unter der Therapie
- **Pharmakologie – Antiinfektivum:** Antagonismus von Antibiotikakombinationen (bakterizid und bakteriostatisch); erschwerte Diffusion in die Zielkompartimente; falsches Antibiotikum; fehlende bakterizide Aktivität des Antibio-

tikums; geringe Konzentrationen des Antibiotikums am Infektions- bzw. Wirkungsort; Interaktionen mit anderen Arzneimitteln; Nichtbeachten oder fehlendes Wissen der pharmakokinetischen und -dynamischen Eigenschaften (Gewebegängigkeit, Einnahme vor oder mit den Mahlzeiten usw.)

- **Patientin:** Alter; Empyem, Abszedierung, Fremdkörper (Katheter, Shunt, Implantat) (Antibiotikum alleine nicht ausreichend); Immundefizienz (angeboren, HIV, immunsuppressive Therapie usw.); mangelnde Compliance der Patientinnen; schwere Grunderkrankungen
- **Behandelnder Arzt:** Ungeduld (fortbestehendes Fieber muss nicht bedeuten, dass das Antibiotikum nicht wirkt); Unterdosierung; Unwissenheit; Überschätzung

1.9 Allergien als Komplikation einer antimikrobiellen Therapie

1.9.1 Allgemein

Definition und Bemerkungen

- Immunreaktion des Körpers auf nicht-infektiöse Fremdstoffe (Antigene bzw. Allergene)
- Reaktionen mit Entzündungszeichen und der Bildung von Antikörpern (Antigen-Antikörper-Reaktion)

Wenn eine Patientin allergisch auf eine bestimmte Substanz reagiert hat, sollte sowohl diese als auch chemisch verwandte Stoffe vermieden werden.

Es werden mehrere Typen einer Allergie unterschieden:

- **Typ-I-Allergie (Sofort-Typ):** Häufigste Allergieform mit Urtikaria, allergischer Konjunktivitis, Heuschnupfen und allergischem Asthma. Beispiele: angioneurotisches Ödem (Quincke-Ödem), anaphylaktischer Schock
- **Typ-II-Allergie (zytotoxischer Typ):** Aktivierung von zytotoxischen Killerzellen und des Komplementsystems mit Zerstörung der eigenen Zeilen. Es kommt dabei zur Zerstörung körpereigener Zellen. Beispiele: medikamenteninduzierte Thrombopenie, hämolytische Anämie nach Transfusionszwischenfall
- **Typ-III-Allergie (Immunkomplex-Typ):** Bildung von Immunkomplexen zwischen IgG-Antikörpern und Antigenen, welche ebenfalls zur Aktivierung des Komplementsystems dienen, mit anschließender Lyse körpereigener Zellen. Beispiele: allergische Gefäßentzündungen (Vaskulitiden), sogenannte Serumkrankheit
- **Typ-IV-Allergie (Spättyp):** Immunreaktion durch T-Lymphozyten mit einer zellvermittelten und Antikörper-unabhängigen Reaktion. Beispiele: allergisches Kontaktekzem, Transplantatabstoßung

Klinik

Die wichtigsten Symptome einer Allergie sind:

- Allgemein: Fieber, Müdigkeit, Schlafstörungen u. a.
- Atemwege: Rhinitis allergica, Asthma bronchiale u. a.
- Augen: allergische Konjunktivitis u. a.

- Haut: Urtikaria, Ekzeme und andere Effloreszenzen
- Gastrointestinaltrakt: Übelkeit, Erbrechen, Durchfall u. a.

Allergene können durch mehrere Mechanismen eine Allergie auslösen. Beispielsweise erfolgt eine Penicillinallergie entweder als Typ-I- oder als Typ-III-Allergie.

Diagnostik

Zur Untersuchung und Bestätigung einer Allergie steht überwiegend der **Pricktest** zur Verfügung.

Spezielle Allergieformen werden häufig nach dem auslösenden Allergen benannt: z. B. Arzneimittelallergie, Penicillinallergie, Latexallergie.

Therapie

- Tabletten, intravenöse Medikamente, Augentropfen, Nasensprays oder Inhalationspräparate
- Hauptsächlich werden dabei Glukokortikoide, Antihistaminika oder Mastzellstabilisatoren genutzt

Prophylaxe und Bemerkungen

Bei bereits vorhandener Allergie: Vermeidung der entsprechenden Substanz; Hyposensibilisierung ist als Immuntherapie eine Möglichkeit, dem Immunsystem eine zunehmende Dosierung eines Allergens zu verabreichen und dadurch eine Toleranz gegenüber dieser Substanz zu erzielen.

Vermeidung einer Allergieentstehung: allgemein: Eine prophylaktische Gabe von sog. Probiotika zur Vermeidung der Entstehung von Allergien ist derzeit noch nicht abschließend geklärt. **Neugeborene:** als vorbeugende Maßnahme gegenüber zukünftigen Allergien wird das ausschließliche Stillen für mindestens 6 Monate empfohlen (alternativ Ernährung mit hyperallergener Flaschennahrung).

1.9.2 Allergie gegen Beta-Lactam-Antibiotika („Penicillinallergie“)

Definition und Bedeutung

- (Manchmal) lebensbedrohliche Immunreaktion, die nach Gabe von Penicillin oder chemisch verwandten Antibiotika auftritt
- Prävalenz der nachgewiesenen Penicillinallergien: ca. 8–12 %
- Selbsteingeschätzte Allergiefälle, bei denen es sich tatsächlich um eine echte Penicillinallergie handelt: ca. 15–25 %
- Phasen:
  - **Sensibilisierungsphase:** Durch die Gabe von Beta-Lactam-Antibiotika erfolgt eine vermehrte Produktion von Antikörpern
  - **Effektorphase:** Bei erneutem Kontakt erfolgt die Reaktivierung des Immunsystems mit den klassischen Symptomen einer Allergie

Risikofaktoren: Arzneimittelallergien in der Eigenanamnese und Familienanamnese; lange bzw. wiederholte Einnahme von Beta-Lactam-Antibiotika; Nahrungsmittelallergien; Rhinitis allergica (Heuschnupfen); vorangegangene Penicillintherapien mit hoher Dosierung; vorangegangene Virusinfektionen (z. B. EBV), welche die Wahrscheinlichkeit einer Penizillinallergie erhöhen können

Eine Penicillinallergie sollte nicht mit pseudoallergischen akuten Reaktionen (Freisetzung von Mediatoren ohne vorangehende Sensibilisierung) oder anderen Nebenwirkungen einer Penicillingabe verwechselt werden.

Klinik

Akute Penicillinallergie:

- Symptome treten meistens innerhalb von 1–2 h nach der Applikation auf
- Manchmal kann es zu Verzögerungen der Reaktion (bis zu Wochen) kommen
- Häufige Symptome: Angioödem; Dyspnoe; Erythem; Exanthem; Fieber; Juckreiz; Konjunktivitis; Ödeme; Rhinitis; Schwellung der Zunge; Stridor; Urtikaria; allergischer Schock

Schnelle Reaktionen (1–72 h nach Gabe): allergischer Schock; Angioödem; Erythem; Pruritus; Tränen, Schnupfen; Urtikaria

- Spätreaktionen (> 72 h nach Gabe): morbilliformes Exanthem; Urtikaria-Angioödem; Urtikaria-Arthralgie; Serumkrankheit

Schwerste akute Verlaufsform – Anaphylaxie:

- **Potenziell lebensbedrohlich,** da es zu einem anaphylaktischen Schock kommen kann
- **Häufige Symptome:** Abdominalkrämpfe; Atemwegsobstruktion mit verstärkter Dyspnoe; Bewusstseinsstörungen bis hin zum Bewusstseinsverlust; Blutdruckabfall; Durchfall; Krampfanfälle; Tachykardie; Übelkeit und Erbrechen
- **Seltene Reaktionen:** allergische Vaskulitis; drug fever; Erythema multiforme; Granulozytopenie; hämolytische Anämie; interstitielle Nephritis; Lungeninfiltrate mit Eosinophilie; medikamentös induzierter systemischer Lupus erythematodes; Thrombozytopenie
- **Weitere Verlaufsformen:** allergische Reaktion vom Typ III (Serumkrankheit) (Arthritiden; DRESS-Syndrom [engl. *drug rash with eosinophilia and systemic symptoms;* dt. Arzneimittelexanthem mit Eosinophilie und systemischen Symptomen]; Exanthem; Fieber; Nephritis)

Diagnostik

Prinzipiell sollte eine Penicillinallergie einige Wochen nach dem Ereignis nachgewiesen werden.

- **Expositionstest:** kontrollierte Applikation von Beta-Lactamasen. Die Wirkstoffe werden teilweise in aufsteigenden Dosierungen verabreicht. Wichtige Voraussetzung sind negative Hauttests und nicht nachweisbare spezifische IgE
- **Hauttests (Prick-Tests und Intrakutantest):** kurzfristige Diagnose IgE-vermittelter Sofortreaktionen gegen Penicillin
- **IgE-Bestimmung:** Bestimmung von spezifischen IgE gegen gegenüber Beta-Lactam-Antibiotika. Geringe Sensitivität (50–60 %)

Therapie

- Sofortiges Absetzen des Medikamentes
- Reduktion der Allergiesymptome durch Antihistaminika und eventuell Glukokortikoide

- Anaphylaxie: umgehende Gabe von Adrenalin mit anschließender intensivmedizinischer Behandlung

Differenzialdiagnose

Parainfektiöse Urtikaria; Pseudoallergie; Virusexanthem

Prophylaxe und Bemerkungen

Beim Nachweis einer Penicillinallergie:
- Ausstellung und Dokumentation eines Allergieausweises
- Hinweis an die Patientin, alle behandelnden Ärzte bezüglich der vorhandenen Allergie zu informieren
- **Kreuzallergien:** Bei einer Penicillinallergie kann es zu Kreuzreaktionen mit anderen Penicillinen und eventuell Cephalosporinen kommen (▶ Abb. 1.2)
- **Kreuzallergie mit Penicillinen:** Amoxicillin, Ampicillin, Dicloxacillin, Oxacillin, Penicillin G, Penicillin V, Piperacillin, Ticarcillin
- **Kreuzallergien mit Cephalosporinen:** Cefaclor, Cefadroxil, Cefalexin, Cefazolin, Cefepim, Cefotaxim, Cefprozil, Ceftazidim, Ceftriaxon, Cefuroxim

Bei bekannter Beta-Lactam-Allergie sollte von der Applikation von Penicillinen und deren Derivaten abgesehen werden.

Häufig werden als Alternative bei einer Penicillinallergie Cephalosporine eingesetzt, wobei die möglichen Kreuzreaktionen mit Cephalosporinen der 1. und 2. Generation berücksichtigt werden sollten. Bei einer Cephalosporinallergie sollte die Gabe von Carbapeneme vermieden werden (▶ Abb. 1.3). Bei einer Allergie gegen Ceftazidim sollte ebenfalls Aztreonam nicht gegeben werden.

Bei einigen Erkrankungen (z. B. Syphilis) sind Penicilline weiterhin der therapeutische Standard. Bei diesen Erkrankungen, wo die vorhandenen Alternativen keine ausreichende Effektivität zeigen, sollte eine Desensibilisierung in Erwägung gezogen werden.

1.10 Antiinfektiva in Schwangerschaft und Stillzeit

1.10.1 Systemische Antibiotika in Schwangerschaft und Stillzeit

Keine bzw. geringe Kontraindikation

Penicilline und Cephalosporine

Beide Antibiotikagruppen können während der Schwangerschaft und (mit Einschränkungen) im Wochenbett gegeben werden.

Gut plazentagängige Antibiotika mit Veränderung der pharmakokinetischen Parameter: Vergrößerung des Verteilungsvolumens (auch wegen maternalen Veränderungen, z. B. physiologische Blutvolumenzunahme); erhöhte Ausscheidung durch die fetalen Nieren; Anreicherung in Amnionhöhle.

Es erfordert eine Dosiserhöhung, um einen therapeutischen Effekt zu erreichen. Somit sollte bei Penicillinen und Cephalosporinen die höchste Dosierung während der Schwangerschaft gewählt werden.

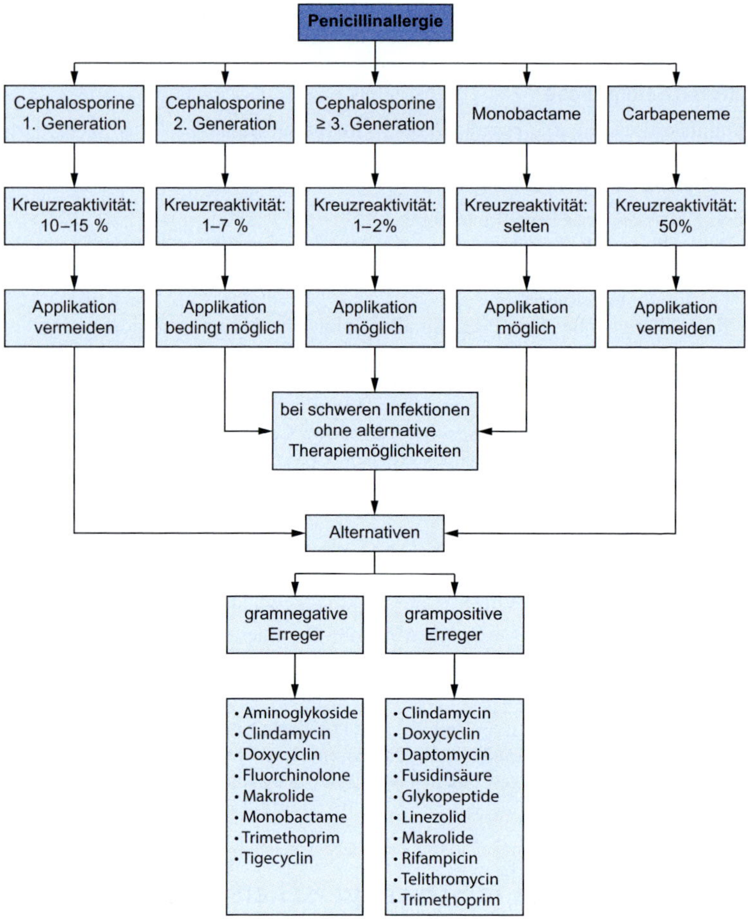

Abb. 1.2 Vorgehen bei Penicillinallergie [L231]/[P780]

- Penicilline werden (größtenteils) unverändert renal ausgeschieden (optimale Antibiotika gegen Harnwegsinfektionen während der Schwangerschaft).
- Cephalosporine werden vorwiegend renal ausgeschieden.

Patientinnen aber auch Ärzte gehen immer davon aus, dass Penicilline und Cephalosporine uneingeschränkt während der gesamten Schwangerschaft gegeben werden können. Allerdings sind nicht alle Medikamente dieser Antibiotikagruppe tatsächlich für die Nutzung in der kompletten Schwangerschaft möglich bzw. zugelassen.[1] Ein Blick in den Beipackzettel verschafft schnell für jedes verschriebene Cephalosporin Klarheit!

[1] Diese Sicherheitsmaßnahmen beruhen darauf, dass eine Struktur der chemischen Zusammensetzung gegebenenfalls fetale Schädigungen hervorrufen könnte.

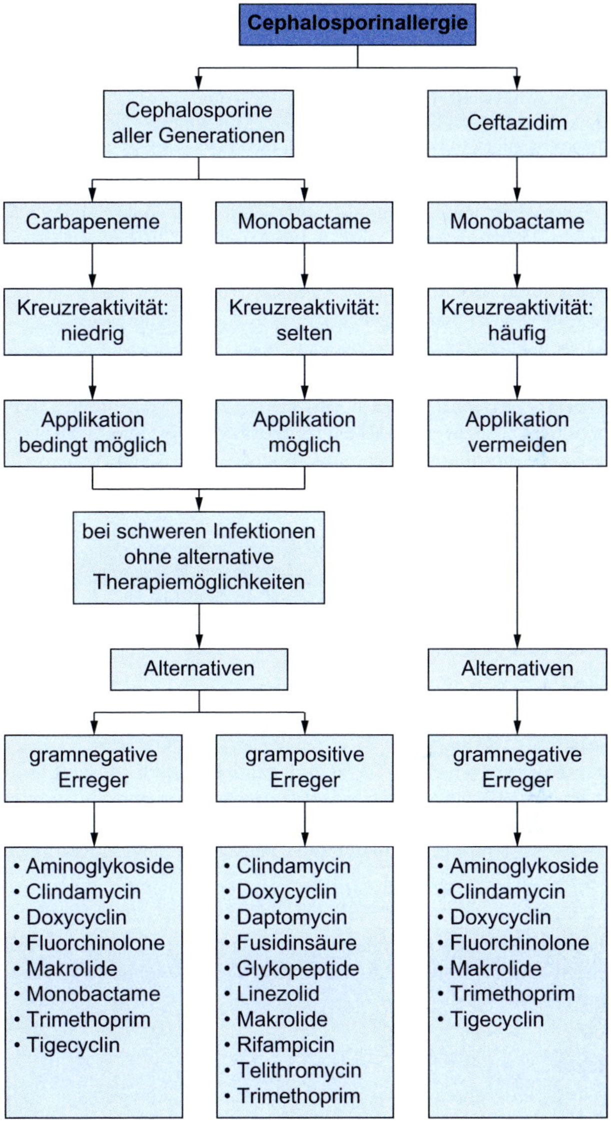

Abb. 1.3 Vorgehen bei Cephalosporinallergie [L231]/[P780]

Insbesondere Cephalosporine der 1. (z.B. Cefadroxil, Cefazolin, Cephalexin) und 3. Generation (u.a. Cefixim, Cefotaxim, Ceftriaxon) sollten laut Zulassungsdaten nicht (bzw. nur nach Risikoanalyse) wegen der Möglichkeit embryonalen Schädigung im 1. Trimenon gegeben werden.

Makrolide und Azalide

Bislang sind keine schädlichen Auswirkungen auf den menschlichen Fetus bekannt. Im Tierversuch wurden jedoch toxische fetale Schädigungen beobachtet, sodass von der Gabe aller Makrolide bzw. Azalide im 1. Trimenon abgesehen werden sollte. Zusätzlich scheint die Gabe von neueren Makroliden (z.B. Clarithromycin, Azithromycin) während der Schwangerschaft, insbesondere im 1. Trimenon, zu einem negativen Schwangerschaftsausgang zu führen.

Dies lässt sich auch in den Zulassungsdaten wiedererkennen: Die neueren Makrolide (Azithromycin, Roxithromycin und Clarithromycin) haben im Vergleich zu Erythromycin gemäß den europäischen Zulassungsdaten **eine sehr eingeschränkte Indikationsstellung.** Somit sollten Azithromycin, Roxithromycin und Clarithromycin während der Schwangerschaft nur zurückhaltend eingesetzt werden.

Wenn eine Makrolidbehandlung erforderlich ist, wird Erythromycin empfohlen. Erythromycin-Estolat sollte jedoch wegen des potenziellen Risikos einer fetalen Hepatotoxizität vermieden werden. Es ist wichtig, Erythromycin korrekt einzunehmen, indem es nicht mehr als eine halbe Stunde vor einer Mahlzeit und ohne Milch oder Milchprodukte eingenommen wird. Diese Vorsichtsmaßnahme hilft, mögliche Unverträglichkeiten zu vermeiden.

Keine Gabe von Makrolide oder Azalide im 1. Trimenon. Embryotoxische Datenbanken sowie deutsche Leitlinien sind zurzeit mit Vorsicht zu bewerten.

Strenge Indikationsstellung

Aminoglykoside

- Bislang sind keine teratogenen Nebenwirkungen beim menschlichen Fetus beschrieben.
- Aminoglykoside treten zu ca. 30–50 % in den fetalen Blutkreislauf über.
- Schädigung des VIII. Hirnnervs wurde zwar v.a. für Streptomycin nachgewiesen, kann jedoch für die anderen Aminoglykoside nicht gänzlich ausgeschlossen werden.
- Der Einsatz ist somit nur auf maternale lebensbedrohliche Indikationen beschränkt.

Gentamicin wird aufgrund der umfangreicheren Erfahrung während der Schwangerschaft derzeit am günstigsten beurteilt und sollte bei Behandlungsindikation der Vorrang gegeben werden.

Metronidazol

- Tierversuche erbrachten Hinweise auf mutagene und kanzerogene, jedoch keine auf embryotoxische bzw. teratogene Wirkung.
- Aus Vorsichtsgründen wird die Gabe von Metronidazol während des 1. Trimenons nicht empfohlen.
- In späteren Stadien der Schwangerschaft wird die Anwendung von Metronidazol als gefahrlos gewertet.
- Auf die richtige Einnahme (während oder kurz nach einer Mahlzeit; keine Milch oder Milchprodukte) sollte geachtet werden, um mögliche Unverträglichkeiten entgegenzuwirken.

Gabe von Metronidazol erst nach dem 1. Trimenon.

Clindamycin

- Bislang keine schädlichen Wirkungen auf Fetus bekannt.
- Im Wochenbett sollte Clindamycin nicht gegeben werden.
- Als Nebenwirkung kann bei der Mutter eine Diarrhö bzw. pseudomembranöse Colitis auftreten:
  - Häufiger bei Gaben von Clindamycin mehr als 7 Tage.
  - Nebenwirkungen auch bei lokaler Applikation selten, aber möglich.
- Indikation bei Anaerobier-Infektionen (z. B. bakterielle Vaginose im 1. Trimenon).
- Indikation bei Penicillinallergie.

Clindamycin nicht länger als 7 Tage verabreichen.

Folsäureantagonisten (Pyrimethamin und Trimethoprim)

- Trimethoprim und Pyrimethamin treten in den Kreislauf des Fetus über.
- Aufgrund des Wirkungsmechanismus sind Schäden in den ersten Schwangerschaftsmonaten nicht auszuschließen.
- Im Tierversuch wurden teratogene Wirkungen beobachtet.
- Bislang wurde für Trimethoprim kein Hinweis auf embryo- bzw. fetotoxische Wirkung gefunden.

Gabe nur bei fehlenden besseren Alternativen bzw. speziellen Infektionserkrankungen (z. B. Toxoplasmose).

Chloramphenicol

- Schäden bei Gabe im 1. Trimenon sind nicht auszuschließen.
- Verwendung nur bei ansonsten therapieresistenten bzw. lebensbedrohlichen Infektionen.
- Bei Einnahme in den letzten SSW wurde bei Neugeborenen das Gray-Syndrom beobachtet.
- Chloramphenicol ist als systemische Therapie in zahlreichen Ländern nicht mehr verfügbar (Bestellung über Europa- bzw. Internationale Apotheke möglich).
- Allerdings wird es noch in Augentropfen bzw. Cremes und Salben angewandt.

Chloramphenicol hat als systemische antibiotische Therapie in Deutschland heute nur eine geringe Bedeutung.

Vancomycin und Teicoplanin

- Bislang sind keine schädlichen Auswirkungen auf den Fetus bekannt.
- Gelten als Reservemedikamente, z. B. bei Verdacht auf MRSA-Infektionen.
- Strengste Indikationsstellung wegen geringer Erfahrungen und potenziell nephro- und ototoxischen Wirkungen.
- Bei Indikation ist Vancomycin, aufgrund der größeren Erfahrungswerte, zu bevorzugen.

Die Gabe von Vancomycin/Teicoplanin sollte nur nach einer Risikoanalyse erfolgen.

Cotrimoxazol

- Sulfonamid-Komponente (Sulfamethoxazol) kann bei zeitlich naher Gabe zur Geburt durch Verdrängung von Bilirubin beim Neugeborenen einen Kernikterus verursachen.
- Bislang wurde für Trimethoprim kein Hinweis auf embryo- bzw. fetotoxische Wirkung gefunden.
- Evtl. Einsatz bei Zystitis.

Cotrimoxazol sollte nur bei mangelnden besseren Alternativen genutzt werden. Keine Nutzung vor der Geburt.

Kontraindikation

Tetracycline

- Tetracycline können Störungen der Zahn- und Knochenentwicklung verursachen.
- Wahrscheinlicher Zusammenhang mit beobachteten letalen Leberschäden der Mutter (Bestätigung steht noch aus).
- Kontraindikation ab der 14. SSW bis zum 7. Lebenstag wegen Zahnverfärbung.
- Nur bei fehlenden Therapiemöglichkeiten und lebensbedrohlicher maternaler Situation (z. B. Anthrax) einsetzen.

Die Gabe von Tetracyclinen sollte während der gesamten Schwangerschaft und im Wochenbett vermieden werden.

Fluorchinolone

- Ciprofloxacin, Norfloxacin und Ofloxacin verursachen im Tierversuch schwere Knorpelschäden.
- Anwendungsuntersuchungen von Ciprofloxacin während der Schwangerschaft zeigten kein erhöhtes fetales Risiko.
- Fluorchinolone gelten allerdings vorsichtshalber als kontraindiziert.
- Nur bei fehlenden Therapiemöglichkeiten (z. B. Anthrax) bzw. lebensbedrohlichen maternalen Infektionen einsetzen.

Die Gabe von Fluorchinolonen sollte während der gesamten Schwangerschaft und im Wochenbett vermieden werden.

Rifampicin und Streptomycin

- Bei Tuberkulose nicht in den ersten drei Monaten.
- Spiramycin ist, anstelle von Streptomycin, Mittel der Wahl zur Behandlung der Toxoplasmose in der Frühschwangerschaft.

Die Gabe von Rifampicin oder Streptomycin sollte während der gesamten Schwangerschaft und im Wochenbett vermieden werden.

Neuere Antibiotika

- In den letzten Jahren wurden einige neue Antibiotika bzw. neue Antibiotikaklassen zur Therapie, vor allem von multiresistenten Erregern, zugelassen:
  - Ceftazidim/Avibactam; Ceftobiprol; Ceftolozan/Tazobactam; Dalbavancin; Fidaxomicin; Oritavancin; Tedizolid; Temocillin.
- Es existieren derzeit keine bzw. keine ausreichenden Daten bei der Anwendung während der Schwangerschaft oder Stillzeit.
- Aus Sicherheitsgründen wird eine Verwendung nicht (oder nur in lebensbedrohlichen Situationen der Mutter ohne weitere Alternativen) empfohlen.

> Neuere antibiotische Medikamente sollten während der Schwangerschaft, vor allem aufgrund von fehlenden Erfahrungen, nicht bzw. nur bei lebensbedrohlichen Situationen, eingesetzt werden.

1.10.2 Lokale Antiinfektiva in Schwangerschaft und Stillzeit

Lokale Antibiotika werden fälschlicherweise relativ häufig als sicher während der Schwangerschaft und Stillzeit angesehen (▶ Tab. 1.3).

Da lokale Antiinfektiva auch in den systemischen Kreislauf übergehen können, sollten die Wahl jedoch vorsichtig und nach einer Risikoanalyse erfolgen (▶ Tab. 1.4).

1.11 Impfungen

1.11.1 Aktive Immunisierung

Allgemein

Impfberatung

Bei einer Impfberatung sollte insbesondere Folgendes berücksichtigt werden:

- Überprüfung des Impfstatus der Frau
- Durchführung der Grundimmunisierung
- Auffrischungs- bzw. Wiederholungsimpfungen gemäß den Impfempfehlungen der Ständigen Impfkommission (STIKO) für Deutschland
- Andere Länder haben ebenfalls Impfempfehlungen, welche regelmäßig aktualisiert werden
- Evtl. Überprüfung des Immunstatus durch Antikörpertestung (▶ Tab. 1.5)

> Bei der Durchführung von präkonzeptionellen Impfungen ist es wichtig, auch auf die Zeitdauer des Impfschutzes hinzuweisen!

Aufklärungspflicht

Vor Durchführung der Impfung sollte der Arzt die zu impfende Person über folgende Punkte aufklären:

- Informationen über die zu verhütende Krankheit
- Behandlungsmöglichkeiten der Infektionskrankheit
- Vorteile der Schutzimpfung für den Einzelnen und die Allgemeinheit

Tab. 1.3 Lokale Antiinfektiva in Schwangerschaft und Stillzeit

	Wirkstoff	Schwangerschaft	Stillzeit
Aknemittel	Benzoylperoxid	+	+
	Isotretinoin	–	–
	Tretinoin	–	+
Antibiotika	Chloramphenicol	–	–
	Clindamycin	+	–
	Doxycyclin	–	–
	Erythromycin	+	–
	Fusidinsäure	+	–
	Tetracyclin	–	–
Antihistaminika	Dimetindenmaleat	–	(+)
Antimykotika	Amphotericin B	–	–
	Clotrimazol	+	+
	Ketoconazol	+	+
	Nystatin	+	+
Antiphlogistika	Bufexamac	–	–
	Diclofenac (Gel)	–	–
	Flurbiprofenum-Lutschtabletten	(+)*	–
	Ibuprofen (Gel)	(+)*	
	Piroxicam (Gel)	(+)*	–
Antipsoriatika	Dithranol	+	+
	Harnstoff	+	+
	Steinkohlenteer	–	–
Antiseptika	Benzalkoniumchlorid	+	+
	Clioquinol	–	–
	Octenidin	+	+
	Povidon-Jod-Präparaten	–	–
Glukokortikoide	Hydrokortisonabkömmlinge	+	+
	Fluocortinbutyl	+	+
	Prednicarbat	+	+
Insektizide	Allethrin	–	–
	Benzylbenzoat	+	+

\+ erlaubt
– kontraindiziert
* nicht im letzten Trimenon

- Impfung und Schwangerschaft
- Informationen über den Impfstoff sowie über das Impfschema
- Beginn und Dauer des Impfschutzes sowie ggf. Kontrollen und notwendige Auffrischungsimpfungen
- Verhalten nach der Impfung
- Kontraindikationen sowie mögliche Nebenwirkungen oder Komplikationen

Tab. 1.4 Gewebepenetration unterschiedlicher Antibiotika

Antibiotikum	Galle	Haut	Knochen	Leber	Lunge	Meningen	Muskel	Niere	Urin
Aminoglykoside	+/–	+	+/–		–	+/–		++	++
Azithromycin	++	+	++	++	++	+	+		+
Aztreonam	++	++	++	++	++	++	++	++	++
Carbapeneme	++	++	+/–	++	+	+/–	++	++	++
Cephalosporine	+/–	++	++		++	+		++	++
Clindamycin	++	++	+				+	+	++
Cotrimoxazol	++	+/–	++	++	++			++	++
Daptomycin	++	++	+	++	+		+	+	++
Doxycyclin	++		++	+	+	+		+	++
Fluorchinolone	++	++	+	++	++	+/–	++	++	++
Fosfomycin		++	++	++	++	+	++	++	++
Fusidinsäure	++	+	++						
Glycopeptide	+	+				+/–			++
Linezolid	++	++	++		++	++	++	++	
Makrolide	++	+		++	++	+	+		+
Metronidazol	++		++	++	++	++			
Penicilline		++	++	++	++	+	++	++	++
Rifampicin	++	+	++	++	++	+	++	++	++
Tigecyclin	++	++	++	++	+	+	+	+	++
Trimethoprim	+	+/–	++	++	++			++	++

+/– schlechte Wirksamkeit
+ mäßige Wirksamkeit
++ gute Wirksamkeit

Nebenwirkungen von Impfungen/Impfreaktionen

- Schmerzen, Spannung und Schwellung an der Injektionsstelle: treten in der Regel 6–48 h nach der Impfung auf
- Fieber: tritt in der Regel in den ersten 72 h nach der Impfung auf
- Kopf- und Gliederschmerzen: treten in der Regel in den ersten 72 h nach der Impfung auf
- Erbrechen
- Abgeschlagenheit und Schläfrigkeit
- Erkrankungen des Nervensystems (Krämpfe, schlaffe Lähmungen, Enzephalitis, Meningitis)
- Guillain-Barré-Syndrom
- Neuropathien
- Thrombozytopenien und Leukopenien
- Reaktionen der Niere, Leber und Muskeln
- Impfkrankheit: bis 4 Wochen nach der MMR-Impfung möglich, z. B. Masern-/Mumps-artige Symptomatik mit erhöhter Körpertemperatur (sog. Impfmasern), zumeist milde Verläufe
- Allergische Reaktionen
- Anaphylaktischer Schock

Durch neuartige Impfungen[2], welche ohne wesentliche Langzeituntersuchungen eingeführt wurden, sind noch weitere Nebenwirkungen zu erwarten (wie z. B. Kardiopathien, Thrombosen). Diese sollten an die zuständigen Behörden gemeldet werden.

2 Als neuartige Impfstoffe werden vor allem die neu entwickelten mRNA-, aber auch DNA-Impfstoffe beschrieben. Damit diese neuen Substanzen tatsächlich als Impfstoffe gelten, wurde in den USA innerhalb kürzester Zeit die Definition von Impfstoff/Impfung geändert. Grundsätzlich gilt, dass die Verabreichung genetischen Materials als Gentherapie gilt (z. B. Medikamente gegen angeborene Muskeldystrophie).

Kontraindikation

- Bestehende Allergien gegen Inhaltsstoffe des Impfstoffes: Bei diesen Personen soll erst nach Konsultation einer Fachabteilung eine Impfung erwogen werden.
- Angeborene oder erworbene Immundefekte oder Störungen des Immunsystems: Bei diesen Personen soll vor der Impfung zuerst der den Immundefekt behandelnde Arzt konsultiert werden.

Die Verabreichung von Immunglobulin kann die Wirkung von Lebendimpfungen (Masern, Röteln, Mumps, Varizellen) beeinträchtigen. Deshalb sollte zwischen der Immunglobulingabe und einer solchen Impfung ein Intervall von mindestens drei Monaten eingehalten werden.

Irrtümlich als Kontraindikationen erachtete Umstände

- In der Verwandtschaft aufgetretene Allergien, Asthma oder andere atopische Erkrankungen. Ausnahme: Allergien gegen Inhaltsstoffe oder Produktionsrückstände in Impfstoffen
- Antimikrobielle Therapie (Antibiotika)
- Verabreichung niedriger Dosen von Kortikosteroiden oder lokal angewendeten steroidhaltigen Präparaten. Ausnahme: bakterielle Lebendimpfstoffe
- Chronische Erkrankungen von Herz, Leber, Lunge, Nieren
- Möglicher Kontakt zu Personen mit ansteckenden Krankheiten
- Fieberkrämpfe in der Anamnese des Impflings
- Frühgeburtlichkeit
- Leichte Erkrankung mit subfebrilen Temperaturen (bis 38 °C)
- Neugeborenenikterus
- Banale Infekte
- Penicillinallergie
- Plötzlicher Kindstod (SIDS) in der Familienanamnese
- Rekonvaleszenzphase nach einer Erkrankung
- Neurologische Erkrankungen (hier wäre in Abhängigkeit der neurologischen Erkrankung Vorsicht geboten)

Frühgeborene sollen unabhängig von ihrem Geburtsgewicht entsprechend dem empfohlenen Impfalter geimpft werden.

Impfabstände

Grundsätzlich gilt für Abstände zwischen unterschiedlichen Impfungen:

- Lebendimpfstoffe können simultan verabreicht werden
- Falls keine simultane Verabreichung möglich: Abstand von 4 Wochen bei viralen Impfstoffen

- Totimpfungen: keine Abstände nötig
- Zeitabstände zwischen Impfungen und Operationen:
  - Bei dringlicher Operationsindikation: kein Zeitabstand
  - Bei Wahleingriff: nach einer Impfung mit einem Totimpfstoff ≥ 3 Tage, bzw. nach einer Impfung mit einem Lebendimpfstoff ≥ 14 Tage

Impfstatus – Kontrolle von Impftitern

- Ein Impfstofftiter ist ein Test, mit dem der Grad der Antikörperantwort im Blut auf ein bestimmtes Antigen bestimmt wird
- Manchmal kann es nötig sein, den Impfstatus zu überprüfen (▶ Tab. 1.5). Regelmäßig Durchführung bei Hepatitis B (u. a. bei medizinischem Personal)
- Individuelle Indikationen

Standardimpfungen

Synonym: Regelimpfungen

Standardimpfungen sind Vakzinierungen, welche bei Säuglingen, Kindern, Jugendlichen und Erwachsenen empfohlen werden (▶ Tab. 1.6). Diese gehören heute zur individuellen Vorsorge. In Deutschland, wie auch in anderen Ländern, werden standardisierte Angaben in Form eines Impfkalenders angegeben.

Der Impfkalender unterliegt stetigen Veränderungen vor allem in Bezug auf Impfungen im Säuglings- und Kindesalter. Die nationalen Empfehlungen sollten in diesem Zusammenhang regelmäßig beachtet werden.

Tab. 1.5 Impfstatus – Kontrolle von Impftitern

Impfung	Laborparameter	Wert	Bewertung
Diphtherie	Diphtherie-Antikörper	< 0,1 IU/ml	Kein Impfschutz nachweisbar: Grundimmunisierung erforderlich
		0,1–1,0 IU/ml	Auffrischung erforderlich
		1,0–1,4 IU/ml	Auffrischung nach 5 Jahren
		1,5–1,9 IU/ml	Auffrischung nach 7 Jahren
		> 2,0 IU/ml	Auffrischung nach 10 Jahren
Hepatitis B	Anti-HBs-ELISA	≤ 100 U/l	Auffrischung erforderlich
		> 100 U/l	Ausreichender Impfschutz
Influenza	Influenza A/B-IgG-IFT	≤ 1 : 10	Wahrscheinlich kein ausreichender Impfschutz
		1 : > 10	Wahrscheinlich Impfschutz
Poliomyelitis	Polio-Neutralisationstest	Typ 1, 2, 3	Bei allen drei Neutralisationstests 1:16 oder höher: ausreichender Immunschutz
Tetanus	Tetanus-IgG-ELISA	< 0,1 U/ml	Grundimmunisierung erforderlich
		0,1–0,2 U/ml	Auffrischung empfohlen
		> 0,2 U/ml	Ausreichender Impfschutz mit Kontrolle in 3 Jahren

1

Tab. 1.6 Übersicht der Impfempfehlungen

Impfempfehlungen für Säuglinge, Kinder und Jugendliche	Impfempfehlungen für Erwachsene	Impfempfehlungen für Risikogruppen
Diphtherie	Diphtherie	FSME
HBV	Pertussis	HAV
Hib	Masern	HBV
HPV	Poliomyelitis	Herpes zoster
Masern	Tetanus	Hib
Meningokokken C	Herpes zoster: ab 60 Jahren	Influenza
Mumps	Influenza: ab 60 Jahren	Meningokokken
Pertussis	Pneumokokken: ab 60 Jahren	Pneumokokken
Pneumokokken		Röteln
Poliomyelitis		Tollwut
Rotaviren		Varizellen
Röteln		
Tetanus		
Varizellen		

Indikationsimpfung

- Indikationsimpfungen sind Vakzinierung, welche anhand eines erhöhten individuellen Risikos oder nur bei bestimmten Personengruppen empfohlen bzw. durchgeführt werden.
- In Deutschland zählen zu den regulären Indikationsimpfungen: FSME, Hepatitis A, Hepatitis B, Herpes zoster, Hib, Influenza, Masern, Meningokokken, Pertussis, Pneumokokken, Poliomyelitis (Kinderlähmung), Röteln (Rubella), Varizellen.
- In der Frauenheilkunde spielen in Deutschland auch folgende Impfungen eine relevante Rolle: Gynatren®-Impfung (für rezidivierende bakterielle Vaginose) und StroVac®-Impfung (für rezidivierende Harnwegsinfektionen). Zu diesen Maßnahmen gibt es keine offizielle Empfehlung.
- Seit 2020/21 herrscht in Deutschland eine Impfpflicht gegenüber Masern und im Jahr 2022 gegenüber SARS-CoV-2, trotz jahrzehntelanger gegenteiliger medizinischer und politischer Aussagen, rechtlicher Bedenken sowie verschiedener Stellungnahmen (z. B. Deklaration von Helsinki) als Folge der ärztlichen Nürnberger Prozesse 1946/47.

Impfpflicht in Deutschland

In Deutschland gilt seit 2020/2021, dass alle Kinder ab dem vollendeten ersten Lebensjahr beim Eintritt in die Schule oder eine Kindertageseinrichtung einen ausreichenden Impfschutz bzw. Immunität gegen Masern nachweisen müssen. Ähnliches gilt für nach 1970 geborene Personen, die in Gemeinschaftseinrichtungen oder medizinischen Einrichtungen tätig sind, z. B. Erzieherinnen und Erzieher, Lehrerinnen und Lehrer, Pflegepersonal und medizinisches Personal.
Im Rahmen der SARS-CoV-2-Pandemie wurde im Jahr 2022 eine einrichtungsbezogene Corona-Impfpflicht, z. B. Personal von Kliniken, Pflegeheimen, Arztpraxen oder Rettungsdiensten. Diese Impfpflicht wurde im Jahr 2023 ausgesetzt.

Reiseimpfungen

- Reiseimpfung: Indikationsimpfung, die bei einer Reise in bestimmte Regionen bzw. Länder empfohlen oder vom Einreiseland gefordert wird. Die STIKO (Deutschland) empfiehlt Reiseimpfungen sowohl zum individuellen Schutz als auch, um den Import bestimmter Erreger nach Deutschland zu vermeiden.
- Zu den wichtigen Reiseimpfungen zählen: Cholera, FSME, Gelbfieber, Hepatitis A, Hepatitis B, Influenza, Japanische Enzephalitis, Meningokokken-Meningitis, Pneumokokken, Tollwut und Typhus.
- Andere Ursprungsländer haben andere Empfehlung: z. B. MMR- oder Influenza-Impfung bei Reisen nach Europa oder Nordamerika.

Da die Impfungen einige Zeit vor einer angestrebten Reise durchgeführt werden müssen, ist eine rechtzeitige Reiseberatung anzustreben (mindestens 4–6 Wochen vor Reiseantritt).
Unabhängig von den empfohlenen Reiseimpfungen sollten alle Erwachsenen einen ausreichenden Impfschutz gegen Tetanus, Diphtherie, Poliomyelitis und Pertussis haben.

Impfungen bei bestehendem beruflichem Risiko

- Je nach Beruf kann ein erhöhtes Risiko einer Infektion bestehen. Anhand des ausgeübten Berufes und des individuellen Risikos kann eine Impfung gegenüber bestimmten Infektionserkrankungen durchgeführt werden.
- Darunter zählen u. a.: FSME, Gelbfieber, Hepatitis A, Hepatitis B, Influenza, Masern, Meningokokken, Mumps, Pertussis, Poliomyelitis, Rabies (Tollwut), Röteln, Varizellen.
- Empfehlungen können länderspezifisch variieren.

Impfungen bei chronisch kranken Patientinnen

- Chronische Erkrankungen können zu einem geschwächten Immunsystem führen, was die Abwehr von Infektionen erschweren und eine Reihe anderer Komplikationen verursachen kann.
- Aus diesem Grund empfehlen zahlreiche medizinische und staatliche Organisationen eine Impfung gegenüber bestimmten Erregern (▶ Tab. 1.7).

1.11.2 Impfungen in Schwangerschaft und Stillzeit

Aktive Impfung in der Schwangerschaft

Allgemein

- Grundlegende Empfehlungen und Anmerkungen zu Impfungen in der Schwangerschaft sind zu beachten (▶ Tab. 1.8).
- Empfohlene Impfungen bzw. Auffrischimpfungen sollten vor Beginn der Schwangerschaft durchgeführt werden.
- Bei Varizella-zoster-Virus-seronegativen Frauen wird ebenfalls eine Impfung mindestens drei Monate vor Konzeption empfohlen.
- Während der Schwangerschaft so wenig wie möglich impfen.
- Bei den meisten Impfstoffen liegen keine oder wenige Erfahrungen bei Schwangeren vor.

Tab. 1.7 Impfungen bei chronisch kranken Patientinnen

Chronische Erkrankung	Impfung gegen							
	Influenza	Pneumokokken	Meningokokken	HAV	HBV	Hib	Windpocken	Zoster*
Atemwege	×	×						×
Blut	×	×		×	×			×
Erkrankung mit Leberbeteiligung	×	×		×	×			
Herz-Kreislauf	×	×						
Immunsystem	×	×	×		×		×	×
Lebererkrankung	×	×		×	×			
Milz (fehlend/ohne Funktion)	×	×	×			×		
Multiple Sklerose	×							×
Nieren	×	×			×			×
Stoffwechsel	×	×						×
Vor chirurgischen Eingriffen					×			
Vor Transplantation	×	×			×		×	

Anmerkung: SARS-CoV-2: ältere und chronisch Kranke während Covid-19 Pandemie (laut STIKO) und letzter STIKO-Empfehlung (2023)
* Totimpfstoff

- Impfungen mit inaktivierten Erregern bzw. Bestandteilen sind möglich, allerdings nur bei entsprechender Indikationsstellung.

Lebendimpfstoffe sind in der Schwangerschaft kontraindiziert. Totimpfstoffe gelten als sicher für die Schwangere und den Fetus.

- Kontraindiziert sind parenterale Lebendimpfstoffe.
- Für die meisten Impfungen wird nur eine theoretisch mögliche Gefährdung angenommen.
- Frühgeborene werden unabhängig von ihrem Geburtsgewicht entsprechend dem empfohlenen Impfalter geimpft.

Versehentliche Impfungen mit Lebendimpfstoffen während einer Schwangerschaft – zum Beispiel, weil das Bestehen der Schwangerschaft zu dem Zeitpunkt noch nicht bekannt war – stellen derzeit keinen Grund für einen Schwangerschaftsabbruch dar.

Empfohlene Impfungen während der Schwangerschaft

Mittlerweile sind folgende Impfungen während der Schwangerschaft explizit empfohlen:

- Influenza (Grippe): Die Grippe-Impfung wird allen Schwangeren ab dem 2. Trimenon empfohlen; bei erhöhter gesundheitlicher Gefährdung infolge eines

Tab. 1.8 Impfungen in der Schwangerschaft

Impfung gegen	Impfstoff	Indiziert	Nicht kontraindiziert	Vermeiden	Kontra-indiziert
Cholera	T			×	
Diphtherie	T		×		
FSME	T		×		
Gelbfieber	L			×	
Hepatitis A	T		×		
Hepatitis B	T		×		
HPV	T			×	
Influenza	T	×			
Japan-Enzephalitis	T				×
Masern	L				×
Meningokokken	T		×		
Mumps	L				×
Pertussis*	T	×			
Pneumokokken	T		×		
Poliomyelitis (IPV)	T		×		
Röteln	L				×
Tetanus (bei Indikation)	T	×			
Tollwut (vor Exposition)	T		×		
Tollwut (nach Exposition)	T	×			
Typhus (oral, parenteral)	T		×		
Varizellen	L				×
Zoster**	T				×
SARS-CoV-2***					

T = Totimpfstoff
L = Lebendimpfstoff
* Kombinationsimpfstoff mit Diphtherie und Tetanus (DTPa-Kombinationsimpfstoff)
** aus Sicherheitsgründen laut Herstellerangaben
*** während Covid-19-Pandemie laut STIKO – wenige Daten, mRNA-Wirkstoff (!), zunehmende Mutationen des Virus, fragliche Wirksamkeit zur Prävention der Erkrankung

Grundleidens kann diese bereits im 1. Trimenon erfolgen; Kontaktpersonen von Neugeborenen sollten geschützt sein. Grundsätzliche Impfauffrischung jedes Jahr vor Beginn der Grippesaison.

- Pertussis (Keuchhusten): einmalige Impfung für alle Schwangeren gegen Keuchhusten (Pertussis) im letzten Trimenon (ab der 28. Schwangerschaftswoche); bei erhöhter Frühgeburtswahrscheinlichkeit kann die Impfung vorgezogen werden (2. Trimenon).

Die Impfung sollte unabhängig davon erfolgen, wann zuletzt eine Impfung gegen Keuchhusten durchgeführt wurde. Der Impfschutz soll zudem in jeder Schwangerschaft erneut wahrgenommen werden.

Die Impfung gegen Pertussis wird als Kombinationsimpfstoff mit Diphtherie und Tetanus (DTPa-Kombinationsimpfstoff) gegeben.

Impfungen von Schwangeren für Fernreisen

Mutter und ungeborenes Kind sind besonders gefährdet. Dies gilt für zahlreiche impfpräventable Erkrankungen. Gleichzeitig ist die Möglichkeit einer Prophylaxe eingeschränkt, da einige Pharmaka nicht in der Schwangerschaft angewendet werden dürfen.

Bei Reisen in die Tropen sind viele Impfungen empfohlen und notwendig.

- Folgende Impfungen können während der Schwangerschaft bedenkenlos durchgeführt werden: Diphtherie (möglichst nicht im 1. Trimenon), Influenza (möglichst nicht im 1. Trimenon), Poliomyelitis (IPV) und Tetanus.
- Nutzen-Risiko-Abwägung: Cholera, FSME, Hepatitis A, Hepatitis B und Tollwut (präexpositionell).
- Strenge Nutzen-Risiko-Abwägung: Gelbfieber, Japanische Enzephalitis, Meningokokken.

> Schwangere sollten Fernreisen möglichst vermeiden oder auf einen späteren Zeitpunkt – außerhalb einer Schwangerschaft – verschieben.

Aktive Impfungen in der Stillperiode

- Alle Impfungen können in der Stillperiode verabreicht werden.
- Ausnahme: Gelbfieber (vereinzelte Fälle einer kindlichen Meningoenzephalitis)

> In der Stillperiode sind alle Impfungen bis auf Gelbfieber möglich.

1.11.3 Passive Immunisierung

Allgemein

Bei Virusinfektionen in der Schwangerschaft kann die rechtzeitige passive Immunisierung den Ausbruch der Erkrankung möglicherweise verhindern oder zu einem abgeschwächten Krankheitsverlauf führen und damit auch den Fetus vor einer möglichen Schädigung schützen. Der Erfolg der passiven Immunisierung hängt dabei wesentlich von der frühen und damit rechtzeitigen Gabe der Immunglobuline ab.

Spezifische Immunglobuline in Deutschland ▶ Tab. 1.9.

> Sowohl Immunglobuline als auch Hyperimmunseren wirken, soweit bekannt, nicht embryotoxisch.

Indikationen

- Prä- oder postexpositionelle Prophylaxe bei Personen ohne Immunität bei Erkrankungen mit einem erhöhten Risiko (z. B. Varizellen in der Schwangerschaft → Kontraindikation von Lebendimpfungen)
- Prä- oder postexpositionelle Prophylaxe seltener Erkrankungen (wenn es für eine aktive Immunisierung zu spät ist, z. B. bei Tollwut)
- Soforttherapie zur Neutralisierung von Viren oder Toxineffekten (z. B. bei Tetanus)

Tab. 1.9 Spezifische Immunglobuline

Immunglobulin gegen	Handelsname	Anwendung	Kapitel
Hepatitis-A-Virus	Beriglobin®	i. m.	▶ Kap. 3.4.4
Hepatitis-B-Virus	Hepatitis-B-Immunglobulin	i. m.	▶ Kap. 3.5.1, ▶ Kap. 4.5.1
	Hepatect® CP	i. v.	▶ Kap. 3.5.1, ▶ Kap. 4.5.1
Respiratory Syncytial Virus (RSV)	Synagis®	i. m.	▶ Kap. 3.6.17
Tetanus-Toxin	Tetagam® P	i. m.*	▶ Kap. 3.6.20, ▶ Kap. 5.9
	Tetanobulin® Immuno	i. m.*	▶ Kap. 3.6.20, ▶ Kap. 5.9
Tollwut-Virus	Berirab®	i. m.	
	Tollwutglobulin Merieux® P	i. m.	
Varizella-zoster-Virus	Varicellon®	i. m.	▶ Kap. 6.4
	Varitect® CP	i. v.	▶ Kap. 6.4
Zytomegalievirus	Cytoglobin® 5 %	i. v.	▶ Kap. 4.5.6
	Cytotect® CP Biotest	i. v.	▶ Kap. 4.5.6

* bei Gerinnungsstörungen s. c.

Anwendung

- i. m.-Immunglobuline immer in große Muskeln verabreichen (große Volumina)
- Für Erwachsene bei i. m.-Injektion maximal 5 ml Injektionsvolumen pro Depot empfohlen
- Tollwut-Immunglobulin möglichst um die Bisswunde injizieren; die verbleibende Menge kann dann i. m. verabreichen werden
- Angaben der Hersteller bezüglich der Infusionsgeschwindigkeit unbedingt berücksichtigen
- Wirkungsdauer dosisabhängig und zeitlich begrenzt:
  - i. d. R. Wirkungsdauer von 4 Wochen
  - Danach bei fortbestehender Indikation die Gabe wiederholen

Nebenwirkungen

- Humane Immunglobulinpräparate im Allgemeinen sehr gut verträglich
- Selten: Fieber, Übelkeit, Erbrechen, Schüttelfrost, Kopfschmerzen, Müdigkeit, Schwindel, Hitzegefühl, Urtikaria, Blutdruckanstieg, Gelenk- oder Rückenschmerzen oder Beklemmungsgefühl
- Symptome klingen bei Senkung der Infusionsrate bzw. kurzzeitiger Unterbrechung fast immer von selbst wieder ab
- Stärkerer Blutdruckabfall oder anaphylaktischer Schock sehr selten (Häufigkeit etwa 1:100 000)

Kontraindikationen

- Überempfindlichkeit gegen homologe Immunglobuline

- Für einzelne Präparationen können sich je nach Inhaltsstoffen spezielle Kontraindikationen ergeben:
  - Hoher Glukosegehalt bei Verabreichung an Diabetiker
  - Sorbitgehalt bei Verabreichung an Neugeborene, Säuglinge oder Kleinkinder, die an einer Fruktoseintoleranz erkrankt sein können
  - Virusinaktivierende Zusatzstoffe

Schwangerschaft und Stillzeit sind keine Kontraindikationen beim Einsatz von Immunglobulinen. Eine teratogene Wirkung oder eine Schädigung der Schwangeren ist nicht zu erwarten.

Wechselwirkungen

- Die Wirksamkeit eines parenteralen Lebendimpfstoffes (z. B. gegen Masern, Mumps, Röteln, Varizellen) kann abgeschwächt werden.
- Ein Abstand von 3 Monaten zwischen passiver und aktiver Immunisierung ist zu berücksichtigen.
- Falsch-positive serologische Antikörperbestimmungen.

Tab. 1.10 Dosierungsempfehlungen von Antibiotika

	Häufige verwendete Dosierung in der Gynäkologie und Geburtshilfe	Höhere Dosierung
Amikacin (i. v.)	1 × 20 mg/kg KG i. v.	1 × 30 mg/kg KG i. v.
Amoxicillin (oral)	3 × 750 mg p. o.	3 × 750–1000 mg
Amoxicillin/Clavulansäure (i. v.)	3 × 2,2 g p. o.	4 × 2,2 g p. o.
Amoxicillin/Clavulansäure (oral)	2 × 875/125 mg p. o.	3 × 875/125 mg
Ampicillin (i. v.)	3 × 2 g i. v.	4 × 2 g i. v.
Ampicillin/Sulbactam (i. v.)	3 × 3 i. v.	4 × 3 i. v.
Azithromycin (i. v./oral)	1 × 500 mg i. v./p. o.	Keine
Aztreonam (i. v.)	3 × 1 g i. v.	4 × 2 g i. v.
Cefaclor (oral)	3 × 500 mg p. o.	3 × 1 g p. o.
Cefazolin (i. v.)	3 × 2 g i. v.	Keine
Cefepim (i. v.)	3 × 1 g i. v.	3 × 2 g i. v.
Cefixim (oral)	2 × 400 mg p. o.	Keine
Cefotaxim (i. v.)	3 × 1 g i. v.	3 × 2 g i. v.
Cefpodoxim (oral)	2 × 200 mg p. o.	Keine
Ceftazidim (i. v.)	3 × 1 g i. v.	3 × 2 g i. v.
Ceftazidim/Avibactam (i. v.)	3 × 2,5 g i. v.	Keine
Ceftolozan/Tazobactam (i. v.)	3 × 1,5 g i. v.	3 × 1,5 g i. v.
Ceftriaxon (i. v.)	2 × 1 g i. v.	2 × 2 g i. v.
Cefuroxim (i. v.)	3 × 750 mg i. v.	3 × 1,5 g i. v.
Cefuroxim (oral)	2 × 500 mg p. o.	Keine
Chloramphenicol (i. v.)	4 × 1 g i. v.	4 × 2 g i. v.

Tab. 1.10 Dosierungsempfehlungen von Antibiotika *(Forts.)*

	Häufige verwendete Dosierung in der Gynäkologie und Geburtshilfe	Höhere Dosierung
Ciprofloxacin (i. v.)	2 × 400 mg i. v.	3 × 400 mg i. v.
Ciprofloxacin (oral)	2 × 500 mg p. o.	2 × 750 mg p. o.
Clarithromycin (i. v./oral)	2 × 500 mg i. v./p. o.	2 × 500 mg i. v./p. o.
Clindamycin (i. v.)	3 × 600 mg i. v.	3 × 900 mg i. v.
Clindamycin (oral)	4 × 300 mg p. o.	3 × 600 mg p. o.
Colistin (i. v.)	2 × 4,5 Mio. IE i. v. nach einer Loading dose von 9 Mio. IE	3 × 4,5 Mio. IE i. v.
Cotrimoxazol (i. v./oral; Trimethoprim/Sulfamethoxazol)	2 × 960 mg i. v./p. o.	2 × 1440 mg i. v./p. o.
Daptomycin (i. v.)	1 × 4 mg/kg KG i. v.	1 × 6–10 mg/kg KG i. v.
Doxycyclin (oral)	2 × 100 mg p. o.	1 × 200 mg p. o.
Ertapenem (i. v.)	1 × 1 g i. v.	Keine
Erythromycin (i. v./oral)	4 × 500 mg i. v./p. o.	4 × 1 g i. v./p. o.
Flucloxacillin (i. v.)	4 × 2 g i. v.	3 × 4 g i. v.
Flucloxacillin (oral)	3 × 1 g p. o.	4 × 1 g p. o.
Fosfomycin (i. v.)	3 × 4 g i. v.	Bis zu 3 × 8 g i. v.
Fosfomycin (oral)	1 × 3 g als Einzeldosis	Keine
Gentamicin (i. v.)	1 × 5 mg/kg KG i. v.	1 × 7 mg/kg KG i. v.
Imipenem (i. v.)	3 × 1 g i. v.	4 × 1 g
Levofloxacin (i. v./oral)	1 × 500 i. v./p. o.	2 × 500 mg i. v./p. o.
Linezolid (i. v./oral)	2 × 600 mg p. o./i. v.	Keine
Meropenem (i. v.)	3 × 1 g i. v.	3 × 2 g
Metronidazol (i. v.)	3 × 500 mg i. v.	3 × 750 mg i. v.
Metronidazol (oral)	3 × 500 mg p. o.	4 × 500 mg p. o.
Minocyclin (oral)	2 × 100 mg p. o.	Keine
Moxifloxacin (i. v./oral)	1 × 400 mg i. v./p. o.	Keine
Nitrofurantoin (oral)	4 × 50 mg p. o. (Nitrofurantoin)	Keine
Nitrofurantoin RT (oral)	2 × 100 mg p. o.	Keine
Nitroxolin (oral)	3 × 250 mg p. o.	Keine
Penicillin G (i. v.)	4 × 1 Mio. IE i. v.	4–6 × 2–5 Mio. IE i. v.
Penicillin V (oral)	3 × 1 Mio. IE p. o.	Keine
Piperacillin/Tazobactam (i. v.)	3 × 4,5 g i. v.	4 × 4,5 g i. v.
Pivmecillinam (oral)	3 × 200 mg p. o.	3 × 400 mg p. o.
Rifampicin (i. v./oral)	2 × 300 mg oder 1 × 600 mg i. v./p. o.	Bis zu 2 × 600 mg i. v./p. o.
Roxithromycin (oral)	1 × 300 mg p. o.	Keine
Sultamicillin (oral)	2 × 375 mg p. o.	2 × 750 mg p. o.
Teicoplanin (i. v.)	1 × 400 mg i. v.	1 × 800 mg i. v.

Tab. 1.10 Dosierungsempfehlungen von Antibiotika *(Forts.)*

	Häufige verwendete Dosierung in der Gynäkologie und Geburtshilfe	Höhere Dosierung
Tigecyclin (i.v.)	2 × 50 mg i.v.	2 × 100 mg i.v.
Tobramycin (i.v.)	1 × 5 mg/kg KG i.v.	1 × 7 mg/kg KG i.v.
Vancomycin (i.v.)	2 × 1 g i.v.	Nach Serum-Talspiegel
Vancomycin (oral)	4 × 125 mg p.o.	4 × 500 mg p.o.

Die Dosierungsempfehlungen sind keine Empfehlungen für bestimmte Krankheitsbilder. Anpassungen an Organdysfunktionen (z. B. Nieren- oder Leberinsuffizienz) können notwendig sein.

Tab. 1.11 Möglichkeiten einer kalkulierten Eskalationstherapie nach vorangegangener antibiotischer Behandlung

Primärtherapie	Unwahrscheinliche Erreger	Mögliche Erreger	Folgetherapie
Amoxicillin	Haemophilus influenzae; Pneumokokken	Chlamydien; Enterobakterien; Legionellen; Moraxella catarrhalis; Mykoplasmen; Staphylococcus aureus	Fluorchinolone; evtl. Makrolid
Amoxicillin/ Clavulansäure Ampicillin/ Sulbactam	Haemophilus influenzae; Moraxella catarrhalis; Pneumokokken; Staphylococcus aureus	Chlamydien; Enterobakterien; Legionellen; Mykoplasmen	Fluorchinolone; evtl. Makrolid
Breites Wirkungsspektrum (einschl. Pneumokokken und Staphylokokken)	Pneumokokken; Staphylococcus aureus	Chlamydien; Enterobakterien; Haemophilus influenzae; Legionellen; Mykoplasmen	Fluorchinolone; evtl. Makrolid
Ciprofloxacin	Enterobakterien; Haemophilus influenzae; Moraxella catarrhalis; Staphylococcus aureus	Chlamydien; Mykoplasmen; Pneumokokken	Cephalosporine; Fluorchinolone; evtl. Makrolid
Doxycyclin	Chlamydien; Haemophilus, influenzae; Moraxella; Mykoplasmen; Staphylococcus aureus	Enterobakterien; Legionella; Pneumokokken	Fluorchinolone; Cephalosporine
Levofloxacin; Moxifloxacin		Verschiedene Erreger	Überprüfung der Dosierung; mikrobiologische Untersuchung; Serologie; Therapie nach Austestung
Makrolid	Chlamydien; Legionellen; Mykoplasmen; Pneumokokken	Enterobakterien; Haemophilus influenzae; Moraxella catarrhalis; Staphylococcus aureus	Fluorchinolone; Cephalosporine

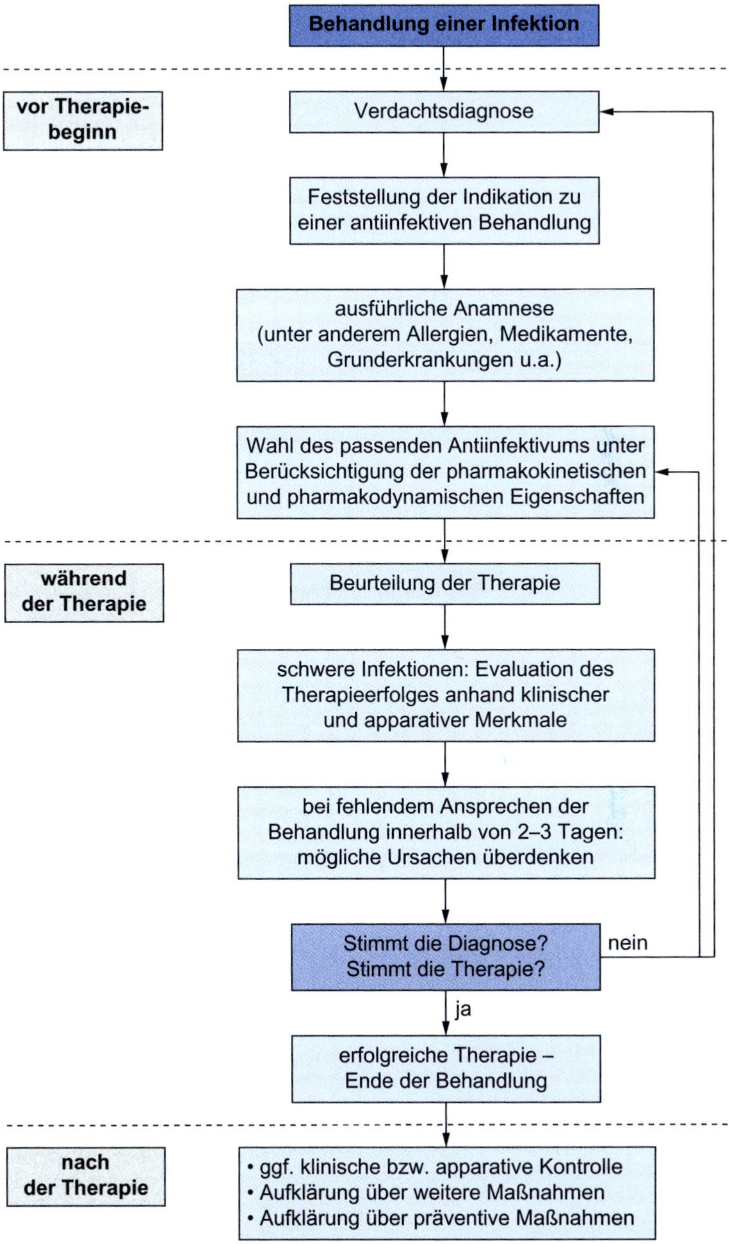

Abb. 1.4 Behandlung einer Infektion [L231]/[P780]

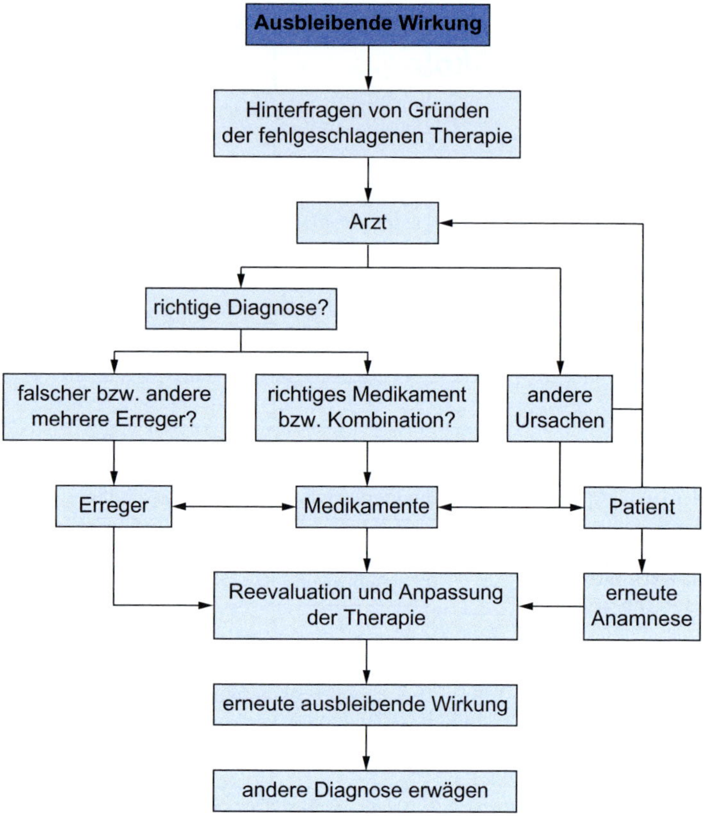

Abb. 1.5 Evaluation bei einer nicht ausreichend ansprechenden Therapie [L231]/[P780]

2 Infektionserkrankungen in der Gynäkologie

2.1 Vulvitis

2.1.1 Grundlagen zur Vulvitis

Definition und Bedeutung

Entzündungen der Vulva und des Introitus.

Eine Unterscheidung erfolgt in:
- Primäre Affektionen
- Isolierte Entzündungen der Vulva
- Sekundäre Affektionen (Folgen einer höher gelegenen Entzündung)
- Teilmanifestation einer dermatologischen oder einer Allgemeinerkrankung

Mögliche Ursachen:
- **Endogen:** Östrogenmangel, Diabetes mellitus, Allergie, Pruritus
- **Deszendierend:** Primär bestehender Fluor vaginalis oder Fluor cervicalis Seltener Inkontinenzurin oder Fistelurin
- **Exogen:** Medikamente, allergische Noxen, mangelnde Hygiene, Pilze, Streptokokken, Staphylokokken, Trichomonaden, Herpesviren

Sekundäre Entzündungen der Vulva treten als Folge höher gelegener Entzündungen (v. a. Kolpitis) auf und werden durch den kontaminierten Fluor übertragen.

Klinik

Trotz unterschiedlicher Genesen ist das entzündliche Reaktionsmuster einheitlich:
- Juckreiz (Pruritus)
- Brennende Schmerzen
- Schwellung
- Rötung
- Verstärkter und/oder übelriechender Fluor genitalis
- Schmerzhafte Schwellung der inguinalen Lymphknoten
- Manchmal Dysurie
- Bisweilen Dyspareunie

Die beschriebenen Symptome weisen allerdings sehr unspezifisch auf eine infektiöse Ursache hin.
- Vielmehr können auch andere, nicht-infektiöse Erkrankungen eine ähnliche Symptomatik zeigen (▶ Tab. 2.1).
- Auch beschriebene Hauteffloreszenzen können unterschiedliche infektiöse und nicht-infektiöse Ursachen haben (▶ Tab. 2.2).

Der Pruritus vulvae kann etliche, auch nicht-infektiöse Ursachen haben, welche differenzialdiagnostisch in Erwägung gezogen werden müssen.

In Abhängigkeit der Ursache können auch zahlreiche weitere Symptome auftreten:
- Weiße abstreifbare Beläge: Mykose
- Gruppierte Bläschen auf erythematösem Grund mit Brennen und Juckreiz: Herpes genitalis

Tab. 2.1 Differenzialdiagnostische Beurteilung von Symptomen einer Vulvitis

	Allgemein/Tumore	Infektiöse Ursache	Dermatosen
Juckreiz	Atherome Depression Fibrom Hidradenom Kondylome Kratzspuren Melanom Morbus Paget Partnerkonflikt Psychogen Sexualstörung Überwaschung Verletzungen Vulvakarzinom	Chlamydia trachomatis Erythrasma Herpes genitalis Herpes zoster (VZV) Kandidose Mollusca contagiosa Papillome (HPV) Phthiriasis Staphylococcus aureus Streptokokken A Syphilis Trichomoniasis Ulcus molle	Allergien Morbus Adamantiades-Behçet Irritative Dermatitis Lichen ruber planus Lichen sclerosus Lichen simplex Pemphigoid Pemphigus vulgaris
Brennen	Toxische Reaktion Hautbeschädigung	Herpes genitalis Streptokokken A Trichomonaden Vulvitis plasmacellularis Herpes zoster	Lichen ruber Irritative Dermatitis
Schmerzen	Verletzung Hautbeschädigung Hidradenitis	Abszess Acne inversa Follikulitis Pyoderma fistulans	Morbus Adamantiades-Behçet Pemphigus
Keine Beschwerden	Fibrom Malignom	Erythrasma Kondylome (HPV)	

- Papilläre und meistens schmerzlose Gewebsveränderungen: Condylomata acuminata
- Schmerzlose, scharf begrenzte, harte Ulzera: Syphilis
- Hühnereigroße stark gerötete, schmerzhafte Schwellungen an der hinteren Kommissur: Bartholinitis/Bartholin-Pseudoabszess
- Papierdünne, pergamentartige Haut: Atrophie

Bei Ulzera im weiblichen Genitalbereich sollte ebenfalls an unterschiedliche Differenzialdiagnosen einschließlich Ulcus molle, Syphilis und Lymphogranuloma venereum gedacht werden.

Diagnostik

Ausführliche Anamnese (u.a. Schmerzen oder Juckreiz im Genitalbereich, Brennen oder Rötung der Vulva, Ausfluss, Geschlechtsverkehr oder Verwendung von bestimmten Produkten, z.B. Seifen, Allergien oder Infektionen in der Vergangenheit)

Beurteilung der Haut außerhalb des Genitalbereichs:

- Inspektion von Händen, Beinen, Hals und Haargrenzen
- Evtl. große Gelenke (Ellenbogen), Rücken

Tab. 2.2 Differenzialdiagnostische Beurteilung von Hauteffloreszenzen einer Vulvitis

	Ursache	Diagnose
Solitäres Ulkus	Infektiöse Ursache	Syphilis Ulcus molle
	Nicht-infektiöse Ursache	Basaliom Karzinom Kratzspuren Lichen sclerosus Morbus Adamantiades-Behçet Plattenepithelkarzinom Verletzung (GV) Andere chronisch entzündliche oder narbenbildende Prozesse
Multiple Ulzera	Infektiöse Ursache	Herpes simplex Kandidose Syphilis Varicella-Zoster
	Nicht-infektiöse Ursache	Aphthose Karzinom Kratzspuren Lichen sclerosus Morbus Adamantiades-Behçet Verletzung (z. B. beim Geschlechtsverkehr)
Granulomatös	Infektiöse Ursache	„Windelgranulome" Lymphogranuloma venereum (inguinale) Syphilis (Condylomata lata)
	Nicht-infektiöse Ursache	Colitis ulcerosa Leukämie oder Lymphom Morbus Crohn Vulväre intraepitheliale Neoplasie (VIN)
Rekurrierende Ulzera	Infektiöse Ursache	Herpes simplex Kandidose
	Nicht-infektiöse Ursache	Aphthose Morbus Adamantiades-Behçet
Erosiv	Infektiöse Ursache	Bakterielle Vaginose Impetigo Kandidose Staphylococcus spp. Streptococcus spp. Trichomoniasis
	Nicht-infektiöse Ursache	Fixes Arzneimittelexanthem Lichen ruber planus Lichen sclerosus Plasmazelluläre Vulvitis
Blasen und Erosionen	Infektiöse Ursache	Herpes genitalis Varizellen Herpes zoster
	Nicht-infektiöse Ursache	Kontaktdermatitis Erythema multiforme Pemphigus vulgaris

Tab. 2.2 Differenzialdiagnostische Beurteilung von Hauteffloreszenzen einer Vulvitis *(Forts.)*

	Ursache	Diagnose
Pusteln	Infektiöse Ursache	Follikulitis Herpes genitalis Kandidose Pyodermie Varizellen Herpes zoster
	Nicht-infektiöse Ursache	Talgzysten Hidradenom
Knötchen	Infektiöse Ursache	Acne inversa Follikulitis Herpes genitalis Kandidose Mollusca contagiosa
	Nicht-infektiöse Ursache	Toxische Reaktion
Flächige Rötung	Infektiöse Ursache	Erysipel (Streptokokken A) Kandidose Trichomoniasis Vulvitis plasmacellularis
	Nicht-infektiöse Ursache	Lichen ruber Irritative Dermatitis
Bläschen	Infektiöse Ursache	Herpes genitalis Varizellen Herpes zoster
	Nicht-infektiöse Ursache	Toxische Reaktion Herpes gestationis Pemphigus

Gynäkologische Untersuchung:

- Beurteilung der Vulva:
  - Genaue Charakterisierung der beobachteten vulvären Effloreszenz
  - Phasenkontrastmikroskopie eines Abklatschpräparats des auffälligen Befundes
  - Evtl. mikrobiologischer Erregernachweis
  - Evtl. Biopsie
- Beurteilung der Scheide:
  - Amintest („Whiff"-Test)
  - ph-Wert des Vaginalsekrets
  - Phasenkontrastmikroskopie des Vaginalsekretes
  - Nachweis von Fluor (sekundäre Vulvitis)
  - Evtl. mikrobiologischer Erregernachweis

Keine Therapie ohne Suche nach einer Ursache.

Therapie

Die Therapie ist abhängig von der Ursache bzw. vom jeweiligen Erreger.

- Pharmakotherapie:
  - Behandlung höher gelegener Krankheitsursachen
  - Antiinfektiva in Abhängigkeit der grundlegenden infektiösen Erkrankung
  - Supportive und symptomatische Therapie von Begleitsymptomen (z. B. kurzfristig lokale Kortison-Creme, Desinfektionsmittel)
- Atrophische Vulvitis/vulvovaginale Atrophie: lokale Östrogengabe
- Medikamentöse Einstellung von Systemerkrankungen (z. B. Diabetes mellitus)
- Operative Therapie:
  - Bei größeren Condylomata acuminata
  - Phlegmone und Abszesse
  - Blasen- bzw. Rektumscheidenfistel
  - Entfernung von intravaginalen Fremdkörpern (überwiegend bei kleinen Mädchen)
- Symptomatische Behandlung:
  - Beseitigung exogener Reizfaktoren, Pflegeprodukten, allergischen Noxen u. Ä.
  - Sitzbäder:
    - Eichenrindenextrakt gegen Juckreiz, Brennen und Nässen
    - Hamamelis wirkt schmerzlindernd und antiinflammatorisch
    - Kaliumpermanganat gegen Juckreiz mit desinfizierender Wirkung
    - Kamille wirkt antiinflammatorisch und fördert die Abheilung

Supportive und symptomatische Therapie alleine ist häufig unzureichend.

Differenzialdiagnosen

Zahlreiche infektiöse und nicht-infektiöse Erkrankungen und Situationen (▶ Tab. 2.1 und ▶ Tab. 2.2).

Prophylaxe und Bemerkungen

Maßnahmen zur Prävention einer Vulvitis:

- Vermeidung von Nikotinkonsum
- Vermeidung von Stress und vermehrte Stresssituationen
- Minimierung von vermehrtem Schwitzen (z. B. durch „luftige" Kleidung)

Folgende Faktoren sind Risikofaktoren für eine Vulvitis:

- Falsche Intimhygiene (Abwischen nach dem Stuhlgang von hinten nach vorne)
- Übertriebene Intimhygiene (Desinfektionsmittel, intravaginale Spülungen, Waschungen, Deodorantien, Pflegeprodukte u. a.)
- Chemische Indikation:
  - Deodorantien, Desinfektionslösungen, Intimspray, Scheidenspülungen u. a.
  - Unterkleidung mit Additiva (z. B. Farb- u. Imprägnierzusätze, Weichmacher)
- Verletzung der Vulva durch übertriebene Reinlichkeit (übertriebenes Waschen)
- Sexualpraktiken und sexuelles Erleben (Geschlechtsverkehr, Promiskuität u. a.)
- Mechanische Irritation:
  - Unterkleidung aus synthetischen Fasern (geringere Transpirationseigenschaften)
  - Sehr enge Kleidung, Hosen u. a.
  - Vermeidung von übermäßiger mechanischer Belastung (z. B. durch Fahrradfahren oder Reiten)

- Mazeration der vulvären Haut durch z. B. Fluor genitalis, Fisteln, Menstrualblut, Schweiß, Harn- und/oder Stuhlinkontinenz

Bei rezidivierender Vulvitis mögliche systemische Erkrankungen in Erwägung ziehen:

- Diabetes mellitus
- Kollagenosen/Vaskulitiden
- Vitaminmangel und Anämien
- Leber- und Nierenerkrankungen
- Leukämien und Lymphome
- Berücksichtigung möglicher psychogener Ursachen (z. B. Dyspareunie, gestörte Partnerbeziehung)

Entsprechende Aufklärung von Kindern und Jugendlichen über Sexualität, Geschlechtserkrankungen sowie Sexualhygiene.

Falls keine primäre Ursache gefunden wurde, auch an psychotherapeutische Betreuung, einschließlich Partnerbehandlung, denken.

2.1.2 Bakterielle Vulvitis

Pyodermie

Definition und Bedeutung

Pyodermien sind Infektionen der Haut und Hautanhangsgebilde mit Bakterien. Erreger sind meistens Staphylokokken oder Streptokokken. Jede Körperregion kann betroffen sein. Befall von Kutis und Subkutis möglich.

Häufige Klassifizierung (im englischen Sprachraum):

- Haut- und Weichteilinfektion (SSTI):
  - **USSTI („uncomplicated skin and soft tissue infection"):** unkomplizierte Haut- und Weichteilinfektion: u. a. Ekthyma; Erythrasma; Follikulitis; Furunkel/Karbunkel; Impetigo; kleine kutane Abszesse; Lymphadenitis bzw. Lymphknotenschwellung
- **ABSSSI („acute bacterial skin and skin structure infection"):** akute Haut und Hautstrukturinfektion:
  - **CSSTI („complicated skin and soft tissue infection"):** komplizierte Haut- und Weichteilinfektion: u. a. Dekubitalulkus; diabetisches Fußsyndrom/Ulcus cruris; Erysipel; große kutane Abszesse; Lymphadenitis bzw. Lymphknotenschwellung; Phlegmone; Wundinfektionen
  - **NSSTI („necrotizing skin and soft tissue infection"):** nekrotisierende Weichteilinfektion: u. a. Gasbrand; nekrotisierende Fasziitis; staphylococcal scalded skin syndrome (SSSS)

Klinik

- Lokale Symptome: Rötung, Schmerzen, Schwellung, Überwärmung
- Funktionelle Einschränkungen
- Weitere Symptome in Abhängigkeit der Lokalisation und der Schwere der Erkrankung (z. B. Fieber, Atembeschwerden)

Diagnostik

- Klinisches Erscheinungsbild
- Evtl. Labor und Erregernachweis
- Weitere diagnostische Maßnahmen in Abhängigkeit der Lokalisation und Schwere der Erkrankung (z. B. Sonografie)

Differenzialdiagnosen

Akute Dermatitis; Ekzeme anderer Genese; Ekzem bzw. Kontaktekzem; infizierter Insektenstich; Kontaktdermatitis; Kandidose; Lichen simplex chronicus; Pityriasis versicolor; Psoriasis vulgaris bzw. Psoriasis inversa; seborrhoische Dermatitis; Tinea inguinalis.

Therapie

Die Therapie richtet sich nach dem Ausmaß der Infektion.

Lokaltherapie: Desinfektionsmittel, lokale Antibiotika und Pflegemittel:

- Salben, Cremes oder Umschläge
- Lokale antibiotische Substanzen sollten eine geringe Resistenzentwicklung sowie niedriges Sensibilisierungspotenzial besitzen

Systemische Therapie: antibiotische Behandlung:

- Wahl und Dosierung des Antibiotikums entsprechend der Erkrankung, Lokalisation, Ausdehnung und Begleiterkrankungen der Patientinnen (z. B. Diabetes mellitus)

Chirurgische Sanierung: Eröffnung und evtl. Drainage bei Abszessbildung

Prophylaxe und Bemerkungen

- Grunderkrankungen sollten behandelt bzw. adäquat eingestellt sein (wie z. B. Diabetes mellitus, Immunsuppression, chronische Medikamenteneinnahme)
- Beachtung von einfachen hygienischen Maßnahmen

> Insbesondere bei immunsupprimierten Patientinnen kann sich die Infektion auf tiefere Strukturen ausbreiten und zu Nekrosen, Ulzerationen oder Abszessen führen.

Bartholinitis (Bartholin-Pseudoabszess)

Definition und Bedeutung

- Isolierte Entzündung des 1–2 cm langen Ausführungsgangs der apokrinen Bartholin-Drüse
- Lage des Ausführungsganges bedingt eine erhöhte Kontamination mit Darm- und Scheidenbakterien
- Der Ausführungsgang wird somit verlegt, sodass sich das Sekret anstaut
- Häufige Erreger: meistens Mischflora aus Darmbakterien (gramnegative und grampositive Anaerobier); Escherichia coli und weitere Enterobacteriaceae; Enterokokken; Pseudomonas spp. (selten); Gonokokken (selten); Aktinomyzeten (häufiger bei vulvären Abszessen mit Einbeziehung der Bartholin-Drüse)

Klinik

- Beginn mit einer schmerzhaften Rötung in der hinteren Kommissur
- Zunehmende, schmerzhafte Schwellung des Ausführungsgangs

- Bis zu hühnereigroße, rötlich verfärbte, entzündete Zyste mit Vorwölbung der Labien
- Einengung des Introitus

Gehen, Sitzen und Allgemeinbefinden sind zunehmend beeinträchtigt.

Diagnostik

Die Diagnose erfolgt anhand des klinischen Befundes.

Beim Eintreten in die Sprechstunde fällt ein langsames, schwieriges, häufig breitbeiniges Gehen auf. Auch das Sitzen ist nur möglich, wenn die Patientin sich auf die gesunde Seite lehnt.

Aus dem abfließenden Sekret des Abszesses nach Spontanruptur oder Inzision: mikrobiologische Erregerkultur unter Einbeziehung der Gonokokken, da diese zwar einen seltenen aber charakteristischen Erreger darstellen.

Spätestens bei rezidivierenden Bartholin-Pseudoabszessen sollte eine mikrobiologische Kultur stattfinden.

Obwohl die mikrobiologische Kultur bei einer Bartholinitis in zahlreichen Ländern ausdrücklich empfohlen wird (unter Einbeziehung der Gonokokken), wird in Deutschland davon abgesehen, vor allem aus Kostengründen und eingeschränktem Wissen der anamnestischen Besonderheiten (z.B. Sexualverhalten) oder auch der lokalen Inzidenz bestimmter Erreger.

Therapie

Akute Phase:

- Konservative Maßnahmen (Rotlicht, lokale Schmerzbehandlung)
- Manchmal kann eine Zugsalbe nützlich sein
- Evtl. Gabe von Breitbandantibiotika über 7 Tage (▶ Tab. 2.3)

In Deutschland wird wegen des schlechten Ansprechens auf konservative Maßnahmen auch in der Akutphase eine operative Sanierung angestrebt. Vor allem bei Kindern und Jugendlichen hat die konservative Behandlung Vorrang, um eventuell eine Operation zu vermeiden.

Operative Entlastung erfolgt infolge einer Spontanruptur oder Inzision (▶ Abb. 2.1):

- Entleerung der entzündeten Zyste und
- Vernähen des Schnittrandes (Marsupialisation)

Postoperatives Vorgehen:

- Sitzbäder (z.B. mit Kamillenextrakt) mit/ohne tägliche Spülungen (▶ Tab. 2.3)
- Die Wunde sollte offengelassen werden, um das Abfließen des Sekrets zu gewährleisten.
- Von einer lokalen Behandlung mit Antiseptika bzw. Antibiotika sollte abgesehen werden (Gewebereizung).

Tab. 2.3 Therapieoptionen einer Bartholinitis

	Medikament	Dosierung	Dauer	
Antibiotische Therapie	Amoxicillin/ Clavulansäure	2 × 875/125 mg/ d p. o.	7 d	*oder*
	Cefuroximaxetil	2 × 500 mg/d p. o.	7 d	*oder*
	Clindamycin	3 × 600 mg/d p. o.	7 d	*oder*
	Clindamycin	4 × 300 mg/d p. o.	7 d	*oder*
	Clarithromycin	2 × 500 mg/d p. o.	7 d	*oder*
	Amoxicillin	3 × 1000 mg/d p. o.	7 d	
Initiale Maßnahmen	Rotlicht	2–3 ×/d lokal	Bis Spontanruptur bzw. Inzision (max. 5–7 d)	
	Ammoniumbitumino-sulfonat 20 % Salbe.	1 ×/d lokal		
Schmerz-behandlung	Paracetamol	4–5 × 500 mg/d p. o.	max. 7 d	*oder*
	Ibuprofen	3–4 × 400 mg/d p. o.	max. 7 d	
Wundspülungen (nach Inzision)	PVP-Jod-Lösung	1–2 ×/d	bis Abheilung	*oder*
	Ringer-Lösung	1–2 ×/d	bis Abheilung	*oder*
	Physiologische NaCl-Lösung (0,9 %)	1–2 ×/d	bis Abheilung	
Sitzbäder (nach Inzision)	Chinolinolsulfat 0,1 % Lösung (NRF11.127.) 1 : 1 verdünnt	1–2 ×/d	bis Abheilung	*oder*
	Kamillenextraktlösung	1–2 ×/d	bis Abheilung	*oder*
	Povidon-Jod-Lösung	1–2 ×/d	bis Abheilung	*oder*
	Povidon-Jod 10 % Lösung (NRF11.16.) 1 : 1 verdünnt	1–2 ×/d	bis Abheilung	

NRF = Neues Rezeptur-Formularium

Werden in einer (ggf. entnommenen) mikrobiologischen Kultur auffällige Erreger nachgewiesen, ist eine gezielte Antibiotikatherapie anzustreben.

Eine alleinige antibiotische Therapie ist nur selten erfolgreich.

Differenzialdiagnosen

Angiomyxom (der Vulva); Furunkel/Karbunkel; Myofibroblastom der Vulva; Talgzysten; vulväre Abszesse anderer Genese.

Prophylaxe und Bemerkungen

- Wird bei Entwicklung eines Empyems keine Marsupialisation durchgeführt, besteht eine hohe Rezidivgefahr.
- Bei rezidivierenden Entzündungen der Bartholin-Drüse, welche sowohl durch operative als auch konservative Maßnahmen nicht eingedämmt werden können, wäre eine komplette chirurgische Entfernung der Bartholin-Drüse (nach einer ausführlichen Risiko-Nutzen-Analyse) zu erwägen.

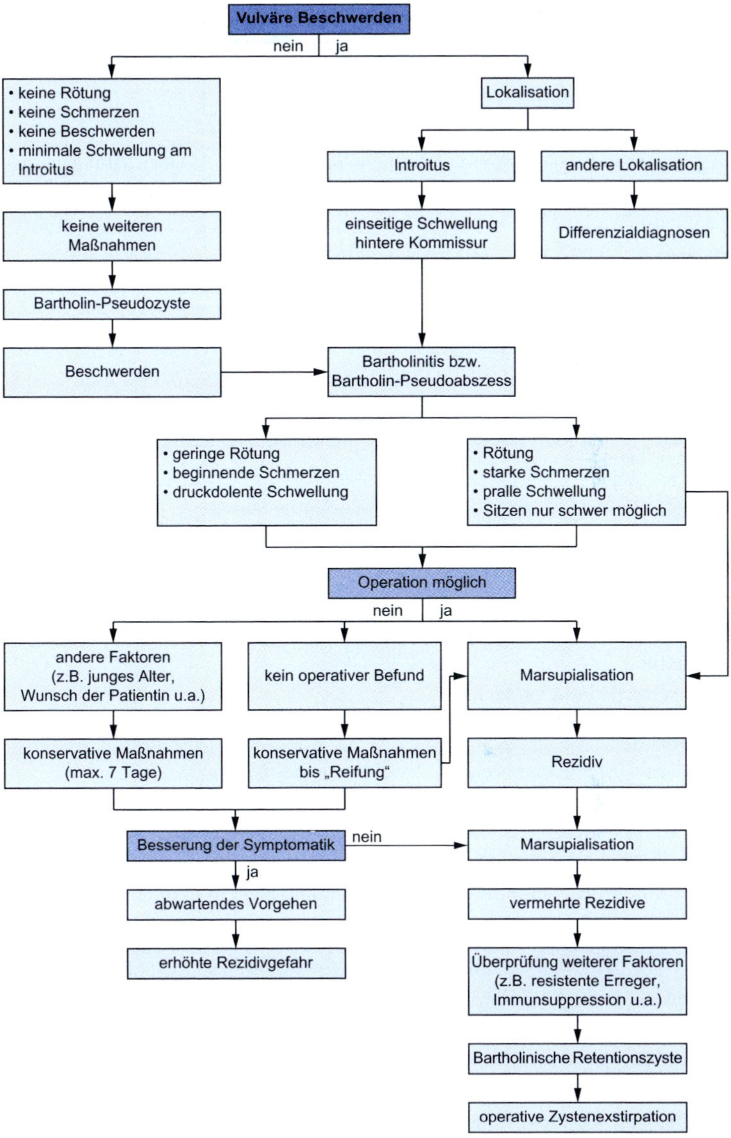

Abb. 2.1 Algorithmus zum klinischen Vorgehen bei V. a. Bartholinitis bzw. Bartholin-Pseudoabszess [L231]/[P780]

- Nach wiederholten Bartholinitiden entsteht häufig eine bartholinische Retentionszyste. Diese kann nur sehr schwer mit einer Marsupialisation oder konservativen Maßnahmen entfernt werden, sodass eine komplette chirurgische Entfernung erwogen werden sollte.

Rezidivierende Entzündungen der Bartholin-Drüse können zu einer bartholinischen Retentionszyste führen.

Ekthyma

Definition und Bedeutung

- Bakterielle Infektion der Epidermis – ulzerierende Hautinfektion
- Häufig als „Lochschwöre" bezeichnet
- Erreger: Streptokokken; seltener Staphylokokken (v. a. Staphylococcus aureus); Pseudomonas aeruginosa; Stenotrophomonas maltophilia
- Erreger treten durch vorbestehende Hautläsion ein

Klinik

- Oft am Unterschenkel lokalisiert, seltener an der Vulva
- 0,5–5 cm großes, scharfrandiges, relativ oberflächliches Hautgeschwür
- Rötung mit nachfolgender Blasen- oder Pustelbildung
- Erodierung
- Schuppung oder Kruste ebenfalls möglich

Diagnostik

Diagnose wird klinisch gestellt.

Therapie

Die Therapie ist abhängig von der Ausdehnung des Befundes.

Kleine Befunde: lokale antiseptische Behandlung:

- z. B. Clioquinol 0,5 % 2 ×/d lokal bis Abheilung oder Povidon-Jod 10 % Salbe 2–3 ×/d lokal bis Abheilung

Mittlere bis große Befunde: lokale Behandlung bzw. systemische antibiotische Therapie:

- z. B. Erythromycin 2 % Creme 2 ×/d lokal über 10–14 d oder Fusidinsäure 2 % Gel 2 ×/d lokal über 7 d oder Clindamycin 1 % Gel 2 ×/d lokal über 7–10 d
- z. B. Amoxicillin/Clavulansäure 2 × 875/125 mg/d p. o. für 7 d oder Cefuroximaxetil 2 × 500 mg/d p. o. für 7–10 d oder Clindamycin 4 × 300 mg/d p. o. für 7 d

Penicillinallergie: Clarithromycin, Clindamycin, Levofloxacin oder Moxifloxacin

Weitere Maßnahmen: Überprüfung und Behandlung prädisponierender Faktoren (z. B. Diabetes mellitus, Immunsuppression, Durchblutungsstörung); scheuernde Kleidung vermeiden; Hygienemaßnahmen

Bei Ausbreitung der Infektion (z. B. Lymphangitis, Bakteriämie) und vorbestehende Grunderkrankung (z. B. Herzklappenersatz, Tumortherapie) sollte eine i. v. antibiotische Therapie erfolgen.

Differenzialdiagnosen

Andere Hautinfektionen, Pyodermien und Abszesse sowie Hauterkrankungen mit ulzerativen Effloreszenzen.

Prophylaxe und Bemerkungen

Prädisponierende Faktoren:

- Allgemeine Abwehrschwäche
- Schlechter Ernährungszustand
- Unzureichende Hygiene

Hygienische Maßnahmen sollten beachtet werden.

Ekthyma betrifft in der Regel Patientinnen mit chronischer Immunsuppression, am häufigsten aufgrund einer HIV-Infektion oder langfristiger Kortikosteroideinnahme.

Erythrasma

Definition und Bedeutung

- Erreger: Corynebacterium minutissimum
- Häufig als Pseudomykose bezeichnet
- Tritt bevorzugt bei erwachsenen und älteren Frauen auf (Durchschnittsalter: 44 Jahre)
- Begünstigende Faktoren: feuchtwarmes Milieu; Hyperhidrosis; Adipositas; Diabetes mellitus; Immunsuppression

Klinik

Scharf begrenztes, großes, braunrotes, makulöses- und schmerzloses Erythem.

Begrenzte Ausdehnung ohne klassische Schuppung:

- Lichenifikation (Aufwurf von kleinen Hautfalten) möglich, die eine Schuppung vortäuschen kann
- Evtl. kleine Schuppen

Vor allem in intertriginösen Bereichen (axillär, perianal, inguinal, Leiste):

- Häufige Lokalisation am Introitus und Oberschenkel
- Befall von submammären Falten oder Achselhöhle

Keine bzw. selten subjektive Beschwerden. Häufig nur ästhetisches Problem.

Aufgrund der fehlenden Symptomatik berichten die Patientinnen in erster Linie über ein ästhetisches Problem und die Verschlechterung dieser ästhetischen Komponente in feuchten Körperregionen bzw. bei übermäßigem Schwitzen, sodass sie häufig Mullbinden und Verbände verwenden müssen (z. B. im submammären Bereich).

Diagnostik

- Diagnose anhand des klinischen Befundes
- Ziegelrote Fluoreszenz in der Wood-Licht-Untersuchung möglich
- Ein Erregernachweis ist möglich, nicht immer erfolgreich, aber in der Regel nicht erforderlich
- Biopsie zum Nachweis etwas besser geeignet, da charakteristische histologische Merkmale erkennbar sind. Meistens nicht notwendig

Therapie

Relativ lange lokale Anwendung von Miconazol, Bifonazol oder Ketoconazol. Lokalbehandlung ebenfalls mit Erythromycin oder Clotrimazol möglich.

- **Standard:**
  - Miconazol 2 % Creme 1–2 ×/d lokal über 14–28 Tage (einschl. 7 Tage nach Abheilung)
  - Bifonazol 1 % Creme 1 ×/d lokal über 14 Tage (einschl. 7 Tage nach Abheilung)
  - Ketoconazol 2 % Creme 1–2 ×/d lokal über 14–21 Tage (einschl. 7 Tage nach Abheilung)
- **Alternativen:**
  - Clotrimazol 2 % Creme 2–3 ×/d lokal über 14–28 Tage (einschl. 7 Tage nach Abheilung)
  - Erythromycin 2 % Creme 2–3 ×/d lokal über 7–14 Tage (einschl. 7 Tage nach Abheilung)
  - Fusidinsäure Gel 2 % 2–3 ×/d lokal über 7–14 Tage (einschl. 7 Tage nach Abheilung) – mit Verband abdecken, 1 ×/d Verband wechseln. Hat bei topischer Applikation ein hohes Sensibilisierungsrisiko
  - Benzoylperoxid 10 % Creme 1 ×/d lokal über 7 Tage

Wichtig ist die Einhaltung hygienischer Maßnahmen:

- Syndets[1] Waschgel 2–3 ×/d über mehrere Wochen
- Keine Fettsalben und Trockenhalten der Haut
- Tragen von luftdurchlässiger Kleidung
- Evtl. Nutzung von feuchtigkeitsabsorbierenden Pudern
- Evtl. Nutzung von Mullbinden bzw. Verbänden zur besseren Feuchtigkeitsabsorption (z. B. im submammären Bereich)

In rezidivierenden Fällen: orale antibiotische Therapie möglich:

- Erythromycin 4 × 500 mg/d p. o. über 7 Tage oder 4 × 250 mg/d p. o. über 14 Tage
- Clarithromycin 1 × 1000 mg p. o. als Einmaltherapie oder 2 × 500 mg/d p. o. als Eintagestherapie (ggf. Wiederholung)

Trotz aller Maßnahmen ist die Rezidivrate relativ hoch.

Bei schweren Fällen (kein ausreichendes Ansprechen [vor allem bei oraler antibiotischer Therapie], ausgeprägte Rötung, Lichenifikation) hat sich in der klinischen Praxis folgendes Vorgehen als hilfreich erwiesen (nach Mylonas): Verwendung einer hydrophilen Salicylsäure-Creme 5 % zur Keratolyse und lokale Anwendung von Miconazolnirat 2 % – Erythromycin 2 % 1 ×/d über max. 14 Tage oder lokal Tetracyclin/Amphotericin B-Creme 2 ×/d über 7 Tage.

Differenzialdiagnosen

Ekzem bzw. Kontaktekzem; Kontaktdermatitis; Kandidose; Lichen simplex chronicus; Pityriasis versicolor; Psoriasis vulgaris bzw. Psoriasis inversa; seborrhoische Dermatitis; Tinea inguinalis (Fadenpilzinfektion).

---

[1] **Syn**thetische **Det**ergenzien, auch bekannt als Syndets, sind Reinigungsmittel, die in Wasch- und Duschgels verwendet werden. Im Gegensatz zu Seifen enthalten sie synthetische Reinigungsmittel mit einem niedrigen pH-Wert und sind weniger schäumend. Sie sind für Menschen mit trockener oder empfindlicher Haut geeignet, da sie weniger Feuchtigkeit aus der Haut ziehen. Syndets haben eine gelartige Konsistenz und können Schmutz und Öle entfernen, während sie einen Schutzfilm auf der Haut bewahren. Sie sind oft frei von Duftstoffen und Farbstoffen, die allergische Reaktionen auslösen können.

Prophylaxe und Bemerkungen

- Hyperpigmentierung kann auch nach Beseitigung der Erreger noch einige Wochen fortbestehen
- Überprüfung und Behandlung prädisponierender Faktoren (z. B. Adipositas, Diabetes mellitus)
- Rezidive sehr häufig

Erysipel (Wundrose)

▶ Kap. 5.3

Follikulitis

Definition und Bedeutung

Entzündung eines Haarfollikels.

Unterscheidung:

- **Ostiofollikulitis:** sehr oberflächliche Follikulitis, problemlose Abheilung ohne Vernarbungen
- **Follikulitis profunda:** tiefe Follikulitis, die zu einer Zerstörung der Follikel und einer Ausbreitung der Entzündung (eitrige Perifollikulitis) führen kann (z. B. Furunkel und Karbunkel)
- **Eitrige Follikulitis:** bakterielle, virale, mykotische oder parasitäre Genese:
  - **Bakterielle Erreger:** meistens Staphylococcus aureus, seltener durch gramnegative Erreger (z. B. Pseudomonas aeruginosa [Whirlpool-Follikulitis, durch geringe Chlorierung des Wassers], bzw. andere gramnegative Erreger)
  - **Virale Erreger:** Herpes-Follikulitis
  - **Mykotische Erreger:** Candida, Tinea (Fadenpilzinfektion), Pityrosporum
  - **Parasitäre Erreger:** Demodex folliculorum
- **Nicht-eitrige Follikulitis:**
  - Häufig bei Verhornungsstörungen oder Wachstumsstörungen
  - Reaktion auf Medikamente (z. B. bei Aknebehandlung, Tyrosinkinaseinhibitor)
  - Manchmal auch unbekannte Genese (z. B. pustulöse eosinophile Follikulitis)

Auftreten ist in jeder behaarten Region des Körpers möglich:

- Achseln, Arme, Beine, Bereich des Bartes (Männer), Leistengegend, Schenkel
- Männer sind häufiger betroffen

Klinik

Oberflächliche Follikulitis:

- Kleine, häufig in Gruppen ausgebildete, rötliche, mit Eiter gefüllte Pusteln an den Haarfollikeln
- Eitergefüllte Blasen können aufgehen und verkrusten
- Rote und entzündete Haut mit Juckreiz und evtl. Schmerzen

Tiefe Follikulitis:

- Schwellung bzw. geschwollene „Beule“ sowie rote und entzündete Haut
- Eitergefüllte Blasen, die aufgehen können
- Ausgeprägte Schmerzen
- Mögliche Narbenbildung nach Abheilen der Infektion

Diagnostik

- Die Diagnose erfolgt anhand des klinischen Befundes

- Mikroskopie bzw. Vergrößerungsglas (evtl. Kolposkopie): Entzündung ist gebunden an Haarfollikel

Therapie

- Kleine Befunde heilen häufig problemlos von alleine ab
- Therapiemöglichkeiten im Zusammenhang mit der klinischen Ausprägung (▶ Tab. 2.4)
- Bei Therapieresistenz bzw. vermehrten Rezidiven: mikrobiologische Kultur zum Erregernachweis und gezielte Therapie, z. B. bei mykotischen oder parasitären Erregern

Differenzialdiagnosen

Acne vulgaris bzw. Acne inversa; andere follikuläre Verhornungs- bzw. Haarwachstumsstörungen (z. B. Folliculitis decalvans, Keratosis pilaris, Pityriasis rubra

Tab. 2.4 Therapieoptionen einer Follikulitis

	Medikament	Dosierung	Dauer	
Geringe Ausprägung	Salicylsäure-Spiritus 10 % (NRF11.23.)	2–3 ×/d lokal	bis Abheilung	*oder*
	Clioquinol 0,5 %	2 ×/d lokal	bis Abheilung	*oder*
	Povidon-Jod 2,6 % Salbe (NRF11.42.)	2–3 ×/d lokal	bis Abheilung	*oder*
	Povidon-Jod 10 % Salbe	2–3 ×/d lokal	bis Abheilung	*oder*
	Triclosan 1% Creme (NRF11.135.)	2 ×/d lokal	bis Abheilung	*oder*
	Benzoylperoxid 10 % Creme	1 ×/d lokal	5–7 d	
Mittelmäßige Ausprägung	Erythromycin 2 % Creme	2 ×/d lokal	10–14 d	*oder*
	Erythromycin 4 % Creme	2 ×/d lokal	7–10 d	*oder*
	Fusidinsäure 2 % Gel	2 ×/d lokal	7 d	*oder*
	Clindamycin 1% Lotion	2 ×/d lokal	7–10 d/bis Abheilung	*oder*
	Clindamycin 1% Gel	2 ×/d lokal	7–10 d	*oder*
	Ammoniumbituminosulfonat 20 % Salbe	1 ×/d lokal	7 d	
Schwere Ausprägung	Cefuroximaxetil	2 × 500 mg/d p. o.	7–10 d	*oder*
	Cephalxin	3 × 1000 mg/d p. o.	10 d	*oder*
	Clindamycin	4 × 300 mg/d p. o.	7 d	*oder*
	Clindamycin	3 × 600 mg/d p. o.	7 d	*oder*
	Erythromycin	4 × 500 mg/d p. o.	7–10 d	
Sonstige Maßnahmen	• Sanierung der Eintrittspforte (z. B. bei bestehender Tinea) • Überprüfung und Behandlung prädisponierender Faktoren (z. B. Diabetes mellitus, Immunsuppression, Durchblutungsstörung) • Vermeiden scheuernder Kleidung • UVB-Bestrahlung vor allem bei ausgeprägten Rezidiven möglich (Cave: umstritten bei HIV-Patienten)			

NRF = Neues Rezeptur-Formularium

pilaris); Exantheme anderer Genese; Follikulitiden unter medikamentöser Behandlung (z.B. Steroidakne, Tyrosinkinaseinhibitoren); Herpes genitalis; Molluscum contagiosum; Pseudofolliculitis barbae (Reizung der Haarfollikel durch Rasur); pustulöses Syphilid; Ulcus molle; Vulvitis pustulosa.

Prophylaxe und Bemerkungen

- Bei negativem Erregernachweis: nicht-eitrige Follikulitis möglich
- Blepharitis und Hordeulum gelten als Sonderformen einer Follikulitis
- Mögliche prädisponierende Ursachen sollten abgeklärt werden. Grunderkrankungen sollten behandelt bzw. adäquat eingestellt sein (z.B. Diabetes mellitus, Immunsuppression, chronische Medikamenteneinnahme)

Furunkel und Karbunkel

Definition und Bedeutung

Entzündung eines Haarfollikels/Talgdrüse mit zentraler Einschmelzung.

- **Furunkel:** an Haarfollikel gebundener, dermal-subkutaner, schmerzhafter roter Knoten, mit Einschmelzung
- **Karbunkel:** flächenhafte und konfluierende Entzündung mehrerer Furunkel mit Einschmelzung
- Erreger meistens Staphylococcus aureus
- Furunkel/Karbunkel sind häufig Schmierinfektionen
- Dispositionsgründe: mangelnde Hygiene, Grundkrankheiten (z.B. Diabetes mellitus), Immunsuppression

Klinik

Furunkel:

- Prädilektionsstellen: Gesicht, Hals, Axilla, Leisten
- Rötliche Entzündung mit zentraler Einschmelzung an den Haarfollikeln im perivulvären Bereich und am Introitus
- Zu Beginn geringe Beschwerden
- Schnelle Zunahme der Erkrankungen mit Schmerzen und Brennen sowie ggf. Jucken

Karbunkel:

- Prädilektionsstellen: Nacken und Rücken
- Schwerste Form und immer sehr schmerzhaft
- Rasche Größenzunahme und starke Entzündungsreaktion mit evtl. Lymphknotenschwellung, Fieber, Schüttelfrost

> Gefährliche Sonderform: Gesichtsfurunkel mit der Gefahr der Orbitaphlegmone, Sinusvenenthrombose und Meningitis.

Diagnostik

Die Diagnose erfolgt anhand des klinischen Befundes.

Mikrobiologische Kultur zum Erregernachweis:

- Bei Nachweis von MRSA: Anschluss einer entsprechenden Therapie (▶ Kap. 5.4.2)
- Gezielte Therapie in Abhängigkeit des isolierten Erregers

2

Therapie

- Konservative Behandlung bis zur Fluktuation (▶ Tab. 2.5)
- Eröffnung durch Stichinzision nach lokaler Betäubung:
  - Präoperativ: lokal mit Antiseptikum und einer „Zugsalbe" (zur Reifung)
  - Postoperativ: Nachbehandlung mit Polyvidon-Jod-Salbe
- Bei starken Beschwerden bzw. ausgeprägten Befunden: systemische antibiotische Therapie (▶ Tab. 2.5)

Differenzialdiagnosen

Herpes genitalis; pustulöses Syphilid; Pyoderma fistulans; Ulcus molle; Vulvitis pustulosa (Candida albicans).

Prophylaxe und Bemerkungen

- Allgemeine hygienische Maßnahmen beachten
- Mögliche prädisponierende Ursachen abklären bzw. besser einstellen (wie z. B. Diabetes mellitus, Immunsuppression, chronische Medikamenteneinnahme)

Impetigo contagiosa

Definition und Bedeutung

- Synonyme: u. a. Borkenflechte, Schmutzflechte, Streptokokkenimpetigo
- Hochinfektiöse Pyodermie mit Blasen- und Krustenbildung

Tab. 2.5 Therapieoptionen eines Furunkels bzw. Karbunkels

	Medikament	Dosierung	Dauer	
Lokale Maßnahmen	Clioquinol 0,5 %	2 ×/d lokal	bis Abheilung	*oder*
	Povidon-Jod 10 % Salbe	2–3 ×/d lokal	bis Abheilung	*oder*
	Ammoniumbituminosulfonat 20 % Salbe	1 ×/d lokal	7 d	*oder*
	Natriumbituminosulfonat 20 % Salbe	1 ×/d lokal	7 d	*oder*
	Triclosan 2 % Creme (NRF11.135.)	2 ×/d lokal	bis Abheilung	
Lokale Maßnahmen – Antibiotika	Gentamicin 0,1% Salbe	3 ×/d lokal	7–10 d	*oder*
	Gentamicin 0,1% Creme	3 ×/d lokal	7–10 d	*oder*
	Clindamycin 1% Gel	2 ×/d lokal	7–10 d	*oder*
	Erythromycin 4 % Creme	2 ×/d lokal	7–10 d	*oder*
	Fusidinsäure 2 % Gel	2 ×/d lokal	7 d	
Schwere Ausprägung	Cephadroxil	2 × 1 g/d p. o.	10–14 d	*oder*
	Cephalexin	3 × 1 g/d p. o.	10–14 d	*oder*
	Clindamycin	4 × 300 mg/d p. o.	7 d	*oder*
	Clindamycin	3 × 600 mg/d p. o.	7 d	
Sonstige Maßnahmen	• Nach Fluktuation erfolgt die Eröffnung und antiseptische Versorgung • Überprüfung und Behandlung prädisponierender Faktoren (z. B. Diabetes mellitus, Immunsuppression, Durchblutungsstörung) • Benutzung antiseptischer Seifen erscheint sinnvoll			

NRF = Neues Rezeptur-Formularium

- Vor allem bei Kindern auftretend; häufige perorale Lokalisation
- Meistens durch Staphylococcus aureus verursacht; seltener durch A-Streptokokken
- Weltweites Vorkommen und vermehrt in warmen Jahreszeiten
- Übertragung durch Schmierinfektion

Eine Impetigo im Vulva- und Analbereich kommt im Rahmen einer HIV-Infektion besonders häufig vor.

Klinik

Lokalisation:
- Befall vor allem Gesicht und Hände
- Nicht selten auch Befall der Mundwinkel (vor allem bei Kindern) oder des Körperstamms
- Seltener Befall der Finger und Handflächen bzw. Zehen und Fußsohlen

Symptome:
- Juckreiz, Kratzspuren
- Leicht eingeschränkter Allgemeinzustand
- Charakteristische Effloreszenzen:
  - Häufig Beginn nach einem Bagatelltrauma und Inkubationszeit zwischen 2 und 10 Tagen
  - Zunächst rote 0,5–3,0 cm große juckende rote Flecken
  - Auf diesen Erythemen erfolgt die Entstehung von meistens schlaffen (aber auch gespannten) Bläschen und Blasen mit klarem Inhalt
  - Anschließend dünnwandige, kleinere und größere, auch konfluierte Pusteln bzw. Blasen
  - Nach Aufbrechen der Pusteln kommt es zu einer starken Exsudation von eitrig-seröser Gewebeflüssigkeit
  - Eintrocknen dieser Flüssigkeit unter Bildung von typischen honiggelben bis bräunlichen, borkigen Krusten

Kleinblasiger Typ:
- Zunächst kleine Blasen, welche rasch zerplatzen
- Typische honiggelbe Krusten auf gerötetem Grund

Großblasiger Typ:
- Größere schlaffe Blasen
- Eitrige Eintrübung mit Bildung von verkrusteten Erosionen (nach dem Platzen) mit randständiger Schuppung

Durch Kratzen Eruption neuer Herde.

Häufig sind nur noch Krusten zu sehen, was die Gefahr einer Fehldiagnose erhöht.

Diagnostik

Die Diagnose erfolgt anhand des klinischen Befundes.

Eine Erregerkultur ist bei unklaren Fällen möglich:
- Mikrobiologischer Abstrich sollte aus einer noch intakten Blase (Pustel) entnommen werden

- Falls möglich: Eine Mikroskopie bzw. Gramfärbung (Schnellfärbung) kann bei unklaren Befunden richtungsweisend sein

Serologische Diagnostik (derzeit keine klinische Relevanz):
- Anti-Streptodornase-B (ADB)-Titer: meist erhöht
- Antistreptolysin (ASL)-Titer: seltener erhöht

Charakteristisch und differenzialdiagnostisch relevant sind die honiggelben bzw. bräunlichen, borkigen Krusten.

Therapie
- Lokaltherapie bei geringen Befunden meistens ausreichend (▶ Tab. 2.6)
- Bei großflächigen Herden bzw. Befall des ganzen Körpers: systemische antibiotische Therapie (▶ Tab. 2.6)

Tab. 2.6 Therapieoptionen der Impetigo contagiosa

	Medikament	Dosierung	Dauer	
Lokale Maßnahmen	Polyvidon-Jod 10 %	2–3 ×/d lokal	bis Abheilung	*oder*
	Povidon-Jod 2,6 % Salbe (NRF11.42.)	2–3 ×/d lokal	bis Abheilung	*oder*
	Chlorhexidindigluconat 1% Creme (NRF11.116.)	1–3 ×/d lokal	bis Abheilung	*oder*
	Mupirocin	5 ×/d lokal	7–10 d	*oder*
	Octenidin	2–3 ×/d lokal	7 d	*oder*
	Clioquinol 2 % Creme	2 ×/d lokal	bis Abheilung	*oder*
	Fusidinsäure 2 % Gel	2 ×/d lokal	7 d	*oder*
	Ammoniumbituminosulfonat 20 % Salbe	1 ×/d lokal	7 d	*oder*
	Natriumbituminosulfonat 20 % Salbe	1 ×/d lokal	7 d	
Systemische Therapie	Dicloxacillin	4 × 250 mg/d p. o.	7 d	*oder*
	Flucloxacillin	3 × 1 g/d p. o.	7 d	*oder*
	Cephalxin	3 × 1 g/d p. o.	7–10 d	*oder*
	Amoxicillin/Clavulansäure	2 × 875/125 mg/d p. o.	7–10 d	*oder*
	Erythromycin	4 × 500 mg/d p. o.	10–14 d	*oder*
	Erythromycin	4 × 250 mg/d p. o.	7–10 d	*oder*
	Clindamycin	3 × 600 mg/d p. o.	7 d	*oder*
	Clindamycin	4 × 300 mg/d p. o.	7 d	
Besonderheiten	• Abdecken der befallenen Hautpartien mit einer Mullgaze • Vermeidung von Autoinokulation durch kratzende Finger (kein Pflaster zum Befestigen verwenden!) • Krusten durch Salben abweichen (z. B. mit 0,5 % Clioquinol) • Evtl. zusätzlich Badelösungen (z. B. Chinolinolsulfat 0,1% Lösung [NRF11.127.] 1 × 1:1 verdünnt für Bäder)			

NRF = Neues Rezeptur-Formularium

- Hygienemaßnahmen und täglicher Wechsel von Bett- und Unterwäsche
- Säuglinge und Kinder: Cephalexin 50 mg/kg/d verteilt auf 4 Einzeldosen über 7–10 Tage

Da die Impetigo hochinfektiös ist, sollten ausreichend therapeutische und prophylaktische Maßnahmen ergriffen werden.

Differenzialdiagnosen

Akute Dermatitis; Ekzeme anderer Genese; infizierter Insektenstich; suprainfizierte Herpes-Infektion; Syphilis; Tinea inguinalis (Fadenpilzinfektion).

Prophylaxe und Bemerkungen

Komplikationen bei ausgedehnten Fällen:

- Glomerulonephritis (Urinstatus mit Kontrollen nach mehreren Wochen)
- Eitrige Konjunktivitis
- Otitis media

Da häufig Kleinkinder von dieser hochinfektiösen Erkrankung betroffen sind, ist vor allem die strikte Einhaltung der therapeutischen Optionen sowie der Hygienemaßnahmen, vor allem bei Schwangeren, zu beachten.

Pyodermia fistulans

Definition und Bedeutung

- Sehr seltene Infektion der Schweißdrüsengänge
- Neigung zur Einschmelzung bei besonderer Disposition
- Rezidivierende Eiterungen im paravulvären Bereich mit ausgedehnten Infiltrationen, Fistelbildungen und eitriger Sekretion

Die Eigenständigkeit dieser Erkrankung ist weitgehend unklar. Es werden Zusammenhänge mit der Perifolliculitis capitis abscedens et suffodiens, der Acne conglobata, der Hidradenitis suppurativa und der Acne inversa (ebenfalls ein noch unklares Krankheitsbild) diskutiert.

Klinik

- Braunrote, livide, pralle Knoten in der Haut, häufig mit geringen Beschwerden
- Mögliche Hauteffloreszenzen: Papeln, Pusteln, Knoten, Abszesse, Furunkel, schmerzhafte fluktuierende Abszesse
- Anfänglich besteht minimaler Juckreiz oder Brennen
- Bei Voranschreiten der Erkrankung können auch starke Schmerzen auftreten
- Die Infiltrate können spontan oder unter Druck perforieren und ein trübes, leukozytenhaltiges Sekret entleeren

Braunrote livide und pralle Knoten, welche fast schmerzlos sind, scheinen das Anfangskriterium zur Diagnostik dieser Erkrankung darzustellen. Narbige Veränderungen sind nur vereinzelt vorhanden.

Diagnostik

Die Diagnose erfolgt anhand des klinischen Befundes.

Mikrobiologische Kultur zum Erregernachweis:
- Kulturell lassen sich Erreger der normalen Haut nachweisen (z. B. Staphylococcus epidermidis, Streptokokken)
- Bakteriologie zur Abgrenzung von der Follikulitis

Eine Biopsie kann ebenfalls durchgeführt werden (zum Ausschluss anderer Erkrankungen).

Therapie

- Konservative Therapiemaßnahmen häufig nicht wirksam
- Die Nutzung von (einigen) Antiseptika scheint die Erkrankung zu verschlechtern
- Chirurgisches Vorgehen:
  - Eröffnung der Knoten und Entleerung des Sekretes. Danach Abheilung, wobei narbige Veränderungen zurückbleiben können
  - Exzision des befallenen Bereichs

Therapeutische Maßnahmen wie bei einer Acne inversa (z. B. Isotretinoin, Kortison, immunsuppressive Maßnahmen) führen nicht zur Heilung. Auch eine systemische antibiotische Therapie zeigt keine positiven Resultate. Antiseptika sollten vermieden werden.

Differenzialdiagnosen

Acne conglobata; Acne inversa (Krankheitsbild umstritten); Aktinomykose; Follikulitis; Furunkel/Karbunkel; Granuloma inguinale; Hidradenitis suppurativa; Morbus Crohn; Perifolliculitis capitis abscedens et suffodiens; Staphylodermie bzw. weitere Pyodermien; tiefe Mykose (insbes. Blastomykose, tiefe Trichophytie).

Prophylaxe und Bemerkungen

Ob und inwieweit hygienische Maßnahmen diesem Krankheitsbild vorbeugen, ist weitgehend unklar.

Bei Verdacht sollten dringend andere Erkrankungen ausgeschlossen werden:
- Vor allem prädisponierende Faktoren (z. B. Diabetes mellitus, Immunsuppression, rheumatoide Arthritis, Autoimmunerkrankungen) bedenken und ausschließen
- Medikation wegen anderer Grundleiden der Patientin überprüfen und bedenken (z. B. Biologika, Immunbiologika, Immunologika, Tyrosinkinase-Inhibitoren)

Um eine mögliche Narbenbildung möglichst gering zu halten, sollte zügig eine chirurgische Therapie angedacht werden.

„Vulvitis plasmacellularis"

Definition und Bedeutung

Seltene vulväre Zusatzform der *Colpitis plasmacellularis*.

Obwohl kein Erreger isoliert werden konnte, ist diese Vulvitis mit großer Wahrscheinlichkeit infektionsbedingt, da diese mit einer antibiotischen Therapie in über 90 % der Fälle behandelbar ist.

Sowohl die „Vulvitis plasmacellularis“ als auch die „Colpitis plasmacellularis“ haben nicht viel mit der gleichnamigen dermatologischen Erkrankung (Vulvitis circumscripta plasmacellularis, welche die weibliche Variante des Morbus Zoon [Balanitis plasmacellularis] darstellt) gemeinsam. Sowohl pathogenetisch, ätiologisch als auch therapeutisch existieren wichtige Unterschiede. Diese Sonderform gilt als Beschreibung von Prof. E. E. Petersen (*1940 – †2016), ohne dass diese Entität international bekannt bzw. anerkannt ist.

Klinik

- *Schmerzhafte bräunliche* und *fleckförmige* Rötung der Vulva
- Starke Leukorrhö des Fluor genitalis
- Charakteristisch sind brennende Schmerzen
- Eingeschränktes und schmerzhaftes Sexualerleben
- Fließender Übergang in die Vagina

Rezidive sind häufig.

Diagnostik

- Diagnose anhand des klinischen Befundes
- Die Nutzung des Kolposkops kann das Erkennen der unklaren bräunlichen Effloreszenzen erleichtern
- Es sollten andere Erkrankungen vor der Diagnosestellung abgeklärt sein (Ausschlussdiagnose)

Therapie

Lokale Therapie: Clindamycin 2 % Vaginalcreme 1 ×/d intravaginal für 7–21 Tage *oder*

Systemische Therapie: Clindamycin 4 × 300 mg/d p. o. für 7–21 Tage

Weitere Maßnahmen: Phenol-Methanal-Harnstoff-Polykondensat 400 mg Badezusatz 2–3 ×/d Sitzbäder oder Kamillenblüten-Extrakt 2–3 ×/d Sitzbäder bis zur Besserung der Symptomatik

Besonderheiten: auslösende Ursache meiden; Optimierung der hygienischen Maßnahmen und Trockenhalten; Ausschluss von Begleiterkrankungen (z. B. Candida, Trichomonaden, Wurminfektionen)

Da die Ursache einer „Vulvitis plasmacellularis“ noch unbekannt ist, sollte die Therapie eher als Kontrolle der Symptome gesehen werden.

Differenzialdiagnosen

Allergisches Kontaktekzem; Erythroplasie; extramammärer Morbus Paget; fixes Arzneimittelexanthem; Herpes simplex; Kandidose; Lichen ruber planus; Lichen sclerosus; Pemphigus vulgaris; Spinaliom; VIN.

Prophylaxe und Bemerkungen

- Begleiterkrankungen bzw. primäre Ursachen einer infektiösen Vulvitis ausschließen (z. B. Kandidainfektionen, Trichomonaden, VIN)

- Die meisten Patientinnen berichten von einem auslösenden Ereignis. Dieses Ereignis sollte weitestgehend vermieden werden
- Erklärung und Empfehlung von einfachen hygienischen Maßnahmen und deren Einhaltung

Anmerkung: Eine *Vulvitis circumscripta plasmacellularis* ist eine seltene gutartige vaginale Dermatose, deren Diagnose primär durch Biopsie gestellt wird. Eine Therapie erfolgt mit Glukokortikoiden, Interferon oder Imiquimod. Die Gabe von Clindamycin bei dieser Erkrankung zeigt keine Besserung!

Bei erfolglosen Therapieversuchen sollten differenzialdiagnostisch andere Erkrankungen in Erwägung gezogen werden.

Vulvaabszesse

Definition und Bedeutung

- Vulvaabszesse sind purulente, abgekapselte Infektionen in der Dermis und tieferen Hautschichten
- Bakterielle Infektion mit örtlich begrenzter Eiteransammlung
- Meistens Folge von kleinen Hautverletzungen

Häufige Erreger: Streptokokken; Staphylokokken (einschließlich Methicillin-resistente Staphylococcus aureus [MRSA]); gramnegative Erreger (vor allem Escherichia coli, Klebsiellen, Pseudomonas aeruginosa, Enterokokken); selten: Aktinomykose

Vulvaabszesse können manchmal mit vulvären Neubildungen (z.B. Plattenepithelkarzinom), Traumata (z.B. Episiotomie) und chronischen Erkrankungen (z.B. Lichen sclerosus) in Verbindung gebracht werden.

Klinik

Üblicherweise schmerzhafte, mit gespannter Haut, fluktuierende, gerötete Pusteln oder Knötchen.

- Anschwellung des Gewebes
- Erythem
- Oft lokale Phlegmone
- Lymphangitis und/oder Lymphadenopathie
- Manchmal auch subfebrile bis febrile Temperaturen
- Systemische Entzündungszeichen fehlen oft zu Beginn

Diagnostik

- Diagnose wird klinisch gestellt
- Große Abszesse: Weichteilsonografie zur Einschätzung der Abszessausdehnung
- Mikrobiologische Diagnostik sollte erfolgen bei:
  - Ausgeprägten Abszessen
  - Rezidivierenden Abszessen
  - Lokaler Häufung (z.B. Gemeinschaftseinrichtungen)
  - Systemischen Entzündungszeichen

Therapie

Die Behandlung besteht primär in einer chirurgischen Sanierung, gefolgt von Spülungen und sekundärer Wundheilung.

Chirurgisch: Inzision und evtl. Gegeninzision:
- Spülung mit physiologischer Kochsalzlösung bzw. Jod-Lösung
- Drainage
- Bei sekundärer Wundheilung
- Postoperative Spülungen
- Sitzbäder:
  - Eichenrindenextrakt: gegen Juckreiz, Brennen und Nässen
  - Hamamelis: schmerzlindernd und antiinflammatorisch
  - Kaliumpermanganat: gegen Juckreiz mit einer desinfizierenden Wirkung
  - Kamille: antiinflammatorisch und fördert die Abheilung

Antibiotische Therapie:
- Alleinige systemische Behandlung, häufig im Zusammenhang mit operativer Sanierung (▶ Tab. 2.7)
- Ermöglicht eine schnellere Heilung
- Folgende mögliche Indikationen:
  - Immunsuppression
  - Systemische Entzündungszeichen
  - Multiple bzw. große Abszesse
  - Kein Ansprechen auf chirurgische Maßnahmen
  - Rezidivierende Abszesse

Keine lokale Antibiotikatherapie!

Differenzialdiagnosen

Diffuse Entzündungsausbreitung; weitere Hautinfektionen; dermatologische Erkrankungen.

Prophylaxe und Bemerkungen

- Rezidive können häufig sein
- Ausführliche Aufklärung über Hygienemaßnahmen zur Vermeidung von kleinen Hautschäden

2.1.3 Virale Vulvitis

Condylomata acuminata (humanes Papillomavirus, HPV)

▶ Kap. 3.6.4, ▶ Kap. 4.4.5

Herpes simplex (HSV) – Herpes genitalis

▶ Kap. 3.4.5, ▶ Kap. 4.4.4

Molluscum contagiosum (MCV)

▶ Kap. 4.4.6

Zoster genitalis (Herpes zoster)

▶ Kap. 3.4.5, ▶ Kap. 4.4.4, ▶ Kap. 6.4

Tab. 2.7 Therapieoptionen eines Vulvaabszesses

	Medikament	Dosierung	Dauer	
Antibiotische Therapie	Amoxicillin/ Clavulansäure	2 × 875/125 mg/d p. o.	7 d	*oder*
	Cefuroximaxetil	2 × 500 mg/d p. o.	7 d	*oder*
	Clindamycin	3 × 600 mg/d p. o.	7 d	*oder*
	Clindamycin	4 × 300 mg/d p. o.	7 d	*oder*
	Clarithromycin	2 × 500 mg/d p. o.	7 d	*oder*
	Cefixim	2 × 500 mg/d p. o.	7 d	*oder*
	Cefpodoximproxetil	2 × 200 mg/d p. o.	7 d	*oder*
	Ceftibuten*	1 × 400 mg/d p. o.	7–10 d	*oder*
	Sultamicillin	2 × 750 mg/d p. o.	7 d	
Penicillinallergie	Clindamycin	3–4 × 600 mg/d p. o.	7–10 d	*oder*
	Moxifloxacin	1 × 400 mg/d p. o.	7–10 d	*oder*
	Levofloxacin	2 × 500 mg/d p. o./i. v.	10–14 d	*oder*
	Erythromycin	4 × 500 mg/d p. o.	7–10 d	*oder*
	Clarithromycin	2 × 500 mg/d p. o.	7 d	
Schmerzbehandlung	Paracetamol	4–5 × 500 mg/d p. o.	max. 7 d	*oder*
	Ibuprofen	3–4 × 400 mg/d p. o.	max. 7 d	
Wundspülungen (nach Inzision)	PVP-Jod-Lösung	1–2 ×/d	bis Abheilung	*oder*
	Ringer-Lösung	1–2 ×/d	bis Abheilung	*oder*
	Physiologische NaCl-Lösung (0,9 %)	1–2 ×/d	bis Abheilung	
Sitzbäder (nach Inzision)	Chinolinolsulfat 0,1 % Lösung (NRF11.127.) 1 : 1 verdünnt	1–2 ×/d	bis Abheilung	*oder*
	Kamillenextraktlösung	1–2 ×/d	bis Abheilung	*oder*
	Povidon-Jod-Lösung	1–2 ×/d	bis Abheilung	*oder*
	Povidon-Jod 10 % Lösung (NRF11.16.) 1 : 1 verdünnt	1–2 ×/d	bis Abheilung	

NRF = Neues Rezeptur-Formularium

2.1.4 Mykotische Vulvitis

Kandidose – Vulvokandidose

Definition

- Lokale und isolierte Infektion der Vulva
- Erreger: Hefepilze (meistens Candida albicans). Candida kommt ubiquitär vor und hat etliche Prädilektionsstellen am menschlichen Körper
- Häufig assoziiert mit einer Soorkolpitis
- Häufige endogene und/oder exogene Risikofaktoren (u. a.):
  - Diabetes mellitus
  - Adipositas

- Vorangegangene antibiotische Therapie
- Übertriebene oder nachlässige Genitalhygiene

Klinik

- Weißlicher oder gelb-bröckeliger Fluor an der Vulva
- Juckreiz, Brennen, Schmerzen, Rötung und Schwellung am Introitus
- Schmerzen nur bei sehr ausgeprägter Kandidose
- Manche Patientinnen klagen auch isoliert über Ausfluss (bei ausschließlichem Vaginalbefall)

> Juckreiz ist das Hauptsymptom. Alleiniges Brennen spricht eher gegen eine Pilzinfektion als Ursache.

Diagnostik

- Diagnose erfolgt klinisch und mit Hilfe der Phasenkontrastmikroskopie
- Weiß-krümeliger Ausfluss oder auch grau-weißliche, rasenartige Beläge am Introitus
- Vulva erythematös verändert, eventuell mit weißlichen Auflagerungen
- Nativpräparat: Pilzmyzele erkennbar

Differenzialdiagnosen

Ekzem; Erythrasma; Follikulitis; Herpes genitalis; Intertrigo; Psoriasis; Tinea inguinalis.

Therapie

Lokale vulväre Therapie mit Clotrimazol-Creme oder Nystatin-Creme. Vor Verschreibung des entsprechenden Medikaments ist die Verfügbarkeit zu überprüfen.

- Clotrimazol Creme 2–3 ×/d für 6–7 Tage *oder*
- Miconazol 2 % Creme 1 × 5 g/d für 14 Tage *oder*
- Tioconazol Creme 1 × 100 mg/d für 7 Tage *oder*
- Econazol 1 % Creme 5 g/d intravaginal für 14 Tage (Schädigung von Kondomen) *oder*
- Nystatin 100.000 IU Creme 1–2 ×/d für 10–14 Tage
- Schwierige Fälle: Ciclopiroxamin Creme 2 ×/d für 3–5 Tage *oder* Tetracyclin/Amphotericin-B Creme 1–2 ×/d für 7 Tage
- Da häufig auch eine gleichzeitig bestehende Soorkolpitis besteht, sollte eine Kombinationsbehandlung von Vulva und Vagina angedacht werden

Bei Nichtansprechen auf die lokale Therapie kann ebenfalls eine systemische Behandlung mit Fluconazol erfolgen:

- Fluconazol 1 × 150 mg p. o. als Einmaltherapie
- Fluconazol 1 × 50 mg/d p. o. für 3 Tage:
  - Die Einmalgabe von 50 mg Fluconazol, wie häufig in der Praxis beobachtet, sollte vermieden werden. Falls eine Behandlung mit Fluconazol 50 mg vorgesehen ist, sollte diese über mindestens 3 Tage erfolgen

> Mittlerweile wird häufig Fluconazol wegen seiner Praktikabilität verschrieben. Allerdings sind die Nebenwirkungen dringend zu beachten.

2

Prophylaxe und Bemerkungen

- Spezielle Empfehlungen zur Prophylaxe existieren zurzeit nicht.
- Eine Beratung über adäquate vaginale Hygiene (z. B. Vermeidung von vaginalen Spülungen) sollte erfolgen.
- Über mögliche Risikofaktoren sollte ebenfalls aufgeklärt werden (z. B. mehrere oder neue Sexualpartner).

Bei rezidivierenden vulvären Kandidosen sollte an weitere Prädilektionsstellen von Candida und mögliche Kontaktübertragung gedacht werden.

Fadenpilze (Tinea inguinale)

Definition und Bedeutung

- Erreger sind meistens: Trichophyton rubrum, Trichophyton mentagrophytes, Trichophyton tonsurans, Epidermophyton floccosum
- Ansiedlung zumeist perivulvär auf trockenen Hautpartien (im Gegensatz zu den Candidaspezies)
- Begünstigend wirkt enge, luftundurchlässige Kleidung

Klinik

- Meistens perivulväre, rundliche, flächige, zentral abblassende, entzündliche rote Herde mit scharfer Begrenzung und Randbetonung
- Brennen der betroffenen Hautareale
- Stark juckend mit ausbreitender Tendenz
- Keine Pustelabsiedlungen (im Gegensatz zur vulvären Kandidose)
- Kleine vesikulopustulöse Effloreszenzen am Rand der Läsion
- Genitale bzw. Gesäß kann mitbefallen sein

Klinische Manifestation: rote Flecke an der Oberschenkelinnenseite, ein- oder beidseitig, peripher entzündlich schuppender Randsaum.

Diagnostik

- Diagnose anhand des klinischen Befundes
- Im Abklatschpräparat ist eine Myzelbildung erkennbar
- In unklaren Fällen kann eine Pilzkultur erfolgen

Therapie

Lokale Therapie (▶ Tab. 2.8)

Indikation für systemische Therapie ist bei folgenden Situationen gegeben:

- Entzündlich akzentuierte Dermatomykosen
- Großflächige Tinea
- Zusätzlich Tinea capitis
- Granulomatöse oder noduläre Tinea
- Immunsupprimierte Patienten
- Therapieresistenz oder Intoleranz gegenüber externen Antimykotika

Tab. 2.8 Therapieoptionen bei Fadenpilz-Mykosen

	Medikament	Dosierung	Dauer	
Lokale Therapie	Clotrimazol Creme	2–3 ×/d	7–10 d	*oder*
	Miconazol Creme	2 ×/d	7–10 d	*oder*
	Tioconazol Creme	2 ×/d	7–10 d	*oder*
	Bifonazol Creme	1 ×/d	7–10 d	*oder*
	Amorolfin 0,25 % Creme	1 ×/d	7–10 d	*oder*
	Ciclopiroxolamin Creme	2 ×/d	7–10 d	*oder*
	Naftitin Creme	1 ×/d	7–10 d	
Systemische Therapie	Fluconazol	1 × 100 mg/d p. o.	7–14 d	*oder*
	Itraconazol	1 × 200 mg/d p. o.	7–14 d	*oder*
	Terbinafin	1 × 250 mg/d p. o.	7–14 d	*oder*
	Griseofulvin*	1 × 500 mg/d p. o.	7–14 d	

* In Deutschland derzeit nicht vermarktet. Bei fehlenden Alternativen Bestellung über Internationale Apotheke möglich.

Wegen Nebenwirkungen sollten optimalerweise Kontrollen des Differenzialblutbildes und der Transaminasen vor Beginn der systemischen Medikation, bei Anzeichen einer Unverträglichkeit und nach Beendigung der Therapie erfolgen.

Differenzialdiagnosen

Ekzem; Erythrasma; Intertrigo; Psoriasis.

Prophylaxe und Bemerkungen

Reduktion der Risikofaktoren:

- Vermeidung der Schädigung der epithelialen Barrieren aufgrund von regelmäßiger Rasur des Genitalbereichs
- Vermeidung von enger und luftundurchlässiger Kleidung

Grunderkrankungen sollten behandelt bzw. adäquat eingestellt sein (z. B. Diabetes mellitus, Immunsuppression, chronische Medikamenteneinnahme).

2.1.5 Parasitäre Vulvitis

Bandwürmer (Taenia)

Definition und Bedeutung

Rinderbandwurm (Taenia saginata) sowie Schweinebandwurm (Taenia solium) sind bei uns die häufigsten Bandwürmer:

- Bei Aufnahme von Eiern der T. Solium: Zystizerkose

Weltweit verbreitete Infestation:

- Hochendemisch in Regionen, wo unzureichend gekochtes bzw. rohes Rindfleisch verzehrt wird
- Höchste Prävalenz: Ostafrika (bis zu 10 % der Bevölkerung)

Übertragungsweg:

- Verzehr von Finnen in rohem bzw. ungenügend gebratenem Fleisch

- Erwachsene Würmer können im menschlichen Dünndarm jahrelang überleben

Inkubationszeit: 8 Wochen bei Befall mit adulten Würmern

Zystizerkose:
- Infektion mit dem Larvenstadium von Taenia solium, die normalerweise nur bei Schweinen vorkommt. In diesem Fall ist auch der Mensch Zwischenwirt und kann befallen werden
- Infektion durch Aufnahme von Eiern mit der Nahrung oder bei Bandwurmträgern durch Selbstinfektion (Anus-Finger-Mund)
- Die Finnen können sich in allen Organen niederlassen, bevorzugt jedoch in der Muskulatur, dem subkutanen Gewebe und dem Gehirn
- Larven verkalken oft nach Monaten
- Taenia saginata: Selten Zystizerkose
- Taenia solium: Ausbildung einer Zystizerkose möglich

Klinik
- Oft keine klinische Manifestation
- Uncharakteristische Beschwerden wie Übelkeit, Unwohlsein, Gewichtsverlust
- Jucken im Analbereich
- Starkes Hungergefühl (Heißhunger), Gewichtsabnahme
- Diarrhö, Appendizitis-Symptome (u. a. abdominelle Beschwerden)

Zystizerkose:
- Starke Variationen in der Ausprägung von ZNS-Symptomen: Kopfschmerzen, Schwindelgefühl, Sehstörungen (Diplopie), Photophobie, Persönlichkeitsveränderungen
- Lokalisierte Dys- und Anästhesien und Krampfanfälle; Hydrozephalus

Diagnostik
- Mikroskopischer Nachweis im Stuhl (z. B. Wurmglieder)
- Eosinophilie im Blutbild kann auf eine Wurminfektion hinweisen

Therapie
Praziquantel, Niclosamid, Albendazol
- Bandwürmer:
  - Praziquantel 1 × 10 mg/kg KG p. o. einmalig *oder*
  - Niclosamid 1 × 2 g p. o. einmalig
  - Allgemein sollte 2 h nach Therapie ein Abführmittel gegeben werden
- Zystizerkose; Taenia solium; Larvenstadium: Cysticercus cellulosae:
  - Praziquantel 50 mg/kg KG in 2–3 Gaben p. o. für 15 Tage (Ausnahme: intraokuläre Zystizerkose) *oder*
  - Albendazol 3 × 5 mg/kg KG/d p. o. für 15 Tage
  - Meist sind auch chirurgische Eingriffe notwendig (z. B. Entfernung des abgestorbenen Wurms)
- Bei Neurozystizerkose:
  - Praziquantel 100 mg/kg KG/d p. o. für 15 Tage *oder*
  - Albendazol 3 × 5 mg/kg KG/d p. o. für 28 Tage. Nach Pause von 1 Monat sollte ein zweiter Zyklus erfolgen
  - Allgemein begleitende Steroidtherapie bei Neurozystizerkose
- Evtl. Kombination mit Laxanzien (2–3 h später ein salinisches Abführmittel verabreichen)

Tab. 2.9 Allgemeine Hygienemaßnahmen bei Wurmbefall

- Waschen der Analregion nach jedem Stuhlgang
- Fingernägel möglichst kurz schneiden
- Unterbinden von Nägelkauen
- Verwendung von personenbezogenen Handtüchern und Waschlappen
- Unterwäsche täglich wechseln und bei mindestens 60 °C waschen
- Bettwäsche unter Therapie und dem Beobachtungszeitraum optimalerweise täglich wechseln (zur Prävention einer Reinfektion) und bei mindestens 60 °C waschen
- Konsequentes Händewaschen *vor* jeder Nahrungsaufnahme und *nach* jedem Toilettengang
- Verzehr von kotgedüngtem Gemüse sollte vermieden werden
- Fäkalien unter hygienischen Gesichtspunkten beseitigen

- Kontrolluntersuchung auf noch vorhandene Wurmsegmente nach ca. 1 Monat

Differenzialdiagnosen

Andere Wurmerkrankungen; Gewichtsabnahme anderer Genese; Appendizitis.

Prophylaxe und Bemerkungen

Allgemeine Hygienemaßnahmen beachten (▶ Tab. 2.9).

Madenwürmer (Enterobius vermicularis, Oxyuren)

Definition und Bedeutung

- Enterobius vermicularis ist die häufigste Wurmart in unseren Breitengraden
- Madenwürmer werden ca. 3–12 mm lang, leben im Ileozäkum und werden fäkal-oral übertragen
- Übertragung von Mensch-zu-Mensch, z. B. über Bedarfsgegenstände, Spielzeug

> Madenwürmer können unauffällig jahrzehntelang persistieren.

Klinik

- Starkes Jucken im Analbereich (besonders am frühen Morgen), Kratzspuren mit Erosionen, nässendes Analekzem
- Gedeihstörung/Dystrophie ggf. Verhaltensstörungen bei Kindern
- Selten Befall des Genitals
- Komplikationen: Appendizitis; Darmperforation; Peritonitis; sehr selten Aszension mit Adnexitis bzw. Oxyuriasis der Salpingen

Diagnostik

- Erkennen der Würmer auf dem Stuhl, perianal oder im Vulvabereich
- Wurmeiernachweis erfolgt über mikroskopisch beurteilten perianalen Klebestreifen
- Selten Nachweis von Wurmeiern im zytologischen Abstrich

Therapie

Medikamentöse Therapie führt zum Abgang der Madenwürmer.

- Mebendazol:
  - Mebendazol 1 × 100 mg p. o. als Einzelgabe, Wiederholung nach 2 und 4 Wochen *oder*

  - Mebendazol 2 × 100 mg p. o. als Einzelgabe, Wiederholung nach 2 Wochen *oder*
  - Mebendazol 1 × 100 mg/d p. o. 3 Tage, Wiederholung nach 2 und 4 Wochen
- Pyrantel:
  - Pyrantel 1 × 10 mg Base/kg KG p. o. (max. 1 g) als Einzelgabe, evtl. Wiederholung nach 2 Wochen *oder*
  - Pyrantel 3 × 5 ml (3 × 250 mg) Suspension p. o. als Einzelgabe, evtl. Wiederholung nach 2 Wochen
- Pyrvinium 1 × 5 mg/kg KG p. o. (max. 400 mg) als Einzelgabe, evtl. Wiederholung nach 2 Wochen

Wichtig: Hygienemaßnahmen zur Vermeidung einer Reinfektion aus perianalen Eiern (▶ Tab. 2.9).

Es empfiehlt sich, alle Angehörigen einer Wohngemeinschaft zu untersuchen und gleichzeitig zu behandeln.

Differenzialdiagnosen

Andere Ursachen einer Vulvitis; Appendizitis; chronisch rezidivierende Urtikaria; Condylomata acuminata; Darmperforation anderer Genese; Gedeih- bzw. Verhaltensstörungen anderer Genese; Molluscum contagiosum; Peritonitis; Pyodermie.

Prophylaxe und Bemerkungen

- Allgemeine Hygienemaßnahmen beachten (▶ Tab. 2.9)
- In der Familie gehaltene Kleintiere bedürfen einer regelmäßigen Entwurmung

> Reinfestation kommt häufig vor, da lebensfähige Eier noch eine Woche nach der Therapie ausgeschieden werden können und Eier, die vor der Behandlung in der Umwelt abgegeben wurden, drei Wochen überleben können.

Peitschenwürmer (Trichuris trichiura)

Definition und Bedeutung

- Parasit: Trichuris trichiura
- Peitschenwürmer werden ca. 3–4 cm lang
- Fäkal-orale Übertragung durch Rohverzehr von jauchegedüngten Salaten und Erdbeeren
- Nach Aufnahme kommt es zur Entwicklung zum adulten Wurm im Darm
- Einziges Erregerreservoir ist der Dickdarm des Menschen

Klinik

- Perianaler Juckreiz
- Uncharakteristische Beschwerden wie Übelkeit, Unwohlsein, Gewichtsverlust
- Abdominalbeschwerden (Koliken)
- Anämie
- Blutige Diarrhö
- Gedeihstörungen bei Kindern

Diagnostik

Mikroskopischer Nachweis im Stuhl.

Therapie

Mehrmalige Therapieversuche mit wechselnden Anthelminthika:

- Mebendazol 2 × 100 mg/d p. o. für 3 Tage, evtl. Wiederholung nach 2 und 4 Wochen *oder*
- Leichter Befall: Albendazol 1 × 400 mg p. o. als Einmalgabe, evtl. Wiederholung nach 2 und 4 Wochen *oder*
- Schwerer Befall: Albendazol 1 × 400 mg/d p. o. für 3 Tage, evtl. Wiederholung nach 2 und 4 Wochen

Kontrollen erforderlich, evtl. Therapie wiederholen.

Bei hypochromer Anämie muss diese ebenfalls therapiert werden.

Differenzialdiagnosen

Anämie anderer Genese; andere Wurmerkrankungen; Gedeihstörungen.

Prophylaxe und Bemerkungen

- Allgemeine Hygienemaßnahmen beachten (▶ Tab. 2.9)
- In der Familie gehaltene Kleintiere bedürfen einer regelmäßigen Entwurmung

Spulwürmer (Ascaris lumbricoides)

Definition und Bedeutung

- Spulwürmer werden ca. 10–40 cm lang
- Verursachen nicht immer Symptome und bleiben daher oft unerkannt
- Weltweite Verbreitung mit 1,3 Milliarden Wurmträgern und 12.000 Todesfällen:
  - Häufiger in feuchten und feuchtwarmen Klimazonen
  - Kinder haben höhere Wurmzahlen und damit eine höhere Erkrankungshäufigkeit
- Fäkal-orale Übertragung, klassisch über gedüngtes Gemüse/Salat (eierhaltiges Erdreich)
- Zeit von der Eiaufnahme bis zur Eiablage im Menschen: etwa 60–70 Tage

Klinik

- Juckreiz im Analbereich
- Uncharakteristische Beschwerden: Nausea und Erbrechen; Unwohlsein; Gewichtsverlust; evtl. Fieberschübe; Abdominalschmerzen
- *Ileus:* durch knäuelförmige Zusammenballungen von mehreren Würmern
- *Ikterus:* nach Einwanderung von Würmern in die Gallengänge
- Husten, Bronchitis, Dyspnoe:
  - *Löffler-Syndrom* (pulmonale Symptome, flüchtige Infiltrate und Eosinophilie)
  - Asthmaanfälle wegen eosinophiler Pneumonie
- Epileptische Anfälle
- Paresen
- Sehstörungen

Bei Juckreiz im Analbereich sollte immer an eine Wurminfektion gedacht werden.

Diagnostik

Mikroskopischer Nachweis im Stuhl

Fakultative Diagnostik zur differenzialdiagnostischen Abklärung:
- Abdomensonografie bei Verdacht auf Beteiligung von Abdominalorganen
- EKG bei Verdacht auf Herzbeteiligung
- Röntgenaufnahme Thorax in zwei Ebenen: bei Verdacht auf Lungen- bzw. Herz-Beteiligung
- CT-Abdomens: bei Verdacht auf Beteiligung von Abdominalorganen

Therapie

Mebendazol, Albendazol oder Pyrantel:
- Mebendazol 2 × 100 mg/d p. o. für 3 Tage *oder*
- Leichter Befall: Albendazol 1 × 400 mg p. o. als Einmalgabe, evtl. Wiederholung nach 2 und 4 Wochen *oder*
- Schwerer Befall: Albendazol 1 × 400 mg/d p. o. für 3 Tage, evtl. Wiederholung nach 2 und 4 Wochen *oder*
- Pyrantel 1 × 10 mg Base/kg KG p. o. als Einmalgabe

In seltenen Fällen sind invasive Eingriffe nötig:
- Eröffnung der betroffenen Darmzone und manuelle Entfernung vom Arzt
- Resektion der entsprechende Darmabschnitt

Differenzialdiagnosen

Andere Wurmerkrankungen; Ileus; Multiple Sklerose; Retinoblastom.

Prophylaxe und Bemerkungen

- Allgemeine Hygienemaßnahmen beachten (▶ Tab. 2.9)
- Infektionsverhütung durch Vermeiden des Verzehrs von grünem Gemüse und Salaten, bei denen der Verdacht besteht, dass menschliche Fäzes zur Düngung verwendet werden

Da diese Würmer häufig keine Symptome verursachen, bleiben sie meistens unerkannt.

2.1.6 Ektoparasitär bedingte Vulvitis

Filzläuse (Pediculosis pubis)

▶ Kap. 4.4.2

Skabies (Krätze)

▶ Kap. 4.4.8

2.2 Kolpitis/Vaginitis

2.2.1 Grundlagen zur infektiösen Kolpitis und Vaginitis

Definition und Bedeutung

In der Vagina sind zahlreiche Bakterien nachweisbar, deren Vorkommen teils von der topografischen Lage (Haut, Perianalbereich) und teils durch die vaginale Funktion (z. B. Sexualität) bedingt sind.

Bezogen auf den Anteil von Patientinnen mit einer infektiösen Vaginitis leiden:

- 40–50 % an einer bakteriellen Vaginose
- 20–25 % an einer vulvovaginalen Kandidose
- 15–20 % an einer Trichomoniasis

Mögliche Ursachen einer Kolpitis:

- **Endogen:** Hormonmangel, Diabetes mellitus, psychosexuelle Störung, Schwangerschaft u. a.
- **Deszendierend:** Zervizitis mit Fluor, Menstruationsblut, liegendes IUD u. a.
- **Exogen:** Geschlechtsverkehr, Fremdkörper, intravaginale Spülungen, aszendierende infektiöse Ursachen, mechanische Reize
- **Iatrogen:** Vorangegangene Antibiotika-Therapie, chemische Kontrazeptiva u. a.

Unterteilung:

- **Primäre Kolpitis:** Folge einer Infektion mit pathogenen Keimen (gonorrhoische Kolpitis, bakterielle Vaginose, Chlamydien, Trichomonaden)
- **Sekundäre Kolpitis:** Durchbrechung des biologischen Säureschutzes, z. B. durch einen Hormonmangel mit nachfolgender Vermehrung pathogener Keime

Prinzipiell können pathogene Keime eine Verdrängung der protektiven vaginalen Normalflora mit nachfolgender Etablierung einer veränderten polymikrobiellen Kolonisation hervorrufen.

Klinik

Klinische Symptome

Entsprechend der Variabilität des Keimspektrums ist das klinische Bild vielgestaltig (▶ Tab. 2.10):

- Juckreiz (Pruritus)
- Brennende Schmerzen
- Schwellung
- Rötung
- Verstärkter und/oder übelriechender Fluor genitalis
- Schmerzhafte Schwellung der inguinalen Lymphknoten
- Dysurie

Tab. 2.10 Beschwerden der häufigsten Kolpitisformen

	Bakterielle Vaginose	Soorkolpitis	Trichomoniasis	Aerobe Vaginitis
Vagina	++	++	++	++
Vulva	–	++	+	+
Ausfluss	++	++	++	++
Brennen	–	–	+	++
Dyspareunie	–	+	++	++
Dysurie	–	+	++	+
Juckreiz	+/–	++	++	+
Rötung	+/–	++	++	++

– = keine Beschwerden
+/– = selten
+ = manchmal
++ = häufig

- Dyspareunie
- Evtl. begleitende Urethritis mit Miktionsbeschwerden
- Evtl. sekundäre Vulvitis oder Blutungen (selten)

Fluor genitalis

Definition und Bedeutung

- Vermehrter, meist unblutiger Sekretabgang aus dem weiblichen Genitale
- 20–30 % aller gynäkologischen Patientinnen
- Fluor genitalis ist ein häufiges Symptom unterschiedlicher Erkrankungen. Prinzipiell kann die Ursache der vermehrten Schleimbildung im unteren Genitalbereich (Vagina, Zervix, Urethra) oder im oberen Genitalbereich (Uterus, Adnexe) liegen
- Differenzierung nach Herkunft des Fluor genitalis: vestibulärer, vaginaler, zervikaler, korporaler, tubarer Fluor (▶ Tab. 2.11)
- Die Ursachen können vielfältig sein (▶ Tab. 2.11)

Klinik

- Ausscheidung bzw. Ausfluss von Sekreten über die Vagina
- Häufig Juckreiz
- Manchmal Brennen an der Vulva und Vagina
- Beurteilung und Charakterisierung der Farbe, des Geruchs und der Menge

▶ Tab. 2.12

Diagnostik

- Anamnese: Zyklusanalyse, Menstruationshygiene (z. B. Tampons, Spülungen), Kohabitationen, Gebrauch antikonzeptioneller Mittel, Miktionsprobleme, Pruritus, Defäkationsprobleme (Blut im Stuhl)
- Palpatorische gynäkologische Untersuchung
- Spekulumeinstellung: Fremdkörper (z. B. Tamponreste), Zustand der Vaginalschleimhaut, Art des Fluors, Hypersekretion der Zervix, Ektopie bzw. Portiokarzinom
- Evtl. Papanicolaou-Abstrich
- Phasenkontrastmikroskopie: Trichomonaden, Kandidose, bakterielle Vaginose, Laktobazillen-Flora, Leukozytose, Östrogenwirkung
- pH-Bestimmung: mit Indikatorpapier

> Wichtigstes Diagnostikum ist die Nativbeurteilung des Fluors, da diese eine unmittelbare Diagnose und sofortige Behandlung ermöglicht.

Therapie

Therapie richtet sich nach der ursprünglichen Erkrankung.

Prophylaxe und Bemerkungen

- Regelmäßige ärztliche Untersuchungen
- Aufklärung über allgemeine hygienische Maßnahmen, Prävention sexuell übertragener Erkrankungen und Hygiene des Genitalbereichs
- Aufklärung über Sexualhygiene, Sexualität und Sexualverhalten
- Verwendung von Kondomen stellt eine wirkungsvolle Prophylaxe dar

> Fluor genitalis wird subjektiv von der Patientin sehr unterschiedlich bewertet.

Tab. 2.11 Fluor genitalis: Lokalisation und mögliche Ursachen

	Ursache	Anmerkung
Vestibulärer Fluor	Neurovegetativ	Vermehrte Sekretion aus Vorhofdrüsen
	Transsudationsfluor	Transsudation einer mukoiden Substanz (sog. Lubrikation)
Vaginaler Fluor	Infektionen	Bakterielle Vaginose Soorkolpitis Trichomoniasis Andere bakterielle Kolpitis
	Östrogenmangel	Fluor albus (Weißfluss, Leukorrhö) Perimenopause
	Fremdkörperkolpitis	Vor allem bei Kindern
	Fehlverhalten	Intimsprays, Spülungen u. a.
	Transsudationsfluor	Sexuelle Erregung Neurovegetativ
	Desquamationsfluor	Verstärkte Zytolyse durch vermehrte Produktion von Östrogen und Gestagen (z. B. in der Schwangerschaft)
	Fluor neonatorum	Ausfluss bei Neugeborenen aufgrund des Entzugs der plazentaren Östrogene (kein Krankheitswert)
	Psychische Ursache	Stressbelastung u. a.
Zervikaler Fluor	Funktionell-hormonell	Physiologischer Ausfluss vor dem Eisprung Prämenstrueller Fluor Zervikale Hypersekretion
	Infektionen	Chlamydien-Infektion Gonorrhö Herpes genitalis
	Organische Veränderungen	Ektopie Zervixkarzinom Zervixriss
	Psychische Ursache	Stressbelastung u. a.
Korporaler Fluor	Infektionen	Pyometra Endometritis
	Organische Veränderungen	Korpuskarzinom Polyp Zerfallendes Myom
Urethraler Fluor	Infektionen der Urethra	Chlamydien-Infektion, Gonorrhö Andere Erreger (z. B. Mykoplasmen, Gardnerella, Streptokokken) verursachen selten markanten urethralen Fluor

Diagnostik

Allgemein

- Ausführliche Anamnese
- Beschwerden (▶ Tab. 2.10)
- Gynäkologische Untersuchung:
  – Amintest (Whiff-Test)

Tab. 2.12 Unterschiedliche Charakteristika des Fluor vaginalis

Verdachtsdiagnose	Konsistenz	Farbe	Geruch
Bakterielle Vaginose	Dünnflüssig	Weiß-grau	Fischartig
Chlamydia trachomatis	Mittel	Glasig-klar	Keiner
Ektopie	Mittel	Klar (manchmal blutig tingiert)	Keiner
Fremdkörper	Dünn- bis dickflüssig	Bräunlich	Übelriechend
Gonorrhö	Rahmig	Gelblich, eitrig	Übelriechend
Malignom	Wässrig	Braun-blutig	Faulig
Mittelfluss	Mittel	Klar	Keiner
Neurovegetative Ursachen	Mittel	Klar	Keiner
Parasiten	Dünnflüssig	Gelblich-klar	Keiner, evtl. modrig
Soorkolpitis	Cremig-käsig	Weißlich-gelb	Keiner, modrig
Stress	Mittel	Klar	Keiner
Trichomonaden-Kolpitis	Schaumig	Grün-gelb	Fötid
Tuberkulose	Gelblich	Bröckelig	Keiner, evtl. übelriechend
Zervixpolypen	Mittel	Klar (manchmal blutig tingiert)	Keiner

  - pH-Wert des Vaginalsekrets
  - Charakterisierung des Fluor vaginalis (▶ Tab. 2.12) und weitere Bewertung (▶ Abb. 2.2)
  - Phasenkontrastmikroskopie des Vaginalsekretes
- Evtl. mikrobiologischer Erregernachweis

Phasenkontrastmikroskopie

Herstellung eines nativen Scheidensekretpräparates

- Entnahme von Sekret aus der vorderen Vaginalwand
- Sekret mit einem Tropfen Kochsalzlösung auf einen Objektträger geben
- Betrachtung unter (üblicherweise) 400-facher Vergrößerung
- Präparat kann auch mit 0,1%-iger Methylenblaulösung betrachtet werden
  - Allerdings keine besseren Resultate als mit Kochsalzlösung

Untersuchung mit Phasenkontrastmikroskop ist aufgrund der plastischeren Bilder einer Betrachtung im Hellfeld vorzuziehen.

Ergänzungen:

- „Whiff-Test“ (Amintest):
  - Gabe von Kaliumlaugelösung auf den Objektträger
  - *Positiver Befund:* unangenehmer fischiger Geruch (Vorliegen einer bakteriellen Vaginose)
- Vulvapräparate:
  - Gabe von 10- bis 15%-ige KOH-Lösung (oder Tetraethylammoniumhydrochlorid) zur Auflösung von Hornschuppen

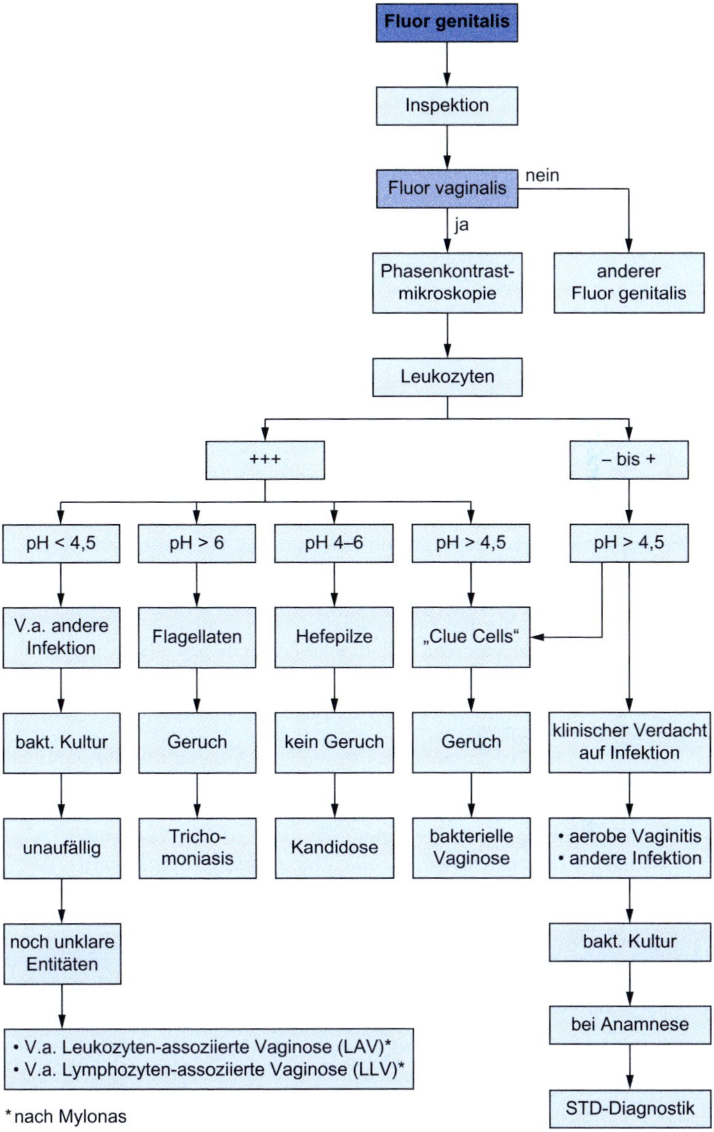

Abb. 2.2 Fluor vaginalis [L231]/[P780]

- Bessere Erkennung von Hefepilzen
- Bei Vaginalsekret hat die Methode keine wesentlichen Vorteile

Interpretation eines nativen Scheidensekretpräparates
Auf folgende Aspekte ist zu achten:
- Laktobazillenflora
- Gestörte mikrobielle Flora
- Vermehrte Leukozyten
- Vorhandene Schlüsselzellen (Clue cells)
- Pseudohyphen, Pseudomyzelien oder Sprosszellen (Blastosporen)

Erhöhte Anzahl der Leukozyten pro Gesichtsfeld weist auf einen entzündlichen Prozess hin.

Interpretation:
- **Schlüsselzellen** (Clue cells): wichtige Rolle für die Diagnose einer bakteriellen Vaginose
- **Trichomonaden:** typische, bewegliche, birnenförmige Strukturen
- **Kandidose:** Nachweis von Pseudohyphen, Pseudomyzelien oder Sprosszellen

Für eine bessere Objektivierung der mikroskopischen Diagnostik wurde der sog. „Nugent-Score" (▶ Tab. 2.13) eingeführt:
- 1000-fache Vergrößerung (Ölimmersion)
- Beurteilung der Anzahl von Laktobazillen
- Beurteilung von gramnegativen und gramlabilen Stäbchen (Gardnerella, Prevotella und Porphyromonasarten)
- Beurteilung von gebogenen mobilen Stäbchen (Mobiluncusarten)
- Schwächen des Verfahrens:
  - In Deutschland wird dieser Score aufgrund des Arbeitsaufwands (Gramfärbung, evtl. Begutachtung durch Mikrobiologen) und der Kostensituation (Budgetkosten u. a.) nur sehr selten genutzt
  - Befundinterpretation und Bedeutung von „intermediär" (4–6 Punkte) wird wahrscheinlich unterschätzt (vor allem für die Frühgeburtlichkeit)

Tab. 2.13 Nugent-Score für gramgefärbte Vaginalabstriche

Score	Grampositive Stäbchen (Laktobazillen)	Gramnegative Stäbchen (Gardnerella, Prevotella, Porphyromonas)	Gramlabile, gebogene Stäbchen (Mobiluncus)
0	4 + (>30/Gesichtsfeld)	0	0
1	3 + (5–30/GF)	1 + (<1/GF)	1 + *oder* 2 +
2	2 + (1–5/GF)	2 + (1–5/GF)	3 + *oder* 4 +
3	1 + (<1/GF)	3 + (5–30/GF)	(Punkte wie gramnegative Stäbchen)
4	0 (0)	4 + (>30/GF)	

Es wird die durchschnittliche Anzahl von gezählten Morphotypen pro Gesichtsfeld (GF) bei 1000-facher Vergrößerung angegeben.
0–3 Punkte = normal
4–6 Punkte = intermediär, unklar
7–10 Punkte = bakterielle Vaginose

Ein leukozytenreicher urethraler oder zervikaler Fluor ist immer als hoch infektionsverdächtig einzustufen.

Therapie

Die Therapie richtet sich nach dem jeweiligen Krankheitsbild.

Differenzialdiagnosen

Adnexitis; Allergie und allergische Kontaktdermatitis; Blasen-Scheidenfistel; Dermatitis; Endometritis; Fremdkörperkolpitis; Infektionen durch Bakterien, Parasiten, Pilze, Protozoen, Viren; Korpuspolyp; Lichen ruber; Morbus Adamantiades-Behçet; Östrogenmangel; Pemphigus vulgaris; Psoriasis; psychosomatische Störungen – vor allem bei sexuellen Konflikten (Sexualstörung, Depression, Partnerkonflikt); Pyometra; Rektum-Scheidenfistel; sexueller Missbrauch; spezielle Sexualpraktiken; Zervixektopie; Zervixpolyp; Zervixriss; Zervizitis; Tumorerkrankungen (Zervixkarzinom, Korpuskarzinom, Tubenkarzinom, Vaginalkarzinom, Vulvakarzinom).

Prophylaxe und Bemerkungen

Maßnahmen zur Prävention einer Kolpitis:

- Vermeidung von Nikotin- und Drogenkonsum (Cannabis)
- Vermeidung von falscher Intimhygiene:
  - Übertriebene Intimhygiene (Desinfektionsmittel, intravaginale Spülungen, Waschungen, Deodorantien, Pflegeprodukte u. a.)
- Vermeidung von chemischen Irritationen:
  - Beispielsweise Deodorantien, Desinfektionslösungen, Intimspray, Scheidenspülungen
  - Unterkleidung mit Additiva (z. B. Farb- und Imprägnierzusätze, Weichmacher)
- Vermeidung von mechanischen Irritationen:
  - Unterkleidung aus synthetischen Fasern (geringere Transpirationseigenschaften)
  - Sehr enge Hosen
  - Vermeidung von übermäßiger mechanischer Belastung (z. B. durch Fahrradfahren, Reiten)

Ausführliche Beratung:

- Sexualpraktiken und sexuelles Erleben (Geschlechtsverkehr, Promiskuität u. a.)
- Intrauterinspirale (IUD)
- Mazeration durch z. B. Fluor genitalis, Fisteln, Menstrualblut, Schweiß, Harn- und/oder Stuhlinkontinenz

Entsprechende Aufklärung von Kindern und Jugendlichen über Sexualität, Geschlechtserkrankungen sowie Sexualhygiene.

2.2.2 Aerobe Vaginitis

Definition und Bedeutung

- Die aerobe Vaginitis stellt eine relativ neue Erkrankung im Rahmen der Vaginosen dar
- Häufig als eine aerobe Form der bakteriellen Vaginose bezeichnet

- Charakterisiert durch Inflammation, Atrophie und die Isolierung von aeroben Bakterien (meistens Darmbakterien)
- Laktobazillenflora ist eingeschränkt
- Es wird geschätzt, dass ca. 5–10 % aller Frauen an dieser Erkrankung leiden:
  - Prävalenz bei schwangeren Frauen: 8–11 %
  - Nur bei symptomatischen Frauen: Prävalenz bis 23 %

Die im angloamerikanischen Raum häufig beschriebene Erkrankung „desquamative inflammatory vaginitis" ist wahrscheinlich nach derzeitiger Lehrmeinung eine Ausprägung der aeroben Vaginitis.

Klinik

Allgemein:

- Inflammatorisch veränderte Scheide
- Erosionen bis hin zu Ulzerationen
- Gelblicher Ausfluss ohne den typischen „fischigen" Geruch der bakteriellen Vaginose
- pH-Wert erhöht
- Dyspareunie, Brennen und stichartige Schmerzen in der Scheide

Geburtshilfliche Komplikationen:

- Vorzeitiger Blasensprung
- Vorzeitige Entbindung
- Amnioninfektionssyndrom

Diagnostik

Beurteilung des Fluor vaginalis in der Mikroskopie:

- Phasenkontrastmikroskopie mit einer 400-fachen Vergrößerung

Im angloamerikanischen Raum wird ein Scoring-System favorisiert (▶ Tab. 2.14), was in Europa noch keine breite Anwendung findet:

- Für das Scoring-System müssen neben der relativen Anzahl der Leukozyten, dem Prozentsatz der toxischen Leukozyten, der Hintergrundflora und dem Anteil der Epithelzellen auch der Laktobazillengrad bewertet werden:
  - Entscheidend ist die Anzahl von Leukozyten (erhöht), Epithelzellen (vor allem Basalzellen) und Laktobazillen (erniedrigt).
  - Entscheidender Parameter stellt der Nachweis von „toxischen Leukozyten" dar. Diese sind in der Phasenkontrastmikroskopie ohne entsprechende Erfahrung und entsprechender Spezialfärbung nur schwer zu erkennen.

Eine mikrobiologische Erregerkultur ergibt meistens nur Darmbakterien bzw. kommensalen Erreger.

Die pH-Messung allein reicht für die Diagnose nicht aus.

Therapie

- Die Therapie einer aeroben Vaginitis gestaltet sich als schwierig.
- Dabei werden etliche Medikamentengruppen angewendet.

Tab. 2.14 Score-System zur Diagnose einer aeroben Vaginitis (AV)

AV-Score	Laktobazillengrad	Anzahl der Leukozyten	Anteil der toxischen Leukozyten	Scheidenflora	Anteil der parabasalen Epithelzellen
0	I und IIa	< 10/hpf*	Keine oder sporadisches Auftreten	Unauffällig oder Zytolyse	Keine oder < 1%
1	IIb	> 10/hpf und < 10/epitheliale Zelle	< 50 % der Leukozyten	Kleine koliforme Bazillen	≤ 10 %
2	III	> 10/epitheliale Zelle	> 50 % der Leukozyten	Kokken oder Bakterienketten	> 10 %

Laktobazillengrad:
Grad I: zahlreiche pleiomorphe Laktobazillen; keine anderen Bakterien
Grad IIa: Mischflora, vor allem aber Laktobazillen
Grad IIb: Mischflora, der Anteil der Milchsäurebakterien hat sich aufgrund einer erhöhten Anzahl anderer Bakterien stark verringert
Grad III: Laktobazillen sind sehr wenig oder fehlen
AV-Score:
AV-Score < 3: keine Anzeichen von aerober Vaginitis
AV-Score 3 oder 4: leichte aerobe Vaginitis
AV-Score 5 oder 6: moderate aerobe Vaginitis
AV-Score ≥ 6: schwere aerobe Vaginitis
* High-power field (hpf) Bereich, der unter der maximalen Vergrößerungsleistung (x 400) des verwendeten Objektivs sichtbar ist.

- Lokale Steroide können die vaginale Inflammation einschränken, während lokale Östrogene zur Behandlung einer atrophischen vaginalen Schleimhaut eingesetzt werden können.
- Die Therapie mit Antibiotika wird derzeit diskutiert. Dabei wird, vor allem im angloamerikanischen Raum, die Gabe von Kanamycin (in Deutschland nur als Augentropfen erhältlich; Magistralrezeptur möglich) oder lokales Clindamycin favorisiert.
- Als systemische antibiotische Therapie werden häufig Moxifloxacin oder Amoxicillin/Clavulansäure angewendet.
- Allerdings scheint es, dass diese Therapiemöglichkeiten nur eine kurzfristige Linderung der Symptome bringen.

Die Behandlung einer aeroben Vaginitis ist schwierig und die Rezidivgefahr erhöht. Ein gynäkologischer Infektiologe sollte diesbezüglich konsultiert werden.

Differenzialdiagnosen

Bakterielle Vaginose; Streptokokken-Kolpitis; Trichomoniasis; vulvovaginale Kandidose.

Prophylaxe und Bemerkungen

- Effektive prophylaktische Maßnahmen stehen nicht zur Verfügung.
- Der pathogenetische Mechanismus ist weitestgehend unklar.

2

2.2.3 Desquamative Vaginitis

Einleitung und Bemerkungen

- Desquamative Vaginitis (desquamative inflammatory vaginitis [DIV]) ist selten.
- Betrifft erwachsene Frauen.
- Die genaue Ursache der desquamativen Vaginitis ist unbekannt.
- Wird als schwere Form der aeroben Vaginitis eingestuft.
- Charakterisiert wird DIV durch eine vaginale Inflammation, Schmerzen beim Wasserlassen (Dysurie), Blutungen nach dem Geschlechtsverkehr, Geruchsbelästigung und Trockenheit.

Per Definition handelt es sich nicht um eine Infektion, auch wenn Antibiotika bei der Behandlung vieler Patientinnen nützlich sind.

Klinik

- Vagina und Vestibulum vaginalis erscheinen entzündet: Rötung, Schwellung, Purpura (Blutung unter der Haut), Kontaktblutung
- Juckreiz, Vulvodynie, Dyspareunie
- Fluor vaginalis: anhaltend oder intermittierend, blutig oder gelblich, reichlich oder klebrig

Diese Symptome können oft über Monate oder Jahre persistieren.

Diagnose

Mindestens eines der folgenden Symptome müssen vorhanden ist:
- Vaginaler Ausfluss
- Dyspareunie
- Juckreiz
- Brennen

Zusätzlich:
- Vaginaler pH-Wert: > 4,5
- Phasenkontrastmikroskopie:
  - Inflammation mit vermehrten parabasalen und entzündlichen Zellen
  - Kein Trichomonas-Nachweis
  - Verringerung der normalen Laktobazillen

Mikrobiologischer Erregernachweis: Infektion mit A-Streptokokken und Staphylococcus aureus sollte ausgeschlossen werden.

Eine Biopsie zeigt meistens unspezifische entzündliche Veränderungen.

Therapie

Allgemein:
- Die Behandlung der desquamativen Vaginitis ist schwierig und häufig nicht erfolgreich.
- Allgemeine Pflege (Wasser und seifenfreie Pflegemittel) ist durchgehend nötig.

Medikamentöse Behandlung:

- Erfolgversprechendste Möglichkeit scheint die antibakterielle und entzündungshemmende Kombination:
  - Clindamycin 2 % Vaginalcreme *plus* Hydrocortison 1 % Creme (oder 10 % als Vaginalschaum)
  - Die Behandlung sollte mindestens mehrere Wochen lang fortgesetzt werden und kann langfristig erforderlich sein (in der Regel zweimal wöchentlich):
    - Clindamycin 2 % Creme: intravaginal einmal täglich für 1–3 Wochen *oder* ein- oder zweimalige wöchentliche Behandlung für 2–6 Monate *plus*
    - 10%-ige Hydrocortison-Creme: intravaginal täglich für 3 Wochen *oder* ein- oder zweimalige wöchentlichen Behandlung für 2–6 Monate *oder*
    - Clobetasolpropionat: intravaginal täglich für 1 Woche
- Alternative Behandlung (nach Mylonas):
  - Moxifloxacin 400 mg p. o. tgl. über 7 Tage *plus*
  - Clobetasolpropionat intravaginal 1 ×/d über 7 Tage

Bei erfolglosen Therapieversuchen:

- Änderung der topischen Steroide
- Orale Antibiotikabehandlung (z. B. Clindamycin)
- Östrogen-Creme

Mögliche zusätzliche Gabe:

- Fluconazol 150 mg oral einmal pro Woche
- Topisches vaginales Östrogen zweimal pro Woche

> Vier Wochen nach Beendigung der Therapie sollte eine erneute Evaluation vorgenommen werden: Bei bestehenden weiteren Symptomen ggf. erneute Behandlung mit erhöhter Dosierung von Hydrocortison (15%-ige Creme).

Differenzialdiagnose

Andere Formen der Vaginitis, v. a. aerobe Vaginitis; Lichen sclerosus.

Prophylaxe und Bemerkungen

Die Erfolgsraten sind, trotz längerer Therapie niedrig:

- Heilungsrate von ca. 25 % nach 1 Jahr
- Symptome kontrollierbar bei ca. 50 % (mit erforderlicher Erhaltungstherapie)
- Keine Besserung bei ca. 25 %

2.2.4 Bakterielle Vaginose

Definition und Bedeutung

Die bakterielle Vaginose stellt eine Milieustörung – eine Dysbiose – der Vaginalflora dar.

Im deutschsprachigen Raum wird die bakterielle Vaginose sehr häufig als Aminkolpitis bzw. Aminvaginose bezeichnet. Allerdings sind beide Begriffe unglücklich gewählt, da diese national und international nicht anerkannt sind.

> Häufigste Ursache von Fluor vaginalis bei Frauen im reproduktionsfähigen Alter.

Gardnerella vaginalis, anaerobe Bakterien (Bacteroides) und Mykoplasmen sind vermehrt nachweisbar:

- Häufiges Vorkommen: Gardnerella vaginalis, Atopobium vaginae, Mobiluncus ssp., Bacteroides-melaninogenicus-Komplex, Peptostreptococcus ssp., Ureaplasma urealyticum, Mycoplasma hominis
- Fragliche Assoziation mit bakterieller Vaginose: Bacteroides fragilis-Komplex, Escherichia coli, Enterococcus ssp., B-Streptokokken, Staphylococcus aureus, Streptococcus viridans

Kann eine Aszension z. B. von Chlamydien erleichtern und somit schwere Infektionen des oberen Genitaltraktes (z. B. Adnexitis) verursachen.

Zusammenhang zwischen Risikofaktoren und bakteriellen Vaginose nicht immer eindeutig. Mögliche Risikofaktoren für die Entwicklung einer bakteriellen Vaginose:

- Häufige vaginale Spülungen
- Häufiger Geschlechtsverkehr
- Niedriger sozioökonomischer Status
- Stress
- Verwendung von Vaginalprodukten

Erkrankung neigt zu häufigen Rezidiven:

- Genaue Ursache noch weitgehend unklar
- Wahrscheinlich spielt die Bildung eines „Biofilms“ in der Scheide eine wesentliche Rolle

Bei 15- bis 45-jährigen Frauen *ohne Beschwerden* ist nur in ca. 5 % der Fälle mit dieser Erkrankung zu rechnen. Insgesamt liegt die Prävalenz, abhängig von den geografischen, ethnischen und klinischen Besonderheiten einer Bevölkerungsgruppe, zwischen 10 % und 38 %.

Besondere Bedeutung während der Schwangerschaft (▶ Kap. 3.6.3).

Klinik

- Kann mit keinen oder nur leichten Symptomen einhergehen
- Verstärkt „fischig“ riechender Ausfluss mit Rötung des Vaginalepithels
- Evtl. stärkere Schmerzsymptomatik mit Brennen und Pruritus
- Insbesondere bei vulnerabler Zervix – aufgrund einer Chlamydien- oder Gonokokkeninfektion – kann sich die bakterielle Vaginose auch mit den Symptomen einer akuten Aszension manifestieren

> Für manche Frauen ist die bakterielle Vaginose ein ästhetisches Problem, das sich primär durch den fischartigen Geruch und das Gefühl der Nässe durch den Ausfluss bemerkbar macht.

Diagnostik

Anamnestische Hinweise der Patientin führen häufig zur Verdachtsdiagnose einer bakteriellen Vaginose.

> Die Diagnose der bakteriellen Vaginose erfolgt in der gynäkologischen Praxis mit dem Nativpräparat aus Vaginalsekret bei 400-facher Vergrößerung und mit dem pH-Teststreifen.

Die Diagnose wird durch die Mikroskopie des Nativpräparates (Phasenkontrastmikroskopie) gestellt. Dabei sollten 3 der 4 Kriterien erfüllt sein (sog. „Amsel-Kriterien"):

1. Grau-weißer, homogener Fluor
2. pH-Wert über 4,4 (Normbereich zwischen 3,8 und 4,4)
3. Positiver Amintest: mittels Amingeruchstest („Whiff-Test"), bei dem 10%-ige KOH-Lösung auf den mit Vaginalsekret bedeckten Objektträger gegeben wird, kann die Diagnose durch die dadurch hervorgerufene Verstärkung des fischartigen Geruchs ergänzt werden
4. Nachweis von Schlüsselzellen („Clue cells") bei mindestens 20 % der Epithelzellen: Der Nachweis von „Clue cells" gilt zu 43,1 % als sensitiv und zu 99,6 % als spezifisch für das Vorhandensein einer bakterielle Vaginose, während ein alleiniger positiver „Whiff-Test" nur eine Sensitivität von 6,58 % und eine Spezifität von 73,6 % besitzt

Mittlerweile werden auch nur 2 der 4 Kriterien als ausreichend für die Diagnose „bakterielle Vaginose" als sicher angesehen:

1. ph-Wert von > 4,4 (Normbereich zwischen 3,8 und 4,4)
2. Eines der drei restlichen „Amsel-Kriterien"

Bakteriologische Kulturen haben meist keine Bedeutung für die Fluordiagnostik. Im Gegenteil führen diese fast immer zur „Behandlung von Laborbefunden" ohne wesentliche Erfolge.

Therapie

- Metronidazol und Clindamycin gelten als Mittel der ersten Wahl (▶ Tab. 2.15). Ältere Therapien beinhalteten die Anwendung von Amoxicillin oder Doxy-

Tab. 2.15 Therapieoptionen bei bakterieller Vaginose

Therapie	Medikamente	Dosierung	Dauer
Lokale Therapie	5 % Metronidazol-Creme	2–3 ×/d	7 d
	2 % Clindamycin-Creme	1 ×/d	7 d
	Tetracyclin/Amphotericin-B-Vaginalovula	1–2 × 1 Ovulum/d	5–7 d
	Tetracyclin/Amphotericin-B-Creme	1–2 × 1 Applikatorfüllung/d	5–7 d
Lokale Behandlung bzw. Nachbehandlung (umstritten)	Dequaliniumchlorid Vaginaltabletten	1–2 ×/d	6 d
	Laktobazillen-Kulturen Vaginal-Ovula	1 Supp./d (abends)	6 d
	Octenidindihydrochlorid Vaginaltherapeutikum	1 ×/d	7 d
	Ansäuern mit Milchsäurepräparate	1–2 ×/d 1–2 Supp.	4–8 d
Systemische Therapie	Metronidazol	2 × 500 mg/d p. o.	7 d
	Metronidazol	3 × 250 mg/d p. o.	7 d
	Metronidazol	1 × 2000 mg p. o.	Einmaltherapie
	Clindamycin	2 × 300 mg/d p. o.	7 d
	Amoxicillin	3 × 750 mg/d p. o.	7 d

cyclin, welche allerdings eine schlechtere Ansprechrate als Metronidazol bzw. Clindamycin haben.

- Metronidazol und Clindamycin können auch während der Schwangerschaft, unter bestimmten Voraussetzungen, gegeben werden.
- Eine Partnertherapie ist nicht gesichert, bei häufigen Rezidiven jedoch zumindest anzudenken.
- Besonders nach Clindamycin-Therapie ist Wiederaufbau und Normalisierung der dysbiotischen Flora mit Laktobazillus-Präparaten in Deutschland gängig, wenngleich es für die Effektivität keine wissenschaftlichen Beweise gibt.

Wegen eines besseren Therapieausganges ist eine Behandlung mit oralen Antibiotika einer intravaginalen Applikation vorzuziehen. Eintagestherapien bzw. Einmalgaben sind nur in Ausnahmefällen angezeigt (z. B. fehlende Compliance) und bedürfen häufig einer Wiederholung innerhalb einer Woche.

Die Therapie gestaltet sich vor allem bei rezidivierenden Erkrankungen äußerst schwierig (▶ Abb. 2.3):

- Dabei zeigen häufig therapeutische Kombinationsmöglichkeiten im Zusammenhang mit einer ausführlichen hygienischen Beratung positive Ergebnisse. Auch die Nutzung von anderen antibiotischen Medikamenten, meist als eigenständige Rezepturen, ist möglich.
- Vorgehen (nach Mylonas) bei rezidivierender bakterieller Vaginose nach mehreren erfolglosen Therapieversuchen mit einzelnen Substanzen: orale antibiotische Therapie *plus* intravaginale Desinfektion *plus* adäquate vaginale Hygiene und Vermeidung von Risikofaktoren, z. B.:
  - Metronidazol 3 × 500 mg/d p. o. für 7 Tage *plus* Octenidindihydrochlorid Vaginaltherapeutikum 1 ×/d für 7 Tage oder Dequaliniumchlorid für 6 Tage *plus* Beginn des Geschlechtsverkehrs erst ab ca. 2 Wochen nach Therapieende und nur mit Kondomen bis ca. 6 Monate nach Erstdiagnose
  - Clindamycin 3 × 600 mg/d p. o. für 7 Tage *plus* Octenidindihydrochlorid Vaginaltherapeutikum 1 ×/d für 6 Tage *plus* Beginn des Geschlechtsverkehrs erst ab ca. 2 Wochen nach Therapieende und nur mit Kondomen bis ca. 6 Monate nach Erstdiagnose
  - Vaginale Rezeptur Moxifloxacin 1 ×/d für 7 Tage *plus* Hygienemaßnahmen
  - Vaginale Rezeptur Amoxicillin bzw. Amoxicillin/Clavulansäure 1 ×/d für 7 Tage *plus* Hygienemaßnahmen
- Trotz aller Versuche zeigen nur ca. 60 % der Patientinnen eine Rezidivfreiheit nach einem Jahr und ca. 40 % nach 2 Jahren. Interessant ist, dass nach 5 Jahren nur 10 % ein Rezidiv der bakteriellen Vaginose aufweisen, sofern die allgemeinen hygienischen Maßnahmen eingehalten wurden und die Lebensumstände der Patientin stabil (z. B. stabile Partnerschaft) waren (eigene, noch nicht publizierte Daten).

Da die therapeutischen Möglichkeiten bei rezidivierender bakterieller Vaginose einerseits sehr begrenzt sind und andererseits nur sehr wenige evaluierte Therapieoptionen zur Verfügung stehen, wird in komplizierten Fällen die Konsultation eines gynäkologischen Infektiologen empfohlen.

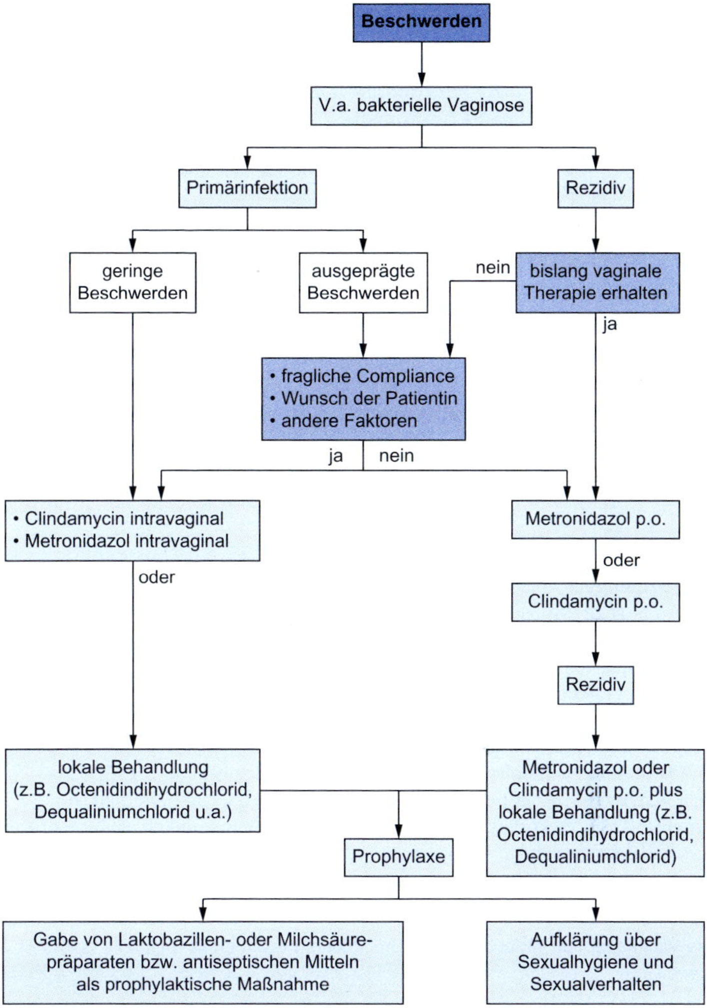

Abb. 2.3 Therapie einer bakteriellen Vaginose [L231]/[P780]

Differenzialdiagnosen

Andere infektiöse Kolpitiden; Gonorrhö; Herpes genitalis; Lichen planus mucosae; Lichen sclerosus et atrophicus; Streptokokken-Kolpitis; Trichomonadenkolpitis; Vulvodynie; Vulvovaginalkandidose.

Prophylaxe und Bemerkungen

- Eine Beratung über adäquate vaginale Hygiene (z. B. Vermeidung von vaginalen Spülungen, übermäßige Nutzung von vaginalen Produkten) sollte erfolgen.

- Über mögliche Risikofaktoren sollte ebenfalls aufgeklärt werden (z. B. mehrere oder neue Sexualpartner).
- Bei einer vorhandenen bakteriellen Vaginose besteht gleichzeitig ein Übertragungsrisiko für andere Infektionserreger (z. B. HIV, HSV-2, Trichomoniasis, Gonorrhö oder Chlamydia trachomatis).
- Häufig werden lokale Präparate mit Lactobacillus acidophilus verwendet. Es sei angemerkt, dass diese Laktobazillen nicht zur physiologischen Bakterienbesiedlung der Scheide gehören.
- Bei rezidivierenden Erkrankungen sollte nach auslösenden Ursachen erfragt bzw. gesucht werden (z. B. Umstellung von hormonellen Kontrazeptiva, Stress).

Es besteht eine erhöhte Rezidivgefahr der bakteriellen Vaginose. Nur ca. 60 % der behandelten Patientinnen sind noch nach einem Jahr symptomfrei.

2.2.5 Kolpitis mit Mykoplasmen

Definition und Bedeutung

Mykoplasmen sind die kleinsten frei vermehrbaren Lebewesen ohne feste Zellwand.

- Man kann verschiedene Spezies unterscheiden:
  - Mundhöhle: Mycoplasma buccale; Mycoplasma salvarium
  - Atemwege: Mycoplasma pneumoniae
  - Genitalbereich: Mycoplasma fermentans; Mycoplasma genitalium; Mycoplasma hominis; Ureaplasma urealyticum
- Sexuelle Transmission gilt derzeit nur für Mycoplasma genitalium als äußerst wahrscheinlich. Bei den anderen Erregern ist eine potenzielle sexuelle Übertragung noch nicht eindeutig klar.
- Mykoplasmen gelten häufig als typische Kolonisationskeime der Vagina.
- Ein Nachweis gelingt umso häufiger, je gestörter das Vaginalmilieu ist.
- Infektion mit Mykoplasmen als Ursache einer Kolpitis und einer Zervizitis ist noch nicht ausreichend bewiesen.
- Mycoplasma genitalium gilt als eine mögliche Ursache einer Urethritis.

Das Wachstum von Mykoplasmen scheint durch Gardnerella vaginalis gefördert zu werden.

Klinik

Allgemeine Symptome und Beschwerden als Hinweis einer Mykoplasmen-Infektion (Mycoplasma pneumoniae): Erkältungssymptomatik, Kopf- und Gliederschmerzen, Husten, Pharyngitis, Bronchitis, Pneumonie.

Symptome und Beschwerden als Hinweis einer genitalen Mykoplasmen-Infektion (Mycoplasma hominis, Ureaplasma urealyticum, Mycoplasma genitalium):

Frauen:

- Kolpitis:
  - „Mykoplasmen-Kolpitis" meist symptomlos
  - Kann mit leichten Symptomen einhergehen:
    - Verstärkter dünnflüssiger, nicht-riechender vaginaler Ausfluss

  - Rötung des Vaginalepithels
  - Es können auch weitere Symptome, wie z. B. Urethritis, auftreten
- Zervizitis
- Adnexitis
- Urethritis
- Abszesse und Septikämien

Männer: Urethritis, Prostatitis

Neugeborene: Pneumonie

Bei therapieresistentem Fluor vaginalis immer an Mykoplasmen denken.

Diagnostik

- Diagnose durch mikrobiologische Kultur
- Kultureller Nachweis durch Abstrich aus Infektionsort (z. B. Urethralabstrich, Zervixabstrich, Ejakulat, Prostataexprimat, Urin)
- Direktnachweis über molekularbiologische Methoden:
  - Sehr hohe Sensitivität
  - Empfindlicher als klassische mikrobiologische Verfahren (Kultur, Mikroskopie)
  - Bei Verdacht auf Mycoplasma genitalium ist dies die Methode der Wahl

Therapie

- Tetracycline, Makrolide und Fluorchinolone stellen Therapieoptionen dar (▶ Tab. 2.16):
  - Wirksam gegen die meisten Stämme von Mycoplasma hominis
  - Zunehmende Resistenz beobachtet
- Therapiedauer nicht einheitlich
- Therapieoptionen für Mycoplasma hominis: Doxycyclin, Clindamycin
  - Gegen Makrolide sind die meisten Stämme von Mycoplasma hominis resistent
- Therapieoptionen für Ureaplasma urealyticum: Azithromycin, Clarithromycin, Erythromycin, Roxithromycin
- Therapieoptionen für Mycoplasma genitalium: Azithromycin, Doxycyclin, Moxifloxacin:
  - Kann, vor allem wegen zunehmenden Resistenzen gegen Makrolide, sehr schwierig sein
  - Sollte in Abhängigkeit der Symptome und nach Konsultation mit einem gynäkologischen Infektiologen therapiert werden
  - Therapieoptionen bei Urethritis
- Therapie während der Schwangerschaft mit Makroliden ist ab dem 2. Trimenon möglich:
  - Nutzung von Erythromycin mit der entsprechenden Einnahmehinweisen ab dem 2. Trimenon ist zu bevorzugen
  - Therapie mit Azithromycin bzw. Clarithromycin sollte nur besonderen Fällen vorbehalten werden (z. B. Non-Compliance)
- Auf die Dosierung und Therapiedauer ist zu achten

2

Tab. 2.16 Therapieoptionen bei Kolpitis mit Mykoplasmen

Therapie	Medikamente	Dosierung	Dauer	Anmerkung
Allgemein	Doxycyclin	2 × 100 mg/d p. o.	10–14 d	Mycoplasma hominis Mycoplasma genitalium
	Azithromycin	Tag 1: 1 × 500 mg Tag 2–5: 1 × 250 mg/d	5 d	Mycoplasma genitalium Ureaplasma urealyticum bzw. Subtypen
	Erythromycin	4 × 500 mg/d p. o.	7–10 d	Nur Ureaplasma urealyticum bzw. Subtypen
	Clarithromycin	2 × 500 mg/d p. o.	7–10 d	Nur Ureaplasma urealyticum bzw. Subtypen Andere Erreger noch nicht ausreichend evaluiert
	Roxithromycin	1 × 300 mg/d p. o.	7–10 d	Nur Ureaplasma urealyticum Andere Erreger noch nicht ausreichend evaluiert
	Clindamycin	4 × 300 mg/d p. o.	7 d	Mycoplasma hominis
	Clindamycin	3 × 600 mg/d p. o.	7 d	Mycoplasma hominis
	Levofloxacin	1 × 500 mg/d p. o.	10–14 d	Noch nicht ausreichend evaluiert
	Levofloxacin	2 × 500 mg/d p. o.	7–10 d	Noch nicht ausreichend evaluiert
	Moxifloxacin	1 × 400 mg/d i. v.	7–10 d	Mycoplasma genitalium Andere Erreger noch nicht ausreichend evaluiert
Schwangerschaft	Erythromycin*	4 × 500 mg/d p. o.	10–14 d	Nur Ureaplasma urealyticum bzw. Subtypen
	Clarithromycin	2 × 500 mg/d p. o.	10–14 d	Nur Ureaplasma urealyticum bzw. Subtypen Andere Erreger noch nicht ausreichend evaluiert

* Erythromycin ist gegenüber Clarithromycin und Azithromycin während der Schwangerschaft zu bevorzugen. Therapie erst ab dem 2. Trimenon.

Nach erfolgreicher Therapie einer bakteriellen Vaginose (z. B. mit Metronidazol, das nicht gegen Mykoplasmen wirkt) sind nach Normalisierung der Vaginalflora auch Mykoplasmen nicht mehr nachweisbar.

Differenzialdiagnosen

Streptokokken-Kolpitis; andere infektiologische Ursachen einer Kolpitis.

Prophylaxe und Bemerkungen

- Eine sexuelle Übertragung bei Mykoplasmen, mit Ausnahme von Mycoplasma genitalium, wird äußerst angezweifelt
- Aufklärung über Prophylaxe, Sexualität und Sexualverhalten
- Eine Beratung über adäquate vaginale Hygiene sollte erfolgen (z. B. Vermeidung von vaginalen Spülungen, Nutzung von Tampons)

Bei Mycoplasma genitalium ist eine Partnerbehandlung dringend anzuraten. Eine Partnerbehandlung bei anderen Mykoplasmen-Arten ist noch nicht gesichert.

Bei Nachweis von Mykoplasmen während der Schwangerschaft wird in Deutschland die Notwendigkeit einer Therapie abgelehnt, falls keine Symptome vorhanden sind:

- Es sollte jedoch beachtet werden, dass einige Subtypen (z. B. Ureaplasma parvum im Gegensatz zu Ureaplasma urealyticum) die physiologische fetale Barriere auch ohne Blasensprung überwinden und ein Amnioninfektionssyndrom verursachen können.
- Außerdem wird oft übersehen, dass Mykoplasmen zusammen mit Gardnerella vaginalis eine bakterielle Vaginose verursachen können, die mit einer erhöhten Frühgeburtlichkeit assoziiert ist. Daher sollte die Entscheidung für eine Therapie während der Schwangerschaft individuell getroffen werden.

2.2.6 Streptokokken-Kolpitis

Definition und Bedeutung

- Eher seltene Kolpitis-Form, aber aufgrund der Pathogenität der Erreger wichtig
- Übertragung durch Schmierinfektion von oral zu genital sowie bei Sexualkontakten
- Epidemiologische Daten zur Übertragung nicht bekannt
- Vaginale B-Streptokokken-Kolonisation spielt vor allem während einer Schwangerschaft eine große Rolle:
  - Übertragung bei der Geburt: Häufigste Erreger von Neugeboreneninfektionen, wobei oft Frühgeborene betroffen sind
  - Schwere Verläufe des Neugeborenen (septischer Schock, neurologische Schäden)

A-Streptokokken können das *Streptokokken-induzierte toxische Schock-Syndrom* (STSS) (▶ Kap. 2.10.5), eine lebensbedrohliche invasive Infektion, verursachen. Demzufolge ist der Nachweis von A-Streptokokken (auch bei asymptomatischen bzw. oligosymptomatischen Beschwerden der Patientin) **immer** behandlungsbedürftig.

Das Streptokokken-induzierte toxische Schock-Syndrom (STSS) ist die bedrohlichste Form einer invasiven Streptokokkeninfektion und äußerst gefürchtet.

Klinik

Allgemein

- Brennen, Jucken und vaginaler Ausfluss
- Erythematöse Rötung
- Häufig Schmerzen; bei ausgeprägten Infektionen nehmen die Schmerzen stark zu
- Bei Befall von anderen Bereichen treten auch weitere Symptome auf (z. B. Miktionsbeschwerden bei Verdacht auf Harnwegsinfektionen)

Eine ausführliche Anamnese kann häufig sehr hilfreich sein. Dabei ist insbesondere auf A-Streptokokken- bzw. B-Streptokokken-spezifische Erkrankungen in der Familie zu achten (z. B. Scharlach, Phlegmone).

A-Streptokokken

A-Streptokokken sind Erreger zahlreicher systemischer Erkrankungen (▶ Tab. 2.17): Angina; Erysipel; Impetigo; nekrotisierende Fasziitis; Phlegmone; Puerperalfieber; Scharlach; STSS (streptococcus toxic shock syndrome).

Isolierte Besiedlung der Scheide ist oft asymptomatisch bzw. oligosymptomatisch.

B-Streptokokken

Auch B-Streptokokken sind Erreger etlicher systemischer Erkrankungen u. a.: Arthritis; Endokarditis; Harnwegsinfektionen; Meningitiden; Myokarditis; Osteomyelitis; Otitis media; Perikarditis; Peritonitis; Phlegmonen; Pneumonien.

Isolierte Besiedlung der Scheide ist oft asymptomatisch.

B-Streptokokken werden von den meisten Frauenärzten als harmlose kommensale Keime angesehen, mit Ausnahme während einer Schwangerschaft. Allerdings können diese Erreger ebenfalls Auslöser einer Kolpitis darstellen!

Diagnostik

- Diagnosestellung nur durch kulturellen Erregernachweis

Tab. 2.17 Durch A-Streptokokken verursachte Erkrankungen

Krankheit	Befund
Akute Glomerulonephritis	Ablagerung von Immunkomplexen in der Basalmembran mit Komplementaktivierung und Chemotaxis von Granulozyten Nephrotisches Syndrom (Hypertonie, Hämaturie, Proteinurie)
Angina	Bei Pharyngitis als Differenzialdiagnose
Erysipel	Ödematöse Entzündung der Haut mit scharfer Begrenzung
Impetigo	Blasenbildung der Haut Eintrocknung mit Krustenbildung
Nekrotisierende Fasziitis	Kolliquationsnekrosen von Weichteilen Hohes Fieber und Schocksymptomatik (hohe Letalität)
Phlegmone	Diffuse Eiterung in Kutis und Subkutis (nicht scharf begrenzt)
Puerperalfieber	S. pyogenes kann bei Geburt ins Endometrium der Mutter gelangen Lebensbedrohliche Sepsis
Rheumatisches Fieber	Ca. 3 Wo. Nach Infektion: • Fieber • Leichte Arthritiden (Polyarthritis) • Rheumatische Endokarditis bzw. (Pan-)Karditis • Chorea minor Diagnose durch Nachweis von mind. 2 AK gegen SLO, DNAse, Hyaluronidasen
Scharlach	Erythrogene Toxine A, B oder C (Scharlachtoxine) wirken als Superantigene Stecknadelgroße Exantheme, v. a. an Gesicht und Rumpf mit Betonung in Hautfalten und typischer perioraler Blässe
STSS (streptococcus toxic shock syndrome)	Rasches Multiorganversagen durch erythrogene Toxine Letalität 30 %

- Im Nativpräparat finden sich reichlich Leukozyten. Auch können von erfahrenen Untersuchern Kugelbakterien erkannt werden. Allerdings bedarf es eines kulturellen Nachweises zur Bestätigung einer Diagnose

Therapie.

- **A-Streptokokken-Nachweis:** systemische antibiotische Therapie über 7–10 Tage (▶ Tab. 2.18)
- **B-Streptokokken-Nachweis:** systemische antibiotische Therapie über 7–10 Tage (▶ Tab. 2.19)
- Eine bakteriologische Kontrolle nach der Therapie sollte erfolgen
- Der A-Streptokokken-Nachweis in der Scheide sollte **immer** therapiert werden
- Der alleinige B-Streptokokken-Nachweis in der Scheide bei **fehlender** Symptomatik rechtfertigt derzeit keine antibiotische Therapie
- Der alleinige B-Streptokokken-Nachweis in der Scheide bei **bestehender** Symptomatik sollte therapiert werden
- Bei multiresistenten Erregern sollte die Therapie entweder nach Antibiogramm oder nach Konsultation eines gynäkologischen Infektiologen erfolgen
- Ein Streptokokken-induziertes toxische Schock-Syndrom (STSS) bedarf häufig einer schnellen und interdisziplinären Therapie

Tab. 2.18 Kalkulierte antibiotische Therapie bei A-Streptokokken-Infektionen (GAS)

Therapie	Medikament	Dosierung	Dauer	
Standard	Penicillin G	Bei schweren Verläufen: 30 Mega IU i. v. in 4–6 Dosen	7–10 d	*oder*
	Amoxicillin	3 × 1000 mg/d p. o.	7–10 d	*oder*
	Ampicillin	3 × 2–4 g i. v.	7–10 d	*oder*
	Cefaclor	3 × 250–500 mg/d p. o.	7–10 d	*oder*
	Cefixim	1 × 400 mg/d p. o.	7–10 d	*oder*
	Cefpodoxim	2 × 200–400 mg/d p. o.	7–10 d	*oder*
	Cefuroximaxetil	3 × 500 mg/d p. o.	7–10 d	*oder*
	Cefuroxim	3 × 1,5 g/d i. v.	7–10 d	*oder*
	Cefotiam*	3 × 2 g/d i. v.	7–10 d	
Allergie	Clindamycin	3–4 × 600 mg/d p. o./i. v.	7–10 d	*oder*
	Moxifloxacin	1 × 400 mg/d p. o.	7–10 d	*oder*
	Erythromycin	4 × 500 mg p. o.	7–10 d	
Pharyngitis	Penicillin V	3 × 500 mg/d p. o.	7–10 d	*oder*
	Penicillin G	1,2 Mega IU i. m. (einmalig)/d	7–10 d	*oder*
	Amoxicillin	3 × 1000 mg/d p. o.	7–10 d	*oder*
	Ampicillin	3 × 2–4 g i. v.	7–10 d	*oder*
	Cefuroxim	3 × 1,5 g/d i. v.	7–10 d	

Kalkulierte antibiotische Therapie bis zum Erhalt des Antibiogramms.
* In Deutschland derzeit nicht verfügbar. Bei Bedarf ist eine Bestellung über Europa oder Internationale Apotheke möglich.

2

Tab. 2.19 Kalkulierte antibiotische Therapie bei B-Streptokokken-Infektionen (GBS)

Therapie	Medikament	Dosierung	Dauer	
Standard	Amoxicillin	3 × 1000 mg/d p. o.	7–10 d	*oder*
	Ampicillin	3 × 2–4 g i. v.	7–10 d	*oder*
	Cefaclor	3 × 250–500 mg/d p. o.	7–10 d	*oder*
	Cefixim	1 × 400 mg/d p. o.	7–10 d	*oder*
	Cefpodoxim	2 × 200–400 mg/d p. o.	7–10 d	*oder*
	Cefuroxim	3 × 500 mg/d p. o.	7–10 d	*oder*
	Cefuroxim	3 × 1,5 g/d i. v.	7–10 d	*oder*
	Cefotiam*	3 × 2 g/d i. v.	7–10 d	
Allergie	Clindamycin	3–4 × 600 mg/d p. o./i. v.	7–10 d	*oder*
	Moxifloxacin	1 × 400 mg/d p. o.	7–10 d	*oder*
	Erythromycin	4 × 500 mg p. o.	7–10 d	

Resistenzen gegenüber Penicillinen bzw. Cephalosporine stellen derzeit eine Rarität dar.
* In Deutschland derzeit nicht verfügbar. Bei Bedarf ist eine Bestellung über Europa oder Internationale Apotheke möglich.

Differenzialdiagnosen

Zahlreiche bakterielle, virale und parasitäre Erreger, bakterielle Vaginose, Trichomoniasis.

Prophylaxe und Bemerkungen

- Bei rezidivierenden Streptokokken-Infektionen nach der Quelle suchen, z. B. Familienmitglieder. Diese sollten ebenfalls behandelt werden
- Aufklärung über Prophylaxe, Sexualität und Sexualverhalten
- Beratung über adäquate vaginale Hygiene (z. B. Vermeidung von vaginalen Spülungen, Nutzung von Tampons)

2.2.7 Trichomoniasis (Trichomonas vaginalis)

▶ Kap. 3.6.21, ▶ Kap. 4.4.9

2.2.8 Vulvovaginalkandidose mit Candida albicans

Definition und Bedeutung

Im deutschen Sprachraum ist die Bezeichnung Vulvovaginalkandidose oder Candida-Vulvovaginitis üblich.

- Häufig wird auch fälschlicherweise der Begriff „Candidiasis“ verwendet, vor allem wegen der weiten Verbreitung und Nutzung im angloamerikanischen Sprachraum.
- Allerdings sollte die Änderung „-iasis“ nur für eine Infektion mit Parasiten genutzt werden.

Im Regelfall endogene Infektion, die auf den Partner (z. B. Candida-Balanitis) übertragen werden kann.

Nur weniger als 20 Candidaarten sind bisher als fakultativ pathogen bekannt:

- Candida albicans ist für 85–95 % der Kolonisierung der Vagina bei prämenopausalen, schwangeren und asymptomatischen Frauen sowie bei Frauen mit einer akuten vaginalen Kandidose verantwortlich.
- Die Non-albicans-Arten, insbesondere Candida glabrata, treten häufiger bei postmenopausalen bzw. immunsupprimierten Patientinnen auf.
- Candida glabrata gilt als zweithäufigste Hefe nach Candida albicans bei Kandidämien, gefolgt von Candida tropicalis.
- Candida parapsilosis ist besonders bei katheterassoziierten Infektionen zu finden.
- Candida cruzei, Candida guilliermondii, Candida tropicalis, Candida parapsilosis sowie andere Spezies können ebenfalls eine Vulvovaginitis mit den klassischen Symptomen verursachen.
- Saccharomyces cerevisiae verursacht selten vaginale Beschwerden, wurde aber in 1–2 % der Fälle von vaginalen Kulturen identifiziert.

Ca. 75 % der Frauen haben mindestens einmal in ihrem Leben eine Vaginalmykose. Bei 3–4 % dieser Frauen tritt diese rezidivierend auf (Auftreten 4 ×/Jahr).

Exogene und endogene Faktoren, die eine Prädisposition für das Auftreten einer Kandidose darstellen, sind:
- Soorkontaminierter Partner
- Diabetes mellitus
- Antibiotische Therapie
- Abwehrschwäche aus unterschiedlichen Gründen (z. B. HIV, Zytostatikatherapie)
- Schwangerschaft oder Stress

Eine Kolonisierung mit Hefepilzen ist abhängig von der Östrogenisierung der Scheide sowie von Östrogenrezeptoren bei Candida albicans.
- Junge Mädchen vor der Menarche und Frauen in der Menopause haben häufig eine geringere vaginale Kolonisierung und entwickeln demzufolge auch seltener eine Candida-Vaginitis.
- Gesunde, nicht-schwangere und prämenopausale Frauen sind in ca. 20–30 % der Fälle mit Hefepilzen kolonisiert.
- Diese Inzidenz steigt auf mindestens 30 % an, sowohl bei schwangeren Frauen im letzten Trimenon als auch bei Frauen mit einer bekannten Immundefizienz.

Während die Vulvovaginalkandidose im angloamerikanischen Sprachraum häufig als sexuell übertragbare Infektion charakterisiert wird, ist dies in Europa nicht der Fall.

Klinik

- Juckreiz im Bereich des Introitus
- Dickflüssiger, weißlicher Ausfluss mit evtl. weißen Ablagerungen an der Vulva
- Der Fluor vaginalis ist oft zu Beginn einer akuten Vaginalkandidose dünnflüssig und kann im Verlauf einer akuten Infektion bis zu bröckelig-weiß (hüttenkäseartig) sein
- Häufig mit einer Vulvitis vergesellschaftet
- Eine voranschreitende Infektion ist oft mit Dysurie und Dyspareunie assoziiert

Der Pruritus vulvae ist das wichtigste, aber nicht das verlässlichste Symptom einer Vulvovaginalkandidose, da nur ca. 40 % der Frauen mit einem vulvären Juckreiz tatsächlich auch eine Vaginalkandidose haben.

Eine symptomatische Vulvovaginalkandidose hat unterschiedliche Erscheinungsformen:
- **Vesikopustulöse Form:** vesikuläre Effloreszenzen mit einzelnen, später konfluierenden, gelblichen Bläschen
- **Ekzematoide Form:** diffus-ekzematoide Form mit einer ausgeprägten Schwellung, Rötung sowie einem Schuppensaum am Introitus kann ebenfalls auftreten
- **Follikuläre Form:** Befall der Schamhaarfollikel mit der Bildung von Pusteln und Papeln ebenfalls möglich

Diagnostik

Die klinischen Anzeichen einer vulvovaginalen Mykose sind gelegentlich, vor allem in der Schwangerschaft, nicht eindeutig.

Die Diagnose beruht demzufolge auf einer Kombination aus Anamnese, klinischen Zeichen und Symptomen sowie dem Nachweis von Hefepilzen im Nativpräparat:
- Weiß-krümeliger Ausfluss
- Grau-weißliche rasenartige Beläge am Introitus
- Die Vagina erscheint erythematös verändert, eventuell mit weißlichen Auflagerungen
- Im Nativpräparat sind eindeutige Pilzmyzelen zu erkennen

> Eine alleinige Vaginalkandidose verursacht keine pH-Verschiebung. Im Gegenteil, eine Infektion mit Candida tritt typischerweise auf, wenn die Laktobazillenflora vorhanden oder nur leicht gestört ist!

Mikrobiologische Kulturen werden heute nicht mehr als zwingend erforderlich angesehen, wenn Hefepilze im Mikroskop bei einer **akuten** Vulvovaginalkandidose identifiziert werden können:
- Falls keine Blastosporen oder (Pseudo-)Hyphen mikroskopisch gefunden werden können, ist eine kulturelle Untersuchung – bei bestehendem weiterem Verdacht auf eine Pilzinfektion – entscheidend.
- Dies gilt auch im Falle einer chronisch-rezidivierenden Vulvovaginalkandidose oder einem diagnostisch bzw. differenzialdiagnostisch schwierigen klinischen Fall.

> In Zweifelsfällen, bei rezidivierenden oder komplizierten Fällen ist eine Hefepilzkultur mit Artbestimmung notwendig.

Therapie

- Alle Therapieregimes führten in Vergleichsstudien zu klinisch und mykologisch ähnlich guten Therapieergebnissen.
- Mit lokaler Antimykotikatherapie ist in 75–90 % eine Heilung erreichbar.

Akute Vulvovaginalkandidose

Eine lokale Therapie ist mit Polyenen, Imidazolen oder Ciclopiroxolamin möglich (▶ Tab. 2.20). Allerdings sollte die entsprechende Verfügbarkeit vor einer Verschreibung überprüft werden.

Tab. 2.20 Lokale antimykotische Therapie

Medikament	Applikationsform	Dosierung	Dauer	
Clotrimazol	Creme/ Vaginalovula (Kombipackung)	2–3 × extern auftragen Abends: 1 Vaginalovulum	3–6 d	*oder*
	Vaginaltabletten	2 × 100 mg/d	5–7 d	*oder*
		1 × 500 mg	Einmalig	*oder*
Miconazol	2 % Creme	1 × 5 g/d	14 d	*oder*
	Vaginalovula	1 × 100 mg/d	7 d	*oder*
		1 × 100 mg	Einmalig	*oder*
Tioconazol	Creme	1 × 100 mg/d	7 d	*oder*
Fenticonazolnitrat*	Vaginalovula	1 × 600 mg	Einmalig	*oder*
Isoconazol	Vaginaltabletten	1 × 100 mg	7 d	*oder*
	Vaginalovula	1 × 600 mg Vaginalsupp.	Einmalig	*oder*
Econazol*	1% Creme	1 × 5 g/d intravaginal	14 d	*oder*
	Vaginalovula	1 × 150 mg/d	3 d	*oder*
		2 × 150 mg/d	1–3 d	*oder*
Nystatin 100.000 IU	Creme	1–2 ×/d	10–14 d	
Ciclopiroxolamin	Creme	2 × 1 Applikatorfüllung/d	3–7 d	*oder*
Tetracyclin/ Amphotericin-B**	Vaginalovula	1(–2) ×/d	7–10 d	*oder*
	Creme	1(–2) × 1 Applikatorfüllung/d	7–10 d	

Vor Verschreibung des entsprechenden Medikaments ist die Verfügbarkeit zu überprüfen.
Vaginale Applikatoren müssen bei den meisten Medikamenten separat rezeptiert werden.
* Schädigung von Kondomen
** Bei schwierigen Fällen

Die Behandlung mit oralen Triazolen wird in den letzten Jahren aus Praktikabilitätsgründen häufiger bei einfachen und unkomplizierten Vulvovaginalkandidosen genutzt (▶ Tab. 2.21). Allerdings haben Triazole etliche Nebenwirkungen, sodass die automatisierte und unüberlegte Nutzung überdacht werden sollte.

Bei schwierigen Fällen kann Tetracyclin/Amphotericin-B versucht werden.

Bei einer Vulvovaginalkandidose sollte gleichzeitig sowohl eine vaginale Therapie als auch eine Therapie der Vulva erfolgen.

Eine asymptomatische Kolonisation muss nicht behandelt werden, falls keine Immunsuppression, Begleiterkrankungen oder eine chronisch rezidivierende Vulvovaginalkandidose vorliegen.

Da die therapeutischen Möglichkeiten einer Non-albicans-Vulvovaginalkandidose sehr eingeschränkt und äußerst schwierig sind, wäre in komplizierten Fällen die Konsultation mit einem gynäkologischen Infektiologen anzuraten.

Tab. 2.21 Systemische antimykotische Therapie

	Medikament	Dosierung	Dauer	
Standard	Fluconazol*	1 × 150 mg p. o.	Einmaltherapie	*oder*
		1 × 50 mg/d p. o.	7–14 d	
	Itraconazol	2 × 200 mg p. o.	Eintagestherapie	*oder*
		1 × 200 mg p. o.	3–7d	
Komplizierte Fälle	Posaconazol Suspension	2 × 400 mg (10 ml) p. o.	3–14 d**	*oder*
	Posaconazol Suspension	4 × 200 mg (5 ml) p. o.	3–14 d**	*oder*
	Posaconazol 100 mg Tabletten	1. Tag: 2 × 300 mg p. o. Ab 2. Tag: 1 × 300 mg p. o.	3–14 d**	*oder*
	Voriconazol (> 40 kg KG)	Tag 1: Loading dose 2 × 6 mg/kg KG/d Ab 2. Tag: 2 × 4 mg/kg KG	3 d	

* Bei immunsupprimierten Patienten: 1 × 100 mg p. o. über 14 Tage.
** Die Therapiedauer richtet sich nach der Ausprägung und Beschwerdesymptomatik.

Chronisch-rezidivierende Vulvovaginalkandidose

Die Therapie der chronisch rezidivierenden Candida albicans-Vulvovaginitis besteht in einer suppressiven intermittierenden antimykotischen Behandlung mit einem oralen Triazol über einen Zeitraum von mehreren Monaten.

Die besten Resultate wurden bisher mit dem Fluconazol-Regime über mehrere Wochen erzielt (▶ Abb. 2.4):

1. Je 200 mg Fluconazol an 3 Tagen während der 1. Woche
2. Pilzkultur 14 Tage später: wenn negativ, dann je 200 mg Fluconazol 1 ×/Woche für 2 Monate
3. Pilzkultur 14 Tage später: wenn negativ, dann je 200 mg Fluconazol 1 × alle 2 Wochen für 4 Monate
4. Pilzkultur 14 Tage später: wenn negativ, dann je 200 mg Fluconazol 1 ×/Monat für 6 Monate
5. **Anmerkung:**
   a) Bei 1. Rückfall: neue Initialtherapie wie 1. Woche bzw. Wiederholung des letzten Zykluslevels
   b) Bei 2 Rückfällen im Therapiezyklus: Wiederholung des vorigen Levels

Es existieren nur wenige Daten mit einem Itraconazol-Schema:

1. 2 × 200 mg p. o. am 1. Tag
2. Gefolgt von 2 × 200 mg 2 ×/Woche 4–6-mal
3. Gefolgt von 2 × 200 mg alle 2 Wochen für 4–6-mal
4. Gefolgt von 2 × 200 mg alle 4 Wochen für 4–6-mal

Da die therapeutischen Möglichkeiten einer rezidivierenden Vulvovaginalkandidose einerseits sehr eingeschränkt sind und andererseits nur sehr wenige evaluierte Therapiemöglichkeiten bestehen, wäre in komplizierten Fällen die Konsultation mit einem gynäkologischen Infektiologen anzuraten.

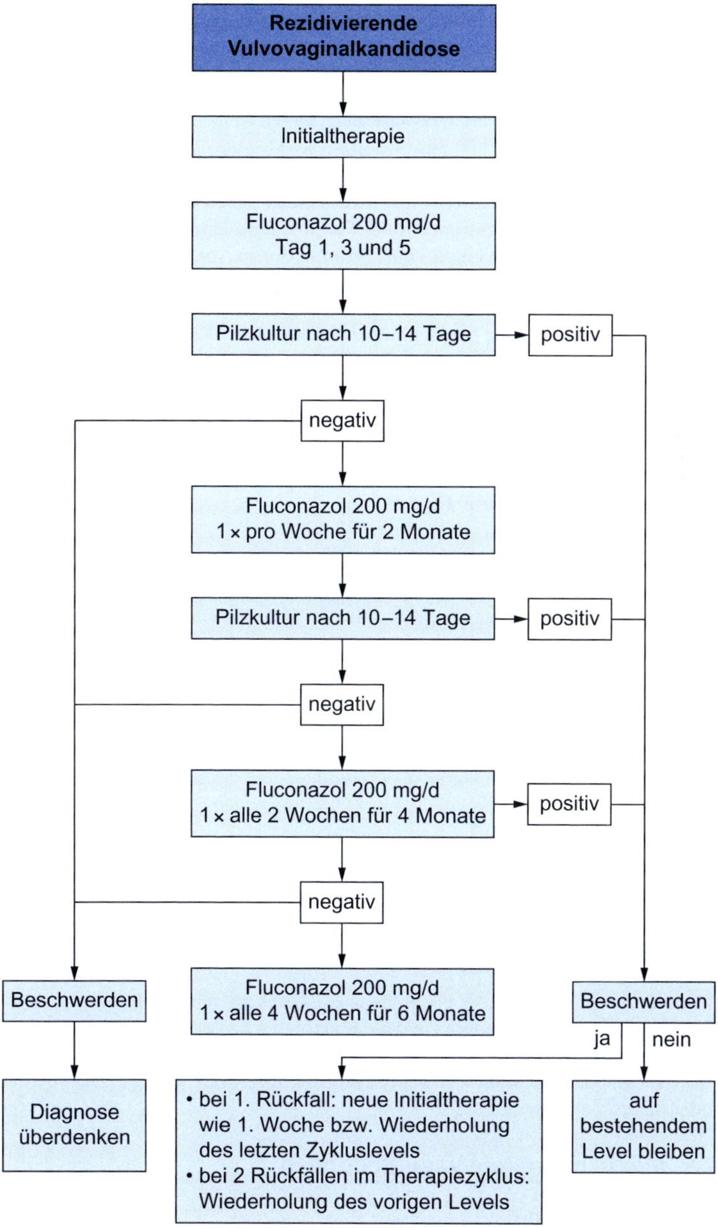

Abb. 2.4 Vorgehen bei chronisch-rezidivierender Vulvovaginalkandidose [L231]/[P780]

Solange eine disponierende Morbidität, wie z. B. ein schlecht eingestellter Blutzucker bei Diabetes mellitus, nicht beseitigt ist, ist die Kandidose nicht heilbar.

Bei schweren Fällen bzw. bei Therapieresistenzen

Bei schweren Fällen bzw. Therapieresistenzen werden häufig Posaconazol und evtl. Voriconazol eingesetzt (▶ Tab. 2.21). Posaconazol wird insbesondere bei Itraconazol- oder Amphotericin-B-resistenten Pilzinfektionen oder schweren Pilzerkrankungen angewendet. Weitere Indikationen sind Mund-Rachen-Infektionen mit Candida-Pilzen sowie die Prophylaxe von Pilzinfektionen bei immungeschwächten Patientinnen und die Vorbeugung von invasiven Pilzinfektionen. In der Gynäkologie gibt es nur wenige Daten zum Einsatz dieser Medikamente, vor allem bei Candida glabrata, sodass einheitliche Empfehlungen derzeit nicht existieren.

In ausgeprägten Fällen kann folgendes Vorgehen (nach Mylonas) versucht werden (Daten noch nicht publiziert):

- Posaconazol Suspension 4 × 200 mg (5 ml) p. o. über 3 Tage *plus* Tetracyclin/Amphotericin-B Vaginalovula 2 × 1/d für 5 Tage
- Voriconazol 1 × 400 mg p. o. als Einmalgabe *plus* Ciclopiroxolamin Creme 2 × 1 Applikatorfüllung/d für 5 Tage

Posaconazol wird in Deutschland, aufgrund der Kosten, von den gesetzlichen Krankenkassen nicht (bzw. nur selten) erstattet, sodass eine Anwendung – bei entsprechender Indikation – in der täglichen Praxis nicht (leicht) erfolgt. Eine vor Jahren eingeführte Posaconazol-Vaginaltablette ist derzeit in Deutschland nicht mehr verfügbar (geringe Anwendung bei hohen Kosten).

Die Therapie von schweren vulvovaginalen Pilzinfektionen sollte durch einen erfahrenen gynäkologischen Infektiologen stattfinden.

Differenzialdiagnosen

Bakterielle Vaginose; Gonorrhö; Herpes genitalis; Lichen planus mucosae; Lichen sclerosus et atrophicus; Streptokokken-Kolpitis; Trichomonadenkolpitis; Vulvodynie.

Prophylaxe und Bemerkungen

- Spezielle Empfehlungen zur Prophylaxe existieren zurzeit nicht.
- Eine Beratung über adäquate vaginale Hygiene (z. B. Vermeidung von vaginalen Spülungen) sollte erfolgen.
- Über mögliche Risikofaktoren sollte ebenfalls aufgeklärt werden (z. B. mehrere oder neue Sexualpartner).

2.2.9 Mögliche weitere Vaginitisformen

Zytolytische Vaginitis

Definition und Bedeutung

- Die zytolytische Vaginitis wird im englischen Sprachraum häufig auch als *cytolytic vaginitis* bezeichnet.

- Die eigenständige Entität dieser Erkrankung wird häufig angezweifelt.
- Als Ursache wird eine Überwucherung der normalen Vaginalflora durch Lactobacillus-Bakterien (v. a. Lactobacillus iners) angenommen.

Krankheitsbild

- Vermehrter, dünnflüssiger, gelblicher bis grau-weißlicher Ausfluss
- Juckreiz und Brennen
- Dominierendes Symptom ist das Brennen

Diagnose

- Symptome
- Vaginaler pH-Wert: < 4,5
- **Phasenkontrastmikroskopie:** Befund ähnelt einer vulvovaginalen Kandidose. Häufig werden lange Laktobazillen, Epithelzellfragmente, vermehrte Zellkerne und das Fehlen von Kandidasporen oder -hyphen und Leukozyten beobachtet
- **Erregerkultur:** Kein spezifischer Erregernachweis. Ausschluss von Streptokokken der Gruppe A wichtig. Eine Pilzkultur sollte angelegt werden, da das Fehlen von Hefen in der Kultur auf die Möglichkeit einer zytolytischen Vaginose hinweist

Häufig wird eine (falsche) vulvovaginale Kandidose mangels anderer Erklärung der Symptome **ohne** das Vorhandensein von Hyphen oder Sporen diagnostiziert.

Therapie

- Eine spezifische Therapie der zytolytischen Vaginose ist derzeit nicht verfügbar.
- Im angloamerikanischen Raum wurde häufig eine vaginale Therapie mit Natriumhydrogencarbonat zweimal wöchentlich über 2–3 Monate durchgeführt.
- Auch Versuche mit Clindamycin oder die Anwendung vaginaler Antiseptika haben zu einigen Heilungen geführt.
- Die zahlreichen lokalen oder auch systemischen Gaben von Laktobazillenpräparaten haben jedoch nur eine begrenzte Wirkung gezeigt.
- In der klinischen Praxis hat sich in einigen Fällen folgendes Vorgehen bewährt (nach Mylonas):
  - Clindamycin 4 × 300 mg p. o. für 7 Tage, 1 Woche Pause, Versuch mit Mupirocin 1 ×/d lokal über 5–7 Tage
  - Clindamycin 4 × 300 mg p. o. für 7 Tage, eine Woche Pause, gefolgt von Clindamycin *plus* Hydrocortison 1 % Creme (oder 10 % als Vaginalschaum) (Cave: lokale Reizungen möglichst vermeiden)
  - Moxifloxacin 1 × 400 mg p. o. für 7 Tage *plus* Fluprednide/Gentamicinsulfat lokal 2 ×/d *oder* Fluocinolon/Neomycin Salbe 0,25 mg/g *und* 3500 I. E./g lokal 2 ×/d für 10 Tage (Cave: lokale Reizungen möglichst vermeiden)
- Bei zeitnahen Rezidiven oder Verschlimmerung der Symptomatik vaginale Applikation von Chloramphenicol (Rezeptur) versuchen, wobei lokale Reizungen bei der Therapie berücksichtigt werden sollten (ggf. mit gleichzeitiger Gabe von Kortison).
- Es ist jedoch zu beachten, dass mit diesem Verfahren nur ein längeres symptomfreies Intervall (bis zu einem Jahr) erreicht werden kann.
- Die Rezidivrate scheint hoch zu sein.

Prophylaxe und Bemerkungen

- Da sowohl die Ursache als auch die Pathophysiologie der zytolytischen Vaginose noch nicht geklärt sind, können keine prophylaktischen Maßnahmen festgelegt werden.
- Der Verzicht auf mögliche Vaginal(hygiene-)produkte scheint von Vorteil zu sein.

Colpitis plasmacellularis

Definition und Bedeutung

- Seltene vaginale Zusatzform der Vulvitis plasmacellularis.
- Obwohl kein Erreger isoliert werden konnte, ist diese Vulvitis mit großer Wahrscheinlichkeit infektionsbedingt, da sie mit einer Antibiotikatherapie in über 90 % der Fälle heilbar ist.

Sowohl die Vulvitis als auch die Colpitis plasmacellularis haben nicht viel mit der gleichnamigen dermatologischen Erkrankung (Vulvitis circumscripta plasmacellularis, welche die weibliche Variante des M. Zoon [Balanitis plasmacellularis] darstellt) pathogenetisch, ätiologisch und therapeutisch zu tun. Vielmehr gilt diese Sonderform als Beschreibung von Prof. E. E. Petersen (1940–2016), ohne dass diese Entität international bekannt bzw. anerkannt ist.

Klinik

- Schmerzhafte, bräunliche, fleckförmige Rötung in der Vagina
- Starke Leukorrhö des Fluor genitalis
- Charakteristisch sind brennende, manchmal stechende Schmerzen
- Eingeschränktes und schmerzhaftes Sexualerleben

Rezidive sind häufig.

Diagnostik

- Die Diagnose erfolgt anhand des klinischen Befundes
- Phasenkontrastmikroskopie hilfreich aber nicht ausschlaggebend
- Kolposkopie

Therapie

- Clindamycin lokal oder oral (▶ Tab. 2.22)
- Symptomatische Therapie

Differenzialdiagnosen

Andere Kolpitisursachen; Herpes simplex (▶ Kap. 4.4.4); Kandidose (▶ Kap. 2.2.8).

Prophylaxe und Bemerkungen

- Begleiterkrankungen bzw. primäre Ursachen einer infektiösen Kolpitis sollten ausgeschlossen werden
- Die meisten Patienten berichten von einem auslösenden Ereignis. Dies sollte vermieden werden
- Erklärung und Empfehlung von einfachen hygienischen Maßnahmen

Tab. 2.22 Therapie einer Vulvitis plasmacellularis

Therapie	Medikament	Dosierung	Dauer	
Lokale Therapie	Clindamycin 2 % Vaginalcreme	1 ×/d intravaginal	7–21 d	*oder*
Systemische Therapie	Clindamycin	4 × 300 mg/d p. o.	7–21 d	
Weitere Maßnahmen	Phenol-Methanal-Harnstoff-Polykondensat 400 mg Badezusatz	2–3 ×/d Sitzbäder	Besserung der Symptomatik	
	Kamillenblüten-Extrakt	2–3 ×/d Sitzbäder	Besserung der Symptomatik	
Besonderheiten	• Auslösende Ursache meiden • Optimierung der hygienischen Maßnahmen und Trockenhalten • Ausschluss von Begleiterkrankungen (z. B. Candida, Trichomonaden, Wurminfektionen)			

Da die Ursache dieser Erkrankung noch unbekannt ist, ist die Therapie eher als Kontrolle der Symptome zu werten. Es müssen alle anderen möglichen Erkrankungen vor der Diagnosestellung abgeklärt sein.

Leukozyten-assoziierte Vaginitis (LeV) und Lymphozyten-assoziierte Vaginitis (LyV)

Einleitung und Bemerkungen

In den letzten Jahren treten vermehrt Formen einer Kolpitis auf, die weder einer bakteriellen Vaginose noch einer aeroben Vaginitis (desquamative Vaginitis) zuzuordnen sind.

Die betroffenen Patientinnen sind prämenopausal (bis 40 Jahre alt) und haben einen medizinischen Leidensweg hinter sich:

- Zahlreiche Therapien wurden durchgeführt ohne einen klinischen Erfolg
- Mehrfache Therapien gegen eine bakterielle Vaginose: mehrfache lokale und systemische Behandlung mit Metronidazol, Clindamycin, Moxifloxacin sowie lokale Behandlungen mit zahlreichen Vaginaltherapeutika einschließlich Laktobazillenpräparate
- Mehrere Therapien gegen Vulvovaginalkandidosen: lokale und systemische Behandlung mit Ketoconazol, Nystatin bzw. Fluconazol u. a.
- Mehrere Therapieversuche mit lokalem bzw. systemischem Kortison
- Zahlreiche mikrobiologische Abstriche, welche keinen pathologischen Erregernachweis brachten (nur Laktobazillen)
- Biopsien zeigten ebenfalls geringe unspezifische entzündliche Veränderungen
- Sehr eingeschränktes Sexualleben
- Häufig werden psychosomatische Konsultationen von den behandelnden Frauenärzten empfohlen
- Die klinische Untersuchung und die Phasenkontrastmikroskopie zeigten ein einheitliches Muster uncharakteristischer Symptome, die nicht mit einer bakteriellen Vaginose, einer aeroben Vaginitis oder anderen bekannten Formen der Kolpitis in Verbindung gebracht werden können

- Auch innerhalb dieser Entität gibt es einige kleine, aber signifikante Unterschiede, die sowohl die Symptome als auch die erfolglosen Therapieversuche erklären könnten. Bei der Untersuchung des Vaginalfluors zeigte sich bei der einen Gruppe eine massive Erhöhung der Leukozytenzahl, während bei der anderen Gruppe eine Erhöhung der Lymphozytenzahl (und nur eine geringe Erhöhung der Leukozytenzahl) festgestellt wurde

Aus diesen Gründen und um die beiden Entitäten miteinander vergleichen zu können, wurde die eine als Leukozyten-assoziierte Vaginitis (LeV) und die andere als Lymphozyten-assoziierte Vaginitis (LyV) bezeichnet.

Sowohl die Symptome als auch die klinische Präsentation in Kombination mit der Phasenkontrastmikroskopie zeigen ein ungewöhnliches Muster, was letztlich auf eine noch nicht erkannte bzw. neue Kolpitisform hindeutet.

Klinik

Patientinnen haben überwiegend folgende Beschwerden (▶ Tab. 2.23):

- Brennen
- Häufiges Stechen
- Dyspaneurie
- Berührungsempfindlichkeit
- Schmerzen und für die Patientin unangenehmer vaginaler Ausfluss

Die Beschwerden sind belastend und behindern die Patientinnen bei ihren Tätigkeiten.

Bei der klinischen Inspektion zeigt sich vor allem ein regelmäßiges flammrotes Erythem am Introitus, was gleichmäßig, glatt begrenzt und symmetrisch ist. Dieses Erythem ist bei der LyV geringer und schwächer ausgeprägt.

Diagnostik

- Klinische Erscheinungsform
- Fluor vaginalis (▶ Tab. 2.23), häufig gelblicher Fluor mit weißlichem sehr hell grauem Film an den Scheidenwänden
- pH-Wert: der pH liegt bei beiden Vaginitis-Formen zwischen 4,0 und 4,7. Dies ist ein deutlicher Unterschied gegenüber der bakteriellen Vaginose und aeroben Vaginitis (pH > 5,0)
- Phasenkontrastmikroskopie (▶ Tab. 2.23). Neben den klassischen Parametern wurde auch eine neuartige Färbung herangezogen, um toxische Leukozyten schnell erkennen zu können (▶ Kap. 2.2.2)
- Mikrobiologische Erregernachweis: Laktobazillen, keine weiteren Erreger (!)

Therapie

- Die Therapie erwies sich als äußerst komplex und schwierig. Alle Patientinnen haben erfolglose Vorbehandlungen mit zahlreichen Therapieoptionen hinter sich, darunter mehrere Antibiotikabehandlungen.
- Diese Behandlungen brachten meist nur eine 2-wöchige Besserung, danach traten die Symptome wieder auf.
- Es wurde eine Kombination aus Chloramphenicol plus Methylprednisolon plus Ketoconazol versucht (Patent steht noch aus) (▶ Tab. 2.24): Bei allen Patientinnen zeigte sich eine längere Rezidivfreiheit zwischen 8 Wochen und 6 Monaten.

Tab. 2.23 Zusammenfassung der Leukozyten-assoziierten Vaginitis (LeV) und Lymphozyten-assoziierten Vaginitis (LyV)

		Leukozyten-assoziierte Vaginitis (LeV)	Lymphozyten-assoziierte Vaginitis (LyV)
Klinik	Vagina	Selten, diffus, blassrosa	Gering, diffus, blassrosa
	Vulva	Immer, rot flammrot, glatt begrenzt, gleichmäßig	Glatt begrenzt, diffus, blassrosa, gleichmäßig
Symptome	Brennen	++	+/–
	Juckreiz	–	–
	Dyspaneurie	++	+/–
	Berührungsempfindlichkeit	+	+/–
	Schmerzen	++	+/–
	Stechen	–	++
	Ausfluss	+/–	+/–
Fluor vaginalis	Geruch allgemein	Auffällig	Auffällig
	Geruch	Säuerlich	„Anders" bzw. säuerlich
	Menge	Normal	Normal – leicht vermehrt
	Farbe	Gelb	Gelb-(weißlich)
	Konsistenz	Homogener Fluor	Homogener Fluor
	Rheologie	Normal	Normal
Phasenkontrastmikroskopie	pH	4,0–4,7	4,0–5,0
	KOH-Lösung	Negativ	Negativ
	Schlüsselzellen	< 10 % der Epithelzellen	< 10 % der Epithelzellen
	Leukozyten	++	+
	Leukozyten (toxisch)	++	–
	Lymphozyten	+/–	++
	Laktobazillen	++	++
	Parabasalzellen	–	+
Mikrobiologie	Erreger	Laktobazillen	Laktobazillen

– = nie; ± = selten; + = manchmal; ++ = häufig/vermehrt

- Die Rezidivfreiheit konnte durch eine lokale Behandlung mit lokalen Analgetika (LeV) bzw. lokalen Immunsuppressiva (LyV) sowie einem neu entwickelten Phytopharmakon (Patent steht noch aus) nochmals um mehrere Wochen bis zu einem Jahr verlängert werden (▶ Tab. 2.24).
- Die Patientinnen berichteten über eine klinische Besserung und sogar über die Möglichkeit, wieder ein relativ normales Sexualleben zu führen.

Differenzialdiagnose

Andere rezidivierende Vaginitisformen.

Prophylaxe und Bemerkungen

- Behandlung ist äußerst schwierig, da Patientinnen eine hohe Rezidivrate aufweisen.

Tab. 2.24 Zusammenfassung der Leukozyten-assoziierten Vaginitis (LeV) und Lymphozyten-assoziierten Vaginitis (LyV)

	Leukozyten-assoziierte Vaginitis (LeV)	Lymphozyten-assoziierte Vaginitis (LyV)
Fehlender Therapieerfolg	• Metronidazol nicht wirksam • Clindamycin nur bis max. 2 Wochen nach Beginn der Therapie wirksam • Desinfektion nicht wirksam • Lactobazillen nicht wirksam (häufig Brennen)	• Metronidazol nicht wirksam • Clindamycin nur bis max. 2 Wochen nach Beginn der Therapie wirksam • Desinfektion nicht wirksam • Lactobazillen nicht wirksam (häufig Brennen)
Therapie (nach Mylonas)	• Chloramphenicol/Kortison/ Antimykotika (lokal)*	• Chloramphenicol/Kortison/ Antimykotika (lokal)*
	• Lokales Schmerzmittel*	• Lokale Immunsuppressiva*
	• Phytopharmakon (auf Olivenölgrundlage)*	• Phytopharmakon (auf Olivenölgrundlage)*

* Patente noch ausstehend

- Weitere Analysen zu diesem Erkrankungsbild erforderlich, das sich bislang in keine bekannte Vaginitisform einordnen lässt.
- Ein einfaches Scoresystem zur Einschätzung der Erkrankungen wird derzeit entwickelt.
- Publikationen bezüglich dieser Formen sind in Arbeit.

Derzeitige mikrobiologische sowie molekularbiologische Analysen zeigen keine Veränderungen, die einer bakteriellen Vaginose als aerobe Vaginitis oder desquamative Vaginitis entsprechen würden.

2.3 Zervizitis

Definition und Bedeutung

Entzündung des einschichtigen Zylinderepithels der Zervix (▶ Tab. 2.25).

- Häufige Unterteilung:
  - Akute Zervizitis:
    - Meist infektionsbedingt
    - Akute Zervizitis ist klinisch z. T. schlecht abgrenzbar
  - Chronische Zervizitis:
    - Meistens nicht-infektiöse Ursachen, gynäkologische Eingriffe (z. B. Fremdkörper [z. B. Pessare], Chemikalien, Allergene [z. B. Latex])
- Etliche Faktoren können eine Zervizitis verursachen bzw. beeinflussen:
  - Primäre Infektionen (z. B. Chlamydien, Gonokokken, Trichomonaden, Pilze, Herpesviren, HPV)
  - Zervixerkrankungen (z. B. Erosion, Zervixrisse und Zervixpolypen)
  - Aszension vaginaler Infekte (z. B. bakterielle Vaginose)
  - Psychogene Ursachen (z. B. frustrane Libido, Anorgasmie)
- Zervixinfektionen werden zum größten Teil von Chlamydia trachomatis, Herpes-simplex-Virus (HSV) Typ II und Papillomaviren verursacht (▶ Tab. 2.25)

Tab. 2.25 Häufige Erreger einer Zervizitis

Erreger	Klinik	Bemerkung	Siehe Kapitel
Chlamydia trachomatis (Serotyp D–K)	• Wässrig-klarer Fluor • Evtl. eitrig oder blutig-tingierter Fluor • Keine wesentlichen Beschwerden (ca. 90 %) • Selten Dysurie • Kontaktblutung • Zwischenblutung	• Häufigste Form einer akuten Zervizitis • Übertragung durch Geschlechtsverkehr	▶ Kap. 2.6
Neisseria gonorrhoeae	• Zervikaler Fluor (80–90 %) • Eitrige, schmerzhafte Urethritis	• Assoziation mit anderen Erregern (sexuell übertragbare Infektionen)	▶ Kap. 4.3.2
Herpes genitalis	• Erosionen und Ulzerationen • Evtl. Ausfluss • Superinfektion	• Isolierte Zervizitis durch HSV ist nur beim rezidiv. Herpes genitalis zu erwarten • Aufgrund der Symptomarmut an dieser Stelle: Entdeckung meist eher zufällig • Assoziiert mit Vulvitis/ Vaginitis	▶ Kap. 3.4.5
Syphilis	• Typischer primärer Schanker • Einzelne, schmerzlose Papel • Übergang in schmerzlosem Ulkus	• Gelegentlich Primäraffekt auch auf der Portio • Keine Anschwellung der Leistenlymphknoten • Entdeckung dieser Primärinfektion ist Zufall	▶ Kap. 4.3.1
HPV	• Condylomata acuminata • Keine Beschwerden und Symptome	• Entdeckung einer derartigen Primärinfektion ist Zufall • Häufige Mitinfektion der Vulva und Vagina	▶ Kap. 4.4.5
Andere Bakterien	• Zervikaler Fluor • Oft keine weiteren Symptome	• Mögliche Erreger: Staphylokokken, Streptokokken, Enterobacteriaceae, Anaerobier, Mykoplasmen • Isolierte Zervizitis durch diese Keime ist selten • Häufiger Mitinfektion der Vagina oder bei Endometritis	

- Trichomonaden und Pilze können ebenfalls eine Zervizitis verursachen
- Neisseria gonorrhoeae ist ein zwar seltener, jedoch typischer Erreger einer Zervizitis

Klinik

- Infektion oft symptomarm
- Häufigsten Symptome:
  - Vaginaler Ausfluss (häufig eitriger bis zu fötiden Fluor cervicalis)
  - Vaginale Blutungen ([Kontakt]-Blutungen bei Geschlechtsverkehr)
- Symptome häufig zwischen den Menstruationszyklen oder nach Geschlechtsverkehr

- Begleitsymptome:
  - Dyspareunie
  - Dysurie
  - Irritation der Vulva oder Vagina
- Inspektion:
  - Hyperämie und Vulnerabilität des zervikalen Epithels (leichte Blutung)
  - Bläschen, Erosion, Blutung (z. B. Herpes)
- Oft begleitende Kolpitis
- Allgemeinsymptome sind selten

Diagnostik

- Klinischer Befund
- Eine Zervizitis wird durch das purulente oder mukopurulente zervikale Exsudat bzw. durch eine zervikale Brüchigkeit diagnostiziert:
  - Häufig gelblich-zäher Schleim
  - Bei Gonorrhö ist der Fluor cervicalis häufig grün-gelblich und vermehrt (mukopurulent)
  - Kontaktblutungen
- Bei Palpation treten Schmerzen auf
- Der Fluor cervicalis enthält reichlich Leukozyten im der Phasenkontrastmikroskopie (> 25 Leukozyten pro Gesichtsfeld)
- Abstriche von Zervix und Vagina sind zum Erregernachweis möglich (mikrobiologische Kultur)
- Eine Kolposkopie kann zur Diagnose beitragen
- Erhöhte Entzündungsparameter bei Unterbauchbeschwerden (aszendierende Infektion)
- Infektionserreger unter Umständen auch in dem Zervikalabstrich und der Färbung nach Papanicolau erkennbar

Therapie

- Antiinfektive Therapie entsprechend dem Erreger (▶ Tab. 2.25)
- Durch eine Therapie soll, neben einer Heilung, auch eine Erregeraszension verhindert werden

Differenzialdiagnosen

Adnexitis; Endometritis (Deszension von Erreger); Kolpitis (Aszension vaginaler Infekte); Zervixerkrankungen (z. B. Erosion, Zervixrisse und Zervixpolypen); Zervixkarzinom.

Prophylaxe und Bemerkungen

- Die Verwendung von Kondomen stellt eine wirkungsvolle Prophylaxe dar.
- Eine Aufklärung über sexuelle Hygiene, Sexualität und Sexualverhalten sowie die korrekte Verwendung von Barrieremaßnahmen sind entscheidende präventive Maßnahmen.
- Bei einer Erregeraszension kann es zu einer Endometritis (▶ Kap. 2.4) bzw. der Adnexitis (▶ Kap. 2.6) kommen.
- Eine Zervizitis kann eine Adnexitis ankündigen.

2.4 Endometritis

Definition und Bedeutung

Entzündung der Gebärmutterschleimhaut.

- Kann sich in Zona basalis des Endometriums etablieren
- Überdauert die physiologische endometriale Ausstoßung während der Menstruation
- Zumeist bedingt durch Erregeraszension bei Zervizitis, seltener durch Keimdeszension (z. B. bei Salpingitis/Adnexitis oder durch hämatogene Streuung [z. B. bei Tuberkulose])

Unterteilung in Untergruppen:

- Akute Endometritis
- Isolierte chronische Endometritis
- Endometritis puerperalis (im Wochenbett, ▶ Kap. 3.7.2) kann zum Puerperalfieber (Kindbettfieber, ▶ Kap. 3.7.2) und Puerperalsepsis (▶ Kap. 3.7.2) führen
- Endomyometritis (bei Mitbeteiligung des Myometriums)
- Pyometra (bei engem Zervikalkanal mit Retention von eitrigem Exsudat)

Die häufigsten Erreger:

- Anaerobier; Chlamydia trachomatis; Escherichia coli; Gonokokken; Staphylokokken oder Streptokokken (selten); Syphilis (selten); Ulcus molle (sehr selten)

Dispositionsfaktoren:

- Abort oder Geburt
- Intrauterine Eingriffe (z. B. Hysteroskopie, fraktionierte Abrasio)
- Korpuspolypen
- Liegendes IUD
- Submuköse Myome
- Zervikaler Fluor
- Zervixpolypen bzw. Zervixrisse

Klinik

- Primär Blutungsstörungen (Meno- und Metrorrhagie sowie Zwischen- oder Schmierblutung)
- Druckempfindlichkeit oder Auflockerung des Uterus
- Abdominale Schmerzen (vorwiegend im Unterbauch)
- Fieber
- Evtl. zervikaler Fluor

Die Verdachtsdiagnose wird aufgrund der Anamnese (z. B. IUD-Trägerin), einem prädisponierenden Ereignis (z. B. Abort, Geburt, intrauteriner Eingriff) und aufgetretenen Blutungsanomalien gestellt.

Diagnostik

- Die Diagnose wird klinisch gestellt unter Hinzunahme von Sonografie, Phasenkontrastmikroskopie und Serologie (▶ Abb. 2.5)
- Sicherung der Diagnose nur histologisch durch Abrasio möglich
- Mikrobiologische Kultur aus Scheide/Muttermund kann in Einzelfällen hilfreich sein

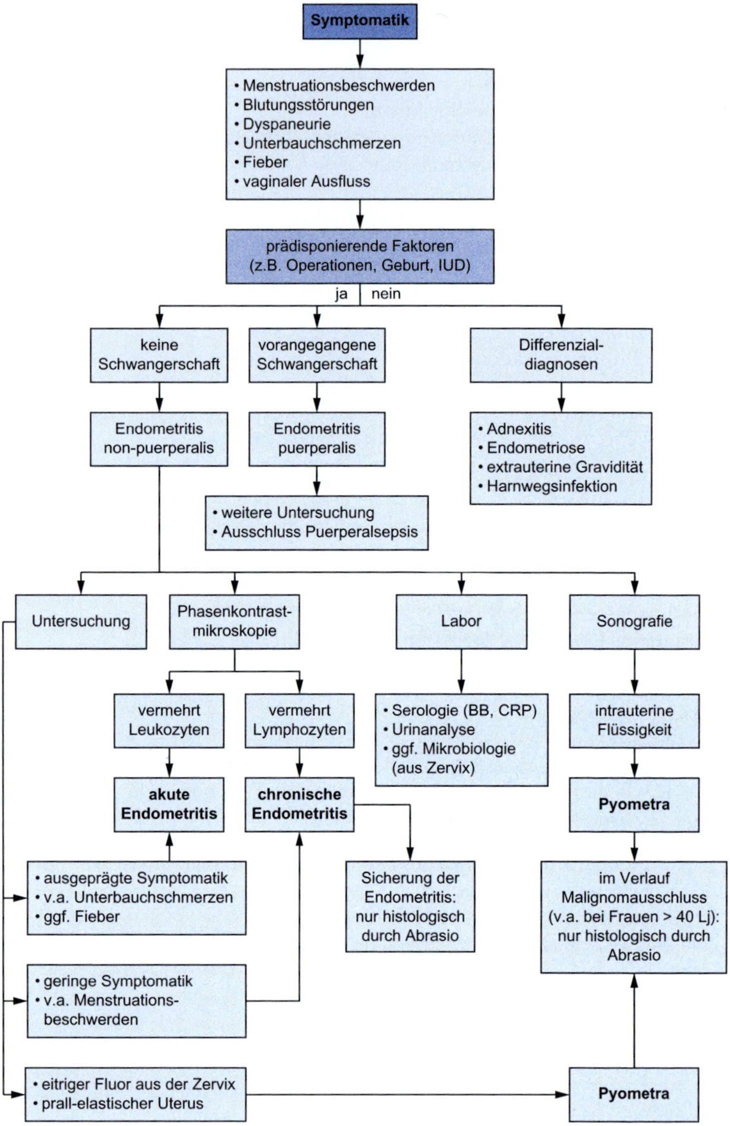

Abb. 2.5 Diagnostischer Algorithmus einer Endometritis [L231]/[P780]

- Temperatur, Leukozyten und CRP geringfügig erhöht
- Diagnose einer Pyometra erfolgt:
  - Inspektorisch: eitriger Fluor aus der Zervix
  - Palpatorisch: prallelastischer Uterus
  - Sonografisch: intrauterine Flüssigkeitsansammlungen

- Puerperalsepsis kann klinisch und laborchemisch diagnostiziert werden (▶ Kap. 3.7.2)

Eine akute Endometritis kann bis zur lebensbedrohlichen Sepsis führen!
Die Diagnose Endometritis ist nur zulässig, wenn ein prädisponierendes Ereignis unmittelbar zurückliegt. Ansonsten muss, vor allem bei Blutungsstörungen, ein Zervix- bzw. Endometriumkarzinom durch fraktionierte Abrasio ausgeschlossen werden (insbesondere bei Frauen > 40 J.).

Therapie

- Therapie erfolgt zumeist konservativ mit einer adäquaten und ausreichenden antibiotischen Therapie (▶ Tab. 2.26).
- Hinreichende Gabe von Schmerzmitteln, Kontraktionsmitteln bzw. Spasmolytika:

Tab. 2.26 Therapieoptionen einer Endometritis non-puerperalis

	Medikament und Dosierung	**Dauer**	
Antibiotika	Ciprofloxacin 2 × 500 mg/d p. o. (bzw. 2 × 400 mg/d i. v.) *plus* Metronidazol 3 × 500 mg/d p. o.	10–14 d	*oder*
	Amoxicillin/Clavulansäure 2 × 875/125 mg/d p. o. (bzw. 3 × 2,2 g/d i. v.) *plus* Metronidazol 3 × 500 mg/d p. o.	10–14 d	*oder*
	Levofloxacin 2 × 500 mg/d p. o./i. v. *plus* Metronidazol 3 × 500 mg/d p. o./i. v.	10–14 d	*oder*
	Moxifloxacin 1 × 400 mg/d p. o./i. v. *plus* Metronidazol 3 × 500 mg/d p. o./i. v.	10–14 d	*oder*
	Piperacillin/Tazobactam 3 × 4,5 g/d i. v. *plus* Metronidazol 3 × 500 mg/d p. o./i. v.	10–14 d	*oder*
	Ampicillin/Sulbactam 4 × 3 g i. v. *plus* Metronidazol 3 × 500 mg/d p. o./i. v.	10–14 d	*oder*
	Clindamycin 3 × 900 mg/d i. v. *plus* Gentamicin initial 2 mg/kg KG i. v./i. m. gefolgt von 3 × 1,5 mg/kg KG/d i. v. Falls keine Besserung innerhalb von 48 h: evtl. zusätzlich Ampicillin 4 × 1 g i. v.	10–14 d	
Verdacht/Nachweis Chlamydia trachomatis*	*plus* Azithromycin 1 × 1,5 g p. o.	Einmalgabe	
Verdacht/Nachweis Gonorrhö	*plus* Ceftriaxon 1 × 250 mg i. m. *plus* Azithromycin 1 × 1,5 g p. o.	Einmalgabe	
Therapie chronischer Endometritis**	Doxycyclin 2 × 100 mg/d p. o.	14 d	

* Falls keine primäre Gabe von Levofloxacin, Moxifloxacin oder Doxycyclin erfolgte
** Patientinnen mit Kinderwunsch

  - **Antiphlogistika/Schmerzmittel:** Ibuprofen max. 3 × 800 mg/d p. o./i. v. *oder* Tramadol max. 4 × 40 Tr./d p. o. *oder* orales Morphinsulfat 2 × 10–20 mg/d p. o. bis zum Sistieren der Symptome
  - **Spasmolytika:** z. B. Butylscopolamin 3 × 2 Dragees bis zum Sistieren der Symptome
  - **Kontraktionsmittel:** z. B. Methylergobrevin 1–3 × 1–2 Dragees tägl. *oder* 15–25 Tr./d bis zum Sistieren der Symptome
  - **Wiederaufbau Endometrium:** Östrogene 0,02–0,04 mg Ethinylestradiol tägl. 14–21 d
- Östrogentherapie: Wiederaufbau des Endometriums
- Entfernung eines liegenden IUD
- Die Therapie einer Pyometra erfolgt zweizeitig unter einer antibiotischen Therapie:
  - Dilatation des Zervikalkanals mit einer Entleerung des Cavum uteri
  - Fraktionierte Abrasio zum Ausschluss eines Malignoms
- Eine *Puerperalsepsis* muss intensivmedizinisch behandelt werden
- Therapie chronischer Endometritis (Patientinnen mit Kinderwunsch): Doxycyclin 2 × 100 mg/d p. o. für 14 Tage

Aufgrund der Gefahr einer aszendierenden Infektion mit der Folge einer Adnexitis ist eine antibiotische Therapie indiziert.
Da in etwa 50 % der Fälle die Pyometra mit einem Korpuskarzinom assoziiert ist, sollte eine fraktionierte Abrasio zum Ausschluss eines Endometriumkarzinoms erfolgen.

Differenzialdiagnosen

Adnexitis; Appendizitis; Endometriumkarzinom; Endometriumpolypen; Enteritis; hormonelle Blutungsstörungen; Kolitis; Myome; Schwangerschaft und Geburt (Blutung nach Abort, Plazentapolyp, Plazentarest); Zervixkarzinom; Zystitis.

Prophylaxe und Bemerkungen

- Indikation zur Therapie ist Aszension des Erregers mit folgender Salpingitis und/oder Adnexitis mit folgender Sterilität
- Aufklärung von Kindern und Jugendlichen über Sexualität, Geschlechtserkrankungen sowie Sexualhygiene

Im Wochenbett sollte auf eine gute und zeitgerechte Rückbildung des Uterus geachtet werden.

2.5 Parametritis

Definition und Bedeutung

- Extraperitoneale Entzündung des Parametriums – des uterinen Bindegewebes bzw. Halteapparates des Uterus
- Tritt häufig akut einseitig auf und kann sich dann über das gesamte Gewebe ausdehnt
- Sehr oft kommt es zur Einschmelzung und Abszessbildung

- Die häufigsten Ursachen einer Parametritis sind:
  - Pfählungsverletzungen
  - Zervikale Verletzungen bei der Geburt
  - Perforationen bei Operationen am Muttermund

Durch eine entzündliche Infiltration infolge einer Strahlentherapie bei Zervixkarzinom kann es ebenfalls zu dieser seltenen Erkrankung kommen.

Klinik

Akutes Stadium:

- Schmerzen im Beckenbereich
- Fieber und allgemeines Krankheitsgefühl
- Schmerzen und Empfindlichkeit beim Abtasten des betroffenen Bereichs
- Evtl. Ausfluss aus der Scheide
- Evtl. Miktionsbeschwerden
- Evtl. Dyspareunie

Schweres Krankheitsbild:

- **Einseitige, anhaltende und starke Schmerzen** tief im Becken
- Septische Temperaturen
- Übelkeit und Erbrechen
- Starke Infektionszeichen und einseitige Unterbauchschmerzen
- Schmerzen bei Defäkation
- Evtl. Blutungsstörungen

Meistens wird das akute Stadium nicht erkannt.

Diagnostik

Anamnese:

- Infektionen bei Geburt oder Fehlgeburt
- Pfählungsverletzungen
- Iatrogen (z. B. bei gynäkologischen Eingriffen)

Untersuchungsbefund:

- Auffälliger rektovaginaler Tastbefund (keilförmiges Infiltrat mit breiter Basis auf der Beckenwand)
- Bei Abszessbildung deutliche Fluktuation
- Verlagerung des Uterus auf die Gegenseite
- Schwellung des Parametriums mit unbeweglichem Uterus

Laboruntersuchungen:

- Leukozytose mit Linksverschiebung
- Stark erhöhtes CRP

Sonografie:

- Freie Flüssigkeit im Douglas-Raum
- Verdickte Tuben
- Vergrößerte bzw. unscharfe Ovarien

Die Verdachtsdiagnose wird aufgrund der Anamnese, einem disponierenden Ereignis (Abort, Geburt, intrauteriner Eingriff) sowie dem Untersuchungsbefund gestellt.

Therapie

Medikamentöse Therapie:

- Antibiotische Therapie über 10–14 Tage analog wie bei Adnexitis (▶ Tab. 2.31) bzw. Endometritis (▶ Tab. 2.26)
- Ist trotz antibiotischer Therapie nach 7–10 Tage keine Entfieberung eingetreten, besteht Verdacht auf eine Abszessbildung

Schmerzmedikation: Ibuprofen max. 3 × 800 mg/d p. o./i. v. *oder* Kodein und Paracetamol 3 × 1 Kps./d p. o. *oder* Tramadol max. 4 × 40 Tr./d p. o. *oder* orales Morphinsulfat 2 × 10–20 mg/d p. o.

Operative Therapie:

- Punktion bzw. Inzision über die Vagina erst bei deutlich palpabler Fluktuation (reifer Abszess)
- Bei Aspiration von Eiter: breite Inzision sowie Drainage mit T-Drain

Weitere Maßnahmen:

- Strenge Bettruhe
- **Akutes Stadium:** lokale Kälteanwendung (Eisakku, Kühlkompresse, feuchtkalte Wickel)
- **Chronisches Stadium:** feuchte und trockene Wärme, schonende Stuhlregulierung, leichte Kost

Im chronischen Stadium Spasmolytika-Gabe, da Antibiotika in dieser Situation wirkungslos sind.

Differenzialdiagnosen

Adnexitis; Appendizitis; Colitis ulcerosa; Divertikulitis; ektope Schwangerschaft; Endometriose; Endometritis; M. Crohn; Ovarialtumor; Peritonitis.

Prophylaxe und Bemerkungen

- Vermeidung von Zervixverletzungen (z. B. bei Geburt, Operationen)
- Allerdings ist eine solche Prävention nicht immer erfolgreich

Bei einer Parametritis ohne ersichtliche prädisponierende Faktoren sollte an ein Zervixkarzinom gedacht werden.

2.6 Adnexitis („pelvic inflammatory disease“)

Definition und Bedeutung

Entzündungen des weiblichen inneren Genitales, auch als PID (*pelvic inflammatory disease*) bezeichnet (▶ Tab. 2.27).

Epidemiologie:

- Von einer Adnexitis sind etwa 10 von 1.000 Frauen betroffen
- Hochrechnungen für die USA: jährlich ca. 1 Million Frauen
- Europa: ca. 1 % der Frauen
- Entwicklungsländer: Inzidenz viel höher (z. B. ca. 32 % unter den eingeborenen Frauen [Aborigines] in Australien)

Tab. 2.27 Definition der Infektionsausbreitung im weiblichen kleinen Becken und Nomenklatur

Adnexitis	Übergreifen einer Entzündung auf den Eierstock und das Ovar (Adnex) Häufig als PID (*pelvic inflammatory disease*) bezeichnet
Douglas-Abszess	Eiteransammlung im Douglas-Raum
Hydrosalpinx bzw. Pyosalpinx	Entzündung und Auftreibung der Tuben mit seröser Flüssigkeit bzw. Eiter
Ovarialabszess	Abszess in den Ovarien (selten)
Pelvoperitonitis	Ausbreitung der Infektion im kleinen Becken
Perioophoritis	Entzündung der Oberfläche und Umgebung des Ovars
Perisalpingitis	Entzündung dringt durch Tubenwand hindurch Ausbreitung der Entzündung in die Umgebung der Tuben
Peritonitis	Ausbreitung der Infektion über das kleine Becken hinaus im (ganzen) Bauchraum
Pyovar	Ovarialabszess
Salpingitis, Endosalpingitis	Entzündung der Tuben
Tuboovarialzyste bzw. -abszess	Adhäsion aus Tube und Ovar, Flüssigkeits- bzw. Eiteransammlung in Verklebungshöhle

- Das mittlere Erkrankungsalter liegt zwischen dem 15. und 39. Lebensjahr
- Nullipara sind etwa doppelt so häufig betroffen wie Frauen, die bereits mindestens eine Schwangerschaft ausgetragen haben

70 % der Patientinnen sind jünger als 25 Jahre. 33 % der Patientinnen erkranken vor dem 20. Lebensjahr.

Infektionswege:
- **Aszendierende Infektion:** Erreger gelangen über die Zervix im Rahmen einer klinisch häufig unauffälligen Zervizitis zum Endometrium. Im weiteren Verlauf breiten sich die Erreger über die Tuben in Richtung Ovarien aus, wobei die Erkrankung nicht zwingend beidseitig auftreten muss und vom Schweregrad her seitendifferent sein kann. Schließlich resultiert Pelveoperitonitis. Häufiger Infektionsweg
- **Deszendierende Infektion:** von einer Appendizitis, Peritonitis oder entzündlichen Darmerkrankungen ausgehend
- **Postoperative Infektion:** selten nach gynäkologischen bzw. chirurgischen Eingriffen
- **Hämatogene Infektion:** z. B. im Rahmen einer Tuberkulose

Erreger (**häufig Mischinfektionen**):
- Streptococcus species (20–46 %)
- Staphylococcus species (16–32 %)
- Escherichia coli und andere Enterobakterien (17–19 %)
- Anaerobier (12–37 %): Peptostreptococcus gefolgt von Bacteroides, Prevotella
- Chlamydia trachomatis (8–9 %; USA ca. 20–30 %)
- Gardnerella vaginalis (3–8 %)
- Aktinomyzeten (< 2 %)

- Neisseria gonorrhoeae (< 1 %)
- Weitere Erreger mit unklarem Zusammenhang und Inzidenz: bakterielle Vaginose, HSV, Mycoplasma genitalium, Mykoplasmen, Ureaplasma urealyticum, Zytomegalievirus

Dieses Wissen ist von entscheidender Bedeutung, um eine kalkulierte antibiotische Therapie durchzuführen. So wird häufig suggeriert, dass der Haupterreger einer Adnexitis eine Chlamydia trachomatis Infektion ist (in Europa ca. 10 %).

Prädisponierende Faktoren:

- Abortkürettage
- Diagnostische Eingriffe (fraktionierte Abrasio, Hysteroskopie, Hysterosalpingografie)
- Geburt/Wochenbett
- Intrauterinpessar (*intrauterine device,* IUD)
- Menstruation
- Promiskuität und frühe Aufnahme sexueller Beziehungen

Komplikationen:

- Frauen mit anamnestischer Adnexitis/PID haben schwerwiegende gesundheitliche und reproduktionsmedizinische Probleme:
  - Infertilität (ca. 20 %)
  - Chronische pelvine Schmerzen (ca. 18 %)
  - Extrauterine Gravidität (ca. 6 %)

Actinomyces wurde in Einzelfällen als Ursache einer Adnexitis nachgewiesen. Dies gilt insbesondere für die Verwendung eines Intrauterinpessars (IUD).
Peptostreptokokken, Bacteroides und andere obligate Anaerobier verursachen gehäuft bei älteren Patientinnen eine Adnexitis.

Klinik

- Vielfältiges Erscheinungsbild, von symptomarmen bis zu verkannten und lebensbedrohlichen Entzündungs- und Verlaufsformen (▶ Tab. 2.28).
- Art und Schwere der Infektionssymptomatik sind unterschiedlich, dadurch 40–50 % Fehldiagnosen.

Klassische Symptome sind:

- Fieber
- Schmerzhafte Adnexschwellungen
- Portioschiebeschmerz
- Pathologische Entzündungsreaktionen im Serum (erhöhtes CRP)

Diagnostik

Die Diagnose beruht auf etlichen Parametern (▶ Tab. 2.29):

- Anamnese
- Klinische Untersuchung
- Bildgebende Verfahren (Sonografie)

Tab. 2.28 Verlaufsformen einer Adnexitis

Akute Adnexitis	• Plötzliche, akut einsetzende, starke Unterbauchschmerzen • Ein- oder beidseitige Unterbauchschmerzen • Fieber oder subfebrile Temperaturen • Postmenstruelle Schmierblutungen • Schmerzen beim Geschlechtsverkehr • Übelriechender, gelblich-grünlicher Fluor vaginalis • Leukozyten, Erythrozyten, Kokken • Wenige Laktobazillen • Übelkeit, Meteorismus, Brechreiz (Cave: Pelveoperitonitis) • Wechsel von Obstipation und Diarrhö
Subakute Adnexitis	• Mittelgradige bis starke Schmerzen im Unterbauch • Ein- oder beidseitige Unterbauchschmerzen • Druckempfindlichkeit im Unterbauch • Relativ gut abgrenzbarer Tastbefund im Adnexbereich • Subfebrile Temperaturen • Vermehrter Fluor vaginalis • Häufiger mit erhöhten Leukozyten • Selten übelriechend, gelblich-grünlich
Chronische Adnexitis	• **Geringe Schmerzen im Unterbauch** • Häufig Druckempfindlichkeit nur im Adnexbereich • Dysmenorrhö • Dyspareunie • Keine erhöhte Temperatur • Kreuzschmerzen (Adhäsionen) • Retroflexio uteri fixata • Rezidivierender Fluor vaginalis

- Klinisch-chemische Untersuchungen (Entzündungswerte)
- Evtl. mikrobiologische Nachweis

Therapie

- Stationäre Aufnahme und sofortige Behandlung
- **Ambulante Therapie** nur unter bestimmten Voraussetzungen:
  - Fehlende Compliance der Patientin bzgl. stationärer Behandlung
  - Unmöglichkeit einer stationären Aufnahme
  - Bei leichten Adnexitisfällen und fehlendem palpablem Tumor bzw. fehlendem Ultraschallbefund sowie nach Ausschluss einer Appendizitis

Douglas-, Ovarial- und Tuboovarialabszesse sollten immer stationär behandelt werden.

Allgemeine Maßnahmen

Etliche Maßnahmen können ergriffen werden (▶ Tab. 2.30):

- Bettruhe (!)
- Eisblase
- Analgetika/Spasmolytika
- Glukokortikoidtherapie wird kontrovers diskutiert; ist bei Tuberkulose und Diabetes mellitus **kontraindiziert**
- Bei Diabetes mellitus: Überwachung, evtl. Neueinstellung

Tab. 2.29 Diagnose einer Adnexitis

Untersuchungsbefund	• Druckdolenz der Adnexe ein- oder beidseitig, evtl. mit tastbaren, teigigen Adnextumoren • Evtl. Abwehrspannung im ganzen Unterbauch (Cave: Pelveoperitonitis) • Portioschiebeschmerz • Dolente Tumorbildung im kleinen Becken bei Abszedierung: Pyosalpinx, Tuboovarialabszess, Douglas-Abszess
Laboruntersuchungen	• BB, BSG (falls noch bestimmt) • CRP, Beta-HCG • Gerinnungsstatus (Quick, PTT, Thrombozyten) • Urinsediment
Sonografie	• Freie Flüssigkeit im Douglas-Raum • Verdickte Tuben (Saktosalpinx) sowie vergrößerte bzw. unscharfe Ovarien • Zusammen mit bimanuellem Palpationsbefund gute Verlaufskontrolle
Nativpräparat	Richtungsweisende Merkmale: • Bakterielle Vaginose • Leukozyten • Erythrozyten, Kokken • Wenige Laktobazillen Mikrobiologischer Zervixabstrich im Einzelfall sinnvoll (Abnahme vor Antibiotikagabe!)
Laparoskopie	Folgende Befunde möglich: • Massive Hyperämie des inneren Genitals • Entzündliche Auflagerungen • Pyo-, Hydro- oder Saktosalpinx • Exsudat in der Bauchhöhle Intraoperative Abstriche von den Salpingen sind sinnvoll, Abstriche aus dem Douglas-Raum sind weniger aussagekräftig

Ein liegendes IUD sollte aus infektiologischer Sicht entfernt werden!

Medikamentöse Therapie

- Kalkulierte antibiotische Therapie mit breitem Wirkungsspektrum (▶ Tab. 2.31)
- Nach Möglichkeit antibiotische Therapie entsprechend dem Antibiogramm in ausreichender Dosierung über einen angemessenen Zeitraum
- Eine ambulante medikamentöse Therapie kann erfolgen bei:
  - Leichten Adnexitisfällen
  - Fehlendem palpablen Tumor
  - Fehlendem Ultraschallbefund
  - Ausschluss einer Appendizitis
  - Entfernung eines IUD
- 24 h nach klinischer Besserung kann auf perorale Therapie gewechselt werden

Bei der chronischen Adnexitis ist eine Verlängerung der Therapiedauer einer antibiotischen Therapie auf 3 Wochen indiziert.

Tab. 2.30 Therapeutische Maßnahmen bei Adnexitis		
Ergänzende Maßnahmen	Allgemein	• Stationäre Behandlung, leichte Kost, schonende Stuhlregulierung • Strenge Bettruhe • Überwachung der Bilanzierung • Entfernung eines liegendes IUD
	Physikalische Maßnahmen	• Lokale Kälteanwendung: Eisakku, Eisblase • Feuchte Wärme: feucht-warme Wickel (nach Rückbildung des Lokalbefundes; während Monatsblutung bzw. bei Verschlechterung der Entzündungsparameter wieder Kälteanwendung)
	Septische Temperatur	• Heparinisierung
	Starke Beschwerden	• Nicht-steroidale Analgetika bzw. Antiphlogistika
Konservative Therapie	Akutes Stadium vor Erregernachweis	• Kalkulierte Antibiotikatherapie
	Akutes Stadium nach Erregernachweis	• Evtl. Therapieänderung entsprechend Kulturergebnis
	Subakutes Stadium	• Bettruhe • Zunehmende trockene Wärmeapplikation, Fango oder Moorpackungen
	Chronisches Stadium	• Ambulante Therapie möglich • Resorptions- bzw. Bädertherapie
Operative Therapie	Frühe operative Therapie (alternativ zur konservativen Therapie)	Laparoskopie (alternativ Laparotomie) mit Punktion/Drainage bei: • Wirkungsloser konservativer Therapie • Verschlechterung des Allgemeinzustandes • Septischen Temperaturen • Zunahme des Adnexbefundes • Persistierenden Peritonitiszeichen • Nachgewiesenem Ovarial-, Tuboovarial-, Douglas-Abszess oder Pyosalpinx
	Späte operative Therapie (nach unbefriedigender konservativer Therapie)	Bei: • Großen Restbefunden • Unterschiedlichen objektivierbaren Befunden (Palpation, Sonografie) • Wiederholten Rezidiven • Anhaltenden Beschwerden

Operative Maßnahmen

- Wenn medikamentöse Maßnahmen keinen Erfolg zeigen, ist operative Abklärung und Sanierung durch Pelviskopie/Laparotomie möglich
- Eine Operation muss dem Alter sowie dem eventuellen Kinderwunsch der Patientin Rechnung tragen

Eine chirurgische Therapie sollte erfolgen bei:

- Nicht ausgeschlossener Appendizitis
- Fieber, Nausea, Erbrechen
- Peritonitis
- V. a. Tuboovarialabszess
- Adoleszenz, Schwangerschaft
- Nichtansprechen der peroralen Therapie nach maximal 48 h

2

Tab. 2.31 Praktikable Therapieempfehlungen einer Adnexitis

Indikation		Medikament und Dosierung	Dauer
Empfehlung aufgrund von klinischen Untersuchungen und pharmakodynamischen Grundlagen	Ambulant	Ciprofloxacin 2 × 500 mg/d p. o. *plus* Metronidazol 3 × 500 mg/d p. o.	10–14 d
		Amoxicillin/Clavulansäure 2 × 875/125 mg/d p. o. *plus* Metronidazol 3 × 500 mg/d p. o.	10–14 d
	Bei Verdacht auf Chlamydieninfektion	Levofloxacin 2 × 500 mg/d p. o. *plus* Metronidazol 3 × 500 mg/d p. o.	10–14 d
		Moxifloxacin 1 × 400 mg/d p. o. *plus* Metronidazol 3 × 500 mg/d p. o.	10–14 d
	Stationär	Levofloxacin 2 × 500 mg/d i. v. *plus* Metronidazol 3 × 500 mg/d i. v.	10–14 d
		Moxifloxacin 1 × 400 mg/d i. v. *plus* Metronidazol 3 × 500 mg/d i. v.	10–14 d
		Amoxicillin/Clavulansäure 3 × 2,2 g i. v. *plus* Metronidazol 3 × 500 mg/d i. v.	10–14 d
		Piperacillin/Tazobactam 3 × 4,5 g/d i. v. *plus* Metronidazol 3 × 500 mg/d i. v.	10–14 d
		Ampicillin/Sulbactam 4 × 3 g i. v. *plus* Metronidazol 3 × 500 mg/d i. v.	10–14 d
		Clindamycin 3 × 900 mg i. v. *plus* Gentamicin* initial 2 mg/kg KG i. v./i. m. gefolgt von 3 × 1,5 mg/kg KG i. v.	10–14 d
Internationale Empfehlungen	Ambulant	Ofloxacin** 2 × 450 mg/d p. o. *plus* Metronidazol 2 × 500 mg/d p. o.	10–14 d
		Amoxicillin/Clavulansäure 2 × 875/125 mg/d p. o. *plus* Metronidazol 3 × 500 mg/d p. o.	10–14 d
		Ciprofloxacin 2 × 500 mg p. o. *plus* Metronidazol 3 × 500 mg/d p. o. *oder*	10–14 d
		Ceftriaxon 1 × 1 g i. m. *oder* i. v. als Einmalgabe plus Doxycyclin* 2 × 100 mg/d p. o. *plus* Metronidazol 2 × 500 mg****	14 d
		Levofloxacin 2 × 500 mg/d p. o. *plus* Metronidazol 3 × 500 mg/d p. o.	10–14 d
		Moxifloxacin 1 × 400 mg/d p. o. *plus* Metronidazol 3 × 500 mg/d p. o.	10–14 d
	Stationär	Levofloxacin 2 × 500 mg/d i. v. *plus* Metronidazol 3 × 500 mg/d i. v./p. o.	10–14 d
		Moxifloxacin 1 × 400 mg/d i. v. *plus* Metronidazol 3 × 500 mg/d i. v.	10–14 d
		Amoxicillin/Clavulansäure 3 × 2,2 g i. v. *plus* Metronidazol 3 × 500 mg/d i. v.	10–14 d
		Ampicillin/Sulbactam 4 × 3 g i. v. *plus* Doxycyclin 2 × 100 mg/d p. o. i. v.	10–14 d
		Clindamycin 3 × 900 mg i. v. *plus* Gentamicin* initial 2 mg/kg KG i. v./i. m. gefolgt von 3 × 1,5 mg/kg KG i. v.	10–14 d
		Ciprofloxacin 2 × 400 mg i. v. *plus* Metronidazol 3 × 500 mg/d i. v./p. o.	10–14 d

Tab. 2.31 Praktikable Therapieempfehlungen einer Adnexitis *(Forts.)*

Indikation		Medikament und Dosierung	Dauer
Deutsche Leitlinie	Milde Ausprägung – Standard	Ceftriaxon 1 × 1 g i. m. *oder* i. v. als Einmalgabe *plus* Doxycyclin* 2 × 100 mg/d p. o. *plus* evtl.**** Metronidazol*** 2 × 400 mg*****	14 d
	Milde Ausprägung – Alternative	Moxifloxacin**** 1 × 400 mg/d p. o.	14 d
		Amoxicillin/Clavulansäure 2 × 875/125 mg/d p. o. *plus* Doxycyclin* 2 × 100 mg/d p. o. *plus* evtl.**** Metronidazol*** 2 × 400 mg/d p. o.	14 d
	Schwere Ausprägung – Standard	Ceftriaxon 2 × 1 g i. m./i. v. *plus* Doxycyclin* 2 × 100 mg/d p. o. *plus* Metronidazol 2 × 500 mg i. v.	7–14 d
	Schwere Ausprägung – Alternative	Piperacillin/Tazobactam 3 × 4,5 g/d i. v. *plus* Doxycyclin* 2 × 100 mg/d p. o.	7–14 d

Darstellung der internationalen und deutschen Empfehlungen zur Vollständigkeit.
* Die Kombination eines bakteriziden (Penicillin, Beta-Lactam-Antibiotika, Fluorchinolone, Aminglykoside) mit bakteriostatischem Antibiotikum (Tetracycline, Makrolide) ist, wegen Aufhebung der bakterientötenden Wirkung, aus pharmakologischer Sicht nicht optimal.
** Ofloxacin stellt ein Racemat dar und sollte gegen das wirksamere L-Enantiomer (Levofloxacin) ersetzt werden.
*** Während alle internationalen Empfehlungen eine tägliche Behandlungsdosis von Metronidazol zwischen 1000–1500 mg empfehlen, würde eine Therapie gemäß den deutschen Leitlinien eine Behandlung mit einer 20–45 % geringeren Dosierung an Metronidazol beinhalten. Metronidazol 500 mg p. o. ist auch in Deutschland erhältlich.
**** Eine alleinige kalkulierte antibiotische Therapie ohne Metronidazol ist, aufgrund des hohen Anteiles von Anaerobiern, nicht empfehlenswert.
***** Eine dreifach antibiotische Therapie (Ceftriaxon i. m. *plus* Doxycyclin *plus* evtl. Metronidazol) ist aufgrund der Gesundheitsstrukturen in Deutschland nicht praktikabel (Vorrätigkeit von Ceftriaxon in Praxen, Kliniken oder Apotheken, i. m. Verabreichung, Bereitschaftsdienst u. a.)

Eine Operation hat sowohl Vor- als auch Nachteile:

- Vorteile:
  - Sichere Diagnosestellung (z. B. Befundausdehnung)
  - Differenzialdiagnose (Appendizitis, entzündliche Darmerkrankung usw.)
  - Besserer Keimnachweis
  - Therapeutische Operation und Spülung
- Nachteile:
  - Stationäre Aufnahme
  - Erhöhte Kosten
  - Invasiver Eingriff mit Operationsrisiko

Die operative Therapie ist im akuten Stadium nur bei eitriger Peritonitis außerhalb des kleinen Beckens indiziert, insbesondere bei Versagen der konservativen Therapie. In Deutschland wird zunehmend auch im akuten Stadium laparoskopisch operiert (aus monetären, differenzialdiagnostischen oder anderen Gründen), während in den meisten anderen entwickelten Ländern primär eine konservative Therapie angestrebt wird.

Resorptionsfördernde Maßnahmen

- Antiphlogistische und resorptionsfördernde physikalische Maßnahmen im Anschluss bzw. in Ergänzung der Akuttherapie

- Klinische Wirksamkeit ist fraglich, da nicht in placebokontrollierten Studien evaluiert. Allerdings jahrzehntelange empirische Anwendung mit positiven Erfahrungen

2

Differenzialdiagnosen

Zahlreiche Erkrankungen sind differenzialdiagnostisch in Erwägung zu ziehen, während die wichtigsten die Appendizitis und die extrauterine Gravidität (▶ Tab. 2.32) darstellen.

Tab. 2.32 Häufige Differenzialdiagnosen einer Adnexitis

	Kriterien	Adnexitis	Appendizitis	EUG	Pyelonephritis	Divertikulitis
Allgemein	Alter (15–25 J.)	+++	+/–	++	+	–
	Schwangerschaft	–	–	+++	–	–
Symptome	Abwehrspannung	++	+++	++	–	+
	Beidseitig ziehend	+++	–	–	–	–
	Einseitig stehend		+++	+++	++	+
	Fieber (über 38 °C)	++	+++	–	+++	++
	Fluor vaginalis	+++	–	+	–	–
	Krampfartig	+	++	++	+	+++
	Loslassschmerz	–	+++	–	–	+
	McBurney-Punkt	–	+++	–	–	–
	Miktionsbeschwerden	+	+	+	+++	–
	Nierenklopfschmerz	–	–	–	+++	–
	Portioschiebeschmerz	+++	–	++	–	–
	Stuhlunregelmäßigkeiten	+	+++	+	–	+++
	Übelkeit und Erbrechen	+	+++	+	+++	+
	Unterbauchschmerzen	+	++	+	++	+++
Labor	Erhöhtes CRP	+++	+++	–	+++	++
	Leukozytose	+++	+++	–	+++	++
Sonografie	Adnextumor	+++	–	++	–	–
	Darstellbare Tube	–	–	+++	–	–
	Extrauterine Fruchtblase	–	–	+++	–	–
	Freie Flüssigkeit	+++	+	+++	–	–
	Gestautes Nierenbecken	–	–	–	+++	–
	Leeres Cavum uteri	–	–	+++	+++	–
	Unscharfe Ovarien	++	–	–	–	–
	Verdickte Darmwand	–	–	–	–	+++

Extrauteringravidität = EUG
– = niemals/sehr selten
+ = selten
++ = häufig
+++ = sehr häufig

- Gynäkologische Krankheitsbilder: Blutung des Corpus luteum; ektope Schwangerschaft; Endometriose; ovariale Stieldrehung; Ovarialtumor; rupturierte Ovarialzyste
- Chirurgische Krankheitsbilder: Adhäsionen; Appendizitis; Colitis ulcerosa; Divertikulitis; Hernien; M. Crohn
- Urologische Krankheitsbilder: Pyelonephritis; Urolithiasis; Zystitis
- Sonstige: Campylobacter; Koprostase; Salmonellen; Shigellen; Yersiniose

Prophylaxe und Bemerkungen

- Rechtzeitige und konsequente Therapie zur Vermeidung von Spätfolgen
- Mitbehandlung des Partners bei Gonorrhö oder Chlamydieninfektion
- Eine Aufklärung über sexuelle Hygiene, Sexualität und Sexualverhalten sowie die korrekte Verwendung von Kondomen sind entscheidende präventive Maßnahmen

Von einer IUD-Einlage zur Kontrazeption bei Nullipara sowie bei Diabetikerinnen (unabhängig von monetären Gründen oder Praktikabilität) wird aus infektiologischer Sicht abgeraten.

2.7 Tuboovarialabszess

Definition und Bedeutung

- Ein Tuboovarialabszess (TOA) ist eine Abszessbildung zwischen Tuba uterina und Ovar, die als Komplikation einer Adnexitis auftreten kann
- Die Adnexitis kann sich von der Salpingitis bis zum Ovar ausbreiten (Salpingoophoritis). Es kommt zu narbigen Verwachsungen, die zu einem unbeweglichen, großen Konglomerattumor führen
- Tritt bei 15 % der Frauen mit Adnexitis auf
- Ist wahrscheinlicher, wenn die Behandlung der Adnexitis zu spät begonnen oder abgebrochen wurde

Klinik

- Schweres Krankheitsbild mit Fieber und starken Schmerzen, im Extremfall bis zur Sepsis
- Ein- oder beidseitige Schmerzen im Unterbauch mit wechselnder Intensität, begleitet von Fieber oder Fieberschüben
- Reduzierter Allgemeinzustand
- Obstipation und Meteorismus möglich
- Ausgeprägte Zeichen einer Peritonitis

Bei Ruptur oder Streuung des Abszesses nehmen die Symptome rasch zu. Eine Peritonitis oder ein septischer Schock sind möglich.

Diagnose

- Anamnese

- Auffälliger Untersuchungsbefund im Adnexbereich: teigig-weicher und schmerzhafter Konglomerattumor
- Unterbauch sehr druckempfindlich, Abwehrspannung fast immer vorhanden
- Serologie: Leukozytose, CRP deutlich erhöht
- Vaginalsonografie: zystische Raumforderung mit unscharfer Begrenzung im Bereich der Adnexe.

Therapie

- Die antibiotische Therapie erfolgt analog zur Adnexitis bzw. sekundären Peritonitis. Gängige kalkulierte Antibiotikatherapien umfassen u. a.:
  - Moxifloxacin 1 × 400 mg i. v. *plus* Metronidazol 3 × 500 mg i. v. über 14 Tage
  - Levofloxacin 2 × 500 mg i. v. *plus* Metronidazol 3 × 500 mg i. v. über 14 Tage
  - Piperacillin/Tazobactam 3 × 4,5 g i. v. 3 ×/d (*plus* ggf. Metronidazol 3 × 500 mg i. v.) über 14 Tage (wirkt nicht gegen Chlamydien und Mykoplasmen)
- Häufig erfolgt gleichzeitig oder in kurzem Abstand (z. B. am Folgetag) die operative Mitbehandlung des Abszesses (meist minimal-invasiv). Dabei müssen fast immer der gesamte Eierstock und der Eileiter der betroffenen Seite entfernt werden
- Eine Behandlung mit perkutaner oder transvaginaler Drainage unter Ultraschallkontrolle kann erwogen werden

> Bei Verdacht auf einen Tuboovarialabszess ist eine sofortige Operation erforderlich. Bei Frauen im gebärfähigen Alter ist die Erhaltung der Beckenorgane, wenn möglich, das vorrangige Ziel, sodass die Laparoskopie die bevorzugte Option ist.

Differenzialdiagnose

Andere Ursachen eines akuten Abdomens, wie z. B. EUG; Appendizitis; bösartige Tumoren im Bereich des Darmes oder des Ovars; Gastroenteritis; gestieltes Myom oder gestielte Ovarialzyste; Harnwegsinfekte oder Harnsteinleiden; M. Crohn.

Prophylaxe und Bemerkungen

- Tuboovarialabszesse sollten immer stationär behandelt werden.
- Die Behandlung besteht häufig in der operativen Entfernung der betroffenen Organe, wobei die endgültige Entscheidung über das Ausmaß des Eingriffs erst während der Operation getroffen werden kann.
- Bei Frauen im gebärfähigen Alter mit noch nicht abgeschlossener Familienplanung ist in den meisten Fällen eine teilweise oder vollständige Erhaltung der Eierstöcke möglich. Wenn die Entzündung abgeklungen ist und eine Schwangerschaft gewünscht wird, kann in einer weiteren Operation eine Adhäsiolyse mit Kanalisierung der Eileiter durchgeführt werden.
- Das Risiko einer EUG ist bei Organerhalt um das 10-Fache erhöht.

2.8 Douglas-Abszess/Douglas-Empyem

Definition und Bedeutung

- Eiteransammlung am tiefsten Punkt der Bauchhöhle, dem Douglasraum

- Ein Douglas-Abszess ist kein Abszess im eigentlichen Sinne, sondern ein Empyem
- Häufig als Folge einer bakteriellen Entzündung des Blinddarms (Appendizitis) oder der kleinen Beckenorgane (Parametritis, Adnexitis)
- Manchmal können Bakterien auch durch Verletzungen oder Operationen in den Bauchraum gelangen

Klinik

- Meist Fieber und Schüttelfrost
- Fieber und Unterbauchschmerzen verstärken sich bei Miktion und Defäkation

Diagnostik

- Digitale rektovaginale Palpation
- Serologie: Erhöhung der Entzündungsparameter (Leukozytose, erhöhtes CRP)
- Bildgebende Verfahren: Sonografie, rektale und/oder vaginale Endosonografie
- CT-Abdomen und evtl. MRT können hilfreich sein
- Die laparoskopische Exploration des kleinen Beckens im Rahmen der kausalen Therapie wird in ressourcenreichen Ländern häufig durchgeführt

Therapie

- Je nach Befund, Lokalisation, Größe und möglicher Ursache kann eine ultraschall- oder CT-gestützte transrektale, transvaginale oder transabdominale Punktion und Drainage des Abszesses erfolgen.
- In Deutschland wird eine schnelle, laparoskopisch assistierte oder offen chirurgische Abszesspunktion und -drainage durchgeführt.
- Die antibiotische Therapie erfolgt analog zur Adnexitis bzw. sekundären Peritonitis. Gängige kalkulierte Antibiotikatherapien umfassen u. a.:
  - Moxifloxacin 1 × 400 mg i. v. *plus* Metronidazol 3 × 500 mg i. v. für 14 Tage
  - Levofloxacin 2 × 500 mg i. v. *plus* Metronidazol 3 × 500 mg i. v. für 14 Tage
  - Piperacillin/Tazobactam 3 × 4,5 g i. v. 3 ×/d (*plus* ggf. Metronidazol 3 × 500 mg i. v.) über 14 Tage

Nach Diagnosestellung sollte eine entsprechende ursächliche Behandlung erfolgen (z. B. Entfernung einer Neoplasie).

Differenzialdiagnose

Akutes Abdomen anderer Ursache mit intraabdomineller Blutung in den Douglasraum; Appendizitis; Divertikulitis; Endometritis; entzündliche Erkrankungen der Adnexen; mesenteriale Lymphadenitis; Neoplasien des Darmes und des Urogenitaltraktes; Ovarialtorsion; Parametritis; Peritonitis; rupturierte Ovarialzyste; Tuboovarialabszess.

Prophylaxe und Bemerkungen

- Zur Vermeidung von Spätfolgen ist eine rechtzeitige, adäquate und konsequente Therapie erforderlich.
- Eine Prophylaxe insbesondere von Adnexitis, Appendizitis und Divertikulose sowie die Prävention von Traumata und iatrogenen Verletzungen sind zu empfehlen.

2.9 Harnwegsinfektionen

2.9.1 Grundlagen zu Harnwegsinfektionen

- Auftreten von Krankheitserregern im Harntrakt. Harnwegsinfektionen stellen die zweithäufigste Infektionskrankheit nach Infekten der oberen Luftwege dar.
- Umfasst eine Reihe unterschiedlicher Krankheitsbilder:
  - **Akute Zystitis** (▶ Kap. 2.9.4): Harnwegsinfektion mit Leukozyturie und signifikanter Bakteriurie (> 10^5 Keime/ml), zusätzlich oft Hämaturie. Unkomplizierte Zystitis ohne weitere Organbeteiligung kommt nur bei Frauen vor. Infektionen bei Kindern, Männern und Schwangeren werden als komplizierte Harnwegsinfektionen angesehen
  - **Akute Pyelonephritis** (▶ Kap. 2.9.5): bakterielle parenchymatöse Infektion von Niere und Nierenbecken
  - **Chronische Pyelonephritis** (▶ Kap. 2.9.5): deformierende Entzündung von Niere und Nierenbecken unterschiedlicher Genese. Bakterien oder andere Erreger nicht immer relevant
  - **Asymptomatische Bakteriurie** (▶ Kap. 3.7.1): Bakteriurie ohne klinische Zeichen einer Harnwegsinfektion
  - **Urethritis/Urethralsyndrom** (▶ Kap. 2.9.3, ▶ Kap. 4.2.6): Dysurie und Pollakisurie ohne signifikante Bakteriurie (in 40–50 % dennoch Bakterien im Blasenpunktat), aber meist mit Leukozyturie (diagnostische Bedeutung der Leukozyturie bei der akuten Dysurie von Frauen!)
- **Einteilung:**
  - **Nach der Lokalisation:** untere Harnwegsinfektionen (Urethritis, Zystitis) und obere Harnwegsinfektion (Pyelonephritis, Nierenabszess)
  - **Nach dem Infektionsort:** ambulant versus nosokomial
  - **Nach dem Verlauf:** relapsierend (< 2 Woche bei gleichem Erreger) und rezidivierend (≥ 2 Episoden in 6 Monaten *oder* ≥ 3 Episoden/Jahr)
- **Ursachen:** anatomisch (z. B. kurze Harnröhre), Kälte- und Nässe-Exposition, Kohabitation, Oligurie (z. B. bei Exsikkose)
- **Infektionsweg:** meist aszendierende Infektion, häufig mit Erregern der Darmflora. Deszendierende Infektion bei Bakteriämien (z. B. Staphylokokken). Infektion per continuitatem (z. B. Fistelbildung) sind selten
- **Prädisponierende Faktoren:** Harnabflussstörungen, Schwangerschaft, Immunsuppression, Diabetes mellitus, Blasenkatheter
- **Risikofaktoren für komplizierten Verlauf:** anatomische Besonderheiten, Z. n. Operation, funktionelle Einschränkungen (v. a. mit signifikanter Restharnbildung [> 100 ml] bei neurogener Blase oder Querschnittssyndrom), Fremdkörper (z. B. Blasenkatheter, intermittierende Katheterisierung, Doppel-J-Katheter)
- **Erreger:** Die Erreger von Harnwegsinfektionen kommen überwiegend aus der Darmflora:
  - **Allgemein:** Escherichia coli (40–80 %), Enterokokken (20 %), Staphylokokken (13 %), Proteus mirabilis (13 %), Pseudomonaden (5 %), Enterobakter (2 %)
  - **Ambulant erworbene und unkomplizierte Harnwegsinfektionen:** Escherichia coli, Proteus mirabilis, Klebsiella pneumoniae, Enterobacter spp. und Citrobacter spp.
  - **Nosokomiale und komplizierte Harnwegsinfektionen:** Escherichia coli (50 %), andere Enterobakterien und Pseudomonas aeruginosa. Staphylococ-

cus saprophyticus ist nach Escherichia coli der vermutlich zweit- oder dritthäufigste Zystitiserreger bei jungen sexuell aktiven Frauen
- **Candida spp.:** Eine Candidainfektion der Harnwege ist bei vorangegangener antibiotischer Therapie oder Immunsuppression ebenfalls möglich. Häufig als nosokomiale Urinisolate. Vorwiegend durch Kontamination (z. B. bei Vaginalmykose)

2.9.2 Asymptomatische Bakteriurie

▶ Kap. 3.7.1

2.9.3 Urethritis

▶ Kap. 4.2.6

2.9.4 Zystitis

Definition und Bedeutung

- Schmerzhafte Entzündung der Harnblase
- Bakterielle Ursache überwiegend bei (sexuell aktiven) Frauen („Honeymoon-Zystitis") oder bei prädisponierenden Risikofaktoren
- Selten andere Infektionen (Trichomonaden, Kandidose u. a.)
- Rezidivierende Zystitis: bei 5–10 % der Frauen. Definition: mehr als 3 Harnwegsinfekte (HWI)/Jahr oder mehr als 2 HWI/Halbjahr

Klinik

- Dysurie, Algurie, Pollakisurie und evtl. Nykturie
- Suprapubische Schmerzen, evtl. Tenesmen (schmerzhafter, spastischer Harndrang)
- Keine Schmerzen im Nierenlager!
- Meistens kein Fieber vorhanden
- Komplikationen: hämorrhagische Zystitis mit Makrohämaturie, aszendierende Infektion mit Pyelonephritis, rezidivierende Zystitis

Häufigste Symptome sind Pollakisurie, Dysurie sowie Blasentenesmen.

Diagnose

- Klinische Symptomatik und Anamnese sind oft ausreichend für Diagnosestellung:
  - Anamnese: begünstigende Faktoren
  - Limitationen der Verwendung von Urinteststreifen: Nachweis der Leukozytenesterase: Sensitivität von 57 %. Bei älteren Frauen: > 40 % falsch positiv
  - Nitrittest: Sensitivität von ca. 50 %. Bei Positivität ist eine Infektion wahrscheinlich
- Urinstatus: Leukozyten positiv. Häufig auch Erythrozyten positiv (Cave: Glomerulonephritis). Nitrit oft positiv, manchmal signifikante Proteinurie
- Urinsediment: Nachweis von Bakterien
- Urinkultur aus Mittelstrahlurin mit Antibiogramm ist bei rezidivierenden Infektionen oder Therapieversagern erforderlich

- Suche nach prädisponierenden Faktoren: bei Therapieversagen, chronischen und häufig rezidivierenden Infektionserkrankungen, Kindern und Männern (Prostatapalpation)

2

Therapie

- Allgemeine Maßnahmen:
  - Lokale Wärmeapplikationen
  - Spasmolytika: Butylscopolamin-Dragees 10 mg 1–3 × Dragees/d p. o. für max. 5 Tage (maximale Tagesdosis 60 mg) *oder* Butylscopolamin-Zäpfchen maximale Dosis 100 mg/d für max. 5 Tage
  - Ausreichende Flüssigkeitszufuhr und somit auch adäquate Diurese
  - Bei Schmerzen: kurzfristig analgetische Therapie mit NSAR (Cave: renale Vorschädigung), z. B. Ibuprofen 3 (–max. 6) × 400 mg/d über 2–3 Tage
- Kalkulierte antibiotische Therapie einer ambulant erworbenen akuten unkomplizierten Zystitis (▶ Tab. 2.33); kurzzeitige Therapiedauer häufig ausreichend. Die Einmaltherapie von Ciprofloxacin ist ebenfalls möglich, wobei dies nicht die primäre Wahl darstellt, da es ein sehr potentes Breitspektrum-antibiotikum ist. Bei rezidivierenden Zystitiden kann eine erneute Therapie nach Antibiogramm erfolgen
- Kalkulierte antibiotische Therapie von komplizierter bzw. nosokomial erworbener Zystitis (▶ Tab. 2.34)
- Antimykotische Behandlung von pilzbedingten Harnwegsinfektionen (▶ Tab. 2.35). Harnwegsinfektionen durch Pilze stellen eine große Herausforderung dar

Tab. 2.33 Kalkulierte antibiotische Therapie einer ambulant erworbenen unkomplizierten Zystitis

	Medikamente	Dosierung	Dauer	
Allgemein	Cotrimoxazol	2 × 160/800 mg/d p. o.	3 d	*oder*
	Fosfomycin-Trometamol	1 × 3 g p. o.	Einmaltherapie	*oder*
	Nitrofurantoin	4 × 50 mg/d p. o.	7 d	*oder*
	Nitrofurantoin retard	2 × 100 mg/d p. o.	5 d	*oder*
	Nitroxolin	3 × 250 mg/d	5 d	*oder*
	Pivmecillinam	3 × 400 mg/d p. o.	3 d	*oder*
	Sultamicillin	2 × 375 mg/d p. o.	7 d	*oder*
	Trimethoprim	2 × 200 mg/d p. o.	3 d	
Schwangerschaft	Amoxicillin	3 × 1000 mg/d p. o.	7–10 d	*oder*
	Amoxicillin/Clavulansäure	2 × 875/125 mg/d p. o.	7 d	*oder*
	Cefixim	2 × 200 mg/d p. o.	7–10 d	*oder*
	Cefpodoximproxetil	2 × 200 mg/d p. o.	7–10 d	*oder*
	Cefuroximaxetil	2 × 500 mg/d p. o.	7–10 d	*oder*
	Fosfomycin-Trometamol	1 × 3 g p. o.	3 d	*oder*
	Pivmecillinam	3 × 400 mg/d p. o.	7 d	

Fluorchinolone (Ciprofloxacin, Levofloxacin, Norfloxacin, Ofloxacin) und Cephalosporine (Cefpodoximproxetil) sollen nicht als Antibiotika der ersten Wahl eingesetzt werden.
Trimethoprim und Cotrimoxazol sollen nicht als Mittel der ersten Wahl eingesetzt werden, wenn die lokale Resistenzsituation von *Escherichia coli* > 20 % liegt.

Tab. 2.34 Kalkulierte antibiotische Therapie einer komplizierten bzw. nosokomial erworbenen Zystitis

	Medikamente	Dosierung	Dauer	
Ambulant erworbene komplizierte Zystitis	Ciprofloxacin	2 × 500 mg/d p. o.	7–10 d	*oder*
	Ciprofloxacin	2 × 750 mg/d p. o.	7 d	*oder*
	Levofloxacin	2 × 500 mg/d p. o.	7 d	*oder*
	Cotrimoxazol	2 × 160/800 mg/d p. o.	7 d	*oder*
	Nitrofurantoin retard	2 × 100 mg/d p. o.	7 d	*oder*
	Nitrofurantoin	4 × 50 mg/d p. o.	7 d	
Nosokomial erworbene unkomplizierte Zystitis	Cefuroximaxetil	2 × 500 mg/d p. o.	3 d	*oder*
	Fosfomycin-Trometamol	1 × 3 g p. o.	Einmaltherapie	*oder*
	Nitrofurantoin	4 × 50 mg/d p. o.	7 d	*oder*
	Nitrofurantoin retard	2 × 100 mg/d p. o.	5 d	*oder*
	Pivmecillinam	3 × 400 mg/d p. o.	3 d	
Nosokomial erworbene komplizierte Zystitis	Cefuroxim	3 × 1,5 g/d i. v.	7 d	*oder*
	Ceftriaxon	1 × 2 g/d i. v.	7 d	*oder*
	Cefotaxim	3 × 2 g/d i. v.	7 d	

Tab. 2.35 Therapieoptionen von Pilzinfektionen bei Harnwegsinfektionen

Medikamente	Dosierung	Dauer
Fluconazol	Tag 1: 1 × 800 mg/d i. v. *oder* p. o. Ab Tag 2: 1 × 400 mg/d i. v. *oder* p. o.	7–10 d
Voriconazol	Tag 1: 1 × 6 mg/kg KG i. v. Ab Tag 2: 4 mg/kg KG alle 12 h	7–10 d
Nicht-liposomales Amphotericin B *plus* **Flucytosin***	0,3–0,6 mg/kg KG/d i. v. *plus* Flucytosin 4 × 25 mg/kg KG/d i. v.	7–10 d
Voriconazol	Tag 1: 400 mg p. o. Ab Tag 2: 2 × 200 mg p. o.	7–10 d
Caspofungin	Tag 1: 1 × 70 mg/d i. v. Ab Tag 2: 1 × 50 mg/d i. v.	7–10 d

Voriconazol, Echinocandine und liposomales Amphotericin B sind wegen geringer renaler Ausscheidung ungeeignete Substanzen für Harnwegsinfektionen. Allerdings sind diese für Parenchyminfektionen geeignet.
Pilzansammlungen müssen häufig chirurgisch entfernt werden.
* Die jeweilige Applikationsempfehlungen (z. B. Testdosis) dringend beachten

Pilzbedingte Harnwegsinfektionen sollten von erfahrenen Kolleginnen und Kollegen durchgeführt werden.

- Antibiotische Langzeitbehandlung bei rezidivierenden Zystitiden. Es sollte *möglichst nach Antibiogramm behandeln und die nächtliche Gabe bevorzugt werden:*

- Cefaclor 1 × 125 mg/d bzw. 250 mg/d p. o. 3–6 Monate *oder*
- Ciprofloxacin 1 × 250 mg p. o. 3–6 Monate *oder*
- Cotrimoxazol 1 × 240 mg/d *oder*
- 3 × 240 mg/Woche p. o. 3–6 Monate *oder*
- Fosfomycin-Trometamol 1 × 3 g p. o. alle 10 Tage 3–6 Monate *oder*
- Nitrofurantoin 1 × 50 mg/d *oder*
- Nitrfurantoin retard 1 × 100 mg/d p. o. 3–6 Monate *oder*
- Norfloxacin 1 × 200 mg/d p. o. 3–6 Monate *oder*
- Trimethoprim 1 × 100 mg/d p. o. 3–6 Monate

- Therapie von prädisponierenden Faktoren bei Therapieversagen, chronischen oder rezidivierenden Infektionen

Bei einer Zystitis in der Schwangerschaft können Fosfomycin-Trometamol (Einmaltherapie), Pivmecillinam oder orale Cephalosporine der Gruppe 2 oder 3 genutzt werden. Infektionen bei Schwangeren werden als komplizierte Harnwegsinfektionen angesehen.

Differenzialdiagnosen

(Chronische) interstitielle Zystitis; Adnexitis; andere Blasenerkrankungen (Tumor, Stein, Fremdkörper u. a.); Darmerkrankungen; medikamentös induzierte Zystitis, z. B. durch NSAR, Cyclophosphamid oder Ifosfamid (oft als hämorrhagische Zystitis); parasitäre Zystitis (Infektion mit Schistosoma haematobium); radiogene Zystitis (nach Bestrahlung); tuberkulöse Zystitis.

Prophylaxe und Bemerkungen

- Allgemeine prophylaktische Maßnahmen: ausführliche Aufklärung über Verhalten und Hygienemaßnahmen
- Nichtmedikamentöse prophylaktische Maßnahmen:
  - Preiselbeersaft (300 ml/d) oder Moosbeerensaft (Cranberries) (300 ml/d) kann wahrscheinlich eine rezidivierende Bakteriurie vermindern (Hemmung der bakteriellen Adhäsion – allerdings noch nicht einwandfrei nachgewiesen)
  - Orale oder parenteralen Immunstimulation (wahrscheinlich positive Effekte): orale Gabe von Zellwandextrakten aus Escherichia coli (Uro-Vaxom®, 1 × 6 mg/d über 3 Monate) oder i. m.-Gabe von inaktivierten Bakterienstämmen (Strovac®, Grundimmunisierung mit 3 Injektionen im Abstand von je 1–2 Wochen)
- Medikamentöse prophylaktische Maßnahmen:
  - Postkoitale Prophylaxe:
    - **1. Wahl:** Cotrimoxazol 1 × 240 mg *oder* 1 × 480 mg p. o. als Einmaltherapie *oder* Nitrofurantoin 1 × 50 mg p. o. als Einmaltherapie *oder* Nitrofurantoin retard 1 × 100 mg p. o. als Einmaltherapie *oder* Trimethoprim 1 × 200 mg/d p. o. als Einmaltherapie
    - **2. Wahl:** Cefaclor 1 × 250 mg p. o. als Einmaltherapie *oder* Cefalexin 1 × 125 mg bzw. 1 × 250 mg p. o. als Einmaltherapie *oder* Norfloxacin 1 × 200 mg p. o. als Einmaltherapie *oder* Ofloxacin 1 × 100 mg p. o. als Einmaltherapie
  - Postmenopause: Vaginalcreme mit 0,5 mg Östrogen pro Anwendung: Zunächst 1-mal tgl. abends über 2 Wochen gefolgt von 2-mal pro Woche über 8 Monate

– Antibiotische Langzeitbehandlung bei rezidivierenden Zystitiden: Cefaclor 1 × 250 mg/d p. o. *oder* Cefaclor 1 × 125 mg/d p. o. *oder* Ciprofloxacin 1 × 250 mg p. o. *oder* Cotrimoxazol 3 × 240 mg/Woche p. o. *oder* Cotrimoxazol 1 × 240 mg/d p. o. *oder* Nitrofurantoin 1 × 50 mg/d p. o. *oder* Norfloxacin 1 × 200 mg/d p. o. *oder* Trimethoprim 1 × 100 mg/d p. o. 3–6 Monate *oder* Fosfomycin-Trometamol 1 × 3 g p. o. (alle 10 Tage) für 3–6 Monate

Sorgfältige Indikationsstellung, korrekte Handhabung und strenge Beachtung der Hygieneregeln für Harnwegskatheter (häufigste Ursache für nosokomiale Harnwegsinfektionen).

2.9.5 Akute Pyelonephritis

Definition und Bedeutung

- Invasive Infektion der Nieren, die fast ausschließlich durch aszendierende Infektion entsteht
- Hämatogene Infektionen sehr selten (z. B. bei Tuberkulose, Endokarditis)

Die akute Pyelonephritis ist wegen der Gefahr einer fulminanten Urosepsis potenziell lebensbedrohlich und bedarf einer sofortigen Therapie.

Klinik

- Interstitielle Nephritis mit der klinischen Trias: Fieber (> 38 °C) (evtl. Schüttelfrost), Dysurie und einseitiger Flankenschmerz bzw. klopfschmerzhaftes Nierenlager
- Eingeschränktes Allgemeinbefinden mit Leibschmerzen
- Übelkeit und Erbrechen
- Hypotonie
- Subileus
- Kopfschmerzen
- **Cave:** Pollakisurie, Nykturie und Dysurie können fehlen!
- **Cave bei Kindern und älteren Menschen:** unklares Fieber als einziges Symptom, unklare Anämie bzw. unklare Hypertonie

Eine Pyelonephritis ist eine potenziell lebensbedrohliche Erkrankung, da sich eine Pyonephrose oder eine Urosepsis entwickeln kann.

Diagnose

- Urinuntersuchung: Urinsediment, Leukozyturie, Bakteriurie
- Urinkultur: Entnahme von Mittelstrahlurin bzw. Katheterurin für eine mikrobiologische Kultur
- Laboruntersuchungen: CRP erhöht, Leukozytose, Nierenretentionswerte
- Evtl. Blutkultur
- Sonografie: z. B. Harnstau, Abszess, erweitertes Nierenkelchsystem
- CT-Abdomen: bei unklarem Sonografiebefund, Nachweis von anatomischen Anomalien, Obstruktionen oder Harnsteinen

- MRT: Alternative bei Kontraindikation CT/jodhaltige Kontrastmittel
- Tgl. Serum-Kreatinin (Kontrolle Nierenfunktionsverschlechterung) sowie Einfuhr- und Ausfuhr-Dokumentation und Kontrolle

Therapie

- Stationäre Aufnahme mit Bettruhe
- Temperatur tgl. messen
- Allgemeine Maßnahmen:
  - Spasmolytika
  - Bei Schmerzen: kurzfristig analgetische Therapie mit NSAR, bei Bedarf höhere Schmerzmedikation: z. B. Ibuprofen 3 (bis max. 6) × 400 m/d über 2–3 Tage (wird primär über die Leber verstoffwechselt)
- Flüssigkeitszufuhr (angestrebte Urinmenge sollte > 1,5–2 l/d sein)
- Sofortiger Beginn einer kalkulierten antibiotischen Therapie (▶ Tab. 2.36 und ▶ Tab. 2.37)

Therapie bis zum Erhalt des Erregers und Antibiogramms mit evtl. Umstellung des Antibiotikums.

- Bei fehlendem Ansprechen auf die antibiotische Therapie innerhalb von 24–72 h sollte eine Obstruktion der Harnwege ausgeschlossen werden
- Nach Erhalt des Antibiogramms sollte eine Umstellung der antibiotischen Therapie erfolgen (spezifische Monotherapie über 10–14 d)
- Erneute Urinkultur (Kontrolle):
  - 5 Tage nach Therapiebeginn
  - Ca. 3–4 Wochen nach Beendigung der Therapie

Bei Schwangeren sollte die stationäre Behandlung einer Pyelonephritis dringend erwogen werden. Zur empirischen Therapie werden parenterale Cephalosporine der Gruppe 2 und 3 empfohlen.

Differenzialdiagnosen

Abdominalerkrankungen; Lumbago/LWS-Syndrom.

Tab. 2.36 Kalkulierte antibiotische Therapie einer unkomplizierten (leichten) Pyelonephritis

Medikamente	Dosierung	Dauer	
Cefpodoximproxetil	2 × 200 mg/d p. o.	10 d	*oder*
Ceftibuten*	1 × 400 mg/d p. o.	10 d	*oder*
Ciprofloxacin	2 × 500 mg/d p. o.	7–10 d	*oder*
Ciprofloxacin	2 × 750 mg/d p. o.	7–10 d	*oder*
Levofloxacin	2 × 500 mg/d p. o.	7–10 d	*oder*
Levofloxacin	1 × 750 mg/d p. o.	7–10 d	

* In Deutschland nicht erhältlich. Bei Bedarf Bestellung über Europa bzw. Internationale Apotheke.

Tab. 2.37 Kalkulierte antibiotische Therapie einer schweren Pyelonephritis

	Medikamente	Dosierung	Dauer	
1. Wahl	Ciprofloxacin	2 × 400 mg/d i. v.	7–10 d	*oder*
	Ciprofloxacin	3 × 400 mg/d i. v.	7 d	*oder*
	Levofloxacin	1 × 750 mg/d i. v.	7 d	*oder*
	Levofloxacin	2 × 500 mg/d i. v.	7 d	*oder*
	Ceftriaxon	1 × 2 g/d i. v.	7 d	*oder*
	Cefotaxim	3 × 2 g/d i. v.	7 d	
2. Wahl	Amoxicillin/Clavulansäure	3 × 2,2 g/d i. v.	10–14 d	*oder*
	Ampicillin/Sulbactam	4 × 3 g/d i. v.	10–14 d	*oder*
	Cefepim	2 × 2 g/d i. v.	7–10 d	*oder*
	Ceftazidim	3 × 2 g/d i. v.	10 d	*oder*
	Ceftazidim/Avibactam	3 × 2,5 g/d i. v.	7–10 d	*oder*
	Ceftolozan/Tazobactam	3 × 1,5 g/d i. v.	7–10 d	*oder*
	Piperacillin/Tazobactam	4 × 4,5 g/d i. v.	7–10 d	
	Kombinationstherapie: Beta-Lactam-Antibiotika *plus* Aminoglykoside (keine Monotherapie)			
	Gentamicin*	1 × 6 mg/kg KG/d i. v.	7–14 d	*oder*
	Tobramycin*	1 × 6 mg/kg KG/d i. v.	7–14 d	*oder*
	Amikacin**	1 × 20 mg/kg KG/d i. v.	7–14 d	
V. a. ESBL-Resistenzen (> 10 %)	Etrapenem	1 × 1 g/d i. v.	7–10 d	*oder*
	Imipenem/Cilastatin	3 × 1 g/d i. v.	7–10 d	*oder*
	Meropenem	3 × 1 g/d i. v.	7–10 d	
Schwangerschaft	Ceftriaxon	1 × 2 g/d i. v.	10–14 d	*oder*
	Cefotaxim	3 × 2 g/d i. v.	10–14 d	*oder*
	Amoxicillin/Clavulansäure	3 × 2,2 g/d i. v.	10–14 d	*oder*
	Ampicillin/Sulbactam	4 × 3 g/d i. v.	10–14 d	*oder*
	Cefepim	2 × 2 g/d i. v.	10–14 d	*oder*
	Ceftazidim	3 × 2 g/d i. v.	10–14 d	*oder*
	Piperacillin/Tazobactam	4 × 4,5 g/d i. v.	10–14 d	*oder*
	Imipenem/Cilastatin	3 × 1 g/d i. v.	10–14 d	

Therapie bis zum Erhalt des Erregers und Antibiogramms mit evtl. Umstellung des Antibiotikums
* Talspiegel 1 <µg/ml
** Talspiegel < 4 µg/ml

Prophylaxe und Bemerkungen

- Die Differenzierung zwischen akuter Pyelonephritis und akutem Schub einer chronischen Pyelonephritis ist klinisch nicht möglich, da die Symptome uncharakteristisch sind.
- Komplikationen der Pyelonephritis: eitrige Nephritis; Nierenkarbunkel (multiple konfluierende Nierenrindenabszesse); Urosepsis (lebensbedrohliche Komplikation); paranephritischer Abszess; Hydronephrose; Pyonephrose und pyelonephritische Schrumpfniere (Obstruktion der ableitenden Harnwege);

Niereninsuffizienz bei chronischer Pyelonephritis (insbes. bei fortbestehenden prädisponierenden Faktoren); tubuläre Partialfunktionsstörungen (Polyurie und Polydipsie, Natriumverlustniere, Kaliumverlustniere, renale tubuläre Azidose); Hypertonie (in 30–50 % bei chronischer Pyelonephritis); Entwicklungsverzögerung beim Kleinkind.

Nach einer Behandlung in der Schwangerschaft sollte eine Urinkultur zum Ausschluss einer asymptomatischen Bakteriurie durchgeführt werden, vor allem, wenn ein positives Ergebnis klinische Konsequenzen hat.

2.10 Weitere Infektionserkrankungen in der Gynäkologie

2.10.1 Aktinomykose (Aktinomyzeten)

Definition und Bedeutung

- Grampositive verzweigte, anaerobe bzw. mikroaerophile Stäbchen, die zur Sporenbildung fähig sind
- Actinomyces species gehören zur normalen Standortflora der Schleimhäute des Menschen
- Weltweite Verbreitung:
  - Morbidität 1/100.000–1/300.000
  - Selten bei Patienten < 10 oder > 60 Jahren
  - Männer erkranken häufiger als Frauen (3 : 1)
  - Auftreten häufiger in Populationen mit schlechter Mund-/Zahnhygiene
- Übertragungswege:
  - Endogener Infektionsweg
  - Mensch-zu-Mensch-Übertragung nicht bekannt
- Inkubationszeit: Wochen bis Jahre

Die ältere Bezeichnung „Strahlenpilze“ ist täuschend, da es sich um Bakterien handelt!

Klinik

Allgemein

- Aktinomykose ist eine oft chronische, eitrige, abszedierende Infektion mit Neigung zur Fistelbildung (langsam fortschreitender Prozess)

Bildung von Läsionen mit Einschmelzung und/oder Fibrosierung. Eiter enthält meistens gelbliche Granula, die sowohl makro- als auch mikroskopisch sichtbar sind.

- Selten werden sich langsam entwickelnde, nicht-eitrige, sklerosierende Verläufe beobachtet
- Über 90 % der eitrigen Form im Kopf- und Halsbereich lokalisiert
- Infektionen im Genitalbereich werden vor allem bei IUD-Trägerinnen beschrieben

Gelegentlich als Nebenbefund (z. B. Zytologie) beim Zervixabstrich beschrieben. Befunde ohne klinische Symptome haben nur eine fragwürdige pathologische Bedeutung.

Unterteilung:

- **Zervikofasziale Aktinomykose:** häufigste Form (ca. 55–90 %). Charakteristische Erscheinung am Kieferwinkel mit Schwellung, Schmerzen und evtl. Fieber
- **Thorakale Aktinomykose:** 15 % der Fälle durch Aspiration entstehend. Brustschmerz, Fieber, Gewichtsverlust. Keine speziellen röntgenologischen Zeichen, sondern vielmehr indirekte Zeichen einer Pleuraverdickung oder Empyem
- **Abdominale Aktinomykose:** ca. 20 % der Fälle. Häufig in Assoziation mit einer perforierten Appendizitis. Fieber, Gewichtsverlust, abdominale Schmerzen
- **Aktinomykose des Beckens:** häufig als Ursache eines intrauterinen Pessars (IUD) (ca. < 5 bis > 15 %). Aszendierende Infektion. Häufig Beginn als Endometritis mit Blutungsunregelmäßigkeiten. Später Verwachsungen im Becken
- **Aktinomykose des ZNS:** seltene Form mit Hirnabszess
- **Weitere Formen:** Einbruch in das Skelettsystem (z. B. als Osteomyelitis der Mandibula); intravasale Disseminierung

Die Infektionen (vor allem bei IUD-Trägerinnen) können das klinische Bild einer Adnexitis verursachen.

Diagnostik

- Mikroskopie (Nachweis von Drusen = 1–2 mm große Klümpchen, bestehend aus Myzelfäden)
- Mikrobiologische Kultivierung

Die Verdachtsdiagnose wird zumeist vom Pathologen/Mikrobiologen bei Biopsien/Gewebeproben/Kulturmaterial gestellt.

Therapie

Lang anhaltende antibiotische Therapie (▶ Tab. 2.38).

Die Wahl der entsprechenden antibiotischen Therapie richtet sich vorwiegend nach:

- Resistenzsituation
- Gewebepenetrationsfähigkeit des vorgesehenen Antibiotikums

Bei Penicillinallergie: Gabe von Tetracylinen oder Makroliden möglich. *Beide Substanzgruppen zeigen aber eine geringere Therapieeffizienz.*

Die operative Entleerung von Abszessen und evtl. Ausräumung kann notwendig sein, um den Heilungsprozess zu beschleunigen und Rezidive zu verhindern.

- Die Behandlungsdauer thorakaler, abdominaler oder im kleinen Becken lokalisierter Aktinomykosen *sollte nicht unter* 3 Wochen liegen.
- In Abhängigkeit von der Ausdehnung des Befundes kann die antibakterielle Chemotherapie auf 4–6 Wochen verlängert werden.
- In Abhängigkeit der Zusammensetzung der Begleitflora kann eine Kombination mit Aminoglykosiden, Lincosamiden oder Nitroimidazolen (z. B. Metronidazol)

Tab. 2.38 Therapieoptionen einer Aktinomykose

	Medikament	Dosierung	Dauer*	
Standard	Amoxicillin/Clavulansäure	2 × 875/125 mg/d p. o.	21–28 d	*oder*
	Amoxicillin/Clavulansäure	3 × 2,2 g/d i.v.	10–14 d	
	Gefolgt von			
	Amoxicillin/Clavulansäure	2 × 875/125 mg/d p. o.	14–21 d	
Alternativen**	Ampicillin/Sulbactam	4 × 3 g/d i.v.	10–14 d	*oder*
	Piperacillin/Tazobactam	3 × 4,5 g/d i.v.	10–14 d	*oder*
	Imipenem/Cilastatin	3 × 1 g/d i.v.	10–14 d	
	Evtl. gefolgt von			
	Doxycyclin	2 × 100 mg/d p. o.	14–28 d	*oder*
	Clindamycin	4 × 300 mg/d p. o.	7–14 d	*oder*
	Clindamycin	3 × 600 mg/d p. o.	7–14 d	*oder*
	Amoxicillin/Clavulansäure	2 × 875/125 mg/d p. o.	14–21 d	
Penicillinallergie	Doxycyclin	2 × 100 mg/d p. o.	28 d	*oder*
	Clindamycin	4 × 300 mg/d p. o.	14–21 d	
	Evtl. plus			
	Metronidazol	3 × 500 mg/d p. o.	21–28 d	
Ältere Empfehlung	Penicillin G	3 × 5 Mega IU/d i.v.	4–6 Wochen	
	Gefolgt von			
	Penicillin V	2 × 1,5 Mega IU/d p. o.	6–12 Monate	
Ältere Alternative	Ceftriaxon	1 × 2 g/d i.v.	14 d	
	Gefolgt von			
	Doxycyclin	2 × 100 mg/d p. o.	6–12 Monate	*oder*
	Clindamycin	4 × 300 mg/d p. o.	6–12 Monate	

* Die Behandlungsdauer thorakaler oder abdominaler und im kleinen Becken lokalisierter Aktinomykosen sollte **nicht unter 3 Wochen** liegen. In Abhängigkeit von der Ausdehnung des Befundes sollte die antibakterielle Chemotherapie auf 4–6 Wochen verlängert werden.
** Alternativen mit wesentlich weniger klinischer Erfahrung und geringerer Therapieeffizienz. Imipenem deutlich bessere Therapieerfolge.

nötig sein. Allerdings wirkt Metronidazol allein nicht auf Aktinomyzeten und eine Monotherapie mit Clindamycin ist unzureichend.

- Penicillin G galt lange als Mittel der Wahl. Allerdings sind Höchstdosen und die Anwendung über 6–12 Monate erforderlich.

Rezidive sind, trotz langanhaltender Therapie, relativ häufig.

Differenzialdiagnosen

Tuberkulose; Tumoren; weitere Erreger einer Vulvitis bzw. Adnexitis.

Prophylaxe und Bemerkungen

Regelmäßige klinische Kontrollen bei IUD-Trägerinnen.

2.10.2 Genitaltuberkulose

Definition und Bedeutung

- Tuberkulose wird primär durch die obligat pathogenen Mykobakterien Mycobacterium tuberculosis und Mycobacterium bovis (selten) verursacht:
  - WHO: ca. 10 Millionen Neuerkrankungen
  - Letalität: ca. 2,7 % und steigt mit dem Alter an (ca. 7 % bei > 69-Jährigen)
  - Tuberkulose hat, nach der saisonalen Influenza, die zweitgrößte Krankheitslast (*burden of disease*) aller Infektionserkrankungen
- Genitaltuberkulose ist eher selten
- Sie entsteht durch hämatogene Aussaat der Erreger aus der Lunge in die Tuben:
  - Uterus (80 %)
  - Ovar (33 %)
  - Zervix (10 %)
- Genitaltuberkulose ist in Entwicklungsländern eine bedeutende Ursache für Sterilität:
  - In Indien ist 1 % aller Sterilitätsfälle durch Genitaltuberkulose bedingt

Bei Immunsupprimierten und AIDS-Patienten treten auch zunehmend fakultativ pathogene atypische Mykobakterien (z. B. Mycobacterium-avium-Komplex, Mycobacterium intrazellulare) auf.

Klinik

- Meist uncharakteristische Symptome:
  - Unklare Unterbauchbeschwerden
  - Blutungsstörungen
- Intraabdominelle Raumforderungen oder Konglomerattumoren (meistens Zufallsbefund)
- Tubare Sterilität

Häufige Symptome sind vorwiegend Blutungsstörungen.
Charakteristisch, aber eher als Zufallsbefund erkennbar, sind intraabdominelle Raumforderungen bzw. Konglomerattumoren im kleinen Becken.

Diagnostik

Direktnachweis im Gewebe ist schwierig.

Bei V. a. auf eine Genitaltuberkulose:

- Primär Tuberkulinhauttest durchführen (Mendel-Mantoux-Test [Purified Protein Derivative (PPD)]).
  - **Tuberkulinreaktion:** nachweisbar ab der 6.–8. Wochen post infectionem
  - **Durchführung:** Volar- bzw. Dorsalseite des Unterarmes. Applikation streng intrakutan
  - **Beurteilungskriterien:**
    - < 5 mm negativ: zumeist bedeutungslos
    - 10 mm positiv: Tbc-Infektion bei Risikopatienten möglich
    - 15 mm positiv: Tbc-Infektion wahrscheinlich
  - **Anmerkung:** Ablesung nach 72 h. Es gilt ausschließlich die Induration

- Nach dem Ort der Infektion suchen und Erreger nachweisen (z. B. Röntgenthorax mit Erregernachweis in Auswurf und Sputum)

Diagnostische Tests können beinhalten (Rücksprache mit Labor wäre anzuraten):
- Fluoreszenztest (Auswurf, Sputum); Ziehl-Neelsen-Färbung (Auswurf, Sputum); PCR; Kultivierung auf Spezialnährböden; Typisierung und Antibiogramm; Tierversuch

Die Verdachtsdiagnose wird zumeist vom Pathologen bei Biopsien/Gewebeproben gestellt. Eine Bestätigung erfolgt in der Regel nach der Gewebeanalyse.

Therapie

- Etliche wirksame Medikamente gegen die Tuberkulose (▶ Tab. 2.39)
- Kombinationstherapien (▶ Tab. 2.40) analog der Lungentuberkulose:
  - Die standardisierte Behandlung der Lungentuberkulose umfasst:
    - 4-fach Kombination aus **Rifampicin, Isoniazid, Ethambutol und Pyrazinamid** (▶ Tab. 2.40) für 2 Monate

Tab. 2.39 Wirkstoffe – Antituberkulotika

WHO-Gruppe (Klassifikation)	Medikamente
1. Erstlinientherapeutika (oral)	Isoniazid (INH); Rifampicin (RMP); Pyrazinamid (PZA); Ethambutol (EBM)
2. Injizierbare/parenterale Substanzen	Amikacin; Capreomycin; Kanamycin; Streptomycin
3. Fluorchinolone	(Gatifloxacin); Levofloxacin; Moxifloxacin
4. Orale bakteriostatische Zweitlinienmedikamente	Cycloserin/Terizidon; Ethionamid; Prothionamid; Paraaminosalicylsäure (PAS)
5. Medikamente mit begrenzten Effektivitäts- bzw. Nebenwirkungsdaten (inklusive neuer Substanzen)	Amoxicillin/Clavulansäure; Bedaquilin; Clarithromycin; Clofazimin; Delamanid; Hochdosisisoniazid; Imipenem/Cilastatin; Linezolid; Meropenem; Pretomanid; Thioaceton

Anmerkung: Zahlreiche dieser Medikamente sind nicht mehr verfügbar/vorhanden oder stehen in Deutschland/in der Europäischen Union nicht zur Verfügung.

Tab. 2.40 Therapieoptionen einer Tuberkulose

	Resistenzrate	Therapie	Dauer
Initialtherapie	Bis 2 %	INH + RMP + PZA*	2–3 Monate
	2–10 %	INH + RMP + PZA + EMB	
	> 10 %	5 Medikamente je nach Resistenzlage	
Stabilisierungstherapie		INH + RMP	4–5 Monate

Anmerkungen:
- Kurzzeittherapie (Mindesttherapiedauer 6 Monate).
- Falls vom Antibiogramm her möglich, wird die Therapie mit 2-fach-Kombination weitergeführt.
- Länger dauernde Therapie wird bei extrapulmonaler Tuberkulose befürwortet.

RMP = Rifampicin
INH = Isoniazid
EMB = Ethambutol
PZA = Pyrazinamid
* Wird mittlerweile, aufgrund von zunehmenden Resistenzen, nur selten eingesetzt.

  - Gefolgt von Rifampicin und Isoniazid für weitere 4 Monate
  - Mit individuellen Behandlungsschemata können bei Multiresistenz ähnliche Heilungsraten erzielt werden
- Ethambutol (oder auch Pyrazinamid) kann durch Streptomycin 15 mg/kg KG (max. 1 × 1 000 mg) i. m. *oder* i. v. ersetzt werden (▶ Tab. 2.41)
- Streptomycin-Behandlung sollte nicht länger als 4 Wochen andauern
- Ambulante Behandlung über ca. 6 Monate. Bei extrapulmonaler Tuberkulose wird eine längere Therapie empfohlen

Differenzialdiagnosen

Adnexitis anderer Ursachen; Aspergillom; Autoimmunerkrankungen mit Granulombildung an Haut, Lunge oder Lymphknoten; Echinokokkus; Endometritis anderer Ursachen; Frambösie; Fremdkörperaspiration; Sarkoidose; Tumorerkrankungen; weitere granulomatöse Erkrankungen.

Prophylaxe und Bemerkungen

- Unterbringung bzw. Isolierungsmaßnahmen beachten
- Meldepflicht:
  - § 6 IfSG Meldepflichtige Krankheit: Namentliche Meldung bei Erkrankung sowie Tod
  - § 7 IfSG Meldepflichtige Nachweise von Krankheitserregern: Namentliche Meldung bei direktem oder indirektem Nachweis, soweit die Nachweise auf eine akute Infektion hinweisen

Tab. 2.41 Dosierung der häufig angewandten Tuberkulostatika

Tuberkulostatikum	Dosierung (mg/kg KG)	Max. Tagesdosis (mg)		Kontrollen	Anmerkung
		Bei KG < 50 kg	Bei KG > 50 kg		
Ethambutol (EMB)	20 p. o. *oder* i. v.	2.000	2.000	Visus	Cave: Retrobulbärneuritis
Isoniazid (INH)	5 p. o. *oder* i. v.	300–400	300–400	GOT, GPT	Kombination mit Vitamin B6 (Prophylaxe von Neuropathie)
Protionamid (PTH)	10–15 p. o./i. v.	750	750	GOT, GPT, BB	
Pyrazinamid (PZA)	25–35 p. o.	1.500	2.000–2.500	GOT, GPT, Harnsäure	Cave: Hyperurikämie
Rifabutin (RBT)	2,5–6,5 p. o.	450	450	GOT, GPT, BB	
Rifampicin (RMP)	10 p. o. *oder* i. v.	450	600	GOT, GPT, BB	
Streptomycin	15 i. m. *oder* i. v.	750	1.000	Kreatinin, GOT, GPT, BB Audiogramm	Nicht länger als 4 Wochen: Ototoxizität! Gesamtdosis 60 g Bei Patienten > 50 J.: max. Tagesdosis 500 mg

- Weltweit zunehmende medikamentenresistente Tuberkulose („drug-resistant tuberculosis“ [DR-TB])
- Zur Prävention der Tuberkulose muss auf eine Reduktion der Risikofaktoren geachtet werden
- Impfung: Die Impfung gegen Tuberkulose wird nur noch in Ländern mit hoher Prävalenz der Erkrankung empfohlen
- Tuberkuloseüberwachung

Die Therapie sollte durch einen in der Tuberkulosetherapie erfahrenen Infektiologen bzw. gynäkologischen Infektiologen erfolgen.

2.10.3 Mastitis non-puerperalis

Definition und Bedeutung

- Meist einseitige Entzündung des Brustdrüsenkörpers *außerhalb der Schwangerschaft*.
- Mastitis non-puerperalis:
  - Alle Formen der periduktalen Mastitis
  - Granulomatöse Mastitis (seltener):
    - Seltene entzündliche Brusterkrankung von Frauen im gebärfähigen Alter
    - Unklare Ursache
    - Assoziation mit der Laktation, Hyperprolaktinämie und dem Nachweis von Corynebacterium kroppenstedtii
  - Nekrotisierende Mastitis non-puerperalis:
    - Eigenständiges Krankheitsbild
    - Äußerst selten und lebensbedrohlich
    - Bei multimorbiden Patientinnen, Immunsuppression und Diabetes mellitus
- Iatrogene Entzündungen nach Operation oder Strahlentherapie

Unterteilung:
  - Akute bakterielle Entzündung
  - Abakterielle Entzündung
- Normalerweise Inzidenz 5–10 % bei allen Frauen
- Mastitis non-puerperalis mittlerweile fast 50 % aller Mastitiden (unklare Ätiologie)
- Prädispositionsfaktoren:
  - Galaktorrhö
  - Hohlwarzen
  - Makromastie
  - Mastodynie
  - Proliferierende oder fibrozystische Mastopathie
- Risikofaktoren:
  - Häufig bei Frauen mit Übergewicht, Makromastie und Nikotinabusus
  - Abgelaufene Stillperiode
  - Verletzungen der Mamma
  - Medikamente: Tranquilizer, Ovulationshemmer, Sexualsteroiddepotpräparate

Infektion kann sehr langwierig sein und sogar bei einigen Patientinnen chronisch-rezidivierend auftreten.

Bakterielle Mastitis:

- Meist liegt ein Sekretstau der mamillennahen Drüsenausführungsgänge vor. Hyperprolaktinämie ist ebenfalls möglich
- Oft mehrere Keime nachweisbar:
  - Staphylococcus aureus (40–50 %): Bei Staphylococcus-aureus-Nachweis ist mit einem MRSA-Anteil über 50 % zu rechnen
  - Koagulase-negative Staphylokokken (40 %)
  - Anaerobier (10–20 %)
  - Escherichia coli (< 5 %)
  - Streptokokkenarten (< 5 %)
  - Proteus mirabilis (< 5 %)
  - Nekrotisierende Mastitis non-puerperalis: Beta-hämolysierende Streptokokken der Gruppe A, Mischinfektionen mit Bacteroides species oder Escherichia coli.

Klinik

Periduktale Mastitis

- Meist entzündlicher Prozess mit Rötung, Überwärmung, Schmerzen und Fieber mit lokaler Begrenzung in der Nähe der Mamille
- Teilweise mit Einschmelzung einer Abszesshöhle oder einer Fistelgangbildung mit Entleerung nach außen
- Begleitsymptome
- Eitrige Mamillensekretion
- Axilläre Lymphadenopathie. Ipsilaterale Lymphknoten der Axilla sind bis zu 50 % der Fälle geschwollen
- Evtl. geringes bis mäßiges Krankheitsgefühl mit subfebriler Temperatur

Granulomatöse Mastitis

- Dolenter Tastbefund
- Häufig mit Rötung und Schwellung
- Symptome sowie bildgebende Befunde gleichen denen eines diffus wachsenden Mammakarzinoms
- Manchmal ist sonografisch eine Abszessbildung nachweisbar

Nekrotisierende Mastitis non-puerperalis

- Frühes Krankheitsstadium: Ödem, Schmerzen, livide Hautverfärbung und Blasenbildung
- Spätes Krankheitsstadium: tiefe Nekrosen
- Foudroyante Ausbreitung entlang der Faszien
- Komplikation: Sepsis und Multiorganversagen

Diagnostik

- Die Diagnose erfolgt klinisch
- Erregerkultur ist bei unklaren Fällen möglich
- Sonografie: Beurteilung einer möglichen Abszedierung
- Evtl. Mammografie/Mammasonografie: Ausschluss eines Malignoms
- Perkutane Stanzbiopsie: Histologisch wegweisend zur Diagnose einer granulomatösen Mastitis (Granulome mit mehrkernigen Riesenzellen)

2

Therapie

Periduktale Mastitis

- Symptomatische Therapie: Antiphlogistika und evtl. Antipyretika bzw. Schmerzmittel
- Antibiotikatherapie (▶ Tab. 2.42)
- Bei Abszessbildung Punktion und Spülung
- Prolaktinhemmer (Dauereinnahme für Wochen und Monate)
- Chirurgisches Vorgehen:
  - Operative Inzision der Abszesshöhle mit Drainage
  - Operative Inzision und Gegeninzision mit Drainage
- Bei der abszedierenden Mastitis erfolgt meistens die sonografisch gestützte Abzesspunktion mit antibiotischer Therapie

> Der rezidivierenden Mastitis non-puerperalis liegt häufig eine Milchgangfistel mit Fistelausgang im Bereich der Areola zugrunde, die häufig einer operativen Revision mit Fistelgangexstirpation bedarf.

Granulomatöse Mastitis

- Kleine Befunde: chirurgische Exzision
- Große Befunde: systemische hochdosierte Glukokortikoidtherapie mit Prednisolon 30 mg/d über mindestens 2–6 Monate
- Fehlender therapeutischer Effekt: niedrig dosierte Methotrexattherapie (7,5–25 mg pro Woche + Folsäuresubstitution)

Nekrotisierende Mastitis non-puerperalis

- Unverzügliche antibiotische Therapie
- Konsequente chirurgische Nekrosenentfernung bis hin zur Mastektomie

Differenzialdiagnosen

Acne vulgaris; Allergien; atopisches Ekzem (Neurodermitis); Borrelien; Dermatomyositis; Erysipel; Herpes simplex; Herpes zoster; inflammatorisches Mamma-

Tab. 2.42 Therapie einer Mastitis non-puerperalis

	Medikament	Dosierung	Dauer
Antibiotika	Amoxicillin/Clavulansäure	2 × 875/125 mg/d p. o.	7 d
	Amoxicillin/Clavulansäure	3 × 2,2 mg/d i. v.	7 d
	Ciprofloxacin	2 × 500 mg/d	7 d
	Clarithromycin	2 × 500 mg/d	7 d
	Clindamycin	3 × 600 mg/d i. v. Oder p. o.	7 d
Antiphlogistika	Paracetamol	3 × 500(–1000) mg/d	max. 7 d
	Ibuprofen	3 × 400(–800) mg/d	max. 7 d
Prolaktinhemmer	Lysuridhydrogenmaleat	2 × ½–1 Tbl. (0,2 mg/d)	Wochen
Sonstige Maßnahmen	• Punktion oder operative Inzision (ggf. Gegeninzision) bei Abszess, ggf. mit Drainage • Evtl. operative Abszessentfernung mit ggf. Mastopexie/Lappenplastik/Reduktionsplastik		

karzinom; Leukämie mit leukämischer Infiltration der Haut; Lupus erythematodes cutaneus; Mammakarzinom; Morbus Paget (ca. 2 % aller Mammakarzinome/intradermale Erscheinungsform); paraneoplastische Dermatose; Psoriasis; Sklerodermie; Urtikaria.

Prophylaxe und Bemerkungen

- Bei Patientinnen ab dem 35. Lebensjahr sollte ein Mammakarzinom ausgeschlossen werden.
- Granulomatöse Mastitis: Innerhalb eines Jahres nach Therapieende werden in 20 % Rezidive berichtet.

Rezidive sind trotz entsprechender Therapie häufig.

2.10.4 Multiresistente Erreger (MRE)

▶ Kap. 5.4

2.10.5 Toxisches Schock-Syndrom (TSS)

Definition und Bedeutung

- Schweres Kreislauf- und Organversagen durch Bakterientoxine:
  - Meist Enterotoxin des Bakterium Staphylococcus aureus (Toxic-shock-syndrome-Toxins-1 [TSST-1])
  - Seltener Streptokokken, was dann als Streptokokken-induziertes toxisches Schocksyndrom bezeichnet (STSS) wird
- TSS bzw. STSS wird sowohl bei weiblichen als auch männlichen Patienten aller Altersgruppen beobachtet
- Eintrittspforte der TSS-Erreger kann prinzipiell jede Wunde sein
- Man nimmt jedoch an, dass ein Teil der TSS-Fälle von infizierten Tampons entsteht. Deshalb wird das TSS umgangssprachlich gelegentlich auch als „Tamponkrankheit“ bezeichnet
- Übertragung allerdings auch bei Nutzung von weiblichem Diaphragma bzw. Vaginalschwämmen möglich

Überwiegend erkranken Personen zwischen dem 20. und 50. Lebensjahr, obwohl Säuglinge, Kleinkinder, Senioren bzw. immunsupprimierte Personen zu den Risikogruppen für eine erhöhte Empfänglichkeit von Staphylokokken- bzw. Streptokokkeninfektionen zählen.

Klinik

Kriterien zur **Definition des toxischen Schocksyndroms** (**TSS**) (nach CDC):

- Körpertemperatur ≥ 38,9 °C
- Niedriger Blutdruck: evtl. mit Ohnmacht oder Schwindelanfällen
- Großflächiger Hautausschlag
- Hautabschälungen: insbesondere an den Handflächen und Fußsohlen, ca. 1–2 Wochen nach Ausbruch der Krankheit
- Drei oder mehr der folgenden Organsysteme sollten beteiligt sein:

- Gastrointestinaltrakt: Diarrhö, Erbrechen, Übelkeit
- Muskulatur: Myalgien mit Erhöhung des Serumkreatinins bzw. Phosphokinase
- Schleimhäute: vaginale, oropharyngeale oder konjunktivale Hyperämie bzw. Schwellung. Vermehrte Ansammlung von Blut
- Nieren: Erhöhung von Harnstoff oder Kreatinin im Serum. Pyurie ohne Nachweis einer Harnwegsinfektion
- Leber: Erhöhung von Transaminasen, Bilirubin oder alkalischer Phosphatase
- ZNS: Desorientiertheit, Bewusstseinsstörung

Kriterien zur Definition des Streptokokken-induzierten toxischen Schock-Syndroms (STSS) nach (CDC):

- Nachweis von Streptokokken der Gruppe A
- Hypotonie
- Mindestens zwei der folgenden Symptome:
  - Schädigung der Nieren (verringerte Harnausscheidung)
  - Koagulopathie (Blutungsstörungen)
  - Leberfunktionsstörungen, Hautausschlag (der sich ausweiten kann, insbesondere 1–2 Wochen nach Ausbruch der Krankheit)
  - Atembeschwerden
  - Gewebsnekrosen (nekrotisierende Fasziitis, Gangrän)

Diagnostik

- Die Verdachtsdiagnose wird unter anderem durch eine ausführliche Anamnese (z. B. Nutzung von Tampons) und klinische Symptomatik gestellt
- Mikrobiologischer Erregernachweis aus den infizierten Regionen
- Streptokokkenantikörper: Antistreptolysin O (ASL), Anti-DNAse B (ASNB) bzw. Antihyaluronidase
- Blutbild und Gerinnung
- CRP erhöht
- Laborwerte zur Evaluation der Nieren- und Leberfunktion

Therapie

Die Behandlung des STSS entspricht der des TSS.

Die Erkrankung kann mit einer rechtzeitigen adäquaten intravenösen antibiotischen Therapie unter stationären Bedingungen behandelt werden.

- Hier kommen vor allem Penicilline und Cephalosporine zum Einsatz:
  - Amoxicillin/Clavulansäure 3 × 2,2 g/d i. v. für 10–14 Tage *oder*
  - Piperacillin/Tazobactam 3 × 4,5 g/d i. v. für 10–14 Tage *oder*
  - Cefepim 2 × 2 g/d i. v. für 7–10 Tage *oder*
  - Cefotaxim 3 × 2 g/d i. v. für 7–10 Tage *oder*
  - Clindamycin 3 × 900 mg/d i. v. für 7 Tage *oder*
  - Moxifloxacin 1 × 400 mg/d i. v. für 7–10 Tage
- Bei schweren Verläufen kann die Dosierung erhöht werden:
  - Piperacillin/Tazobactam 4–5 × 4,5 g/d i. v. für 7–10 Tage *oder*
  - Cefotaxim 3 × 4 g/d i. v. für 7–10 Tage *oder*
  - Cefepim 3 × 2 g/d i. v. für 7–10 Tage
- In schweren Fällen wird manchmal das Antibiotikum mit Clindamycin 3 × 900 mg/d i. v. kombiniert (soll zusätzlich die Exotoxinproduktion hemmen)

Folgende Maßnahmen können notwendig sein:

- Intravenöse Flüssigkeitszufuhr: Minderung des Schockrisikos, Prävention von Organschäden, Stabilisierung des Blutdrucks
- Dialyse bei Patienten mit Nierenversagen
- Evtl. Gabe von Blutprodukten
- Chirurgische Intervention
- Gabe von Sauerstoff

Evtl. Intubation und Beatmung

In ausgeprägten Fällen ist eine intensivmedizinische interdisziplinäre Betreuung notwendig.

Differenzialdiagnosen

Differenzialdiagnostische Schwierigkeiten, da zahlreiche Erkrankungen ähnliche Symptome aufweisen; Staphylococcal scalded skin syndrome (SSSS).

Prophylaxe und Bemerkungen

- Allgemeine hygienische Maßnahmen
- Tampons sollten oft *und* regelmäßig gewechselt werden
- Saubere Hände beim Einführen des Tampons
- Diaphragma nicht länger als unbedingt notwendig tragen

Ausgiebige Aufklärung über hygienische Maßnahmen, vor allem bei der Nutzung von Tampon, Diaphragma, Vaginalschwamm.

3 Infektionserkrankungen in der Geburtshilfe

3

3.1 Allgemein: Geburtshilfe

3.1.1 Physiologische Veränderungen während der Schwangerschaft

Veränderungen während der Schwangerschaft sind normal und lassen sich kurz zusammenfassen:

- Der Körper der Schwangeren produziert mehr Blut und die Herzfrequenz steigt.
- Die Atmung wird tiefer und der Blutdruck sinkt.
- Zunahme des Körpergewichts: Schwangere Frauen nehmen in der Regel zwischen sechs und acht Kilogramm zu.
- Die Verdauung der Schwangeren verlangsamt sich und es kann zu Verstopfung kommen.
- Das ungeborene Kind drückt auf die Blase, sodass die Schwangere häufiger urinieren muss.
- Die von der Plazenta produzierten Hormone regen das Wachstum der Milchgänge in den Brüsten an, was dazu führen kann, dass diese voller und dunkler werden.

Diese Veränderungen können die Wirkung von Medikamenten beeinflussen (▶ Tab. 3.1).

> Vor allem bei einer antiinfektiven Therapie sollten die Besonderheiten der Schwangeren berücksichtigt werden.

3.1.2 Grundlagen der Infektionserkrankungen in der Schwangerschaft

Infektionen während der Schwangerschaft sind besonders gefürchtet, da nicht nur die Mutter, sondern auch das Kind gefährdet ist.

- Eine Schwangerschaft stellt eine veränderte Immunsituation des mütterlichen Organismus dar
- Manche Infektionen können schwerer verlaufen oder sogar nur während der Schwangerschaft oder Geburt auftreten

Infektionsbedingte Komplikationen für das Kind beinhalten (▶ Tab. 3.2):

- Direkte fetale Schädigung (Embryopathie, Fetopathie)
- Indirekte fetale Schädigung (Frühgeburt, Spontanabort)
- Intrapartale Infektion des Kindes mit späteren gesundheitlichen Folgen

Infektionsbedingte Komplikationen für die Mutter beinhalten:

- Exazerbation einer Infektion
- Reaktivierung latenter Infektion
- Aszendierende Infektionen (Sepsis)

In der Mutterschaftsvorsorge sind in Deutschland Untersuchungen auf fünf schwangerschaftsrelevante Infektionen vorgesehen:

- Röteln (1. Trimenon)
- Chlamydia trachomatis (1. Trimenon)
- Syphilis (1. Trimenon)
- Hepatitis B (3. Trimenon)
- HIV (1. Trimenon – nur mit Einverständnis der Mutter)

Tab. 3.1 Auswirkungen der physiologischen Veränderungen in der Schwangerschaft auf die Medikamentengabe

	Veränderungen in der Schwangerschaft	Mögliche Veränderungen in der Pharmakodynamik/ Pharmakokinetik	Therapeutische Auswirkungen
Normale Schwangerschaft	Vergrößerung des Blutvolumens (> 40 % bei der Geburt)	Möglicherweise geringere Wirkstoffkonzentration	Höhere Dosierung
	Erniedrigte Serumalbumin-Konzentration	Möglicherweise geringere Wirkstoffkonzentration	Höhere Dosierung oder kürzere Intervalle
	Erhöhter hepatischer Stoffwechsel	Möglicherweise erhöhte Medikamenten-Verstoffwechselung	Kürzere Intervalle
	Erhöhte Kreatinin-Clearance	Möglicherweise erhöhte Medikamenten-Clearance	Höhere Dosierung oder kürzere Intervalle
	Verminderte gastrointestinale Motilität	Möglicherweise geringere Absorption von oralen Medikamenten	Höhere Dosierung oder kürzere Intervalle
	Verminderte gastrointestinale Motilität	Möglicherweise erhöhte Häufigkeit von gastrointestinalen Nebenwirkungen	Prophylaktische Begleitmaßnahme
Präeklampsie	Verringerung des intravaskulären Volumens Verringerung des Serumalbumins Verringerung der Kreatinin-Clearance	Veränderungen der Medikamentenwirkung	Medikamente mit hoher therapeutischer Breite (z. B. Penicillin) Medikamente mit geringer therapeutischer Breite überwachen/ Spiegelbestimmung (z. B. Aminoglykoside)

Die infektiologische Untersuchung der Mutter im 2. Trimenon schreibt kein spezielles Screening vor.

Zusätzlich sollte folgende Beratung durchgeführt werden:

- Impfung gegen saisonale Influenza: Schwangeren soll diese Impfung ab dem 2. Trimenon empfohlen werden, Schwangeren mit erhöhter gesundheitlicher Gefährdung infolge eines Grundleidens bereits im 1. Trimenon
- Beratung und Bedeutung der Mundgesundheit für Mutter und Kind

Eine regelhafte Urinuntersuchung auf asymptomatische Bakteriurie ist seit 2019 – aufgrund von fehlenden Screening-Untersuchungen und nicht-zeitgemäßen älteren Studien (sic!) – bei allen Schwangeren nicht mehr empfohlen.

Sonografie und Infektionen: Die sonografische Diagnostik bei einer Infektion wird aufgrund eines Laborbefundes veranlasst. Ein sonografisch auffälliger Befund zieht eine serologische Infektionsdiagnostik nach sich.

> Die subtilste Ultraschalluntersuchung und der beste Ultraschalluntersucher sind nicht in der Lage, eine intrauterine Infektion definitiv auszuschließen oder zu bestätigen.

3

Tab. 3.2 Erreger mit fetalen Infektionen

Erreger	Maternale Beeinträchtigung mit fetalem Risiko	Plazentare Infektion	Aborte oder Frühgeburt	Präpartale Infektion des Feten	Präpartale Infektion mit fetalen Symptomen	Peripartale Infektion
Borreliose	–	+++	+	+	+	?
Chlamydia	–	–	?	–	–	+++
CMV	–	+++	+++	+++	+++	+++
Candida	–	–	–	–	–	+++
SARS-CoV-2	++	+/–	?	?	?	+
Coxsackie	+	?	+	++	++	?
HBV	–	–	+	+	–	+++
HCV	–	–	–	+	–	+++
HIV	–	?	+	+++	–	+++
GBS	–	–	–	–	–	+++
HSV	–	?	+	++	++	+++
Enteroviren	+	?	+	+	+	++
Listeriose	?	+++	+++	+++	+++	?
Malaria	+++	+++	?	?	?	–
Masern	+	?	+	+	?	–
Mumps	+	?	–	+	–	–
Parvovirus B19	–	+++	++	+++	+++	–
Röteln	–	+++	–	+++	+++	–
Syphilis	–	+++	+++	+++	+++	?
Toxoplasmose	–	+++	+++	+++	+++	–
VZV	+	?	++	+++	+++	+++
Zikavirus	?	?	+	+++	+++	?

– kein Zusammenhang
+ wahrscheinlicher Zusammenhang
++ sehr wahrscheinlicher Zusammenhang
+++ sicherer Zusammenhang
? Zusammenhang unklar/unbekannt

3.1.3 Infektiologische Untersuchungen im 1. Trimenon

Allgemein:

- Die infektiologische Untersuchung der Mutterschaftsvorsorge im 1. Trimenon schreibt eine Untersuchung auf Röteln, Chlamydia trachomatis und Syphilis bei jeder Schwangeren vor.
- Ein HIV-Test wird ebenfalls empfohlen, wobei dieser nur auf Wunsch oder in Absprache mit der Patientin durchgeführt werden kann.

Röteln-Antikörper:

Eine Testung auf Rötelnantikörper ist in den Mutterschaftsrichtlinien im 1. Trimenon vorgeschrieben. Aus diesem Grund hat sich folgendes praktisches Vorgehen etabliert:

- Vor jeder Schwangerschaft sollte das Impfbuch kontrolliert werden:
  - Bei fehlender Impfung sollte eine Rötelnimpfung erfolgen.
  - Die Impfung kann vom Gynäkologen durchgeführt werden.
  - Eine Schwangerschaft sollte sicherheitshalber für die nächsten 3 Monate vermieden werden.
- Eine Röteln-Antikörper-Bestimmung ist nur für Schwangere **ohne zwei dokumentierte Rötelnimpfungen** vorgesehen.
- Bei fehlender Impfung und Erstpräsentation in der Schwangerschaft sollte eine serologische Diagnostik (Antikörper) durchgeführt werden.

Syphilis:
- Syphilis-Suchreaktion (LSR) mit TPHA (Treponema-pallidum-Hämagglutinationstest) oder ELISA (Enzyme-linked-immunosorbent-assay) oder TPPA (Treponema-pallidum-Partikelagglutinationstest).
- Bei positiver Syphilis-Suchreaktion sollten aus derselben Blutprobe die üblichen serologischen Untersuchungen durchgeführt werden.
- Bei der LSR ist lediglich die Durchführung und nicht das Ergebnis zu dokumentieren.

Chlamydia trachomatis:
- Seit 01.01.2009 wird die Untersuchung auf genitale Chlamydia-trachomatis-Infektionen in der Schwangerschaft an einer Urinprobe mittels eines nukleinsäureamplifizierenden Tests (PCR) durchgeführt.
- Der Test kann in einem Poolingverfahren (bis zu fünf Proben) erfolgen. Wichtig ist, den morgendlichen Ersturin („*first void*“) dafür zu nutzen.

Empfehlung eines HIV-Tests:
- Jeder Schwangeren soll ein HIV-Antikörpertest empfohlen werden, da die Wahrscheinlichkeit einer HIV-Übertragung auf das Kind durch wirksame therapeutische Maßnahmen erheblich gesenkt werden kann.
- Testdurchführung nach Information zum Test und die Einwilligung der Schwangeren.
- Ist diese Untersuchung positiv, so muss das Ergebnis aus derselben Blutprobe bestätigt werden.
- Die Durchführung der Beratung und die Durchführung des HIV-Antikörpertests sind im Mutterpass zu dokumentieren. Das Ergebnis der Untersuchung wird im Mutterpass nicht dokumentiert.

3.1.4 Infektiologische Untersuchungen im 2. Trimenon

- Die infektiologische Untersuchung der Mutterschaftsvorsorge im 2. Trimenon schreibt kein Screening vor.
- Um Auffälligkeiten beim Fetus zu erkennen bzw. nach Exposition auszuschließen, ist in Deutschland das Ultraschallscreening der DEGUM-Stufe 1 dreimal in der Schwangerschaft vorgesehen.
- Bei auffälligem Befund wird die Schwangere zur Ultraschallkontrolle der DEGUM-Stufe 2 bzw. 3 in ein pränataldiagnostisches Zentrum überwiesen.
- Dort kann – wenn nötig – auch eine invasive Pränataldiagnostik erfolgen.
- Infektionsassoziierte Erkrankungen oder Fehlentwicklungen können unter Umständen sonografisch erkannt werden (▶ Tab. 3.3).
- Der Schweregrad ist von Gestationsalter und Erreger abhängig.
- Eine Sonografie gehört zu den diagnostischen Maßnahmen bei Verdacht auf eine fetale Infektion.

Tab. 3.3 Indikationen für weiterführende infektiologische Diagnostik (soweit nicht durch andere maternale oder kindliche Faktoren erklärbar)

		CMV	HSV	HIV	Listeria	Parvovirus	Rötelnvirus	Toxoplasmose	Treponema pallidum	VZV	Zikavirus
Schwangere	Anamnestische Hinweise	×	×	×	×	×	×	×	×	×	×
	Akute Chorioretinitis	×	×				×	×		×	
	Hepatosplenomegalie	×	×		×		×	×	×		
	Ikterus	×	×		×		×	×	×		
	Akute Katarakt		×				×			×	
	Schwerhörigkeit	×					×		×		
	Sepsis oder Meningitis	×	×		×					(×)	
	Serologische Hinweise	×	×	×	×	×	×	×	×	×	×
Fetale Sonografie	Aorten- und/oder Pulmonalklappenstenose						×			×	
	Einschränkung des biophysikalischen Profils	×	×		×	×	×	×	×	×	(×)
	Fetale Retardierung	×	×		×	×	×	×	×	×	×
	Hepato- und Splenomegalie	×	×		×	×	×	×	×	×	
	Hydrops fetalis					×				×	
	Hydrocephalus internus	×						×		×	
	Hyperechogene Ventrikelwände						×			×	×
	Hypoplasie der Extremitäten						×	×	×		
	Intrakranielle Kalzifikation	×						×			×
	Klumpfuß						×	×	×		
	Knochenläsionen						×	×	×		
	Kutane Ödeme, Aszites					×				×	
	Mikrophthalmie						×	×			
	Mikrozephalie	×						×		×	×
	Oligohydramnion	×	×		×	×	×	×	×	×	
	Plazentaverdickung	×	×		×	×	×	×	×	×	
	Pleurale oder perikardiale Effusionen					×				×	
	Polyhydramnion	×	×		×	×	×	×	×	×	
	Ventrikuläre Dilatation						×			×	(×)

Eine, vor allem im angloamerikanischen Raum genannte TORCH-Serologie – manchmal auch pTORCH oder auch STORCH-Serologie genannt – ist Bestandteil der Diagnostik bei V. a. fetale Infektion.

3.1.5 Infektiologische Untersuchungen im 3. Trimenon

Die Mutterschaftsvorsorge im 3. Trimenon schreibt folgende Untersuchung vor:

- **Hepatitis (HBsAg)** bei allen Schwangeren nach der 32. Schwangerschaftswoche (SSW):
  - Der HBsAg-Nachweis soll im Mutterpass dokumentiert werden.
  - Ein positiver HBsAg-Nachweis würde als Konsequenz eine gleichzeitige aktive und passive Immunisierung des Neugeborenen beinhalten.
  - Die Untersuchung entfällt, wenn Immunität (z. B. nach Schutzimpfung) nachgewiesen ist.

Auch wenn es in den Mutterschaftsrichtlinien nicht vorgesehen ist, werden folgende Untersuchungen empfohlen:

- **Streptokokken der Gruppe B (sog. B-Streptokokken bzw. GBS)** bei allen Schwangeren ca. 4–5 Wochen vor Geburt:
  - GBS sind nach wie vor eine der häufigsten Ursachen für schwere Infektionen des Neugeborenen.
  - Der Streptokokken-Nachweis sollte im Mutterpass dokumentiert werden.
  - Ein positiver GBS-Nachweis würde eine intrapartale Antibiotika-Prophylaxe zur Folge haben.
  - Bei ausgeprägter Besiedlung kann auch zum Zeitpunkt des Nachweises von GBS eine Therapie zur Keimreduktion durchgeführt werden (diese Möglichkeit besteht laut internationalen aber nicht deutschen Empfehlungen).

Da die gesetzlichen Krankenkassen die Kosten für Streptokokken der Gruppe B (sog. B-Streptokokken bzw. GBS) nicht übernehmen, kann diese bei gesetzlich Versicherten nur als sogenannte individuelle Gesundheitsleistung (IGeL) durchgeführt werden.

3.2 Tansmissionsformen

3.2.1 Horizontale Transmission

Für eine horizontale Transmission sind von Bedeutung:

- Ausbreitungsweg
- Kontagiosität oder Infektionsfähigkeit des Erregers
- Dauer der Erregerfreisetzung beim Infizierten
- Prävalenz in der Bevölkerung
- Kofaktoren, wie Expositions- und Verhaltensrisiken sowie begünstigende Begleitinfektionen
- Eine Population, in der sich ein Erreger etabliert hat:
  - ist meist resistenter
  - entwickelt häufiger milde klinische Verlaufsformen mit subklinischer Symptomatik
- Erreger, deren Verbreitung von Speichel- oder Schleimhautkontakt abhängig ist, zeigen meist eine langsamere Verbreitung

- Die meisten Infektionen finden in der Kindheit statt
- Ein weiterer Teil in der Adoleszenz mit Aufnahme sexueller Kontakte
- Viele Erreger breiten sich auf mehreren Übertragungswegen aus
- Die vaginale Kolonisation ist eine sog. **Nischenkolonisation** (wie z. B. dermale, orale und gastrointestinale Besiedelung)
- Übertragung durch kontaminierte Blutprodukte: sehr selten und meistens nur noch in Ländern ohne gesetzliche Testauflagen zu erwarten
- Von den durch ein tierisches Reservoir übertragenen Erregern hat v. a. die Toxoplasmose neben der Borreliose klinische Bedeutung

3.2.2 Vertikale Transmission

Für die **epidemische Ausbreitung** spielt die vertikale gegenüber der horizontalen Transmission eine untergeordnete Rolle.

Die intrauterine Transmission stellt eine Besonderheit dar, da der Fetus in der empfindlichen Embryonal- bzw. Fetalphase infiziert wird und somit die Organogenese beeinflusst werden kann. Insgesamt 1–1,5 % der Neugeborenen könnten von einer vertikal erworbenen Infektion betroffen sein.

- Die zahlenmäßig meisten Infektionen erfolgen durch Übertragung bakterieller Erreger unter der Geburt
- Virale Erkrankungen sind sehr gefürchtet und können eine fetale Infektion – auch mit fetaler Symptomatik – verursachen

Die vertikale Transmission kann in drei Phasen unterteilt werden:

- Präpartale Transmission
- Peripartale Transmission
- Postpartale Transmission

Präpartale Transmission

Die Transmission ist während der akuten oder chronisch systemischen Ausbreitung einer Infektion im mütterlichen Organismus möglich.

Mikroorganismen können das Amnion und den Fetus auf folgende Arten erreichen:

- Aszension durch die Scheide und den Gebärmutterhals (häufigster Weg einer intrauterinen Infektion)
- Hämatogene Dissemination durch die Plazenta (transplazentare Infektion)
- Retrograde Ausbreitung über den abdominellen Raum durch die Tuben
- Unbeabsichtigte Keimeinführung während pränataler invasiver Maßnahmen, wie z. B. Amniozentese, Nabelschnurpunktion

Das Ausmaß der präpartalen Transmission ist abhängig von:

- Erregereigenschaften
- Infektionsphase
- Gestationsalter
- Reifegrad der Plazenta

Einige Erreger können sich auf verschiedenen vertikalen Transmissionswegen verbreiten.

Eindeutiger Hinweis einer antenatalen Infektion des Feten: Erregernachweis im fetalen Blut oder Nachweis einer Serokonversion (fetales IgM).
Diagnosesicherung einer intrauterinen Infektion erfolgt primär durch die Isolierung der Mikroorganismen mit üblichen Kulturtechniken.

Peripartale Infektion

- Peripartale Transmission ist mit einem definierten Ereignis verbunden: Einsetzen der Wehen und v. a. Blasensprung, und ist somit ein Zugang für genital präsente Erreger (z. B. Chlamydia trachomatis, N. gonorrhoeae).
- Auch andere potenziell genital präsente Viren, wie HIV, HBV, HCV, CMV oder HSV können durch Aszension von der Scheide ins Fruchtwasser gelangen.
- Systemische Viren können bei dezidualer Lokalisation oder durch Mikrohämorrhagien aus dezidualen Gefäßen während der Wehen ins Fruchtwasser gelangen und über eine gastrointestinale oder pulmonale Aufnahme den Fetus erreichen und zu einer Infektion des Neugeborenen führen.
- Die peripartale Infektion ist der quantitativ häufigste Übertragungsweg bei persistierenden Virusinfektionen (z. B. HIV, HBV und HCV).

3

Postpartale Transmission

- Postpartale Infektionen durch Stillen können als besondere Form der horizontalen Übertragung angesehen werden.
- Grundsätzlich ist das Neugeborene durch mütterliche IgG-Leihtiter für 12–15 Monate postpartal geschützt (sofern die Mutter durch eine frühere Infektion oder Impfung einen ausreichenden Schutz besitzt).
- Die mütterliche Leihimmunität mildert nur die Symptomatik, ohne die Infektion zu verhindern.

3.3 Infektionen im 1. Trimenon

3.3.1 Rötelnvirus (Rubellavirus)

Allgemein

Definition und Bedeutung

- Rötelnvirus (Rubella, Rubeola)
- Nur für den Menschen pathogen
- Vermehrung des Virus in der Mukosa der Atemwege: hämatogene Ausbreitung (Virämie) und Bildung von Exanthemen mit Lymphknotenbeteiligung
- Weltweite Ausbreitung
- Häufigste infektiöse Kinderkrankheit:
  - In 25–40 % der Fälle inapparenter Verlauf
  - In 40–60 % ohne Exanthem
- Durchseuchungsrate beträgt ca. 90 %
- Inkubation: 14–21 Tage:
  - Die Virusausscheidung aus dem Rachen beginnt 7 Tage vor Exanthembeginn
  - Die Patienten sind etwa 7 Tage nach Beginn des Exanthems noch kontagiös
- Rückläufige Inzidenz der Röteln durch Schutzimpfung

Klinik

Häufig oligo- bis asymptomatisch; mögliche Symptome:

- Kurzes fieberhaftes Initialstadium
- Kopfschmerzen, Müdigkeit
- Rhinopharyngitis mit häufig milden katarrhalischen Symptomen
- Makulopapulöses rosafarbenes Exanthem:

- Lokalisation: schmetterlingsförmiger Beginn im Gesicht; Läsionen können konfluieren (vor allem am Körper)
- Verteilung:
  - Beginn an der Stirn mit absteigender Ausbreitung auf Gesicht, Hals und Extremitäten (innerhalb des 1. Tages)
  - Abklingen des Exanthems im Gesicht (ab 2. Tag)
  - Ablassen des Exanthems auch am übrigen Körper (ab 3. Tag)
  - Keine Schuppung oder Pigmentierung
  - Schleimhäute
  - Weicher Gaumen: Petechien im Prodromalstadium

- Postaurikuläre, subokzipitale und zervikale schmerzlose Lymphknotenschwellung
- Arthralgien/rheumatische Beschwerden vermehrt bei Frauen (ca. 35 %)
- Seltene Komplikationen: Konjunktivitis, Splenomegalie, thrombozytopenische Purpura bei Kindern, Meningoenzephalitiden bei jugendlichen Erwachsenen (1/10 000)

Thrombozytopenische Purpura bei Kindern (1/3.000).
Meningoenzephalitiden bei jugendlichen Erwachsenen (1/10.000).
Arthralgien/rheumatische Beschwerden vermehrt bei Frauen (ca. 35 %).

Diagnostik

- Klinisch, serologische und/oder molekularbiologische Nachweismethoden (▶ Tab. 3.4)
- Der Anfangsverdacht einer Rötelnvirusinfektion wird klinisch gestellt
- Die Diagnose erfolgt – wegen häufig oligo- bzw. asymptomatischem Verlauf – durch serologische oder molekularbiologische Methoden bzw. deren Kombination
- Blutbild: evtl. Leukopenie mit relativer Lymphozytose

Therapie

- Eine spezifische Behandlung bei unkomplizierter Erkrankung ist nicht möglich oder erforderlich
- Symptomatische Behandlung von Symptomen (z. B. Paracetamol bei Knochenschmerzen)

Differenzialdiagnosen

Adenoviren; Allergien und Arzneimittelallergien; EBV-Infektion; Enteroviren-Infektion; Masern; Parvovirus-B19-Infektion; Scharlach.

Vor allem das Rötelnexanthem kann mit etlichen Erkrankungen verwechselt werden.

Prophylaxe und Bemerkungen

Prophylaxe:

- Aktive Immunisierung mit Lebendvakzine bei Kindern
- Weitere Impfung nur gegen Röteln bei Mädchen im Alter von 11–15 Jahren

Lebenslange Immunität.

Tab. 3.4 Interpretationen möglicher serologischer Labordiagnostik einer Röteln-Infektion

IgG	IgM	IgG-Avidität	Anti-E2-IgG	RT-PCR	Beurteilung	Empfehlung
–	–			–	Empfindlich	Impfung (vor Schwangerschaft bzw. im Wochenbett)
–	–			+	Akute Infektion	Serologische Verlaufskontrolle
–	+			+	Akute Infektion	Serologische Verlaufskontrolle
–	+			–	Möglich: • Akute Infektion • Unspezifisches Röteln-IgM • Persistierendes Röteln-IgM	Serologische Verlaufskontrolle
+	+	Niedrig	–	+	Akute Infektion	Symptomatische Maßnahmen in Abhängigkeit der SSW
+	+			–	Möglich: • Akute Infektion • Unspezifisches Röteln-IgM • Persistierendes Röteln-IgM	Avidität und Western Blot
+	+	Hoch	+	–	Möglich: • Zurückliegende Infektion • Persistierendes Röteln-IgM	Keine akute Infektion
+	– bzw. +/–	Niedrig	–	–	Kürzliche Infektion	Evtl. Kontrolle Evtl. keine weiteren Maßnahmen
+	– bzw. +/–	Hoch	+	+	Reinfektion	Restrisiko
+	–	Hoch	+	–	Zurückliegende Infektion bzw. Impfung	Keine weiteren Maßnahmen

– negativ
\+ positiv
+/– grenzwertig positiv

Meldepflicht:

- § 6 IfSG Meldepflichtige Krankheit: namentliche Meldung bei Verdacht einer Erkrankung, Erkrankung sowie Tod.
- § 7 IfSG Meldepflichtige Nachweise von Krankheitserregern: namentliche Meldung bei direktem oder indirektem Nachweis, soweit die Nachweise auf eine akute Infektion hinweisen.

3

Schwangerschaft

Inzidenz

- 5–20 % der Frauen im gebärfähigen Alter sind seronegativ
- Rötelnembryopathie (CRS) ca. 1 : 6.000 bis 1 : 20.000 Lebendgeborene (bis zu 1 : 120.000 Lebendgeborenen)
- Die Häufigkeit einer Rötelnembryopathie (CRS) ist primär abhängig vom Gestationsalter bei mütterlicher Erstinfektion:
  - **Vor Konzeption bis 10 Tage nach der letzten Regel:** keine Schädigungen des Kindes festgestellt
  - **Präkonzeptionell:** Infektionsrate < 3 %; keine kindliche Schädigung zu erwarten
  - **Bis 11. SSW:** Infektionsrate zwischen 70–90 %; Embryopathie-Rate ca. 25–75 %
  - **> 11.–17. SSW:** Embryopathie-Rate ca. 8–20 %
  - **> 17.(–18.) SSW:** Infektionsrate ca. 20–35 %; Embryopathie-Raten mehr dem Basisrisiko (ca. 3,5 %)

Klinik

Maternale Infektion

Mütterliche Symptome:

- Makulopapulöses rosafarbenes Exanthem
- Postaurikuläre subokzipitale und zervikale Lymphknotenschwellung
- Fieber, Kopfschmerzen, Müdigkeit

Bei Infektion des Feten während der Schwangerschaft im 1. Trimenon (10–15 % der Fälle) können folgende Komplikationen auftreten:

- Spontanabort
- Intrauterine Wachstumsretardierung
- Frühgeburtlichkeit
- Intrauteriner Fruchttod

Fetale Infektion

Rötelnembryopathie (CRS):

- **Gregg-Trias (zwischen 50 und 80 %):** Herzfehlbildungen; Augenanomalien; Innenohrschwerhörigkeit
- **Entwicklungsstörungen (ca. 40–50 %):** Dystrophie; Mikrozephalie; statomotorische und geistige Retardierung
- **CRS mit viszeralen Symptomen (Gesamtletalität ca. 20 %):** Osteopathie; Entwicklungs- bzw. Wachstumsstörungen; Diabetes mellitus; Pneumonien (Letalität bis zu 70 %); Gesamtletalität: bis 25 %
- **Late-onset-CRS (beginnt zwischen 4. und 6. Lebensmonat):** Wachstumsstillstand; Pneumonie; Vaskulitis

Spätmanifestation (beginnt im jugendlichen Alter): irreversible Hörschäden; Diabetes mellitus; Krampfleiden; progressive Panenzephalitis

Diagnostik

Diagnostik bei Erwachsenen:

- Klinische Symptomatik: Die genaue Anamnese des klinischen Verlaufes kann richtungsweisend sein. Charakteristisch ist das makulopapulöse Exanthem sowie die retroaurikulär beginnende Lymphadenopathie
- Laboruntersuchungen (▶ Tab. 3.4 und ▶ Abb. 3.1):

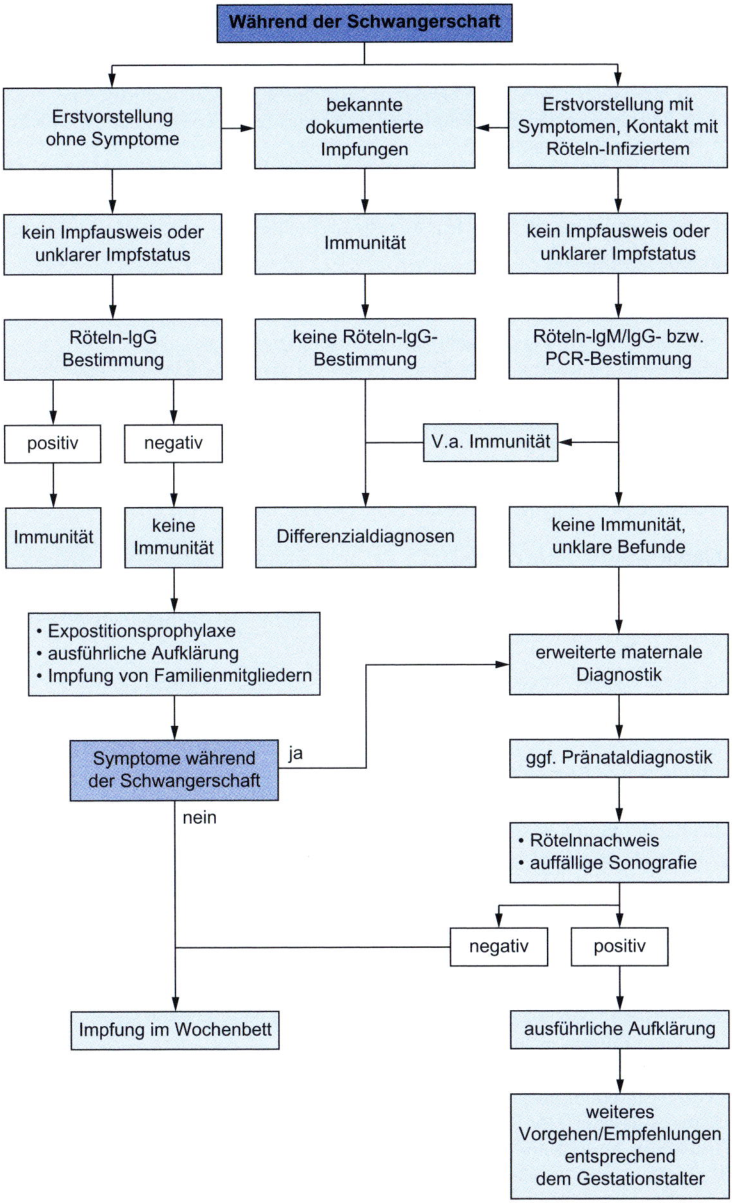

Abb. 3.1 Algorithmus zur Diagnostik einer Röteln-Infektion während der Schwangerschaft [L231]/[P780]

- Röteln-IgG-Serokonversion: zwei Blut-/Serumproben innerhalb von mindestens 7 Tagen
- Nachweis von Röteln-IgM: Alleiniger Röteln-IgM-Nachweis ist, aufgrund von möglicher Persistenz bzw. unspezifischer Reaktion, nicht für eine Infektion beweisend und muss mit weiteren Methoden (Avidität, Anti-E2-IgG) bestätigt werden
- Signifikanter Anstieg des Röteln-IgG: zwei Blut-/Serumproben innerhalb von 2–4 Wochen
- Genomnachweis Rötelnvirus aus Abstrichmaterial

Pränatale Diagnostik:

- Virusnachweis beim Feten (Chorionzotten, Amnionflüssigkeit, fetales Blut)
- Eine Chordozentese sollte nicht vor der 22. SSW erfolgen
- Nachweis von Rötelnvirusgenom in Chorionzottenbiopsie ab 11. SSW
- Nachweis von Rötelnvirusgenom in Fruchtwasser ab 14. SSW und/oder im Fetalblut ab der 20. SSW
- Nachweis von Röteln-IgM im Fetalblut, möglich ab 22. SSW

Postnatale Diagnostik:

- IgG-und IgM-Antikörperbestimmung beim Neugeborenen
- Virusnachweis ergänzt die serologische Diagnostik

Therapie

- Spezifische Behandlung steht nicht zur Verfügung
- Symptomorientierte Behandlung (z. B. Paracetamol bei Knochenschmerzen)

Bei Erkrankung seronegativer Schwangeren im 1. Trimenon (bis 18. SSW) sollte in Absprache mit der Patientin eine Interruptio erwogen werden.

Prophylaxe und Bemerkungen

- Bei durchgemachten Röteln besteht lebenslange Immunität.
- Bei Kindern mit CRS sind engmaschige kinderärztliche Untersuchungen notwendig, um Augen- und Hördefekte zu erkennen und rechtzeitig weitere unterstützende Maßnahmen einzuleiten.
- Bei der Mutter sind nach der Geburt bzw. der Interruptio keine weiteren Untersuchungen nötig.
- Eine **Expositionsprophylaxe** ist aufgrund der Virusausscheidung nicht erfolgversprechend.
- Eine **passive Prophylaxe** mit entsprechenden Immunglobulinen steht seit einigen Jahren in Europa nicht mehr zur Verfügung.
- Wirksamste prophylaktische Maßnahme ist die Impfung. Als **aktive Prophylaxe** wird das attenuierte Rötelnimpfvirus (RA-27/3) als Komponente im Masern-Mumps-Röteln-(MMR-)Impfstoff bzw. Einzelimpfstoff genutzt, wobei diese Impfstoffe in der Schwangerschaft kontraindiziert sind:
  - Impfung von seronegativen Frauen vor oder nach einer Schwangerschaft (Wochenbett) (▶ Abb. 3.2: Algorithmus zur Diagnostik vor dem Eintritt einer Schwangerschaft).
  - Bei einer durchgeführten Impfung mit 2 Dosen ist von einer lebenslangen Immunität auszugehen. Selten kann es zur Reinfektion kommen, meist ohne oder nur geringe Symptome.

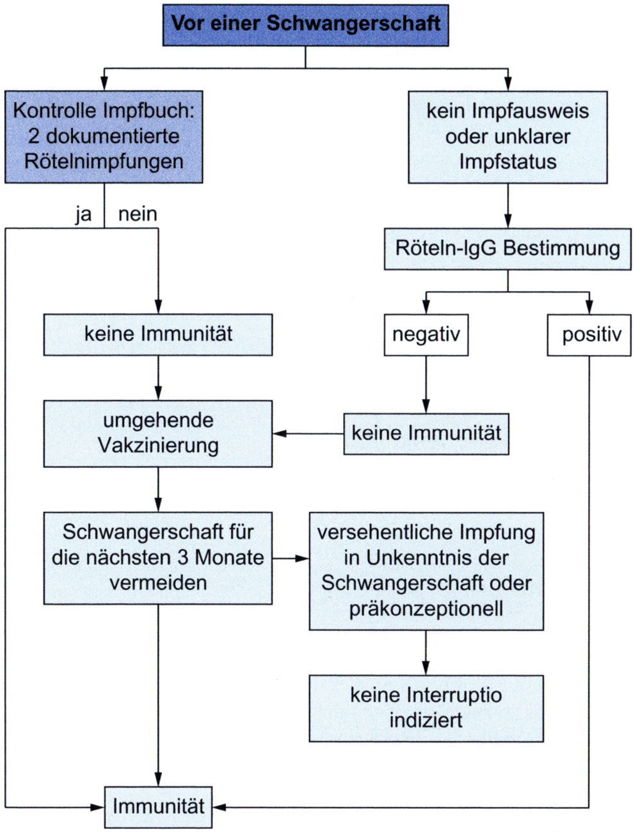

Abb. 3.2 Algorithmus zur Diagnostik vor dem Eintritt einer Schwangerschaft [L231]/[P780]

- Nach Impfung erneute Schwangerschaft für 3 Monate vermeiden.
- Eine Testung auf Rötelnantikörper ist in den Mutterschaftsrichtlinien im 1. Trimenon vorgeschrieben.

Meldepflicht:

- § 6 IfSG Meldepflichtige Krankheit: namentliche Meldung bei Verdacht einer Erkrankung, Erkrankung sowie Tod, einschließlich Rötelnembryopathie.
- § 7 IfSG Meldepflichtige Nachweise von Krankheitserregern: namentliche Meldung bei direktem oder indirektem Nachweis, soweit die Nachweise auf eine akute Infektion hinweisen.

Folgendes praktisches Vorgehen während der Schwangerschaft ist sinnvoll:
- Vor jeder Schwangerschaft sollte das Impfbuch kontrolliert werden.
- Bei fehlender Impfung sollte diese umgehend erfolgen. Dabei sollte eine Schwangerschaft sicherheitshalber für die nächsten 3 Monate vermieden werden.
- Eine Röteln-Antikörper-Bestimmung ist nur für Schwangere ohne zwei dokumentierte Rötelnimpfungen vorgesehen.
- Bei fehlender Impfung und Erstpräsentation in der Schwangerschaft sollte eine serologische Diagnostik (Antikörper) durchgeführt werden. Die Impfung erfolgt dann im Wochenbett, da der Impfstoff während der Schwangerschaft als kontraindiziert erachtet wird.
- Eine erneute Schwangerschaft sollte sicherheitshalber für die nächsten 3 Monate vermieden werden.
- Bei Rötelnkontakt in der Schwangerschaft sollten bei negativem Titer zwei serologische Kontrollen in 14-tägigem Intervall durchgeführt werden.

3.3.2 Syphilis (Treponema pallidum)

Allgemein

▶ Kap. 4.3.1

Schwangerschaft

Inzidenz

- Häufigkeit der Lues connata ist in den westlichen Ländern extrem zurückgegangen.
- Konnatale Syphilis ist eine große Herausforderung in Ländern der Dritten Welt.
- Ca. 1 Million Schwangerschaften/Jahr werden negativ beeinflusst:
  - Ca. 270.000 Kinder/Jahr werden mit einer konnatalen Syphilis geboren.
  - Ca. 460.000 Schwangerschaften enden mit einem Abort oder perinatalen Fruchttod.
  - Ca. 270.000 Kinder werden vorzeitig geboren oder haben ein erniedrigtes Geburtsgewicht.
  - Die Annahmen liegen um ein Vielfaches höher als für andere neonatale Infektionen einschließlich HIV und Tetanus (540.000 und 300.000 Fälle/Jahr).

Klinik

Maternale Infektion

- Die erworbene Syphilis ist eine zyklische Infektionskrankheit, die in Stadien abläuft (▶ Kap. 4.3.1 Klinik).
- Häufige Diagnose erfolgt bei positivem serologischem Test im 1. Trimenon gemäß Mutterschaftsrichtlinien (Lues latens).

Mütterliche Infektion: Die Lues kann fast jede Krankheit vortäuschen!

Fetale Infektion

Konnatale Syphilis (▶ Kap. 4.3.1 Konnatale Syphilis):
- Frühe Manifestation (< 2 Jahre nach Geburt): fulminante disseminierte Infektion; mukokutane Läsionen; Pemphigus syphiliticus; Parrot-Furchen; Coryza syphilitica; Pneumonia alba, Hepatosplenomegalie, Anämie; Neurosyphilis; Osteochondritis syphilitica.

- Syphilis connata tarda (2 > Jahre nach Geburt): Lymphadenopathie; Anämie; Condylomata; Neurosyphilis; Hepatosplenomegalie; rekurrierende Arthropathien; selten Mesaortitis luica; Hutchinson-Trias (mit Innerohrschwerhörigkeit; Keratitis parenchymatosa; Hutchinson-Zähne [Tonnen-Zähne]); Knochenerkrankungen und -deformitäten; Säbelscheidentibia; Sattelnase.

Diagnostik

- Zur Diagnose wird ein serologisches Suchschema genutzt.
- In den Mutterschaftsrichtlinien ist eine obligatorische Testung auf Lues-Antikörper im 1. Trimenon vorgesehen.

Therapie

- Das Standardmedikament ist Benzathin-Benzylpenicillin (▶ Tab. 3.5).
- Bei einer bekannten bzw. nachgewiesenen Penicillinallergie ist eine Desensibilisierung unter stationären Bedingungen nötig (entsprechend allen internationalen Empfehlungen)

Tab. 3.5 Therapieoptionen der Syphilis

Indikation		Medikament	Dosierung	Dauer
Lues I und II (Frühsyphilis)	Empfehlung	Benzathin-Benzylpenicillin	1 × 2,4 Mega IU i. m.	Einmalgabe
	Alternative	Ceftriaxon	1 × 1 g/d i. v.	10 d
	Blutungs-erkrankung	Ceftriaxon	1 × 1 g/d i. v.	10 d
	Allergie	Penicillin-Desensibilisierung		
Lues latens	Empfehlung	Benzathin-Benzylpenicillin	1 × 2,4 Mega IU i. m.	Am Tag 1, 8 und 15
	Alternative	Ceftriaxon	1 × 1 g/d i. v.	10 d
	Allergie	Penicillin-Desensibilisierung		
Lues III	Empfehlung	Benzylpenicillin	6 × 4 Mega IU/d i. v.	14 d
	Alternative	Ceftriaxon	1 × 2 g/d i. v.	14 d
Lues IV (Neurosyphilis)		Procain-Benzyl-penicillin	1 × 2,4 Mega IU/d i. m.	14 d
		Probenecid	4 × 500 mg p. o.	14 d
	Internationale Apotheke	Clemizol-Penicillin G*	1 × 1 Mega IU/d i. m.	21 d
Lues connata	Säuglinge und Kleinkinder	Penicillin G	100.000–150.000 IU/kg KG/d i. v. aufgeteilt auf 3 Dosen	14 d
		Ceftriaxon	75 mg/kg KG/d i. m. *oder* i. v.	14 d
	Schulkinder	Penicillin G	200.000–300.000 IU/kg KG/d aufgeteilt auf 3 Dosen	14 d
		Ceftriaxon	0,25–0,5 g/d i. m. *oder* i. v.	14 d
Jarisch-Herxheimer-Reaktion	Eine Prophylaxe erfolgt mit einer einmaligen Gabe von 1 mg/Prednisolonäquivalent/kg/KG p. o. vor Beginn der Therapie			
Granulome	Vorbehandlung mit 25–50 mg Prednisolon/d für 1–2 Wochen			

* Clemizol-Penicillin G hat die beste Liquorgängigkeit aller Penicilline. Es ist in der Europäischen Union und Deutschland nicht verfügbar. Evtl. Bestellung über Internationale Apotheke.

- Alternative Medikamentengaben sollten nur in Ausnahmefällen erfolgen. Die Verabreichung von Ceftriaxon ist während des 1. Trimenons kontraindiziert. Erythromycin stellt aufgrund pharmakodynamischer Eigenschaften (z. B. fehlende Plazentagängigkeit, Kontraindikation zur Gabe im 1. Trimenon) keine therapeutische Alternative in den ersten Schwangerschaftsmonaten dar. Die Gabe von Tetracyclinen ist während der kompletten Schwangerschaft kontraindiziert.
- Syphilisinfektionen (Erstdiagnosen) ab dem 2. Trimenon können bei entsprechender Indikation mit zugelassenen Medikamenten therapiert werden (▶ Abb. 3.3).[1]
- Bei erregerreicher Sekundärsyphilis besteht bei Therapie die Gefahr einer Jarisch-Herxheimer-Reaktion.
- Bei angeborener Syphilis, Syphilis III und Neurosyphilis ist eine höhere Penicillindosierung sowie eine bessere Liquorgängigkeit erforderlich.
- Sicherheitshalber kann die Behandlung 1–2 Monate vor dem Geburtstermin in gleicher Dosierung und Dauer wiederholt werden.

In den letzten Jahren kam es weltweit vonseiten der Herstellungsfirmen zu längeren und unklaren Herstellungsverzögerungen und Lieferengpässen, sodass sogar laut WHO als möglicher – aber nicht optimaler – Ersatz die Behandlung mit Ceftriaxon zu bevorzugen wäre (nicht im 1. Trimenon).

Sofortiger Therapiebeginn in der Schwangerschaft ist wesentlich!

Prophylaxe und Bemerkungen

- Vorgesehene obligatorische Testung im 1. Trimenon gemäß Mutterschaftsrichtlinien.

[1] **Penicillinallergie**: Das Vorgehen bei einer Penicillinallergie in der Schwangerschaft beinhaltet laut einer deutschen Leitlinie aus dem Jahr 2020 die Gabe von Ceftriaxon anstelle einer Hyposensibilisierung (im Gegensatz zu allen internationalen Daten und Empfehlungen). Die Begründung basiert auf einem Übersichtsartikel bzw. einer Stellungnahme, die in der Leitlinie nicht weiter erläutert wird. In internationalen Empfehlungen wird die Hyposensibilisierung jedoch zurecht weiterhin empfohlen und auch wissenschaftlich begründet. Somit ist diese Leitlinie mit Vorsicht zu bewerten. Es wurden keine offiziellen internationalen Empfehlungen und Daten berücksichtigt. Die Argumentation und Wissenschaftlichkeit der vorgeschlagenen Maßnahmen während einer Schwangerschaft ist äußerst schwach und nicht mehr objektiv nachvollziehbar. Letztlich können solche Leitlinien sowohl zu einer Fehlversorgung der schwangeren Patientinnen als auch zu juristischen Problemen führen.
Alternative Gabe bei Penicillinallergie: Bei bestehender Penicillinallergie wird eine Therapie während der gesamten Schwangerschaft mit Ceftriaxon über 14 Tage (i. v.) empfohlen. Die Diagnose einer Syphilisinfektion in der Schwangerschaft erfolgt i. d. R. durch einen positiven Lues-Suchtest, wie er in den Mutterschaftsrichtlinien vorgeschrieben ist. Ceftriaxon sollte im 1. Trimenon nicht gegeben werden, was auch in den offiziellen Zulassungsdaten seit Jahrzehnten dokumentiert ist!
Gabe von Ceftriaxon: Die intravenöse Gabe von Ceftriaxon würde in den meisten Fällen aus organisatorischen und monetären Gründen unter stationären Bedingungen erfolgen. Es bestehen begründete Bedenken hinsichtlich der wichtigen Patienten-Compliance. Eine Hyposensibilisierung würde weniger Tage Krankenhausaufenthalt (und nachfolgender Therapie) erfordern als eine kontinuierliche intravenöse Gabe über 14 Tage. Eine alternative Gabe von Ceftriaxon als intramuskuläre Applikation würde (auch nach älteren Empfehlungen) eine Therapie über mindestens 10 Tage bedeuten.

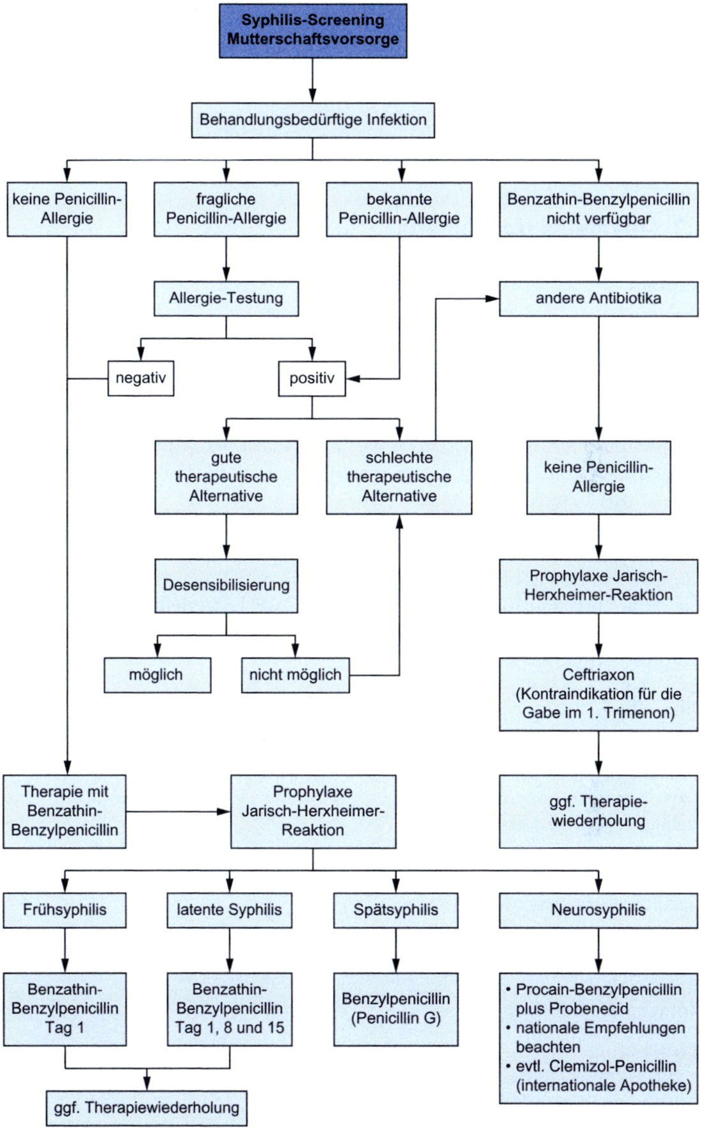

Abb. 3.3 Therapeutischer Algorithmus einer Syphilisinfektion [L231]/[P780]

- Anonyme Meldung eines **sicher positiven** serologischen Nachweises und einer Syphilis connata (wird von klinischen bzw. mikrobiologischen Laboratorien durchgeführt).
- Nach Infektion besteht keine Immunität gegenüber einer erneuten Infektion.

- Verwendung von Kondomen stellt eine wirkungsvolle Prophylaxe dar.
- Aufklärung über Prophylaxe, Sexualität und Sexualverhalten.
- Partnerbehandlung ist obligat.

Eine antibiotische Behandlung kann zwar den Infektionserreger eliminieren, aber nicht bereits verursachte organische Schäden rückgängig machen.

3.3.3 Chlamydia trachomatis

Allgemein

▶ Kap. 4.4.1

Schwangerschaft

Inzidenz

- Peripartale Übertragung bei ca. 36–60 % der infizierten Mütter
- Insgesamt zeigen 2,8 % der Neugeborenen serologische Hinweise auf eine perinatale Chlamydia trachomatis-Infektion, in 1,4 % der Fälle entwickelt sich eine Lungen- oder Bindehautentzündung
- Inklusionskonjunktivitis bei ca. 18 % der infizierten Säuglinge
- Lungenentzündung bei ca. 16 % der infizierten Säuglinge
- Ca. 50 % Prävalenz für eine bakterielle Vaginose: bakterielle Vaginose ist ein Risikofaktor für eine Frühgeburt
- Erhöhte peripartale Mortalität

Klinik

Maternale Infektion

- Chorioamnionitis
- Fast doppelt so hohe Prävalenz einer bakteriellen Vaginose (ebenfalls mit einer Frühgeburtlichkeit assoziiert)
- Fehlgeburten
- Frühgeburten
- Geringes Geburtsgewicht
- Nicht-gonorrhoische Urethritis
- Postpartale Endometritis
- Spontanaborte
- Vorzeitiger Blasensprung

Fetale Infektion

- Inklusionskonjunktivitis
- Geringes Geburtsgewicht
- Atypische Pneumonie (erhöhte Mortalität)

Diagnostik

- Chlamydien können vielfältige klinische Symptome aufweisen. C. trachomatis ist ein spezifischer Erreger einer Zervizitis bzw. Urethritis:
  - Inspektion des Muttermundes bzw. der Harnröhre.
  - Allerdings bedarf es mikrobiologische Nachweisverfahren, um eine Infektion zu bestätigen.

- Die mikrobiologische Kultivierung des Erregers ist zwar möglich, kann aber nur in SpezIallaboratorien geführt werden.
- Seit 1.1.2009 soll die Untersuchung auf genitale Chlamydia trachomatis-Infektionen in der Schwangerschaft an einer Urinprobe mittels eines nukleinsäureamplifizierenden Tests (PCR) durchgeführt werden. Der Test kann in einem Poolingverfahren (bis zu fünf Proben) erfolgen. Wichtig ist, den morgendlichen Ersturin („*first void*") dafür zu nutzen.
- Serologische Antikörperbestimmungen sind nicht geeignet, um eine (akute) Infektion nachzuweisen.
- Es sollte berücksichtigt werden, dass bei Frauen in zervikalen und vaginalen Abstrichproben eine höhere Chlamydia trachomatis-Konzentration als im Urin nachweisbar ist.

Der am besten geeignete Test zur labortechnischen Diagnose einer akuten Infektion und im Rahmen eines Screening-Programms ist die Polymerase-Kettenreaktion (PCR). In den Mutterschaftsrichtlinien ist ein Screening auf genitale Chlamydia trachomatis-Infektion vom Urin als Untersuchungsprobe mit der Nutzung der PCR als Nachweisverfahren vorgeschrieben. Dafür sollte der morgendlichen Ersturin („*first void*") genutzt werden.

Therapie

- Makrolide sind die Standardtherapie. Allerdings wird die Gabe von Makroliden erst nach Abschluss des 1. Trimenons empfohlen (Embryotoxizität in Tierversuchen und epidemiologische Daten) (▶ Tab. 3.6)

Tab. 3.6 Therapieoptionen einer Chlamydia trachomatis-Infektion in der Schwangerschaft

Indikation	Medikament	Dosierung	Dauer	
Standard	Erythromycin-ethylsuccinat	4 × 400 mg/d p. o.	14 d	*oder*
	Erythromycin-ethylsuccinat	4 × 800 mg/d p. o.	7 d	
Alternativ	Amoxicillin	3 × 1.000 mg/d p. o.	10–14 d	*oder*
	Erythromycin	4 × 500 mg/d p. o.	10–14 d	*oder*
	Azithromycin*	1 × 1,5 g p. o.	Als Einmalgabe (evtl. Wiederholung nach 2–5 d)	
Ältere Medikamente (aktuell nicht empfohlen)	Clindamycin	4 × 300 mg/d p. o.	14 d	
	Clarithromycin	2 × 500 mg/d p. o.	10 d	
Neugeborene/Kinder	Erythromycin	4 × 50 mg/kg KG/d	21 d	

* Die Empfehlungen der amerikanischen CDC beinhalteten eine Therapie mit Azithromycin, die auch in der deutschen Leitlinie übernommen wurden. Jedoch hat das CDC in den letzten Jahren Azithromycin erneut durch die ursprünglichen Amoxicillin und Erythromycin ersetzt, während in Deutschland weiterhin an Azithromycin als 1. Wahl festgehalten wird. Im Vergleich zu Erythromycin und Amoxicillin hat Azithromycin laut europäischer Zulassungsdaten **eine sehr begrenzte Indikationsstellung.** Es gibt epidemiologische Hinweise, dass Azithromycin im Gegensatz zu Erythromycinethylsuccinat bzw. Amoxicillin mit einem negativen Schwangerschaftsausgang in Verbindung gebracht werden kann. Auch die Schweizer Empfehlung zur allgemeinen Gabe von Azithromycin ab der 20. SSW ist nicht sinnvoll, da es zu diesem Zeitpunkt der Schwangerschaft genauso wirksame und zugelassene Medikamente gibt.

- Bei Diagnose in der Frühschwangerschaft (▶ Abb. 3.4):
  - 1. Möglichkeit: Abwarten bis Beginn des 2. Trimenons, dann Therapie mit Erythromycin
  - 2. Möglichkeit: Therapie mit Amoxicillin über 7–14 Tage, gefolgt von einer PCR-Kontrolle. Falls positiv, weitere Therapie mit Erythromycin ab dem 2. Trimenon
- Therapiekontrolle frühestens 3–4 Wochen nach Therapieende (häufigste Empfehlung: 5–6 Wochen nach Therapieabschluss)
- Die Gabe von Azithromycin nur nach ausführlicher Aufklärung und Risikoanalyse

Obwohl Clarithromycin und Clindamycin ähnlich gute Therapieraten in Untersuchungen erzielten, sind diese derzeit nicht empfohlen.[2]

Prophylaxe und Bemerkungen

- Ein routinemäßiges Screening in der Schwangerschaft wird national und international empfohlen und ist mit Wirkung 01.05.1995 in den deutschen Mutterschaftsrichtlinien verankert.
- Aufklärung über das sexuelle Verhalten während der Schwangerschaft sollte erfolgen.
- Kontrolluntersuchung ca. 4–6 Wochen nach erfolgter Behandlung wird international empfohlen.
- Infektionen sollten grundsätzlich und in ausreichender Dosierung therapiert werden. Ist dies erfolgt, kann eine Heilung stattfinden.
- Da eine Chlamydien-Infektion häufig mit anderen Infektionen einhergehen kann (z. B. bakterielle Vaginose), sollte auf weitere Symptome geachtet werden.

Eine Partnerbehandlung ist obligat!

[2] Die deutsche Leitlinie (Erstfassung 2016) stellt eine Übernahme der damaligen Empfehlungen des CDC der USA dar. Empfehlungen und Leitlinien anderer Organisationen bzw. die Besonderheiten in Deutschland/Europa sowie die rechtlich verbindlichen Zulassungsdaten wurden nicht ausreichend berücksichtigt. In den Empfehlungen der amerikanischen CDC wird eine Therapie mit Azithromycin – auch im 1. Trimenon (!) – empfohlen, die auch in der deutschen Leitlinie enthalten ist. Allerdings hat dieses Makrolid im Vergleich zu Erythromycin und Amoxicillin nach den europäischen Zulassungsdaten eine sehr eingeschränkte Indikation. Darüber hinaus gibt es inzwischen fundierte epidemiologische Hinweise, dass Azithromycin im Gegensatz zu Erythromycinethylsuccinat und Amoxicillin mit einem negativen Schwangerschaftsausgang assoziiert ist. Diese neuen Daten wurden zwar in einer – inzwischen nicht mehr leicht zugänglichen – Version der Leitlinie erwähnt, aber als zu gering eingestuft, um eine Änderung der Empfehlung zu rechtfertigen. Mittlerweile wurde auch die Empfehlung der CDC aufgrund der vorliegenden Studien angepasst, sodass eine Empfehlung zur Gabe von Azithromycin im 1. Trimenon nicht mehr enthalten ist. Auch in der Schweiz wird inzwischen die Gabe von Azithromycin erst ab der 20. SSW empfohlen. Solche Leitlinien können letztlich sowohl zu Missverständnissen, Fehlversorgung der Patientinnen als auch zu juristischen Problemen führen, vor allem wenn der Leitlinienkommission diese Bedenken schon seit 2016 mitgeteilt wurden.

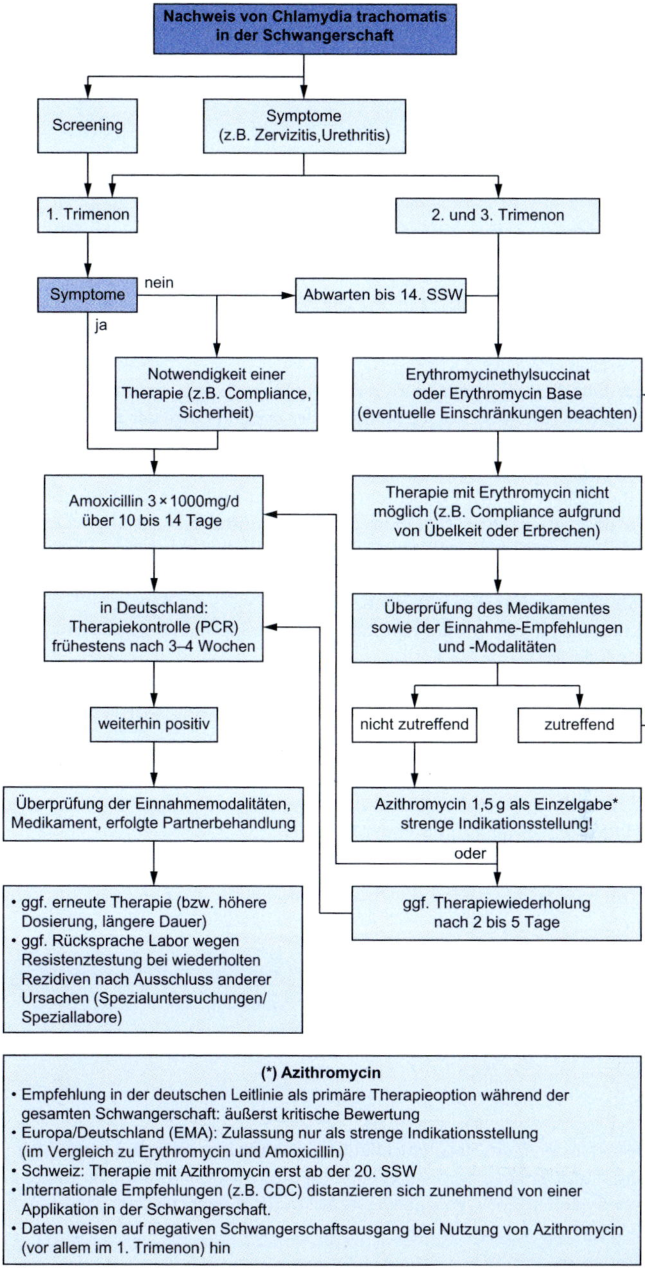

Abb. 3.4 Algorithmus einer Chlamydia trachomatis-Infektion in der Schwangerschaft [L231]/[P780]

3.3.4 HIV-1 und HIV-2

Allgemein

▶ Kap. 4.5.3

Schwangerschaft

3

Inzidenz

- Die HIV-Infektionsrate schwangerer Frauen liegt in Afrika bei ca. 30 %, wobei nicht mal 10 % der Bevölkerung einen Zugang zu medizinischen erforderlichen Maßnahmen erhalten
- Durchschnittliche HIV-Prävalenz bei Schwangeren in Deutschland: 0,5–0,6 pro 100.000 Einwohnern in Großstädten, bzw. 0,1–0,2 pro 100.000 Einwohnern in ländlicheren Regionen
- Vertikale Übertragung (gesamt zwischen 8 und 60 % [pränatal: 1–15 %]):
  - Intrauterine Infektion erfolgt selten in der ersten Hälfte der Schwangerschaft (HIV-Embryopathiesyndrom oder AIDS-Manifestation innerhalb der ersten sechs Lebensmonate)
  - Am häufigsten werden HIV-Infektionen gegen Ende der Schwangerschaft sowie unter der Geburt (AIDS im ersten bis fünften Lebensjahr) akquiriert
  - Die Prognose ist bei Erkrankung im ersten Lebensjahr am schlechtesten
- Gesamtrate ohne Intervention 14–42 %
- Pränatal: transplazentar ca. 20–30 %
- Perinatal: durch intrapartalen Kontakt mit infektiösem Genitalsekret und/oder Blut ca. 50–65 %
- Postnatal: Muttermilch ca. 10–20 %
- Gesamtrate mit Intervention (cART; elektiver Kaiserschnitt; Stillverzicht): < 2 %

> Der durchgeführte HIV-Antikörpertest in der Frühschwangerschaft stellt die wichtigste Voraussetzung aller effektiven Präventionsmaßnahmen dar, um die HIV-Übertragung von der Mutter auf das Kind zu verhindern.

Risikofaktoren einer maternofetale Übertragung:

- Hohe mütterliche Viruslast
- Niedrige CD4-Zellzahl
- AIDS-Erkrankung der Mutter
- Vaginale Entbindung (bei hoher maternaler Viruslast)
- Vorzeitiger Blasensprung > 4 h zurückliegend
- Frühgeburt (< 37. SSW)
- Stillen

> Inzwischen ist in den Mutterschaftsrichtlinien eine Beratung, deren Dokumentation und die Durchführung eines Labortests vorgeschrieben. Dies sollte auch im Mutterpass dokumentiert werden. Die Diagnose sollte weiterhin nicht Gegenstand der Dokumentation sein.

Klinik

Maternale Infektion

- Die vertikale Übertragung von HIV kann prä-, peri- und postnatal erfolgen.
- Im Allgemeinen wird davon ausgegangen, dass mindestens die Hälfte aller vertikalen Transmissionen auf den Feten unmittelbar perinatal stattfinden.

Fetale Infektion

Während eine Embryo-bzw. Fetopathie nicht beobachtet wird, kann es bei einer HIV-Übertragung zu einem erworbenen Immundefekt (AIDS) beim Neugeborenen/ Säugling kommen.

Bei etwa 20–30 % der vertikal infizierten Feten kann eine früh einsetzende schwere Verlaufsform beobachtet werden:

- Hohe Viruslast bei Geburt
- Schneller T-Helferzellenverlust
- Opportunistische Infektionen
- Schwere Enzephalopathie
- Unbehandelt liegt die Lebenserwartung unter 5 Jahren

Diagnostik

- Diagnostische Methoden bei einer HIV-Infektion: Antikörper- und Antigennachweis sowie RT-PCR
- Die Bestimmung von HIV-DNA und einer entsprechenden Viruslast (Virusreplikation) hat ihren Stellenwert in der Diagnose einer akuten Infektion und der Beurteilung der Infektiosität der Patienten
- Die progrediente Schädigung des Immunsystems wird durch spezifische Lymphozytenanalysen (z. B. CD4) analysiert und zur klinischen Stadieneinteilung herangezogen
- Amniozentese:
  - Eine HIV-Infektion der Mutter stellt keine Indikation zur Amniozentese dar
  - Indikation zur Amniozentese bei HIV-infizierten Schwangeren nur unter strenger Indikationsstellung
  - Wenn möglich, sollte vorher mit einer antiretroviralen Kombinationstherapie bzw. Transmissionsprophylaxe begonnen werden

Eine Amniozentese zur Abklärung einer HIV-Infektion des Feten wird nicht empfohlen.

Therapie

Für Schwangere gelten die gleichen Behandlungsindikation wie bei HIV-positiven nicht-schwangeren Erwachsenen.

Es sollten Medikamentenkombinationen genutzt werden, bei denen ausreichende Erfahrungen zu ihrer Anwendung während der Schwangerschaft vorliegen.

- Die WHO empfiehlt den Integrasehemmer Dolutegravir (DTG) als Erstlinien- und Zweitlinien-Therapie der Wahl für HIV-Infizierte, ausdrücklich auch für Schwangere und Frauen mit Kinderwunsch:
  - Signifikanter Unterschied in der Häufigkeit von Neuralrohrdefekten bei Kindern von HIV-positiven Frauen
  - Weitere Untersuchungen stehen noch aus
  - Elvitegravir- und Cobicistat-haltige Arzneimittel:
    – Erhöhtes Risiko für Therapieversagen und Mutter-Kind-Übertragung wegen geringeren Plasmakonzentration im 2. und 3. Trimenon

3

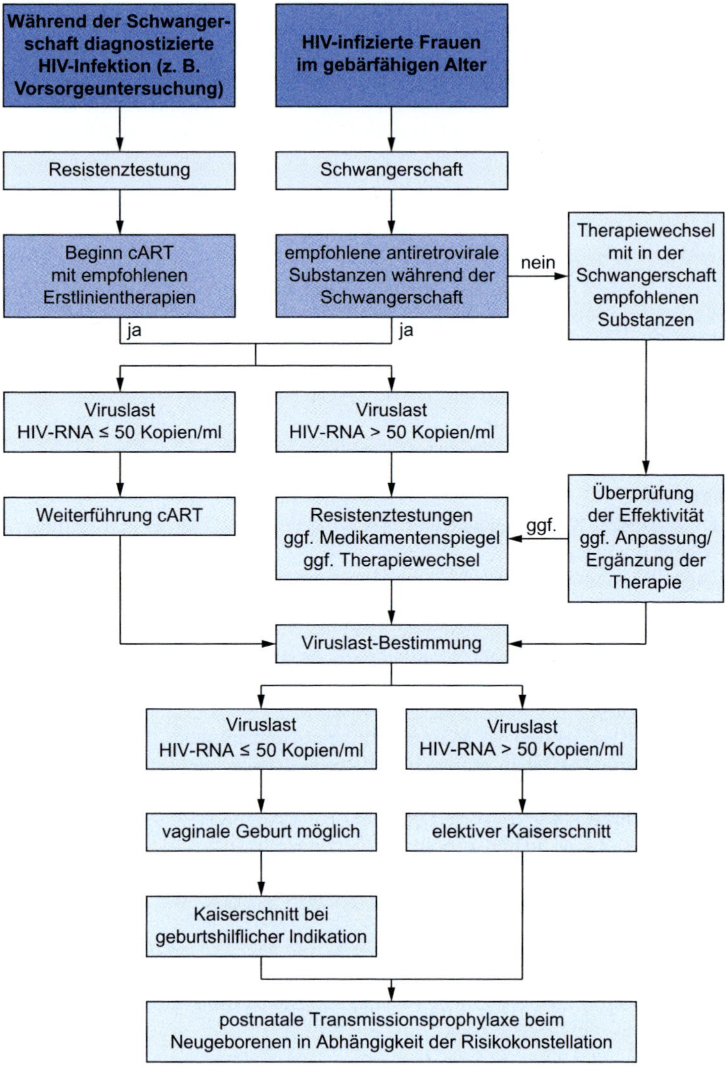

Abb. 3.5 Vorgehen bei HIV-Infektion in der Schwangerschaft [L231]/[P780]

Jede HIV-Infektion in der Schwangerschaft stellt eine Behandlungsindikation dar.

Prinzipiell sollte vor Beginn einer antiretroviralen Therapie während der Schwangerschaft eine Resistenztestung erfolgen (▶ Abb. 3.5).

Während der Schwangerschaft können die Medikamentenspiegel schwanken, was zu Nebenwirkungen oder einer unzureichenden Reduzierung der Viruslast führen kann. Um eine genaue Dosierung sicherzustellen, kann eine neue Konzentrationsmessung durchgeführt werden.

Die Therapie einer neu diagnostizierten HIV-Infektion während der Schwangerschaft (z.B. im Rahmen der Vorsorgeuntersuchungen) kann unter bestimmten Voraussetzungen nach dem Abschluss der fetalen Organogenese (ab 13. SSW) verschoben werden.

Mittlerweile können etliche Kombinationstherapien genutzt werden (▶ Tab. 3.7). Eine medikamentöse Therapie erfolgt aus folgenden Gründen:

- Vermeidung bzw. Minimierung der HIV-Replikation bei der Mutter:
  - Maximale Hemmung einer Virusreplikation
  - Risikoarme und gute Verträglichkeit für die Mutter als auch für den Feten
- Transmissionsprophylaxe von HIV auf das Kind unter der Geburt:
  - Unter der Geburt (Spontangeburt oder elektiver Kaiserschnitt) erfolgt ebenfalls eine prophylaktische Gabe, um weiter eine Virusübertragung unter der Geburt zu senken
- Transmissionsprophylaxe von HIV auf das Neugeborene (▶ Tab. 3.8):
  - Postnatal sollte in Abhängigkeit der Risikosituation ebenfalls eine medikamentöse Transmissionsprophylaxe über einen Zeitraum von 2–4 Wochen erfolgen
  - HIV-positive Mütter sollten demzufolge auch Stillen

Therapieeinleitung und Therapiewechsel müssen mit einem Spezialisten durchgeführt bzw. diskutiert werden.

Prophylaxe und Bemerkungen

Schwangerschaftsbetreuung von HIV-Patientinnen

- Die Schwangerschaft einer HIV-Patientin stellt eine besondere Herausforderung dar.

Tab. 3.7 Empfohlene Substanzen und ihre Dosierung für die Erstlinientherapie in der Schwangerschaft

Gruppe		Medikament	Dosierung	
NRTI	Standard	Tenofovir/ Emtricitabin	1 ×/d 300 mg/200 mg als Fixkombination	*oder*
		Abacavir/ Lamivudin	1 ×/d 600 mg/300 mg als Fixkombination*	
	Alternativ	Zidovudin/ Lamivudin	2 ×/d 300 mg/150 mg als Fixkombination	*oder*
		Zidovudin/ Lamivudin	2 ×/d 250 mg + 150 mg als Einzelsubstanzen	*oder*
NNRTI		Nevirapin	2 ×/d 200 mg (in den ersten 2 Wochen 1 × 200 mg, dann 2 × 200 mg)	
PI	Standard	Atazanavir/r	1 ×/d (300 mg Atazanavir + 100 mg Ritonavir)	*oder*
		Darunavir/r	2 ×/d (600 mg Darunavir + 100 mg Ritonavir)	*oder*
		Lopinavir/r	2 ×/d (400 mg Lopinavir/100 mg Ritonavir als Fixkombination)	

NRTI = nukleosidische Reverse-Transkriptase-Inhibitoren
NNRTI = nichtnukleosidische Reverse-Transkriptase-Inhibitoren
PI = Proteaseinhibitoren
* Abacavir nur, wenn Patientin HLA-B*5701 negativ; Vorsicht bei Ausgangsviruslast > 100.000 Kopien/ml

Tab. 3.8 Medikamentöse Transmissionsprophylaxe

Zeitpunkt	Prävention
Antepartum	Reguläre Einnahme von der cART bis am Tag vor der Geburt
Intrapartum	i. v.-Gabe von Zidovudin (ZDV) ab 3 h vor Sectio bzw. Geburt: • Beginn: 2 mg/kg ZVD i. v. über 1 h • Im Anschluss: 2 mg/kg ZVD i. v. bis zur Entwicklung des Kindes
Postpartum	Orale Gabe von ZDV für 2–4 Wochen an das neugeborene Kind Dosierung und Dauer ist abhängig von: • Risikokonstellation bei Entbindung • Neonatologischen Verträglichkeit von Zidovudin (p. o. versus i. v.) • Möglichen Frühgeburtlichkeit

- Neben den vorgeschrieben regulären Mutterschaftsrichtlinien müssen allerdings auch HIV-spezifische Untersuchungen erfolgen (▶ Tab. 3.9).
- Opportunistische Infektionen wären ebenfalls zu beachten.

Pränatale prophylaktische Maßnahmen zur Reduktion der maternofetalen Transmission

- Engmaschige Überwachung der Schwangerschaft einer HIV-infizierten Frau gemäß den deutsch-österreichischen Leitlinien: unter anderem monatliches Monitoring der klinisch-chemischen, immunologischen und virologischen Parameter (Lymphozytensubpopulationen, HIV-Viruslast).
- Antiretrovirale Therapie (cART) der Mutter (▶ Abb. 3.5): Eine bestehende antivirale Therapie sollte während der Schwangerschaft nicht abgesetzt werden. Eine Prüfung auf besser geeignete Medikamente für die Schwangerschaft sollte erfolgen.
- Indikation für Resistenztestung bei antiretroviraler Therapie der Mutter: Beurteilung der Wirksamkeit einer antiretroviralen Therapie bzw. Prophylaxe.

Intrapartale prophylaktische Maßnahmen zur Reduktion der maternofetalen Transmission – Geburtsmodus

- Bei Frühgeburtsbestreben ohne eine bislang eingeleitete cART der Mütter sollte diese umgehend begonnen werden.
- Bei einer Frühgeburt zwischen der 24. bis 28. SSW ist das Risiko einer kindlichen Schädigung aufgrund der fehlenden Lungenreife mit einer möglicherweise erhöhten HIV-Transmission abzuwägen.
- Bei Prolongation der Geburt sollte eine Patientin ihre gängige antivirale Therapie erhalten.
- Mittlerweile werden einige geburtshilfliche Risiken nicht mehr als ein erhöhtes Risiko beurteilt:
  - Mehr als 4 h zurückliegender Blasensprung
  - Verdacht auf ein Amnioninfektionssyndrom
  - Vaginale operative Entbindung bei einer geringen Viruslast (<50 Kopien/ml) unter cART

Der Entbindungsmodus kann in Abhängigkeit der Gesamtkonstellation beschlossen werden, wobei ein Blasensprung, der länger als 4 h zurückliegt, keinen wesentlichen Vorteil für einen Kaiserschnitt bezüglich der Transmission des HI-Virus erwarten lässt.

- Eine geringe Viruslast der Mutter scheint das wichtigste Kriterium einer HIV-Transmission zu sein.

Tab. 3.9 Vorschlag zur Diagnostik im Verlauf der Schwangerschaft bei HIV-Infektion

Diagnostik	Zeitpunkt	Begründung
HIV-Antikörper- und evtl. HIV-Bestätigungstest	Routinemäßig im 1. Trimenon	Reduktion der vertikalen Transmission möglich
CD4-Zellzahl und Viruslast	Mindestens alle 2 Monate	Verlaufskontrolle der HIV-Infektion Kontrolle der Wirksamkeit einer antiretroviralen Therapie
Genotypischer Resistenztest	Vor Therapiebeginn	Ausschluss einer primären Resistenz
	Bei virologischem Versagen einer cART	Optimierung eines Therapiewechsels
	Bei nachweisbarer Viruslast gegen Ende bzw. 4–6 Wochen nach Absetzen einer HIV-Prophylaxe	Dokumentation einer evtl. Resistenzinduktion
Hämoglobinwert	Monatlich	Anämien, Thrombozytopenien
Laktatspiegel, Leberwerte, Nierenwerte	Zu Beginn der Schwangerschaft Nach Beginn der Therapie/Prophylaxe Monatlich im 3. Trimenon	Erkennung einer Laktatazidose (gehäuftes Auftreten im 3. Trimenon) Leber-, Nierentoxizität
Oraler Glukosetoleranztest	Zwischen SSW 23 + 0 und 27 + 6	Erkennung eines Gestationsdiabetes (besonders bei Proteaseinhibitoren)
pH-Wert-Bestimmung im Vaginalsekret, Nativpräparat	Bei jeder Vorsorgeuntersuchung	Erkennung und rechtzeitige Behandlung lokaler Koinfektionen, die das HIV-Transmissions- und das Frühgeburtsrisiko erhöhen können
Mikrobiologische Kultur	Zu Beginn der Schwangerschaft und bei entsprechender Klinik	
STD-Diagnostik: Chlamydien, Gonorrhö, Trichomonaden, Syphilis, Hepatitisserologie	Zu Beginn der Schwangerschaft und bei entsprechender Klinik	
Toxoplasmosescreening	Zu Beginn der Schwangerschaft sowie im 2. + 3. Trimenon	Diagnose einer Neuinfektion oder Toxoplasmosereaktivierung
Kolposkopie, zytologische Untersuchung auf vulväre, vaginale und zervikale Dysplasien	Zu Beginn der Schwangerschaft Bei Auffälligkeiten kolposkopische Kontrollen und evtl. histologische Klärung (Biopsie)	Erhöhtes Dysplasierisiko bei HIV-Infektion
Messung der Nackentransparenz	SSW 10 + 6 bis 13 + 6	Abschätzung des Aneuploidie-Risikos (invasive Diagnostik erhöht Transmissionsrisiko)
Sonografie, mindestens DEGUM-Stufe 2	SSW 19 + 6 bis 22 + 6	Fehlbildungsausschluss

- Eine Schnittverletzung des Neugeborenen bzw. die Aspiration von blutigem Fruchtwasser aus Lungen oder Magen werden bei dieser Konstellation nur als Risiko eingeschätzt.
- Welche Präexpositionsprophylaxe in solchen Fällen angewandt werden sollte, muss individuell und im Einzelfall entschieden werden.

Geburtsmodus – intrapartale prophylaktische Maßnahmen zur Reduktion der maternofetalen Transmission

- Medikamentöse Transmissionsprophylaxe der Mutter unter der Geburt (Spontangeburt oder elektive Sectio) (▶ Tab. 3.8)
- Vaginale Entbindung kann unter folgenden Voraussetzungen eine Option darstellen:
  - cART-Einnahme der Mutter
  - Geringe Viruslast am Ende der Schwangerschaft (<50 Kopien/ml), insbesondere in der Nähe des Entbindungstermins
  - Beurteilung geburtshilflicher Risiken
  - Klärung organisatorischer Schwierigkeiten und Probleme (z. B. Entfernung zu geeigneter Geburtsklinik, Medikamentenverfügbarkeit)
- Primäre Sectio caesarea (bei hoher maternaler Viruslast):
  - Zügige Durchführung und unter Verwendung einer möglichst blutarmen Operationstechnik
  - Durchgeführt von einem erfahrenen Geburtshelfer
  - Frühestens ab der 37. + 0 SSW

Postpartale prophylaktische Maßnahmen zur Reduktion der maternofetalen Transmission

- Stillverzicht:
  - In entwickelten Ländern
  - In Entwicklungsländern wird von einem Stillverzicht, aufgrund von vorhandenen hygienischen Besonderheiten, abgeraten. Allerdings sollte Neugeborene dann auch nur ausschließlich gestillt werden
- Medikamentöse Prophylaxe des Neugeborenen

Nachsorge

Mutter: HIV-infizierte Mütter sollten weiterhin nach den vorgegebenen therapeutischen Richtlinien engmaschig kontrolliert werden.

Neugeborenes:

- Da ab der 32. SSW maternale HIV-IgG-Antikörper von der Mutter produziert und auf den Feten übertragen werden, kann ein HIV-Nachweis *frühestens nach kompletter Elimination der maternalen Antikörper* im 1. Lebensjahr durchgeführt werden.
- Mögliche falsch-negative Resultate aufgrund von auffälligen bzw. ungewöhnlichen HIV-Subtypen sollten bedacht werden.
- Bei Kindern von HIV-infizierten Müttern sollten 2 negative PCR-Ergebnisse zum Ausschluss einer HIV-Infektion auftreten.
- Zum Ausschluss einer HIV-Infektion des Neugeborenen müssen 2 negative Antikörper-Tests erfolgt sein.

Durch verbesserte therapeutische Möglichkeiten ist die Reduktion der fetomaternalen Transmission des HI-Virus von ca. 15–20 % ohne Therapie auf unter 2 % in der westlichen Welt gelungen.

3.4 Infektionen im 2. Trimenon

3.4.1 Borreliose (Borrelia burgdorferi)

Allgemein

Definition und Bedeutung

- Unter den über 20 verschiedenen Spezies der Borreliose-Bakterien sind sechs eindeutig als humanpathogen eingestuft: B. afzelii, B. garinii, B. bavariensis, B. burgdorferi sensu stricto, B. mayonii und B. spielmanii. Ob weitere Spezies ebenfalls als Krankheitserreger beim Menschen auftreten können, ist derzeit noch unklar: B. valaisiana, B. lusitaniae und B. bissettiae.
- In Europa sind alle humanpathogenen Arten der Borreliose anzutreffen, mit Ausnahme von B. mayonii.
- In den USA hingegen sind lediglich B. burgdorferi sensu stricto und B. mayonii als humanpathogene Stämme nachweisbar.
- In Asien sind sämtliche Arten, die beim Menschen Krankheiten hervorrufen können, vertreten – bis auf B. burgdorferi sensu stricto und B. mayonii.
- Alle Arten führen zu klinischen Symptomen der Haut.
- B. garinii und B. bavariensis stehen in Verbindung mit neurologischen Anzeichen.
- B. afzelii steht in Zusammenhang mit Acrodermatitis chronica atrophicans.
- B. burgdorferi sensu stricto wird mit Lyme-Arthritis in Verbindung gebracht.
- Weltweite Ausbreitung.
- Häufigkeit:
  - Regional unterschiedlich (abhängig von der jeweiligen Region, den Aktivitäten in der Natur sowie vom Alter der Patienten)
  - Seroprävalenzrate in Deutschland wird auf 5–20 % geschätzt
  - Schätzungsweise ca. 60.000 bis 100.000 Neuerkrankungen/Jahr in Deutschland
- Übertragung: Zeckenbiss
- Inkubation: 3–32 Tage

> Das Risiko für eine Erkrankung an Lyme-Borreliose nach einem Zeckenbiss wird mit 1:100 angegeben (vorausgesetzt die Zecke bleibt 2–3 Tage angeheftet).

Klinik

- Krankheiten: Lyme-Disease, Lyme-Borreliose oder Erythema chronicum migrans
- Sehr vielfältige Folgen einer Infektion
- Unterteilung in drei Stadien mit fließendem Übergang (▶ Tab. 3.10):
  - **Stadium I:** allgemeine Symptomatik („Grippe“), Kopfschmerzen, Fieber, Erythema migrans
  - **Stadium II:** sekundäre Erythema-migrans-Läsionen, Lymphadenosis cutis benigna, Meningitis, Enzephalitis, Hirnnervenlähmung, Garin-Bujadoux-Bannwarth-Syndrom u. a.
  - **Stadium III:** Acrodermatitis chronica atrophicans, therapieresistente Arthritis, Myositis, periphere Neuropathie, subakute Enzephalopathie, progressive Enzephalomyelitis, Garin-Bujadoux-Bannwarth-Syndrom

Tab. 3.10 Klinische Stadien der Lyme-Borreliose

Stadium	Organmanifestation	Symptomatik/Erkrankung	
		Erwachsene	Kinder
Stadium I: frühe lokalisierte Infektion	Haut	Erythema migrans	Erythema migrans
	Allgemein	Allgemeine Symptomatik („Grippe“) mit Kopfschmerzen, Fieber u. a.	Allgemeine Symptomatik („Grippe“) mit Kopfschmerzen, Fieber u. a.
	Knochen/ Muskeln		Arthralgien Myalgien
	ZNS		Neuritis kranialer Nerven (N. facialis) Lymphozytäre Meningitis
	Auge		Konjunktivitis
	Herz		Perikarditis
Stadium II: frühe disseminierte Infektion	Haut	Sekundäre Erythema-migrans-Läsionen Lymphadenosis cutis benigna	
	ZNS	Meningitis Garin-Bujadoux-Bannwarth-Syndrom Enzephalitis Hirnnervenlähmung Radikuloneuropathie	
	Kardiovaskulär	Myo-, Peri-, Pankarditis Vorhofflimmern Ventrikuläre Extrasystolen	
	Knochen und Muskeln	Arthralgien Myalgien Arthritis	
Stadium III: persistierende Infektion	ZNS	Periphere Neuropathie Subakute Enzephalopathie Progressive Enzephalomyelitis Garin-Bujadoux-Bannwarth-Syndrom	Enzephalomyelitis (selten) Radikuloneuropathie Meningoradikuloneuritis (selten)
	Haut	Acrodermatitis chronica atrophicans	Acrodermatitis chronica atrophicans (selten)
	Knochen und Muskeln	Arthritis und Myositis	Chronische Arthritis

Diagnostik

Eine Borrelieninfektion sollte serologisch abgeklärt werden. Schwierige Diagnostik, da die Antikörperbildung verzögert ist (2–3 Wochen nach Infektion). Ein negativer Antikörpernachweis schließt eine akute Borreliose nicht aus.

Bei unspezifischen Symptomen der Patienten ist der prädiktive Wert eines positiven Befundes als gering einzustufen.

Negative oder mehrdeutige Ergebnisse und ein persistierender klinischer Verdacht, müssen zur Wiederholung der serologischen Untersuchung nach 3 Wochen führen. Serologische Verlaufskontrollen sind deshalb nicht geeignet, den Therapieerfolg zu beurteilen.

Da meistens keine charakteristischen klinischen Hinweise existieren, sollten bei Verdacht auf eine Infektion serologische Untersuchungen erfolgen. Nur bei klinisch eindeutigem Befund (Erythema migrans) kann auf die Serologie verzichtet werden!

Therapie

- Hautmanifestationen sowie Arthritiden sprechen in der Regel gut auf Tetracycline (Doxycyclin) an. Diese Therapie ist nicht in der Schwangerschaft indiziert, sondern betrifft normale Personen.
- Doxycyclin 2 × 100 mg/d p. o. für 14 (einzelnes Erythema migrans) bis zu 21 Tage (disseminierte Frühmanifestationen wie z. B. multiple Erythemata migrantia, Erythema migrans mit Allgemeinsymptomen u. Ä.).
- Infektionen sollten grundsätzlich und in ausreichender Dosierung antibiotisch therapiert werden.
- Bis zu 15 % der Patienten entwickeln eine Jarisch-Herxheimer-Reaktion, welche allerdings schwächer ist als bei der Behandlung einer Syphilis.

Auch das selbstlimitierende Erythema migrans stellt eine Behandlungsindikation da.

Differenzialdiagnosen

Allergische Hautreaktion; Anaplasmose; Babesiose; chronisches Müdigkeitssyndrom (Chronic-Fatigue-Syndrom, CFS); Erysipel; Erythema exsudativum multiforme; Fibromyalgie; FSME (Frühsommer-Meningoenzephalitis)-Infektion; HSV; Insektenstiche; juvenile rheumatoide Arthritis; Morbus Reiter; Multiple Sklerose (MS); rheumatoide Arthritis; Tinea; Varizella-zoster-Virus.

Prophylaxe und Bemerkungen

- Zeckenbiss vermeiden
- Tragen heller Kleidung (Zecken gut darauf zu erkennen)
- Zecken bevorzugen dünne und warme Hautstellen. Schutz von Armen (inkl. Achseln), Kniekehlen, Hals und Kopf sowie im Schritt (inkl. Leistenregion)
- Die Haut sollte bedeckt sein (z. B. festes Schuhwerk, lange Hosen und Hemden/Blusen mit langen Ärmeln)
- Waldwege benutzen (kein Gebüsch oder Unterholz)
- Nach einer Wanderung sofort die Kleidung nach Zecken absuchen und wechseln

Untersuchung auf Zecken am Abend und dem darauffolgenden Morgen:

- Kinder sollte man während der Zeckenmonate (Mai bis September) nach dem Spielen im Freien abends und am Morgen absuchen
- Bei Kindern sitzen die Zecken meistens im Kopfbereich
- Bei Erwachsenen sind vor allem die Beine betroffen

Das Übertragungsrisiko von Borrelien steigt mit der Dauer der Saugzeit der Zecke.

In endemischen Gebieten nach Zeckenbiss Prophylaxe mit Doxycyclin 1 × 100–200 mg p. o. als Einmalgabe möglich.

Die Einstichstelle sollte über sechs Wochen nachbeobachtet werden.

Schwangerschaft

Inzidenz

Die Inzidenz in Deutschland für eine Borrelieninfektion während einer Schwangerschaft ist noch weitgehend unbekannt.

Klinik

Maternale Infektion

Eine diaplazentare Übertragung von Borrelien ist im Tierversuch mittlerweile als gesichert anzusehen.

Fallbeispiele:
- Abort
- Frühgeburten
- Intrauterine Wachstumsretardierung (IUGR)
- Intrauteriner Fruchttod
- Totgeburten

Obwohl die anfänglichen Berichte über eine mögliche fetale Malformation alarmierend waren, führten neuere Daten zu einer gewissen Beruhigung, da offensichtlich die mütterliche Infektion für den Fetus eher selten ernsthafte Konsequenzen hat.

Fetale Infektion

Vereinzelte Fallbeispiele:
- Sudden Infant Death Syndrome
- Bilaterale Ureterstenose mit Hydronephrose
- Konnatales Exanthem
- Vorhof- und Ventrikelseptumdefekt sowie multiple kardiovaskuläre Fehlbildungen
- Konnatale Sepsis: fahle Gesichtsfarbe; Hepatosplenomegalie; Petechien; Thrombozytopenie; Hyperbilirubinämie
- Cheilognathopalatoschisis
- Syndaktylie
- Hüftdysplasie
- Kavernöse Hämangiome
- Kortikale Blindheit

Allerdings steht der Beweis einer teratogenen Wirkung einer Borreliose noch aus.

Diagnostik

- Eine Borrelieninfektion sollte serologisch abgeklärt werden. Schwierige Diagnostik, da die Antikörperbildung verzögert ist (2–3 Wochen nach Infektion).
- Ein negativer Antikörpernachweis schließt eine akute Borreliose nicht aus.

Therapie

- Amoxicillin (oder Penicillin G) für 3 Wochen. Auch Cephalosporine, z. B. Cefotaxim, sind geeignet (▶ Tab. 3.11).

Tab. 3.11 Therapievorschläge einer Borreliose während der Schwangerschaft

Therapie	Wirkstoff	Dosierung	Dauer	
Stadium I	Amoxicillin	3 × 1.000 mg/d p. o.	21 d	*oder*
	Cefuroximaxetil	2 × 500 mg/d p. o.	21 d	*oder*
	Roxithromycin	1 × 300 mg/d p. o.	21 d	*oder*
	Clarithromycin	2 × 500 mg/d p. o.	21 d	
Stadium II	Ceftriaxon	1 × 2(–4) g/d i. v.	14–21 d	*oder*
	Cefotaxim	2 × 3 g/d i. v.	14–21 d	*oder*
	Penicillin G	4 × 5 Mega IU/d i. v.	14–21 d	
Stadium III	Ceftriaxon	2–4 g/d i. v.	14–21 d	*oder*
	Cefotaxim	2 × 3 g/d i. v.	14–21 d	*oder*
	Penicillin G	4 × 5 Mega IU	14–21 d	
Besonderheiten	• Kontrolle von kleinem Blutbild, Leberwerten, Lipase, Kreatinin, evtl. Quick und PTT sind zunächst wöchentlich, im weiteren Verlauf alle 2–3 Wochen erforderlich. • Bei Einsatz von Ceftriaxon ist zum Ausschluss einer Sludge-Bildung in der Gallenblase eine sonografische Kontrolle alle 3 Wochen erforderlich. • Bei Einsatz von Makroliden sind EKG-Kontrollen in zweiwöchigem Abstand durchzuführen.			

- Die Rolle der Makrolide ist noch nicht klar definiert, wobei eine Behandlung in der Schwangerschaft nicht kontraindiziert ist (Kontraindikation im 1. Trimenon).
- Bei der Neuroborreliose hat Ceftriaxon wegen seiner pharmakologischen Eigenschaften einen Vorteil.

Prophylaxe und Bemerkungen

Die effektivste Prävention einer Borreliose ist die Vermeidung eines Zeckenbisses (▶ Kap. 3.4.1 Allgemein: Prophylaxe und Bemerkungen)

Insgesamt wird das Risiko einer intrauterinen Übertragung von der Mutter auf den Fetus als unwahrscheinlich eingeschätzt, v. a. dann, wenn eine frühe und hoch dosierte antibiotische Therapie erfolgt.

3.4.2 Coxsackieviren, ECHO-Viren und Enteroviren 68 bis 71

Allgemein

Definition und Bedeutung

- Picornaviridae:
  - Humane Coxsackieviren werden in zwei Gruppen unterteilt: Coxsackieviren A und B
  - Humane ECHO-Viren („enteric-cythopathogenic-human-orphan virus") umfassen 34 Serotypen
- Weltweite Ausbreitung: In warmen Ländern kommen diese Erkrankungen ganzjährig vor. In den gemäßigten Klimazonen besteht ein Sommer-Herbst-Gipfel
- Übertragung: fäkal-orale Schmierinfektion sowie Tröpfcheninfektion bei respiratorischen Erkrankungen

- Infektionsquelle: der infizierte Mensch
- Inkubationszeit: 2–35 Tage (durchschnittlich 1–2 Wochen)
- Häufigkeitsgipfel: vorwiegend bei Kindern
- Dauer der Infektiosität: beginnt 2–3 Tage vor Ausbruch der Erkrankung und besteht während der Dauer der Symptomatik

Klinik

- Die meisten Enterovirus-Infektionen verlaufen asymptomatisch
- Häufig vorausgehende respiratorische Symptomatik
- Vielzahl von Erkrankungen mit zahlreichen Symptomen (▶ Tab. 3.12):
  - ZNS-Erkrankungen; akute respiratorische Erkrankungen; Karditis bzw. Myokarditis; Haut und Schleimhaut
  - Weitere (seltenere) Erkrankungen: akute hämorrhagische Konjunktivitis; Gastroenteritis; hämolytisch-urämisches Syndrom; Lymphadenitis; Orchitis; Verbrauchskoagulopathie
- Komplikationen: Diabetes mellitus Typ 1; erworbene Onychodystrophie, Onychomadese, Leukonychie (Spätkomplikation); Meningitis oder Meningoenzephalitis; Myokarditis, Perikarditis; Thyreoiditis

Tab. 3.12 Klinisches Spektrum der Enterovirusinfektionen

	Coxsackie A	Coxsackie B	ECHO	Enterovirus		
				69	70	71
Akute hämorrhagische Konjunktivitis	+	–	–	–	+	–
Atemwegsinfektionen	+	+	+	–	–	+
Diabetes	–	+	–	?	?	?
Durchfall und Erbrechen	–	–	+	?	?	?
Enzephalitis	+	+	+	–	–	+
Exanthem	+	+	+	–	–	+
Fieber	+	+	+	?	?	+
Hand-Fuß-Mund-Syndrom	+	–	+	–	–	+
Herpangina	+	–	–	–	–	–
Meningitis	+	+	+	–	–	+
Myokarditis	+	+	+	–	–	+
Orchitis	–	+	–	?	?	?
Pankreatitis	–	+	–	?	?	?
Paralyse	+	+	+	?	?	+
Pleurodynie	–	+	–	?	?	–
Poliomyelitis-ähnliche Krankheitsbilder	+	+	+	–	+	+
Polyneuritis bzw. Polyradikulitis	+	–	–	–	–	+
Schwere Erkrankungen bei Neugeborenen	–	–	+	–	–	+

+ Zusammenhang
– kein Zusammenhang
? noch weitgehend unbekannt bzw. unklar

Diagnostik

- Rachenabstrich und Stuhl oder Gewebeproben zum Virusnachweis
- Nachweis virusspezifischer Antikörper und viraler DNA

Therapie

- Symptomatische Behandlung: evtl. Analgetika, Antiphlogistika oder Antiemetika
- Virustatika, Gamma-Globulin-Präparate, Interferon (bei Kardiomyopathie wahrscheinlich von klinischem Nutzen) werden aktuell untersucht
- Therapie mit Antibiotika bei bakterieller Superinfektion

Differenzialdiagnosen

Akute Pankreatitis; Aneurysma dissecans; Boerhaave-Syndrom; Bronchialkarzinom; Da Costa-Syndrom; Gallenkolik; gastroösophageale Refluxkrankheit, Ösophagusachalasie; Herpes zoster; Herzrhythmusstörungen, koronare Herzkrankheit, hypertone Krise; Herzklappenfehler, Kardiomyopathie, Myokardinfarkt, Myokarditis; Lungenembolie; Mallory-Weiss-Syndrom; Mediastinitis; Morbus Bechterew; Osteochondrose; Pleuritis; Roemheld-Syndrom.

Prophylaxe und Bemerkungen

- Immunität: Die erworbene Immunität ist nur typenspezifisch
- Einhaltung des Hygieneregimes und Anleitung zur persönlichen Hygiene (besonders Händedesinfektion)

Schwangerschaft

Inzidenz

- Rolle der Viren während der Schwangerschaft noch umstritten
- Inzidenz und Prävalenz der Viren unklar

Klinik

Maternale Infektion

- Übertragung von Enteroviren von einer infizierten Mutter unter oder nach der Geburt auf das Kind möglich mit darauffolgender schwerer Erkrankung (z. B. Meningitis und Myokarditis)
- Häufig vorausgehende respiratorische Symptomatik
- Vielzahl von Erkrankungen mit zahlreichen Symptomen

Fetale Infektion

- Mögliche Assoziation zu:
  - Aborten
  - Frühgeburten
  - Malformationen im ZNS, Urogenitaltrakt, kardiovaskulären System und Magen-Darm-Trakt
- Kardiovaskuläre Komplikationen beim Feten/Neugeborenen gefürchtet
- Es wird vermutet, dass die Infektion einen insulinpflichtigen Diabetes beim Kind auslösen kann

Diagnostik

- Rachenabstrich und Stuhl oder Gewebeproben zum Virusnachweis
- Kultivierung des Virus in Zellkulturen oder in Babymäusen möglich, aber nur noch in spezialisierten Laboratorien durchführbar
- Nachweis virusspezifischer Antikörper und viraler DNA

Bei Erkrankungen erfolgt die Virusausscheidung in der ersten Krankheitswoche über den Respirationstrakt und mehrere Wochen lang im Stuhl.

Therapie

Symptomatische Behandlung.

Prophylaxe und Bemerkungen

- Immunität: erworbene Immunität ist nur typenspezifisch
- Bei Mäusen: Infektion der Plazenta und ein Übergang des Virus auf den Fetus möglich
- Einhaltung des Hygieneregimes und Anleitung zur persönlichen Hygiene: besonders Händedesinfektion

Verlauf der Infektion scheint nicht durch eine Schwangerschaft beeinflusst zu sein.

3.4.3 Gonorrhö (Neisseria gonorrhoeae)

Allgemein

▶ Kap. 4.3.2

Schwangerschaft

Inzidenz

- Weltweite Verbreitung (vor allem in Entwicklungsländern)
- Wird besonders durch Personen, die kommerziellen Sex betreiben, übertragen
- Deutschland: ca. 2,5–4,7 Fälle pro 100.000 Einwohner geschätzt (aufgrund einer hohen Dunkelziffer wird von 25–40 Fällen pro 100.000 Einwohner ausgegangen)
- Geschätzte weltweite Inzidenz einer neonatalen Konjunktivitis beträgt 1–5 %

Klinik

Maternale Infektion

- Vorzeitiger Blasensprung
- Frühgeburt (um das 5-Fache erhöht)
- Postpartale Endometritis/Myometritis (ältere Untersuchungen zeigen ein 5-fach höheres Risiko)
- Sepsis (postpartal)

Fetale Infektion

- Assoziation mit einer fetalen Wachstumsretardierung (IUGR)
- Neonatale Konjunktivitis
- Selten: neonatale Pneumonie
- Sehr selten: neonatale Meningitis

Diagnostik

- Die Diagnose wird durch eine Abstrichentnahme von der infizierten Stelle gestellt (▶ Kap. 4.3.2).
- Auch wenn molekularbiologische Nachweismethoden möglich sind, werden diese derzeit nicht empfohlen, da ein Antibiogramm mit Resistenztestungen nötig ist.

Therapie

- Aufgrund zunehmender Resistenzen wurde seit 2014 in den meisten internationalen Empfehlungen und Leitlinien eine Therapie mit einem Cephalosporin (v. a. Ceftriaxon) in Kombination mit einem Makrolid (Azithromycin) empfohlen. Diese Empfehlung wurde auch in Deutschland kommentarlos übernommen (▶ Kap. 4.3.2) und trotz der von (wenigen) Experten erwarteten international zunehmenden Resistenz gegen Azithromycin (5-fache Zunahme innerhalb von 10 Jahren) beibehalten.
- Inzwischen haben sich viele internationale Empfehlungen (u. a. CDC) dieser Situation angepasst, sodass eine Doppeltherapie mit Ceftriaxon plus Azithromycin weitgehend nicht mehr empfohlen wird.
- Seit einigen Jahren werden folgende Therapieoptionen bei unkomplizierter Gonorrhö in der Schwangerschaft von namhaften internationalen Institutionen favorisiert:
  - Ceftriaxon 250 mg i. m. als Einmalgabe:
    - Ceftriaxon sollte im 1. Trimenon der Schwangerschaft vermieden und durch andere Cephalosporine ersetzt werden (Fachinformation).
  - Cefixim 800 m g p. o. als Einmalgabe.
  - Spectinomycin 1 × 2 g i. m. als Einmalgabe.
    - Die Verfügbarkeit von Spectinomycin sollte vor der Verordnung geprüft werden.
    - Ggf. Bestellung über Europäische Apotheke (Europäische Union) oder Internationale Apotheke (weltweit) möglich.
  - Bei Nachweis von Penicillanase-bildenden Gonokokken kann die Spectinomycin-Dosis verdoppelt werden.
  - Bei Cephalosporinallergie: Gentamicin 240 mg i. m. als Einmalgabe plus Azithromycin 2 g p. o. als Einmalgabe.
- Die alleinige Gabe von Azithromycin wird derzeit nicht empfohlen. Die kombinierte Gabe von Ceftriaxon und Azithromycin wird in einigen Leitlinien (auch in Deutschland) noch als Standard angesehen.
- Da Azithromycin eine sehr strenge Indikation hat, sollte es in der Schwangerschaft nur nach Risikoabwägung und ggf. nach dem 1. Trimenon (Schweiz: erst ab der 20. SSW) gegeben werden.
- Die früheren Therapieempfehlungen mit Erythromycin oder Cefpodoxim werden heute aufgrund der Resistenzsituation nicht mehr empfohlen.
- Die lokale antibiotische Therapie der Konjunktivitis mit Erythromycin ist ebenfalls möglich, wird aber heute nicht mehr empfohlen bzw. angewendet.

Bei einer Gonorrhö während der Schwangerschaft gestaltet sich die Therapie äußerst schwierig. Die entsprechende deutsche Leitlinie/Empfehlung ist nicht vertrauenswürdig (z. B. werden Therapiemöglichkeiten empfohlen, die weltweit weder eine Zulassung haben, noch auf dem Markt sind) und kann nicht unkritisch angewandt werden. Die europäischen Zulassungsdaten zeigen ebenfalls eine strenge Indikationsstellung für Azithromycin, sodass eine Anwendung ebenfalls nur mit äußerster Vorsicht erfolgen sollte.

Empfehlung: Bei einer Gonorrhö während der Schwangerschaft wird eine schnelle und dringende Konsultation mit einem gynäkologischen Infektiologen empfohlen. Leitlinien und deutschlandweite/internationale Empfehlungen sind nur bedingt anwendbar.

Prophylaxe und Bemerkungen

Allgemein

- Eine (erneute) Untersuchung auf Syphilis, Chlamydien und HIV nach ca. 4–6 Wochen ist anzuraten.
- Nach der Therapie kann es zu einer post-gonorrhoischen Urethritis (Mischinfektionen) kommen.

> Eine Partnerbehandlung ist obligat!

Prophylaxe der Ophthalmoblennorrhoea neonatorum

- Credé-Prophylaxe: 1 %-ige Lösung von Argentum nitricum (Silbernitrat)
- Nach Geburt eintröpfeln in den Konjunktivalsack der Neugeborenen
- In 10 % der Fälle entsteht eine chemische Konjunktivitis, die nur vorübergehend ist (einige Tage) und keine nachfolgenden Schäden hinterlässt
- In Deutschland ist die Credé-Prophylaxe nicht mehr vorgeschrieben, wobei die WHO diese kostengünstige prophylaktische Maßnahme noch empfiehlt
- Nutzen in strukturschwachen Regionen ohne ärztliche/neonatologische Versorgung

> Eine primäre Sectio caesarea schützt nicht sicher vor einer neonatalen Gonokokkeninfektion!

3.4.4 Hepatitis

Allgemein

- Hepatitisviren sind eine heterogene Gruppe von Viren, deren hauptsächliche klinische Manifestation eine Hepatitis ist (▶ Tab. 3.13). Zur Diagnose werden Antikörper- und Antigenbestimmung sowie viraler Genom-Nachweis (PCR) genutzt.
- Hepatitisviren wirken aber auch auf andere Organsysteme.
- Die Letalität schwankt in Abhängigkeit vom Virus und der regionalen Verteilung:
  - Ca. 1 % in den westlichen Ländern
  - Ca. 25 % in Ländern der Dritten Welt
- Nur die durch das HEV verursachte akute Hepatitis ist bei Schwangeren deutlich mit schlechterer Prognose verbunden (ca. 25 % Letalität).
- Inzidenz, klinische Symptome und Komplikationen der durch die Hepatitisviren der Typen A–D verursachten akuten Hepatitiden sind bei Schwangeren *identisch* zu nicht-schwangeren Frauen.
- Fehlbildungen werden nicht vermehrt beobachtet.
- Hepatitis A und E treten als akute, selbst limitierend verlaufende Hepatitiden in Erscheinung.
- Hepatitis B, C und D weisen neben der akuten Erkrankung einen chronisch-persistierenden Verlauf mit Spätkomplikationen auf.
- Von Bedeutung sind:
  - Transmissionsmodus und -risiko
  - Chronizität

Tab. 3.13 Übersicht über virale Hepatitiden

Eigenschaft	Hepatitis A (HAV)	Hepatitis B (HBV)	Hepatitis C (HCV)	Hepatitis D (HDV)	Hepatitis E (HEV)
Inkubationszeit	3–7 Wochen	1–7 Monate	5–12 Wochen	Gleichzeitige HBV-Infektion	3–8 Wochen
Klinischer Verlauf	Akut	Häufig inapparent	Inapparent (75 %)	Inapparent	Akut
Fulminanter Verlauf	Selten	Selten	Selten	Bei HBV-Infektion	Selten
Fulminanter Verlauf Schwangerschaft	Selten	Selten	Selten	Bei HBV-Infektion	20–25 %
Chronizität	Nein	5–10 %	Ja	70–80 %	Nein
Leberzellkarzinom	Nein	Möglich	Möglich	Möglich	Nein
Maternofetale Übertragung	Nein	Ja	Nein (möglich)	Ja	Nein
Screening in der Schwangerschaft	Nein	Ja	Nein	Nein	Nein
Prophylaxe	Ja	Ja	Nein	HBV-Impfung	Nein

  - Progredienz
  - Onkogenes Potenzial

Hepatitis A (HAV)

Definition und Bedeutung

- Picornaviridae; sieben Genotypen
- Nur für den Menschen und einige Primaten pathogen
- Weltweite Ausbreitung:
  - Durchseuchungsrate ca. 90 % in den meisten Entwicklungsländern
  - Durchseuchungsraten in Industriestaaten stark rückläufig
  - In jüngeren Altersgruppen liegt die Inzidenz bei 5–10 %
  - „Reisehepatitis" und „Risikogruppen" (Pflegepersonal, Kanalisationsarbeiter)
  - In Deutschland 5–10 gemeldete Neuerkrankungen auf 100.000 Einwohner/Jahr
- Übertragung (14) 25–30 (50) Tage
- Infektionsquelle: Stuhl infizierter Personen
- Fäkal-orale Schmierinfektion (z. B. kontaminiertes Trinkwasser, Nahrungsmittel)
- Selten parenterale Übertragung durch Blut und Blutprodukte

Klinik

- Bei Kindern in 50–90 % aller Fälle asymptomatischer Verlauf
- Manifeste Erkrankungen häufiger bei Erwachsenen
- Allgemeine Symptome: Unwohlsein, Inappetenz, Übelkeit, Erbrechen, selten Fieber
- Klassische Symptome:
  - Oberbauchbeschwerden
  - Leberschwellung
  - Ikterus

- – Dunkler Urin
- – Heller Stuhl
- Gute Prognose, keine chronische Hepatitis
- Fulminante Verläufe mit tödlichem Ausgang sehr selten
- Virusträger oder Virusdauerausscheider nicht bekannt

Schwangerschaft

- Schwere und Häufigkeit der HAV-Infektion in der Schwangerschaft vergleichbar mit der Normalpopulation
- Vertikale und intrauterine Transmission in Einzelfällen möglich
- Pränatale Infektion kann mit Hydrops fetalis und dem Bild einer Sepsis verlaufen
- Selten fulminanter Verlauf mit letalem Ausgang für die Mutter (bis zu 0,14 %) beobachtet
- Immunisierung des Kindes bei Erkrankung der Mutter ante partum sinnvoll (diaplazentar übertragene maternale Antikörper bieten keinen ausreichenden Schutz des Neugeborenen)

Ein Risiko für den Fetus besteht nur in Einzelfällen.

Diagnostik

Antikörpernachweis und Nukleinsäurenachweis (▶ Tab. 3.14).

Therapie

Symptomatisch mit Bettruhe.

Tab. 3.14 Bewertung der diagnostischen Methoden bei einer HAV-Infektion

Anti-HAV-IgG	Anti-HAV-IgM	HAV-Antigen	Beurteilung
Negativ	Negativ		• Kein Hinweis für eine HAV-Infektion • Hepatitis-A-Infektion in der Inkubationszeit: bei Verdacht auf frische Infektion sollten Kontrollen und weitere Diagnostik (HAV-Antigen) folgen
Negativ	Negativ	Positiv	• HAV-Infektion zum Ende der Inkubationszeit • Infektiosität! • Weitere Diagnostik: Kontrolle nach 14 Tagen (Anti-HAV-IgG und -IgM)
Positiv	Positiv		• Frische/kürzliche HAV-Infektion • Infektiosität! • IgM-Antikörper Persistenz (3–6 Monate) • Bei V. a. sehr frische Infektion: HAV-Antigen (Infektiositätsnachweis) • Kontrollen: Anti-HAV-IgG und Anti-HAV-IgM
Positiv	Negativ		• Zustand nach Impfung • Immunität anzunehmen
			• Durchgemachte Infektion • Keine Infektiosität sowie eine Immunität bezüglich einer Neuinfektion sind anzunehmen

Differenzialdiagnosen

- Andere Hepatitisviren: HBV (HDV), HCV; HEV
- **Bakterielle Infektionen:** Borrelien, Brucellen, Chlamydien, Gonokokken, Leptospiren, Mycobacterium tuberculosis, Rickettsien, Salmonellen, Shigellen, Treponema pallidum
- **Helminthosen:** Ascariasis, Bilharziose, Trichinen
- **Intoxikationen:** Alkohol, chlorierte Kohlenwasserstoffe, Medikamente (z. B. Paracetamol), Pilzvergiftung
- **Protozoenkrankheit:** Amöben, Leishmania, Plasmodien, Toxoplasmose
- **Systemische Erkrankungen:** Alpha-1-Antitrypsinmangel, Autoimmunhepatitis, Fettleberhepatitis; Hämochromatose, Morbus Wilson
- **Virale Infektionen:** Adenoviren, Coxsackie-Viren, Epstein-Barr-Virus (EBV), Gelbfieber-Virus, HSV (HSV), Mumps-Virus, Rubella-Virus, Varizella-zoster-Virus (VZV), Zytomegalievirus (CMV)

Prophylaxe und Bemerkungen

- Unterbringung bzw. Isolierungsmaßnahmen beachten:
  - Isolierung des Patienten
  - Hygieneregime, Hände- und Stuhldesinfektion
- Passive Immunprophylaxe mit Human-Immunglobulin bei Kontaktpersonen
- Die aktive Immunprophylaxe mit Hepatitis-A-Totvakzine ist indiziert vor Reisen in Länder mit hoher Hepatitis-A-Morbidität und bei Personen, die beruflich mit infektiösem Stuhl in Berührung kommen
- Immunität: lebenslang

Meldepflicht: § 7 IfSG Meldepflichtiger Nachweis von Krankheitserregern mit namentlicher Meldung bei direktem oder indirektem Nachweis, soweit diese Nachweise auf eine akute Infektion hindeuten.

Hepatitis B (HBV)

▶ Kap. 3.5.1 und ▶ Kap. 4.5.1

Hepatitis C (HCV)

▶ Kap. 4.5.2

Schwangerschaft

- Risiko einer intrauterinen Übertragung des HCV liegt bei ca. 5 %, wenngleich ein negativer Einfluss auf den Schwangerschaftsverlauf nicht bekannt ist.
- Eine intrafamiliäre horizontale bzw. sexuelle Übertragung des HCV ist möglich, aber selten.
- Die vertikale perinatale Übertragung des HCV ist möglich, aber selten.
- Das Risiko einer Virusübertragung durch die Muttermilch sollte bedacht werden.

Das vertikale HCV-Transmissionsrisiko von der Mutter auf das Kind liegt bei ca. 1–6 %.

Diagnostik

- Serologische und molekularbiologische Tests (▶ Kap. 4.5.2 Diagnostik).

- Zum Nachweis der Virämie ist der HCV-RNA-Nachweis im Serum mittels PCR die Methode der Wahl.
- Die Bestimmung des Genotyps hat mittlerweile eine therapeutische Konsequenz.

Die Untersuchung von Nabelschnurblut ist derzeit nicht sinnvoll und gibt keinerlei Hinweise auf eine fetale bzw. kindliche Infektion.

3

Therapie

- Die Therapie der akuten HCV-Infektion in der Schwangerschaft ist nicht gesichert.
- Interferon-alpha und Ribavirin sollte bei Schwangeren nicht gegeben werden.
- Aufgrund einer unzureichenden Datenlage sind neuere Medikamente ebenfalls zu vermeiden (▶ Kap. 4.5.2 Therapie).
- Keine sichere Therapiemöglichkeit in der Stillperiode.
- Ribavirin sowie Interferon-alpha – aufgrund ihrer Teratogenität und Nebenwirkungen – sollten im Wochenbett vermieden werden.
- Falls eine mütterliche Behandlung der Hepatitis C im Wochenbett unabdingbar ist, wäre ein Abstillen zu empfehlen.

Differenzialdiagnosen

▶ Kap. 4.5.2 Differenzialdiagnosen

Prophylaxe und Bemerkungen

Immunität:

- Immunität gegen den homologen Typ
- Superinfektionen mit heterologen Typen möglich

Prophylaxe:

- Vermeiden von Blutkontakten
- Untersuchung aller Blut- und Organspender
- Allgemeine hygienische Prophylaxe, z. B. Desinfektion

Meldepflicht: § 7 IfSG Meldepflichtige Nachweise von Krankheitserregern: namentliche Meldung bei direktem Nachweis aus Blut, Liquor oder anderen sterilen Substraten sowie aus Abstrichen von Neugeborenen.

Eine generelle Empfehlung zum Kaiserschnitt bei HCV-infizierten Frauen kann derzeit nicht gegeben werden.

- Das Stillen sollte optimalerweise nur für Mütter ohne HCV-RNA-Nachweis uneingeschränkt empfohlen werden.
- Bei einer alleinigen HCV-Infektion muss nicht vom Stillen abgeraten werden, sofern keine Entzündungen oder Verletzungen der Mamille vorliegen.
- HIV/HCV-Infizierte sowie Patientinnen mit einem Drogenabusus sollten nicht stillen.
- Obwohl theoretisch eine Übertragung von HCV über die Muttermilch möglich wäre, sehen viele Organisationen weltweit eine HCV-Infektion nicht als Kontraindikation

Hepatitis D (HDV)

Definition und Bedeutung

- Viroid
- Oft Ursache für den Übergang zur chronisch aggressiven Hepatitis
- Übertragungsweg entspricht dem der Hepatitis B
- Infektion mit beiden Viren kann gleichzeitig erfolgen (Koinfektion) oder als Superinfektion bei bestehender Hepatitis B

Klinik

- Superinfektionen sind häufiger und verlaufen klinisch schwerer
- Chronifizierungsrate beträgt:
  - Bei Koinfektion ca. 2 %
  - Bei Superinfektion bis zu 90 %

Das HDV führt nur zusammen mit Hepatitis-B-Virus zur Infektion.

Schwangerschaft

Es existieren keine Daten zur Schwangerschaft.

Diagnostik

- Nachweis von Anti-HDV-Antikörpern
- Indiziert bei symptomatischen HBs-Ag-positiven Patienten

Therapie

Supportive und symptomatische Therapie.

Differenzialdiagnosen

Andere Virushepatitiden; Begleithepatitis.

Prophylaxe und Bemerkungen

- Prophylaxe: Impfung gegen HBV
- Eine Testung auf HDV sollte bei allen Personen erfolgen, die eine neu diagnostizierte HBV-Infektion haben; auch bei bekannter HBV und nicht getesteter HDV sollte dies nachgeholt werden

Meldepflicht: § 7 IfSG Meldepflichtige Nachweise von Krankheitserregern: namentliche Meldung bei direktem Nachweis aus Blut, Liquor oder anderen sterilen Substraten sowie aus Abstrichen von Neugeborenen.

Hepatitis E (HEV)

Definition und Bedeutung

- Caliciviridae
- Epidemiologie
- Ausbreitung: Asien, Nord- und Ostafrika, Mexiko, Südamerika
- Endemisches und epidemisches Vorkommen
- Übertragung durch kontaminiertes Trinkwasser und Nahrungsmittel
- Inkubation: (14) 30–40 (75) Tage

Klinik

- Plötzlicher Krankheitsbeginn
- Unwohlsein
- Oberbauchbeschwerden
- Tastbarer Leberschwellung
- Evtl. Erbrechen
- Selten Fieber
- Meist gutartiger Verlauf
- Keine Chronifizierung (soweit bekannt)
- Letalität beträgt 1–2 % außerhalb der Schwangerschaft
- Häufiger fulminanter Verlauf während der Schwangerschaft
- Letalität bis zu 25 % bei infizierten Schwangeren!

Diagnostik

- Antikörperbestimmung
- Nukleinsäurebestimmung

Therapie

Supportive und symptomatische Therapie.

Differenzialdiagnosen

- Andere Hepatitisviren: HBV [HDV], HCV; HAV
- **Bakterielle Infektionen:** Borrelien, Brucellen, Chlamydien, Gonokokken, Leptospiren, Mykobakterium tuberculosis, Rickettsien, Salmonellen, Shigellen, Treponema pallidum
- **Helminthosen:** Ascariasis, Bilharziose, Trichinen
- **Intoxikationen:** Alkohol, chlorierte Kohlenwasserstoffe, Medikamente (z. B. Paracetamol), Pilzvergiftung
- **Protozoenkrankheit:** Amöben, Leishmania, Plasmodien, Toxoplasmose
- **Systemische Erkrankungen:** Alpha-1-Antitrypsinmangel, Autoimmunhepatitis, Fettleberhepatitis; Hämochromatose, Morbus Wilson
- **Virale Infektionen:** Adenoviren, Coxsackie-Viren, Epstein-Barr-Virus (EBV), Gelbfieber-Virus, Herpes-simplex-Virus (HSV), Mumps-Virus, Rubella-Virus, Varizella-zoster-Virus (VZV), Zytomegalieviren (CMV)

Prophylaxe und Bemerkungen

- Einhaltung des Hygieneregimes und Anleitung zur persönlichen Hygiene (besonders Hände- und Stuhldesinfektion)
- Unterbringung bzw. Isolierungsmaßnahmen beachten
- Angesichts des möglichen fulminanten Krankheitsverlaufs sollte man bei exponierten Schwangeren die Gabe von humanem Immunglobulin erwägen
- Immunität: Infektion hinterlässt wahrscheinlich länger anhaltende Immunität

Meldepflicht: §7 IfSG Meldepflichtige Nachweise von Krankheitserregern: namentliche Meldung bei direktem Nachweis aus Blut, Liquor oder anderen sterilen Substraten sowie aus Abstrichen von Neugeborenen.

3.4.5 HSV Typ 1 und 2

Allgemein

▶ Kap. 4.4.4

Schwangerschaft

Inzidenz

Infektionsrate während der Schwangerschaft (USA) zwischen 8 und 60 Infektionen pro 100.000 Lebendgeburten.

Infektionsrate bei Neugeborenen:
- USA: 1 : 1.400 bis 1 : 30.000 Lebendgeburten/Jahr
- Großbritannien: 1 : 60.000 Lebendgeburten/Jahr
- Kanada: 0,59 : 10.000 Lebendgeburten/Jahr
- Europa: unklar

Klinik

Maternale Infektion

Meist asymptomatischer oder untypischer Verlauf (bei ¾ aller Patientinnen).

Symptome Primärinfektion:
- Reduzierter Allgemeinzustand: erhöhte Temperaturen; Unwohlsein; Schmerzen
- Erythematöse Papeln, Vesikel und Pustel an den äußeren Genitalien und am Gebärmutterhals
- Lokale Lymphadenopathie (Leiste)
- Genitaler Juckreiz, Parästhesien und Spannungsgefühl
- Vaginaler und/oder urethraler Ausfluss und Dysurie
- Myalgien

Symptome Rezidiverkrankung:
- Ähnlich einer Primärinfektion, allerdings weniger ausgeprägt
- Juckreiz, Schmerzen oder Neuralgie
- Symptome können Stunden oder Tage vor einer rezidiven Herpes-Episode auftreten

Fetale Infektion

Herpes neonatorum:
- Geringgradig mit lokaler Erkrankung:
  - Haut, Auge, Mund
  - Lokale Residuen bzw. Funktionseinschränkungen trotz Therapie möglich
- Gravierend:
  - Befall des zentralen Nervensystems: Enzephalitis, Meningitis
  - Neurologische Residuen mit Spätfolgen: bis zu 70 %
  - Neugeborenenletalität 50–80 %
- Schwerwiegend:
  - Disseminierte Erkrankung mit Einbeziehung multipler Organe: Leber, Lunge, Drüsen, Gehirn
  - Ausgeprägtes Krankheitsbild
  - Mortalitätsrate bis 90 %

Intrauterine HSV-Übertragung mit Infektion des Feten (ca. 5–10 %):
- Das Risiko einer Virusübertragung scheint in den ersten 20. SSW am höchsten zu sein
- Wahrscheinlichkeit einer Manifestation steigt bei einer akuten oder disseminierten Infektion der Schwangeren
- Höchstes Risiko wahrscheinlich zwischen der 5. und 12. SSW
- **Fetale Manifestation:**
  - Hautläsionen

- Augenerkrankungen
- Neurologische Erkrankungen
- Fehlbildungen: selten (Einzelberichte)
- Abort: selten (Einzelberichte)
- Totgeburt: selten (Einzelberichte)
- Frühgeburt: selten (Einzelberichte)
- HSV-Übertragung mit Infektion des Neugeborenen (90–95 %)

- **Herpessepsis des Neugeborenen:**
  - Aphthen
  - Chorioretinitis
  - Dysplasie der Retina
  - Ekzema herpeticatum
  - Fieber
  - Geistige Retardierung
  - Generalisierter Bläschenbildung
  - Koma
  - Konjunktivitis
  - Krampfanfälle
  - Meningoencephalitis herpetica
  - Mikroophthalmie
  - Mikrozephalie

Bei bis zu 90–95 % der Fälle eines neonatalen Herpes erfolgt die Infektion peripartal durch Kontakt mit infiziertem maternalem Genitalsekret.

Diagnostik

- Die Diagnose erfolgt klinisch anhand des Erkrankungsbilds:
  - Bei unklaren Befunden ist eine Anamnese (einschließlich Sexualanamnese) äußerst hilfreich.
  - Die Kenntnis der entsprechenden Inkubationszeit und der Erfahrung möglicher Ereignisse (z. B. ungeschützter Geschlechtsverkehr) sind richtungsweisend.
- Aus diesen Vesikeln lässt sich bei diagnostischer Unsicherheit Herpesantigen nachweisen und eine Virusanzucht bzw. PCR-Diagnostik durchführen.
- Die Bestimmung des serologischen HSV-Status könnte in bestimmten Situationen für eine bessere Beratung und Einschätzung eines fetalen Infektionsrisikos hilfreich sein. Für die Diagnose einer akuten Infektion haben diese allerdings keine Bedeutung.

Therapie

Bei Behandlungsindikation ist Aciclovir zu bevorzugen, da die meisten Erfahrungen mit diesem Medikament bestehen.

- **Primäre Infektion:** Aciclovir 5 × 200 mg/d p. o. für 7–10 Tage *oder* Aciclovir 3 × 400 mg/d p. o. für 7–10 Tage
- **Rezidiv:** Aciclovir 5 × 200 mg/d p. o. für 5–7 Tage *oder* Aciclovir 3 × 400 mg/d p. o. für 5–7 Tage
- **Prophylaxe:** Aciclovir 4 × 200 mg/d p. o. ab 36. SSW bis Geburt
- **Intravenöse Therapie:** Aciclovir 3 × 5 mg/kg KG/d i. v. für 7–10 Tage
- Obwohl Valaciclovir ein Prodrug von Aciclovir ist (und in der Leber erst metabolisiert wird), liegen die meisten Erfahrungen mit der Verabreichung von

Aciclovir während der Schwangerschaft vor. Valaciclovir sollte daher nur nach einer Risikoanalyse, Indikation, Aufklärung bzw. bei mangelnden Alternativen entsprechend verabreicht werden
- Eine Zunahme fetaler Fehlbildungen oder von vorzeitigen Blasensprüngen/ Frühgeburt wurde nicht bei einer Anwendung von Aciclovir berichtet; allerdings steht der endgültige Beweis einer Unbedenklichkeit von Aciclovir auf die Schwangerschaft noch aus
- Risikoaufklärung vor einer antiviralen Therapie
- Prophylaktische Aciclovir-Gabe für die Mutter mit rekurrierender Herpes genitalis ab der 36. SSW: Aciclovir 4 × 200 mg/d p. o.
- Kaiserschnitt-Entbindung bei symptomatischer Infektion
- Sofortige Aciclovir-Therapie des Neugeborenen, falls maternale genitale Läsionen unter der Geburt vorhanden sind und eine Aciclovir-Therapie – z. B. aufgrund einer unaufhaltsamen Geburt – nicht möglich ist
- Auf ausreichende Schmerzmedikation evtl. supportive und symptomatische Therapie sollte geachtet werden

Bei der Therapie sollten die grundlegenden pharmakodynamischen Eigenschaften der antiviralen Mittel, das Verteilungsvolumen der Patientin, die orale Verfügbarkeit sowie die Halbwertszeit bedacht werden.

Prophylaxe und Bemerkungen

Allgemein: Zur Prävention sollten auf eine Verminderung der Risikofaktoren bzw. der Risikoeinflüsse geachtet werden.

An Herpes erkranktes Personal bzw. Verwandte mit direktem Patientenkontakt besonders im Kreißsaal und auf Neugeborenen-Stationen fernhalten (vor allem Herpes labialis).

Schwangerschaft und Geburt:
- Ausführliche Anamnese (auch des Partners)
- Aufklärung über das mögliche fetal und neonatale Ansteckungsrisiko
- Vermeidung von Geschlechtsverkehr (auch oralem Verkehr) während eines Rezidivs
- Kondome scheinen das Risiko einer sexuellen HSV-Übertragung in bis zu 50 % zu reduzieren und bieten diesbezüglich einen Transmissionsschutz
- Eine Antikörperbestimmung kann evtl. zu Beratungszwecken herangezogen werden

Medizinische Prophylaxe:
- Prophylaktische Verabreichung von Aciclovir im 3. Trimenon bei:
  - Schwangeren Frauen mit rezidivierenden Herpes genitalis
  - Aktiver genitaler HSV-Infektion kurz vor oder zum Zeitpunkt der Geburt
- **Cave:** Prophylaktische Aciclovir-Behandlung in bestimmten Situationen, wie z. B. Oligohydramnion oder fetale Niereninsuffizienz, kann eine Gefahr für das Kind darstellen.
- Eine suppressive Behandlung mit Virustatika ab der 36. SSW bis zur Geburt reduziert erheblich sowohl die Häufigkeit klinischer Manifestationen als auch die Virusausscheidung bei der Geburt. Dadurch wird das Risiko einer vertikalen Übertragung verringert und eine Kaiserschnittentbindung verhindert.

Geburtsmodus:

- Kaiserschnittentbindung bei Verdacht auf eine aktive genitale HSV-Infektion oder prodromale Symptome einer HSV-Infektion (unabhängig von einer medikamentösen Prophylaxe).
- Durch einen Kaiserschnitt vor dem Blasensprung wird das Risiko einer intrapartalen HSV-Übertragung auf das Neugeborene reduziert.
- Ein Kaiserschnitt sollte innerhalb von 4–6 Stunden nach Blasensprung erfolgen, da sonst keine Vorteile für das Kind zu erwarten sind.
- Wird die Primärinfektion (▶ Abb. 3.6) während der ersten beiden Trimester der Schwangerschaft erworben, können sequenzielle Virusnachweise im Genitalsekret durchgeführt werden. Bei symptomatischem rekurrierendem Herpes genitalis (▶ Abb. 3.7) innerhalb der beiden ersten Trimenons können ebenfalls sequenzielle Virusnachweise im Genitalsekret durchgeführt werden:
  - Zeigen zwei aufeinanderfolgende Abstriche ein negatives Ergebnis und liegen zum Zeitpunkt der Entbindung keine aktiven genitalen Herpesläsionen vor, könnte eine vaginale Entbindung angestrebt werden.
  - Diese sequenzielle Untersuchung, auch wenn aufgrund der Erregereigenschaften sinnvoll, wird international nicht empfohlen (z. B. monetäre Gründe, geringe Verfügbarkeit der Testverfahren).
  - Meistens wird eine Spontangeburt nach einem Rezidiv, das mehr als 6 Wochen zurücklag, favorisiert.
- Amniotomie unter der Geburt sollte vermieden werden.
- Kindliche Kopfelektroden sollten vermieden werden.
- Saugglocken- bzw. Zangenentbindung sollte vermieden werden.

Neugeborene von Müttern mit dem Verdacht/Nachweis einer primären oder auch rezidivierenden Herpesinfektion, welche spontan entbinden, sollten umgehend eine Therapie erhalten (bis zum Erhalt von negativen Ergebnissen).
Neugeborene von Müttern mit bekanntem rezidivierendem Herpes genitalis und eine Spontangeburt mit oder ohne Risikofaktoren sollten engmaschig überwacht werden.

3.4.6 Listeriose (Listeria monocytogenes)

Allgemein

Definition und Bedeutung

- Intrazelluläre, grampositive, sporenlose, bewegliche Stäbchen
- Weltweite Ausbreitung
- Übertragung:
  - Ausscheidung von Mensch und Tier im Stuhl
  - Fäkal-orale Übertragung
  - Infektionen über Verzehr kontaminierter Nahrungsmittel (Milchprodukte, Weichkäse, Salami, Lachs, Salat)
- Inkubation: 3–70 Tage (in der Regel 21 Tage)

Klinik

- Bei Erwachsenen selten klinische Symptomatik
- Grippeähnliche Symptome
- Uncharakteristische fieberhafte Reaktion

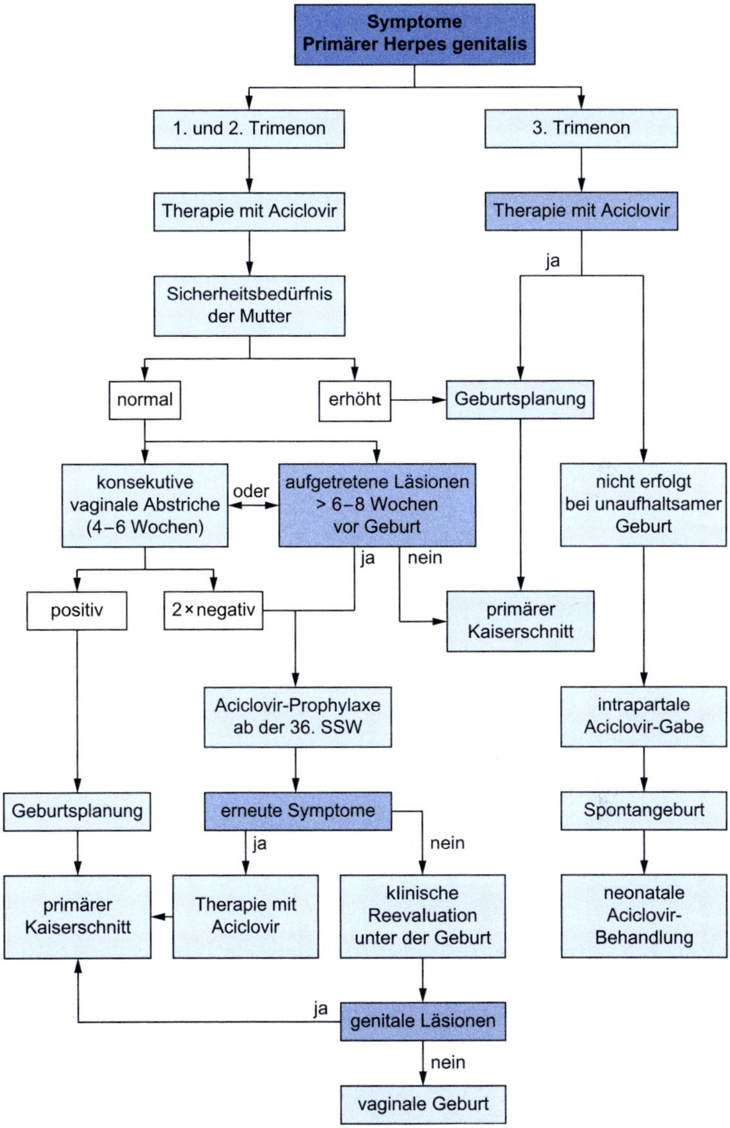

Abb. 3.6 Vorgehen beim primären Herpes genitalis in der Schwangerschaft [L231]/[P780]

- Diarrhöen oder andere Magen-Darm-Störungen
- Meningitis (bis 80 %)
- Bakteriämie oder Sepsis (bis 25 %)
- Selten Pneumonien oder andere Organmanifestationen

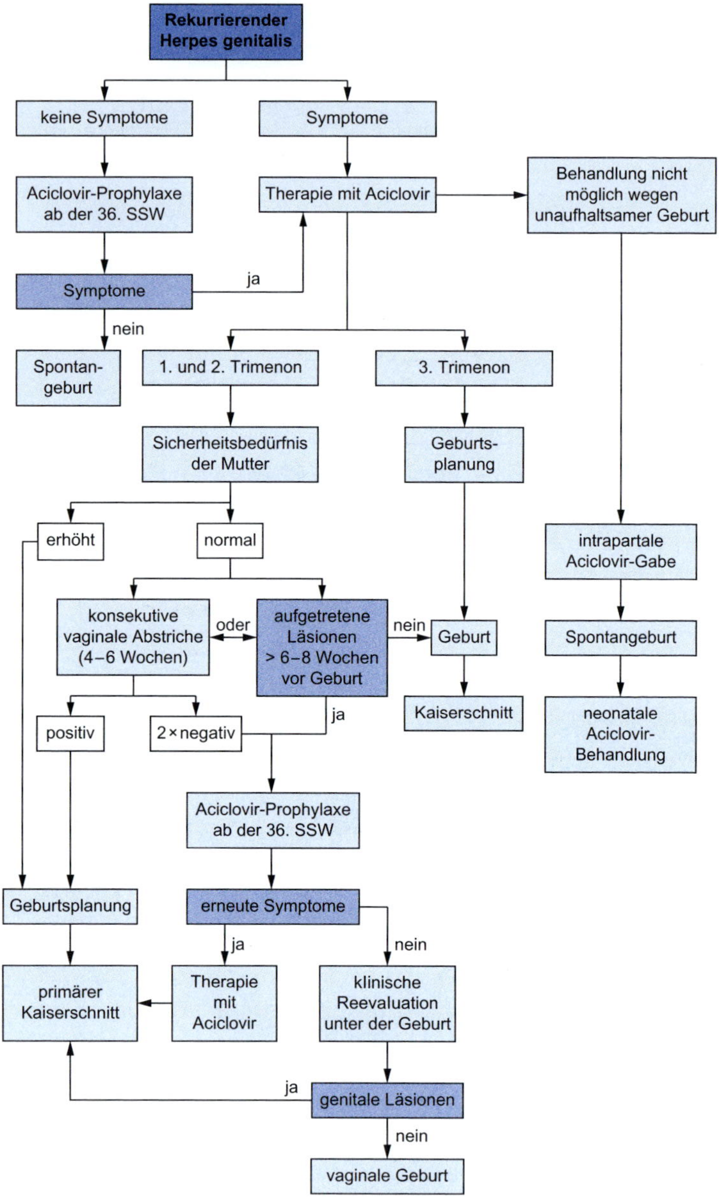

Abb. 3.7 Vorgehen bei rezidivierendem Herpes genitalis in der Schwangerschaft [L231]/[P780]

Trotz gezielter Therapie besteht eine hohe Letalität (10–25 %).

Diagnostik

- Mikroskopie
- Erregeranzucht aus Blut, Eiter, Stuhl, Vaginalsekret u. a. auf Blutagar/Tryptoseagar
- Molekularbiologische Nachweise (zum Beispiel PCR)

Therapie

- Amoxicillin/Ampicillin (oder hochdosiert Penicillin G) *plus* Gentamicin (▶ Tab. 3.15)
- Alternativ: Cotrimoxazol
- Noch nicht ausreichend evaluiert: Moxifloxacin, Makrolide, Meropenem

Antibiotikaresistenz hat derzeit keine Bedeutung.

Differenzialdiagnosen

Andere Infektionen; Influenza; Meningitis anderer Genese; Meningokokken; Pneumokokken; Streptokokken.

Prophylaxe und Bemerkungen

Reduktion Risikofaktoren.

- Ernährung: kontaminierte Lebensmittel

Tab. 3.15 Therapieoptionen der Listeriose

	Medikamente	Dosierung	
Standard	Amoxicillin	3 × 1.000 mg/d p. o.	*oder*
	Ampicillin	6 × 4 g/d i. v.	*oder*
	Ampicillin	3 × 4 g/d i. v.	
	plus		
	Gentamicin	1 × 5 mg/kg KG/d i. v.	*oder*
	Gentamicin	3 × 1 mg/kg KG/d i. v.	
Alternativ	Cotrimoxazol	3 × 960 mg/d i. v./p. o.	
Penicillinallergie	Moxifloxacin	1 × 400 mg/d i. v.	*oder*
	Erythromycin	4 × 500 mg/d i. v.	*oder*
	Meropenem	3 × 2 g/d i. v.	
Neugeborene	Ampicillin	200–400 mg/kg KG/d in 3 Dosen	
	plus		
	Gentamicin	1 × 4–6 mg/kg KG/d	

Therapiedauer:

- Allgemein: 3 Wochen
- Sepsis: 3 Wochen
- Enzephalitis: 6 Wochen
- Endokarditis: 4–6 Wochen

  - Rohes Fleisch (Rohwurst oder Hackfleisch), Rohmilch (nicht pasteurisierte Milch); Weichkäse
  - Kontaminierte pflanzliche Lebensmittel (ungewaschenes Obst oder Gemüse)
  - Räucherfisch oder unzureichend erhitztes Fleisch
- Kontaktinfektionen:
  - Infektion durch gesunde Ausscheider auf fäkal-oralem Weg
  - Direkter Kontakt mit infizierten Tieren
  - Tierische Ausscheidungen
  - Verunreinigtes Wasser
  - Vorkommen in Böden
- Medikamente: Langzeittherapie mit Glukokortikoide

Meldepflicht: §7 IfSG Meldepflichtige Nachweise von Krankheitserregern: namentliche Meldung bei direktem Nachweis aus Blut, Liquor oder anderen sterilen Substraten sowie aus Abstrichen von Neugeborenen.

Schwangerschaft

Inzidenz

- Diaplazentare Übertragung, Listerien können die Plazentabarriere überwinden
- Konnatale Listeriose ist in Deutschland relativ selten (ca. 40 Fälle/Jahr)
- Letalität für Neugeborene bis zu 30 %

Klinik

Maternale Infektion

Septische Ausbreitung:

- Appendizitis
- Bauchschmerzen
- Fieber
- Kopf- und Rückenschmerzen
- Pyelonephritis
- Rhinitis oder Pharyngitis
- Schüttelfrost

Aszendierende Infektion:

- Abort
- Fieber
- Fluor vaginalis
- Frühgeburt
- Metrorrhagie
- Totgeburt
- Vorzeitige Wehen

Fetale Infektion

Allgemein:

- Granulomatosis infantiseptica (Haut)
- Meningitis
- Sepsis
- Andere Organmanifestationen

„Early onset" (Auftreten der Symptomatik in der 1. Lebenswoche) mit schlechter Prognose:

- Sepsis

- Atemnotsyndrom
- Hautläsionen (Granulomatosis infantiseptica)

„Late onset" (Auftreten der Symptomatik in der 2. Lebenswoche) mit guter Prognose:
- Meningitis

Diagnostik
Erregernachweis oder PCR aus Blut, Eiter, Stuhl, Vaginalsekret.

Therapie
- Die primäre Therapie während der Schwangerschaft besteht aus der Kombination zwischen Ampicillin/Amoxicillin und Gentamicin (▶ Tab. 3.15). Diese Kombination zeigt sowohl in vitro als auch in vivo die besten klinischen Ergebnisse
- Die Gabe von Cotrimoxazol ist zwar möglich (ältere Wirkungsdaten), sollte aber nicht im letzten Trimenon erfolgen
- Therapiedauer ohne ZNS-Beteiligung mindestens 3 Wochen
- Mit ZNS-Beteiligung mindestens 6 Wochen (▶ Tab. 3.15)

Therapie sollte bei Verdacht umgehend (auch ohne Erregernachweis) begonnen werden.

Prophylaxe und Bemerkungen
- Die beste Prophylaxe stellt die Reduktion von Risikofaktoren dar
- Risikofaktoren:
  - Immunschwäche (Leukämie, Transplantation, Glukokortikoidtherapie)
  - Diverse Lebensmittel (Weichkäse, Salami, Lachs, Salat)
- Vermeidung von Tierkontakten
- Verzicht auf den Verzehr roher tierischer Produkte (einschließlich roher Milch) und ungewaschenen pflanzlichen Lebensmittel

Meldepflicht: §7 IfSG Meldepflichtige Nachweise von Krankheitserregern: namentliche Meldung bei direktem Nachweis aus Blut, Liquor oder anderen sterilen Substraten sowie aus Abstrichen von Neugeborenen.

3.4.7 Malaria

Allgemein

Definition und Bedeutung
- Die Hälfte der Weltbevölkerung lebt in Malaria-endemischen Gebieten
- Ca. 220 Millionen Malariaerkrankungen weltweit:
  - Gemeldete Todesfälle weltweit: ca. 500.000 Todesfällen/Jahr
  - Geschätzte Todesfälle weltweit pro Jahr: ca. 1–2 Millionen
- Die meisten Erkrankungs- und Todesfälle treten in Afrika auf
- Rückgang der Inzidenz (vorwiegend in entwickelten Regionen Südostasiens) mit gleichzeitiger Anzahl der Malariafälle weltweit
- Endemisches und epidemisches Auftreten
- Deutschland: ca. 500–1.000 importierte Malariafälle (steigende Reisetätigkeit in tropische Länder)

Übertragung:

- Hauptsächlicher Übertragungsweg: weibliche Stechmücke der Gattung Anopheles:
  - Der Entwicklungszyklus geht mit einem Wirts- und Generationswechsel einher. Befruchtung und Sporogonie finden in der weiblichen Anopheles-Mücke statt, Schizogonie und Gametenbildung im Menschen
  - Die Anopheles-Mücke überlebt nur bis zu einer Höhe von 1.500 m in der Nord- und Südhemisphäre und ca. 2.500 m am Äquator
  - Übertragung ist nur bei ausreichenden Temperaturen möglich
- Weitere Übertragungswege:
  - Bluttransfusion: Der Erreger ist ca. 14 Tage lang entwicklungsfähig
  - Gemeinsame Benutzung von Spritzenbestecken bei Drogenabhängigen bzw. Aufnahme der Erreger über infektiöses Blut (über Nadelstichverletzungen oder Wunden)
  - Transplazentare oder perinatale Übertragung (sehr seltene konnatale Malaria)
  - Sonderform: sog. Flughafen-Malaria, welche bei Flughafenarbeitern oder Einwohnern in der Nähe von Flughäfen auftreten kann (aufgrund von eingeflogenen Mücken)
- Direkte Ansteckung von Mensch zu Mensch ist nicht möglich

Verschiedene Malaria-Plasmodien (▶ Tab. 3.16):

- Prädisponierende Faktoren:
  - Armutsbedingte Verhältnisse
  - Grundvoraussetzungen einer Infektionsvermeidung nicht gewährleistet (Wohnräume, Klimaanlage, Moskitonetze, Insektensprays u. a.)
  - Wichtige Medikamente zu teuer oder stehen nicht zur Verfügung. Eine Chemoprophylaxe oder sogar eine Therapie ist somit häufig nicht möglich

Im Rahmen der globalen Klimaerwärmung ist eine weitere geografische Ausbreitung der Malaria zu befürchten, da sich der Vektor in Richtung der beiden Pole ausbreitet und dort lebensfähige Bedingungen vorfindet.

Klinik

Allgemein

Prinzipiell existieren fünf Malariaformen (▶ Tab. 3.17):

Tab. 3.16 Übersicht der bekannten Malariaerreger

Erkrankung	Erreger	Vorkommen	Reguläre Inkubationszeit	Fieberschübe
M. tropica	P. falciparum	Afrika, Haiti	7–15 d	Unregelmäßig
M. tertiana	P. vivax	Mittelamerika, indischer Subkontinent	12–18 d	48 h
M. tertiana	P. ovale	Selten außerhalb Afrikas	12–18 d	48 h
M. quartana	P. malariae	Afrika, südliche Sahara	18–40 d	72 h
M. knowlesi	P. knowlesi	Südostasien	5–11 d	24 h

Tab. 3.17 Übersicht Malariaformen

Malaria tertiana (P. vivax und P. ovale)	• Chronische Rückfälle sowie Behandlungsprobleme • Muskelschmerzen, Kopfschmerzen, Schüttelfrost und subfebrile Temperaturen sind primäre Manifestation der akuten Phase • In den ersten Tagen tritt das Fieber unregelmäßig auf • Erst später (bei Synchronisierung der Entwicklungsphasen) treten die Fieberanfälle entsprechend Parasitenentwicklungsdauer von 48 h auf • Nach jedem 2. Tag folgt ein eintägiges fieberfreies Intervall • Am Ende der 2. Krankheitswoche ist die Milz tastbar (Milzruptur als Komplikation)
Malaria quartana (P. malariae)	• Wie bei der Malaria tertiana erfolgt nach Synchronisation der Entwicklungsphasen ein ca. zirkadianes Fiebermuster (alle 72 h) • Fieberanfälle alle 3 Tage • Im Verlauf: Hämaturie, Ödemen und Albuminurie
Malaria knowlesi (P. knowlesi)	• Erregerreservoir besteht bei Affen • Die Inkubationszeit ist die kürzeste und beträgt ca. 5–11 Tage • Fieberschübe alle 24 h • Parasitämie bei den Fieberschüben ist sehr hoch und es kommt häufig zu komplizierten Malariaverläufen mit Organbeteiligung (ähnlich P. falciparum) • P. knowlesi kann mit den gängigen diagnostischen Methoden nicht differenziert werden • Bei begründetem Verdacht: PCR-Diagnostik
Malaria tropica (P. falciparum)	• Schwerste und gefährlichste Form • Sehr hohe Morbiditäts- und Mortalitätsrate • Vermehrung der Plasmodien ist nicht synchronisiert • Fieber unregelmäßig, intermittierend oder kontinuierlich • Parasitämie nimmt im Verlauf der Krankheit zu • Ohne Behandlung entwickelt sich in kurzer Zeit ein lebensbedrohliches Krankheitsbild mit schwerer Anämie • Die schweren Verlaufsformen der Malaria tropica (auch perniziöse Formen genannt) werden nach der Hauptsymptomatik unterschieden: – **Zerebrale Malaria:** Hemiplegie, Hyperpyrexie und ausgeprägte Verwirrtheitszuständen. Es kommt zum Koma und führt rasant zum Tod – **Pulmonale Malaria:** ausgeprägter Husten mit blutigem Sputum. Die pulmonale Insuffizienz ähnelt dem Symptom einer Schocklunge – **Gastrointestinale Malaria:** Erbrechen, Bauchkrämpfe, Diarrhö und evtl. blutiger Stuhl. In der Regel haben die Patienten eine kalte, feuchte Haut, Blutdruckabfall und wiederkehrende synkopal-ähnliche Attacken – **Schwarzwasserfieber:** äußerst gefährliche Komplikation der Malaria tropica, welche bei Chinin-behandelten Patienten mit chronischer Malaria tropica auftritt. Die Ursache ist unklar. Akute intravasale Hämolyse mit Hämoglobinämie, Hämoglobinurie, akutem Nierenversagen und Urämie. Hohe Letalitätsrate (20–30 %)

- **Erste uncharakteristische Symptome:** Abgeschlagenheit; allgemeines Krankheitsgefühl; unregelmäßig remittierendes Fieber; Gliederschmerzen; Kopfschmerzen; Exanthem (selten)
- **Weitere primäre Symptome:** Übelkeit und Erbrechen; Verwirrtheit; Tachy- bzw. Dyspnoe (wichtiges Anämiezeichen); Tachykardie (wichtiges Anämiezeichen); Blässe und Müdigkeit; Petechien bzw. Blutungszeichen (Thrombozytope-

nie); Hepatomegalie mit Druckdolenz und Konsistenzvermehrung; Splenomegalie; Durchfall; Ikterus.
- **Fieberanfälle**

Fieberverlauf

- Die Besonderheit von Malaria sind die Fieberanfälle: Ungefähr ein Drittel aller Malariapatienten sind allerdings ohne Temperaturerhöhung
- Malaria tropica: typischer Fieberverlauf meistens ohne Schüttelfrost
- Malaria tertiana und quartana: Fieber kann auch noch Monate und Jahre nach dem Aufenthalt im Endemiegebiet auftreten, unabhängig einer erneuten Infektion
- Malariaanfall beginnt meistens mit einem ausgeprägten Kältegefühl:
  - Gleichzeitiges Auftreten von Schüttelfrost
  - Dauer: 20–60 Minuten
- Hitzestadium, das durch hohes Fieber (40–40,7 °C) charakterisiert ist:
  - Nach 3–8 Stunden sinkt das Fieber relativ schnell
  - Starke Schweißausbrüche

Während die ersten Anfälle oft sehr schwer verlaufen, sind die späteren Attacken milder und werden auf die Dauer unregelmäßiger und seltener.

- Wenn die Parasiten aus der Blutbahn verschwunden sind, ist die 1. Krankheitsphase überwunden.
- Rückfälle entstehen nur, wenn exoerythrozytäre Parasiten in der Leber persistieren und einen erneuten Befall der Blutbahn verursachen.
- Aufgrund der Persistenz in der Leber ist bei der Malaria tropica nach Elimination der Plasmodien aus den Erythrozyten nicht mit einem Rezidiv zu rechnen.

Die Malaria tropica stellt eine diagnostische und therapeutische Notfallsituation dar.

Diagnostik

- Da Malaria mit unspezifischen Symptomen beginnt, wird eine Diagnose häufig hinausgezögert.
- Malaria tropica: lebensbedrohliche Komplikationen schon nach einigen Tagen.
- Bei anfänglich negativem Befund und weiterhin bestehendem Verdacht einer Malaria sollte die Untersuchung alle 12–24 h für mindestens zwei Tage wiederholt werden.

Bei unklarer, schwerer, hochfieberhafter Infektion nach Reisen in Malaria-endemische Gebiete (gezielte Anamneseerhebung!) sind deshalb in jedem Fall Blutausstriche anzufertigen und auf Plasmodien zu untersuchen. Falls man dies nicht selbst durchführen kann, sollte umgehend eine adäquate Untersuchungsstelle von der Patientin aufgesucht bzw. vermittelt werden.

Mikroskopie: Der direkte mikroskopische Nachweis der Plasmodien im Blut ist zur Diagnosestellung entscheidend. Obwohl die Anfertigung eines „dicken Tropfens“ bzw. Blutausstrichs einfach ist, bedarf es einiger Erfahrung, diese auch adäquat zu bewerten.

Blutausstrich: Die Färbung erfolgt nach Giemsa im Blutausstrich mit anschließender mikroskopischer Untersuchung. Eine Quantifizierung und Differenzierung sind anhand von morphologischen Kriterien möglich. Um eine Malaria auszuschließen, werden mindestens 200 Gesichtsfelder mit 1.000-facher Vergrößerung nach Erregern abgesucht.

- **Dicker Tropfen:** Im Vergleich zum Blutausstrich ist die Sensitivität für den Nachweis von Plasmodien ca. 10-fach erhöht. Dabei werden mindestens 100 Gesichtsfelder mit 1.000-facher Vergrößerung abgesucht. Die Erythrozyten werden durch die fehlende Fixierung lysiert und man sieht die Parasiten einer größeren Menge Blut pro Gesichtsfeld. Eine Quantifizierung und Speziesbestimmung sind hier jedoch nicht immer möglich.

Die Empfindlichkeit der Mikroskopie zum Nachweis von Parasiten in der Plazenta ist viel geringer als mit der PCR.

Antigenbestimmung: Mittlerweile stehen zuverlässige Antigen-Schnelltest zur Verfügung:

- Allerdings kann Plasmodium knowlesi nicht differenziert werden.
- Bei einer hohen Parasitämie besteht die Gefahr von falsch-negativen Ergebnissen.
- Antigennachweis sollte zusätzlich zur Mikroskopie eingesetzt werden, da ein schnelles positives Ergebnis für einen früheren Therapiebeginn, vor allem bei Malaria tropica, wichtig ist.

Antikörperbestimmung: gibt Hinweise auf eine zurückliegende Infektion:

- Nutzen ist in der akuten Erkrankung nur sehr eingeschränkt (bei Erstinfektion sind diese erst 6–10 Tage nach Krankheitsbeginn nachweisbar).
- Ergebnisse bei Gutachten und Testung von Blutspendern.

Bei zunächst negativem Befund und bestehendem klinischem Verdacht ist die Blutuntersuchung mindestens alle 12–24 Stunden für die zwei folgenden Tage zu wiederholen.

Weitere serologische Parameter:

- Blutbild mit Differenzialblutbild: Anämie, Thrombozytopenie, Leukozytenzahl ist erniedrigt bis normal
- Transaminasen und Bilirubin: Erhöhung durch Leberbefall, Anstieg des Gesamtbilirubins
- LDH: durch Hämolyse erhöht. Die Höhe korreliert häufig mit der Schwere der Hämolyse und hat somit einen prognostischen Wert
- Elektrolyte: vor allem Kalium zeigt pathologische Werte bei massiver Hämolyse. Gesamtkalzium sowie ionisiertes Kalzium und Phosphat sind ebenfalls mitzubestimmen
- Glukose: Hypoglykämie als ein wesentlicher differenzialdiagnostischer Hinweis während der Schwangerschaft
- Blutgasanalyse: Azidose
- Nierenwerte: Anstieg von Kreatinin und Harnstoff

- Thrombozytopenie und Hyperbilirubinämie haben einen hohen positiven prädiktiven Wert für das Vorliegen einer Malaria.
- LDH-Erhöhung, Haptoglobinabfall und – je nach Organbeteiligung – ein Anstieg der harnpflichtigen Substanzen oder der Leberenzyme.
- Gefährlich sind Hypoglykämien.
- Prokalzitonin ist erhöht.

Quantitative Buffy Coat®: Methode ist zur schnellen Diagnostik bei niedriger Parasitenlast geeignet; nur in Speziallaboratorien; außer der Schnelligkeit (welche vor allem bei Malaria tropica wichtig ist) keine weiteren wesentlichen Vorteile gegenüber der Mikroskopie.

Molekularbiologie:
- Differenzierung von Plasmodium knowlesi
- Für die Akut- bzw. Routinediagnostik derzeit nur beschränkt geeignet
- Im Falle eines Plazentabefalls ist der Nachweis bei vorhandener Plazentabiopsie mittels PCR sensitiver als die Mikroskopie

Therapie

Spezifische medikamentöse Maßnahmen
- Es existieren etliche Medikamente zur Therapie aber auch zur Chemoprophylaxe der Malaria (▶ Tab. 3.18).
- Die Therapie richtet sich nach der Form der Malaria. Bei der Malaria tropica kommt noch hinzu, ob mit einer Medikamentenresistenz zu rechnen ist und ob es sich um eine unkomplizierte oder komplizierte Form handelt.

Eine schwere, lebensbedrohliche Malaria ist in der Regel die Folge einer zu spät begonnenen Behandlung, die oft auf eine verspätete Diagnose zurückzuführen ist. Komplikationen können sich sehr rasch entwickeln.

Die Leitlinien zur Therapie und Prophylaxe der Malaria werden ständig aktualisiert. Im Einzelfall sind die aktuellen Empfehlungen unter Berücksichtigung der regionalen Resistenzsituation zu beachten.

- Wenn keine Komplikationen (z. B. Verdacht auf Milzruptur) vorliegen, kann eine Malaria tertiana und quartana ambulant behandelt werden.
- Eine unkomplizierte Malaria tropica und Malaria knowlesi sollte stationär behandelt werden.
- Komplizierte Verlaufsformen erfordern eine intensivmedizinische Überwachung.

Supportive Maßnahmen
- Fieber: Paracetamol sollte genutzt werden; Acetylsalicylsäure (Thrombozyten-Aggregationshemmer) sowie NSAID sind zu vermeiden
- Anämie: evtl. Transfusion
- Hypoglykämie: Glukose-Infusion sowie engmaschige Blutzucker-Kontrolle

Notfallmäßige Selbstbehandlung (NSB)
- Falls Symptome einer Malariaerkrankung auftreten, kann – unter bestimmten Voraussetzungen – eine notfallmäßige Selbstbehandlung (NSB) mit mitgenom-

Tab. 3.18 Medikamente zur Therapie und Chemoprophylaxe der Malaria

Artemisinin-Kombinationspräparate (ACT)	• Ausschließlich zur Therapie, einschließlich der notfallmäßigen Selbstbehandlung, zugelassen • In Deutschland: Artemether/Lumefantrin und Artenimol (Dihydroartemisinin)/Piperaquin • Beide Präparate können zur Therapie der unkomplizierten Malaria tropica sowie zur Therapie der akuten Malaria tertiana (P. vivax, P. ovale) und Malaria quartana (P. malariae) eingesetzt werden • Artesunate i. v. ist vor allem zur Therapie der schweren Malaria von Relevanz • Resistenzen gegen ACT nehmen vor allem in Teilen von Südostasien zu • Therapiestandard einer Malaria tropica
Atovaquon/ Proguanil (AP)	• Prophylaxe und Therapie, einschließlich der notfallmäßigen Selbstbehandlung von unkomplizierten Infektionen bei Malaria tropica sowie zur akuten Behandlung anderer Malariaformen • Nebenwirkungen: häufig Übelkeit, Verdauungsstörungen und Kopfschmerzen, Herzklopfen, Schwindel, Schlaflosigkeit sowie Depressionen (selten) • Die tägliche Einnahme beginnt erst 1–2 Tage vor der Reise und endet 7 Tage nach dem Verlassen des Malaria-Endemiegebiets • In der Schwangerschaft sollte es nur nach Risikoanalyse gegeben werden
Chinin	• Chinin ist ein Alkaloid mit Wirksamkeit gegen Blutformen aller Plasmodienarten • Nach oraler Einnahme schnell resorbiert • Nebenwirkung: Hämolyse, Thrombozytopenien, granulomatöse Hepatitis oder allergische Reaktionen • Wichtig: auf Hypoglykämie achten
Chloroquin	• Wirksam gegen die asexuellen Stadien der Plasmodien: – P. falciparum weist Resistenzen auf • Gute Verträglichkeit • Häufigste Nebenwirkungen: Übelkeit und Erbrechen; Afrikaner zeigen zusätzlich häufig auch Juckreiz • Nicht bei Psoriasis und Porphyrie einsetzen
Doxycyclin	• Doxycyclin allein ist zur Therapie der Malaria nicht geeignet • Bei der Malariaprophylaxe wird Doxycyclin allerdings häufig empfohlen, wobei sich dabei um einen „Off-label-Use" handelt (Aufklärung!) • Gabe in der Schwangerschaft ist kontraindiziert
Mefloquin	• Wirksam gegen die asexuellen Blutstadien aller Malariaerreger • Kann in Gebieten mit hohem Malariarisiko zur Prophylaxe eingesetzt werden • In Deutschland nicht mehr zur notfallmäßigen Selbstbehandlung empfohlen • Medikament ist in Deutschland nicht zugelassen: – Bestellung über Europäische Union möglich • Nebenwirkungen und Beschränkungen sollten dringend beachtet werden • Mefloquin-Prophylaxe: – Sollte 2–3 Wochen vor der Abreise begonnen werden – Wochen nach Einnahmebeginn sollte erneut der zuständige Arzt aufgesucht werden, um mögliche Nebenwirkung zu eruieren und evtl. nach Alternativen zu sehen • In der Schwangerschaft wird dieses Medikament in Deutschland empfohlen, obwohl die offiziellen Zulassungsdaten eine strenge Indikationsstellung vorsehen
Primaquin	• Wirkt gegen Hypnozoiten von P. vivax in der Leber • Darf nicht bei Krankheiten gegeben werden, die zu einer Granulozytopenie prädisponieren (z. B. rheumatoide Arthritis, Lupus und andere)

menen Medikamenten (sogenannte Stand-by-Medikation) durchgeführt werden.
- Vor allem beim Auftreten von unklarem Fieber (frühestens nach 5–7 Tagen nach Einreise in Endemiegebiete [!]) und fehlender ärztlicher Betreuung kann dies nötig sein.
- Stand-by-Therapie: Mefloquin, Atovaquon/Proguanil, Artemeter/Lumefantrin und Dihydroartemisinin/Piperaquin

Differenzialdiagnosen

Die Primärsymptome sind unspezifisch, sodass alle unklaren fieberhaften Erkrankungen in Betracht gezogen werden müssen. In Abhängigkeit von weiteren Symptomen (z. B. gastrointestinale Manifestation) sind auch andere Erkrankungen differenzialdiagnostisch in Betracht zu ziehen.

Wichtige Differenzialdiagnosen von unklaren fieberhaften Erkrankungen: Amöbenruhr; Arbovirusinfektionen; Bartonellose; Brucellose; Dengue-Fieber; Enzephalitiden verschiedener Ätiologie; grippale Infektionserkrankungen; HIV/AIDS; Kala-Azar (viszerale Leishmaniose); Rickettsiosen; Sinusitis; Typhus abdominalis; verschiedene Erreger einer Hepatitis; verschiedene Erreger von Enteritiden; verschiedene Erreger einer Meningitis.

Prophylaxe und Bemerkungen

- Eine aktive und passive Immunisierung steht nicht zur Verfügung. Die wirksamste Malariaprävention ist die Expositionsprophylaxe (Mückenschutz).

Eine Chemoprophylaxe kann das Risiko, gestochen zu werden, auf wenige Prozent reduzieren. Das Restrisiko wird dann evtl. durch eine medikamentöse Prophylaxe abgedeckt.

- Eine Nachsorge, vor allem nach einer notfallmäßigen Selbsttherapie, ist dringend zu empfehlen.
- Bei einer unzureichenden Malariaprophylaxe kann eine Malaria tropica sogar mit einer Inkubationszeit von länger als einem Jahr einhergehen.
- Eine Infektion kann latent verlaufen. Diese kann nach Monaten oder sogar Jahren, auch ohne einen erneuten Mückenstich bzw. Neuinfektion, ausbrechen (außer Plasmodium falciparum).
- Die Malaria tropica kann rasch einen lebensbedrohlichen Verlauf annehmen.
- Malaria tertiana und quartana verlaufen meistens mild, aber dafür über einen längeren Zeitraum.
- Bei der Malaria tertiana besteht die Gefahr eines Rückfalls auch ohne einen erneuten Mückenstich bzw. Reinfektion.
- Malaria quartana kann noch nach vielen Jahren (Jahrzehnten) rezidivieren.

Meldepflicht: § 7 IfSG Meldepflichtige Nachweise von Krankheitserregern: nichtnamentliche Meldung bei direktem oder indirektem Nachweis.

Bei Reisen in Endemiegebieten wäre eine tropenmedizinische Konsultation zu empfehlen, da die Empfehlungen, in Abhängigkeit der epidemiologischen Daten, sich schnell ändern können.

Schwangerschaft

Inzidenz

- Genaue Inzidenz bzw. glaubwürdige Inzidenzraten sind derzeit nicht vorhanden.
- Schwangere Frauen infizieren sich häufiger als nicht-schwangere Frauen.
- Eine häufige Ursache scheint zu sein, dass Schwangere während der mückenaktiven Nachtzeit häufiger schwangerschaftsbedingt aufstehen (z. B. erhöhte Miktionsfrequenz) und dadurch das schützende Moskitonetz verlassen.

Klinik

Maternale Infektion

In Endemiegebiete von P. falciparum führt eine partielle Immunität während der Schwangerschaft zu klinisch latenter Malaria.

Interessanterweise nimmt die Inzidenz von Malariaepisoden und die Parasitendichte mit der Anzahl der Schwangerschaften ab. Bei späteren Schwangerschaften werden weniger malariatypische Symptome beobachtet. Dennoch sind Frauen in der ersten (oder zweiten) Schwangerschaft anfällig für Malaria in der Plazenta und weniger anfällig bei weiteren Schwangerschaften.

Schwangere Frauen, die sich mit Malaria infizieren, haben:

- Höhere Parasitendichte
- Mehr Malariaepisoden
- Ausgeprägte Anämie
- Schwere Malaria
- Höhere Mortalität

In Gebieten mit geringer Übertragung sind Frauen anfällig für symptomatische und schwere mütterliche Erkrankungen:

- Fehlgeburt
- Totgeburt
- Frühgeburten: Hohe Parasitämie erhöht das Risiko für Frühgeburten
- Niedriges Geburtsgewicht
- Intrauterine Wachstumsretardierung

In endemischen Ländern ist ein niedriges Geburtsgewicht häufig mit intrauteriner Wachstumsretardierung und Frühgeburt (< 37. SSW) assoziiert.
Die Infektion wird in Endemiegebieten bei mütterlicher Anämie und einem Säugling mit niedrigem Geburtsgewicht vermutet.

Fetale Infektion

- Niedriges Geburtsgewicht aufgrund einer intrauterinen Wachstumsrestriktion
- Frühgeburt
- Intrauteriner Tod
- Erhöhte Neugeborenen- bzw. Säuglingssterblichkeit
- Angeborene Malaria des Kindes

Diagnostik

Die Diagnose erfolgt analog zu nicht-schwangeren Patientinnen.

Therapie

- Es existieren etliche Medikamente zur Therapie aber auch Chemoprophylaxe der Malaria während der Schwangerschaft (▶ Tab. 3.19).

Tab. 3.19 Therapieoptionen einer Malaria während der Schwangerschaft

		1. Trimenon	2. Trimenon	3. Trimenon
Malaria tropica	Unkompliziert	Chinin + Clindamycin	Artemether-Lumefantrin	Artemether-Lumefantrin
	Kompliziert	Artesunat i. v.	Artesunat i. v.	Artesunat i. v.
Malaria tertiana		Behandlung wie bei Malaria tropica – keine Nachbehandlung mit Primaquin während der Schwangerschaft		
Malaria quartana		Chloroquin	Chloroquin	Chloroquin
Malaria knowlesi		Behandlung wie bei Malaria tropica		

- Die Therapie richtet sich nach der Form der Malaria. Bei der Malaria tropica kommt es weiterhin darauf an, ob mit Medikamentenresistenz zu rechnen ist und eine unkomplizierte oder eine komplizierte Form vorliegen.

Die Wahl der entsprechenden Therapie sollte nach Konsultation mit einem gynäkologischen Infektiologen, Tropenmediziner bzw. in der Malariatherapie erfahrenen Arzt erfolgen.
Komplizierte Fälle sollten stationär bzw. unter intensivmedizinischer Betreuung behandelt werden.

Prophylaxe und Bemerkungen

Meldepflicht: § 7 IfSG Meldepflichtige Nachweise von Krankheitserregern: nichtnamentliche Meldung bei direktem oder indirektem Nachweis.

Expositionsprophylaxe

Die Bekämpfung von Malaria erfolgt meistens mit einer Unterbrechung der Infektionskette. Dabei wird versucht, die Übertragung von Mücke zu Mensch mithilfe von allgemeinen Schutzmaßnahmen (z. B. lange Kleidung), Anwendung von Mückengittern und Repellenzien zu unterbinden.

- Nutzung von Moskitonetzen
- Nutzung von Insektengitter bzw. Klimaanlage bei Aufenthalt in geschlossenen Räumen
- Vermeidung von stillen bzw. ruhenden Gewässern
- Bedeckung des Körpers mit Kleidung (lange Hosen; lange Oberbekleidung) sowohl während des Tages als auch in den Abendstunden
- Nicht bedeckte Hautstellen sollten mit einem Repellent (Antimückenspray) schützen:
  - Ircadin (Nutzung während der gesamten Schwangerschaft möglich)
  - Diethyltoluamid (DEET) (sicherheitshalber **keine** Anwendung im 1. Trimenon)

Chemoprophylaxe

Eine medikamentöse Malariaprophylaxe ist bei schwangeren und stillenden Frauen nur eingeschränkt möglich. Schwangeren sollte von Reisen in Malaria-Gebiete abgeraten werden.

Falls eine Reise nicht aufschiebbar ist, sollten folgende Maßnahmen beachtet werden:

- Eine konsequente Expositionsprophylaxe ist dringend anzuraten!
- Eine medikamentöse Malariaprophylaxe sollte nach einer Risikoanalyse erfolgen:
  - Mefloquin wird als medikamentöse Prophylaxe im deutschsprachigen Raum ab dem 1. Trimenon empfohlen:
    - Allerdings kann das Medikament die Plazentaschranke überwinden.
    - Sicherheitshalber sollten Frauen im gebärfähigen Alter, die Mefloquin verwenden haben, bis 3 Monate nach der letzten Einnahme eine Schwangerschaft vermeiden.
  - Es liegen zu Atovaquon/Proguanil nur beschränkte Daten für die Anwendung während der Schwangerschaft vor: Nur nach Risikoabwägung geben.
  - Falls Atovaquon/Proguanil und Mefloquin nicht gegeben werden können/dürfen, bleiben nur die weniger wirksame Prophylaxe mit Chloroquin und Proguanil.

Die Wahl der entsprechenden Therapie sollte nach Konsultation mit einem gynäkologischen Infektiologen, Reise- bzw. Tropenmediziner bzw. in der Malariatherapie erfahrenen Arzt erfolgen.

Eine notfallmäßige Selbstbehandlung für Schwangere wird von deutschen Fachgesellschaften nicht empfohlen.
Auch eine korrekt durchgeführte Malariaprophylaxe kann den Ausbruch einer Malariaerkrankung während oder Wochen (Monate bis über ein Jahr) nach einem Aufenthalt im Endemiegebiet nicht mit Sicherheit verhindern.

3.4.8 Parvovirus B19

Allgemein

Definition und Bedeutung

- Die Infektion mit dem Parvovirus B19 ist eine klassische Kinderkrankheit und geht mit einem charakteristischen Exanthem sowie Lymphknotenschwellung einher. Da die Zielzellen erythropoetische Zellen (Erythroblasten) des Knochenmarks sind, treten ebenfalls hämatologische Probleme (z. B. Anämien) auf
- Synonyme: Ringelröteln (Erythema infectiosum), Ohrfeigenkrankheit (engl: *slapped-cheek-disease*), fünfte Krankheit
- Parvovirus B19 vermehrt sich in Erythroblasten und führt zur deren lytischen Zerstörung
- Übertragung:
  - Tröpfchen- oder Schmierinfektion
  - Parenterale Infektion durch Blut bzw. Blutprodukte ebenfalls möglich
- Weltweite Ausbreitung
- Endemisch (besonders in Kindereinrichtungen)
- Durchseuchung der erwachsenen Bevölkerung ist ca. 40–60 %:
  - Kinder (4–6 Jahre): 35 %
  - Kinder (7–10 Jahre): 50 %
  - Junge Erwachsene (18–25 Jahre): 65 %
  - Ältere Erwachsene (65–75 Jahre): 80 %
  - Frauen (gebärfähiges Alter): 69–72 %

3

Klinik

- Der Verlauf der Infektion und die Schwere der dabei auftretenden Symptome sind hauptsächlich vom hämatologischen und immunologischen Status der Patientin abhängig (▶ Tab. 3.20)
- Ca. 30 % der Parvovirus-B19-Infektionen verlaufen beim Erwachsenen symptomlos
- Erkrankung: Ringelröteln (Erythema infectiosum)

Tab. 3.20 Symptome einer Parvovirus-B19-Infektion

Symptome/Erkrankung	Bemerkungen
Ringelröteln (Erythema infectiosum)	Typische Ringelröteln (bei Kindern): • Beginn als Wangenerythem mit perioraler Blässe • Atypische Ringelröteln an Stamm und Extremitäten in Form eines girlandenförmigen, makulopapulösen Exanthems • Nicht schmerzhaft • Unterschiedlich ausgeprägter Juckreiz Bei Erwachsenen sieht das Exanthem oft untypisch aus oder kann auch fehlen Zu Beginn: Fieber, Kopfschmerzen, Übelkeit, Durchfälle
Anämien	Transiente Anämien mit: • Granulozytopenie • Thrombozytopenie Persistierende Anämien: • Granulozytopenie • Thrombozytopenie • Aplastische Krisen vor allem mit chronischen hämolytischen Anämien Autoimmunanämie oder mit Enzymanomalien der Erythrozyten: • Sichelzellanämie • Sphärozytose • Thalassämien • Pyruvatkinase-Defizienz
Arthralgien und Myalgien	• Arthritis • Arthralgien und Myalgien • Chronische Arthritis
Vaskulitis	Entzündung der Blutgefäße: • Einschränkungen von Blutfluss und Schädigung von Organen und Gewebe • Kann Arterien, Venen und Kapillaren betreffen • Häufig Fieber, Müdigkeit, Gewichtsverlust, kann Gelenkschmerzen und Hautausschläge umfassen
Nieren/Nephritis	Glomerulonephritis
Hepatitis	Bis zum Leberversagen
Gloves-and-socks-Syndrom (GSS)	• Akute selbstlimitierende akrale Dermatose (Erythem und Ödem der distalen Extremitäten) von Erwachsenen (20.–40. Lebensjahr) • Seltene Ausprägung bei Kindern • Häufung im Frühjahr und Sommer • Fieber, evtl. Arthralgien, Myalgien, Lymphadenopathie • Petechien und evtl. Erosionen, welche relativ scharf Richtung proximal begrenzt sind

Prodromalstadium:
- Kurzes Prodromalstadium mit milden grippalen Symptomen
- Mögliche weitere Symptome: Lymphadenopathie; Arthralgien; Fieber; Pharyngitis

Hauterscheinung:
- Effloreszenzen:
  - Konfluierende Erytheme mit unscharf begrenzten Plaques an den Wangen
  - Ödematös geschwollen
  - Konfluierende rosa bis rote, ovale Maculae und Papeln am restlichen Körper
  - Seltener: morbilliforme, konfluierende, anuläre Effloreszenzen; Purpura; Bläschen und Pusteln; palmoplantare Desquamation
- Lokalisation:
  - Läsionen an den Streckseiten der Extremitäten, Körper und Hals
  - Seltene Beteiligung an Handflächen bzw. Fußsohlen
- Schleimhaut:
  - Seltenes Enanthem am Pharynx oder/und der Zunge
  - Maculae allerdings an der Gaumenschleimhaut bzw. Wangenschleimhaut
- Erwachsene mit Exanthem meistens kein Enanthem
- Dauer der Symptome: ca. 10 Tage

Bei Kindern und Erwachsenen verlaufen die Parvovirus-B19-Infektionen in der Mehrzahl der Fälle ohne Symptome oder mild.

Diagnostik

Nachweis einer akuten Infektion (▶ Tab. 3.21):
- Nachweis des Genoms (quantitative PCR) in einer EDTA-Blut-, Serum- oder Plasmaprobe

Tab. 3.21 Diagnostische serologische Nachweisverfahren und Interpretation von Parvovirus B19

Anti-VP1/VP2 (ELISA)		B19V-DNA (PCR)	IgG gegen VP2,-VP/C*	Interpretation
IgM	IgG		IgG	
–	–	+	–	Akute Infektion
+	–	+	–	Akute Infektion
–	+	+	+	Akute bzw. kürzliche Infektion
+	+	+	+	Akute bzw. kürzliche Infektion
–	+	–	+	Kürzliche Infektion
+	+	–	+	Kürzliche Infektion
–	+	–	–	Abgelaufene Infektion
–	+	+**	–	Persistierende Infektion

– negativ
\+ positiv
* IgG gegen Epitope in denaturiertem VP2,-VP/C (Western Blot/Line): sind nur bis zu sechs Monate nach akuter Infektion nachweisbar
** mehrfach (schwach) positiv in Folgeproben

- Parvovirus-IgG-Serokonversion: zwei Blut-/Serumproben innerhalb von mindestens 21 Tagen. Die ursprüngliche Probe muss Parvovirus-B19-negativ sein
- Nachweis von Parvovirus-IgM:
  - IgM ist bei einer akuten Infektion nicht immer nachweisbar
  - Der positive Nachweis eines IgM-Antikörpers ist zusätzlich kein sicherer Marker einer Infektion, da durch Kreuzreaktionen mit anderen Erregern eine Persistenz über einen längeren Zeitraum auftreten kann

Die Diagnosesicherung erfolgt über den zusätzlichen Nachweis von DNA (▶ Tab. 3.21).

Weitere Laborparameter:
- Eosinophilie (ca. 25 % der Fälle)
- Leuko-, Lympho- und Thrombozytopenie (Panzytopenie)
- ANCA (p-ANCA > c-ANCA)
- Anticardiolipin-Ak (ACA)

Therapie

- Keine spezifische antivirale Therapie möglich
- Supportive und symptomatische Behandlung
- Bei chronischen Infektionen: Besserung der Symptomatik mit Immunglobulinen

Differenzialdiagnosen

Adenoviren; allgemeine Allergien sowie Arzneimittelallergien; Infektion mit Enteroviren; Epstein-Barr-Virus (EBV); Masern; Röteln; Scharlach.

> Das Parvovirus-B19-Exanthem kann mit anderen Exanthemkrankheiten verwechselt werden.

Prophylaxe und Bemerkungen

Immunität: lebenslang.

Schwangerschaft

Inzidenz

- Seronegativität bei 30–40 % aller Frauen im gebärfähigen Alter
- Häufigkeit: 4–17 % der akut infizierten Schwangeren
- Transplazentare Übertragung: ca. 33 % der Fälle
- Erhöhtes fetales Risiko für bleibende Schädigung bei Infektion im 1.–2. Trimenon (bis einschließlich 20. SSW):
  - In 4–10 % der Fälle kommt es zum Hydrops fetalis
  - Bei stark ausgeprägtem Hydrops in der 20.–28. SSW meist Abort oder Totgeburt
- Keine Fehlbildungen (einzelne Fälle wurden jedoch berichtet). Einzelne Fallbeispiele zu neuronalen Entwicklungsstörungen bzw. Organdefekten
- Einzelne Beschreibungen von transplantationsbedürftiger kindlicher Myokarditis

Klinik

Maternale Infektion

Symptome sind hauptsächlich vom hämatologischen und immunologischen Status der Patientin abhängig (▶ Tab. 3.20).

In 80 % treten fetale Komplikationen in den ersten 4 Wochen nach Infektion der Mutter auf:

- Spontanaborte: Die Wahrscheinlichkeit einer Fehlgeburt nach Infektion ist zwischen der 11. und 23. SSW am höchsten
- Chronische Anämie
- Intrauteriner Fruchttod (zwischen 1,5 und 38 % im 1. Trimenon; zwischen 11 und 13 % im 2. Trimenon)

Insbesondere bei Frauen manifestiert sich eine akute Parvovirus-B19-Infektion durch plötzlich auftretende symmetrische, polyarthritische Symptome oder Polyarthralgien, besonders der kleinen Gelenke.

Fetale Infektion

- Parvovirus B19 wirkt **eher embryotoxisch als teratogen**
- Transmissionsrate von ca. 33 % angenommen
- Obwohl konnatale Malformationen nach Parvovirusinfektion möglich sind, sind diese selten (Einzelfälle)

1. Trimenon: meist Spontanabort
2. Trimenon: Hydrops fetalis aufgrund aplastischer Anämie mit konsekutivem Fruchttod
3. Trimenon: meist transiente aplastische Phasen ohne Embryopathie

Gesicherte Komplikationen:

- Hydrops fetalis (Auftreten bei 4–10 % der Schwangeren mit einer primären Parvovirusinfektion)
- Hepatitis
- Mekoniumperitonitis
- Intrauteriner Fruchttod
- Myokarditis

Einzelne Fallberichte: Augendefekte, Mikrognathie, retinale Dysplasie, ZNS-Anomalien, ossäre Malformation, Lippen-Kiefer-Gaumenspalte.

75–90 % der akuten Parvovirusinfektionen während der Schwangerschaft sind nicht mit schweren fetalen Erkrankungen verbunden.

Diagnostik

Allgemein:

- Antikörper und DNA-Nachweis im maternalen Serum bzw. Nabelschnurblut (▶ Tab. 3.21)
- Das diagnostische Vorgehen sowie der therapeutische Verlauf sind durch klinische, serologische oder molekularbiologische Methoden bzw. deren Kombination bei der Mutter bzw. dem Feten charakterisiert (▶ Abb. 3.8)

Diagnose einer akuten Parvovirusinfektion:

- Nachweis des Genoms (quantitative PCR)
- Parvovirus-IgG-Serokonversion: zwei Blut-/Serumproben innerhalb von mindestens 21 Tagen. Die ursprüngliche Probe muss Parvovirus-B19-negativ sein

3

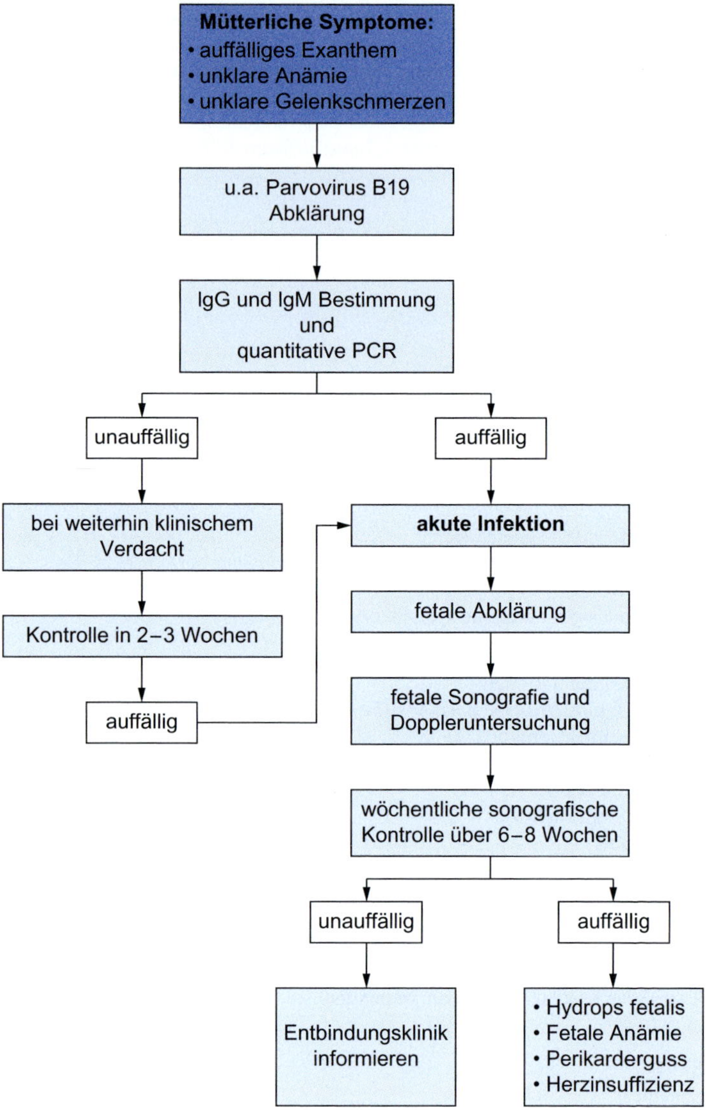

Abb. 3.8 Parvovirus-B19-Infektion bei maternalen Symptomen [L231]/[P780]

Nachweis von Parvovirus-IgM: IgM ist bei einer akuten Infektion nicht immer nachweisbar. Die Diagnosesicherung erfolgt über den zusätzlichen Nachweis von DNA.

Persistierende Parvovirus-B19-Infektion:

- Persistierende Infektionen können während der Schwangerschaft beobachtet werden.
- Eine persistierende Infektion bei Schwangeren ist gekennzeichnet durch eine niedrige DNA-Last im Zusammenhang mit positiven Werten von IgG.
- Diese Werte sollten durch Proben im Abstand von 2–3 Wochen bestätigt werden.
- Bei wiederholt niedrigen DNA-Werten kann von einer zurückliegenden Infektion ausgegangen werden, die – soweit bekannt – kein fetales Risiko darstellt.

Pränatale Diagnostik:

- Eine intrauterine Parvovirusinfektion kann eine schwere fetale Anämie verursachen, welche sonografisch und mithilfe von Doppleruntersuchungen auffällt (erhöhte maximale systolische Flussgeschwindigkeit in der Arteria cerebri media, Ödeme, Aszites u. a. Symptome) (▶ Abb. 3.9).
- In diesen Fällen ist eine Chordozentese in Transfusionsbereitschaft mit Gewinnung von fetalem EDTA-Blut zur Sicherung der Diagnose indiziert (Nachweis von B19-DNA).
- Der Virusnachweis ist aus Fruchtwasser möglich (Amniozentese).
- Die Durchführung invasiver Methoden (Fruchtwasserpunktion, Nabelschnurpunktion), nur zur alleinigen diagnostischen Abklärung einer akuten Infektion bei einem unauffälligen Feten (keine Erkrankungszeichen bzw. Anämie) wird derzeit nicht empfohlen. Ein solcher Erkenntnisgewinn würde das weitere Prozedere während der Schwangerschaft nicht ändern bzw. beeinflussen.

> Indikationen für die pränatale Diagnostik sind ein auffälliger Ultraschallbefund bei klinisch und/oder serologisch bewiesener akuter Infektion sowie ein auffälliger Ultraschallbefund bei routinemäßigem Ultraschallscreening.

Postnatale Diagnostik:

- Bei ca. 30 % der intrauterin infizierten Kinder persistieren die IgG-Antikörper nach der Geburt.
- Bei asymptomatischen Neugeborenen werden keine weiteren diagnostischen Maßnahmen empfohlen.
- Bei klinisch auffälligen Neugeborenen sollte eine fetale Virusinfektion ausgeschlossen werden (mittels PCR).

Therapie

Maternale Therapie:

- Eine spezifische Behandlung existiert nicht
- Symptomatische Behandlung (z. B. Paracetamol bei arthralgischen Beschwerden)

Fetale Therapie:

- Fetale Anämien mit daraus folgendem Hydrops fetalis (Aszites, Ödeme, Kardiomegalie u. a.):
  - Intrauterine Bluttransfusion
  - Wiederholung, wenn die maximale Flussgeschwindigkeit in der A. cerebri media ansteigt

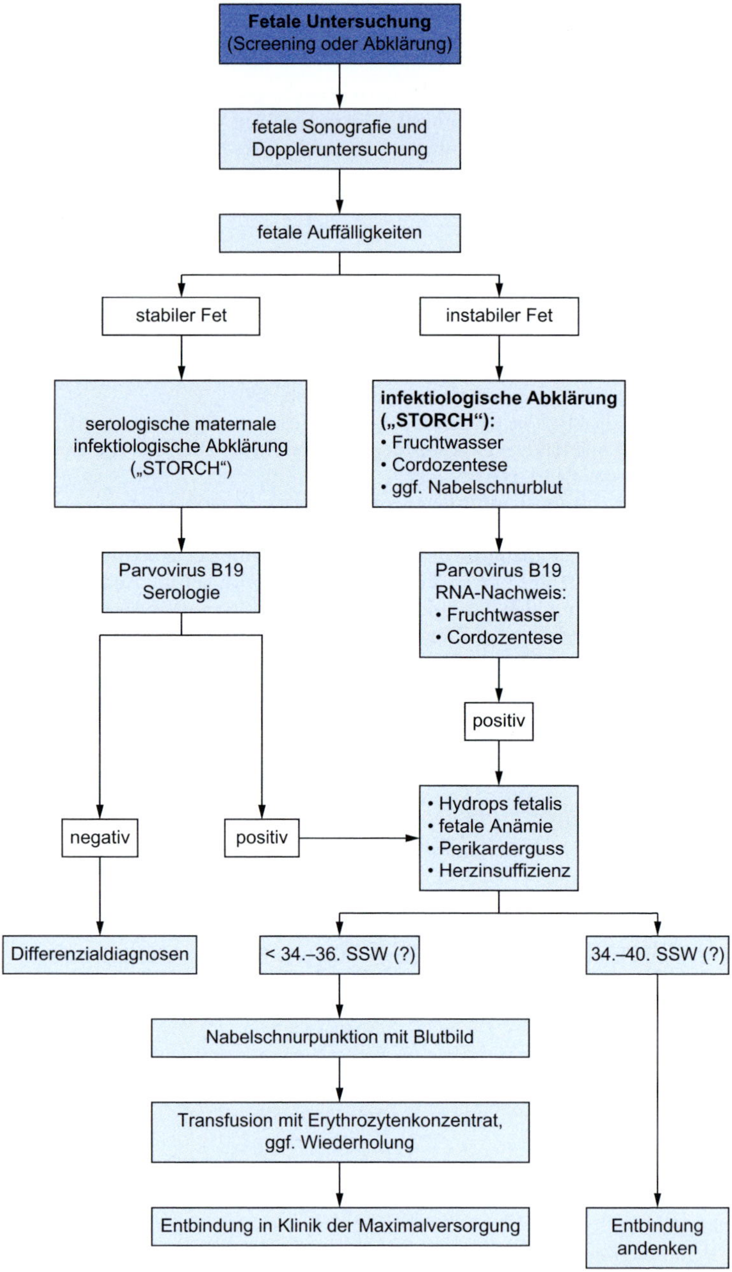

Abb. 3.9 Parvovirus-B19-Infektion bei sonografischen Auffälligkeiten [L231]/[P780]

Prophylaxe und Bemerkungen

Screening-Untersuchung:

- Eine generelle Screening-Untersuchung wird nicht empfohlen.
- Bei Schwangeren mit beruflichen Kontakten zu immunsupprimierten Personen bzw. zu Kindern unter 6 Jahren sollte die Bestimmung des Parvovirus-B19-Immunstatus erfolgen. Dies ist auch bei Schwangeren, welche mit Kindern unter 6 Jahren zusammenleben, zu empfehlen.
- Seropositive Frauen sind immun. Es werden keine weiteren Maßnahmen empfohlen.
- Seronegative Frauen sollten über die Risiken einer Parvovirusinfektion sowie Hygienemaßnahmen aufgeklärt werden.
- Bei seronegativen Schwangeren mit beruflicher Betreuung von immunsupprimierten Personen oder Kindern unter 6 Jahren sollten evtl. die jeweils aktuellen gesetzlichen Vorgaben (z. B. Berufsverbot) eingehalten werden.

Expositionsprophylaxe:

- Der Kontakt zu infizierten/symptomatischen Kindern und Erwachsenen sollte vermieden werden.
- Eine Expositionsprophylaxe ist nicht immer erfolgversprechend.
- Schwangere mit akuter Infektion sollten den Kontakt zu anderen Schwangeren vor der 20. SSW vermeiden. Dies sollte bis zum Nachweis von Parvovirus-IgG im Blut erfolgen (zusätzlich noch eine Woche).
- Seronegative Frauen mit Risikoberufen (z. B. Lehrerinnen, Kindergärtnerinnen) sollten über die Gefahren einer Parvovirusinfektion in der Schwangerschaft informiert werden.

Sekundäre Prophylaxe:

- Gegenwärtig gibt es keine Maßnahmen, um die vertikale Übertragung der Infektion auf den Feten zu verhindern.
- Eine passive Prophylaxe mit spezifischen Immunglobulinen existiert nicht.
- Die Gabe von Standard-Immunglobulinen wird nicht empfohlen.
- Da 80–90 % der akuten B19-Infektionen während der Schwangerschaft nicht mit schweren fetalen Erkrankungen verbunden sind, sollte auf derartige präventive Maßnahmen verzichtet werden.

Information:

- Die entsprechende Entbindungsklinik sollte informiert werden. Die Basis-Hygienemaßnahmen für das ärztliche und pflegerische Personal sind zu beachten.
- Das betreuende ärztliche bzw. pflegerische Personal sollte optimalerweise Kenntnis über den persönlichen B19-Immunstatus haben.
- Bei Kenntnis einer akuten Infektion der Schwangeren zum Zeitpunkt der Entbindung soll das Neugeborene während der folgenden 2–3 Wochen bezüglich der Entwicklung einer Anämie beobachtet werden.

Stillen:

- Stillen ist möglich, da derzeit keine Hinweise auf eine Schädigung des Neugeborenen vorliegen.
- Aufgrund der Umweltstabilität und der langanhaltenden Virämie ist zu erwarten, dass das Virus über die Muttermilch ausgeschieden werden kann.
- Eine Pasteurisierung der Milch von akut infizierten Patientinnen kann sicherlich die Infektiosität reduzieren. Hierzu fehlen jedoch noch ausreichende Daten.

Das Parvovirus B19 stellt eine klassische Kinderkrankheit dar. Da diese häufig in Kindergärten/Schulen endemisch auftritt, ist vor allem das schwangere Personal gefährdet. Aus diesem Grund wurden in Deutschland etliche Schutzmaßnahmen und Verhaltensweisen gesetzlich verankert (z. B. Mutterschutzgesetz MuSchG, Biostoffverordnung BioStoffV).

3.4.9 Toxoplasmose (Toxoplasma gondii)

Allgemein

Definition und Bedeutung

Intrazellulärer Parasit.

- Lebt im Darmepithel und unterzieht sich einer ungeschlechtlichen und einer geschlechtlichen Entwicklung
  - **Oozysten:** Sexuelle Dauerstadien, die während der akuten Infektionsphase in großer Menge von der Katze mit dem Kot ausgeschieden werden. Die im Freien ausgeschiedenen Oozysten von der Katze können erst infektiös sein, wenn diese innerhalb von 1–2 (4) Tagen in Sporozoiten herangereift sind
  - **Sporozoiten:** Gereifte (sporulierenden) Oozysten. Diese können im feuchten Boden bis zu 18 Monate – bei feuchtwarmem Klima auch länger – überleben
  - **Tachyzoiten (Trophozoiten):** Asexuelle, schnell wachsende Vermehrungsformen, die innerhalb von Monozyten in der Blutbahn disseminieren oder in der aktiven Infektionsphase im Gewebe vorkommen
  - **Bradyzoiten:** Asexuelle, langsam bzw. kaum wachsende Parasitenstadien, die innerhalb von Zysten persistieren
  - **Zysten:** Dauerstadien, welche nur im Wirtsgewebe vorkommen und Bradyzoiten beinhalten
- Vermehrung erfolgt durch Endodyogenie oder Endopolygenie mit einer zyklischen Entwicklung mit Schizogonie und Gamogonie im Dünndarmepithel des Endwirts
- Endwirt ist die Katze, wobei die Ausscheidung von Oozysten mit dem Kot erfolgt. Die Sporogonie (Reduktionsteilung) folgt im Freien
- Eine azyklische Entwicklung mit proliferativer Phase (Tachyzoiten: Pseudozysten) und Zystenphase (Bradyzoiten) findet im Zwischenwirt (Mensch, Hund, omni- und herbivore Säuger und Vögel) statt

Übertragung (1–2 Wochen [10–12 Tage]):

- Orale Aufnahme von Zysten in nicht ausreichend erhitzen Fleisch- und Wurstwaren
- Orale Aufnahme von Oozysten über Lebensmittel (z. B. Salate), Wasser, Gegenstände und Erdboden, die durch Katzenkot kontaminiert sind (z. B. während der Gartenarbeit)
- Kontaminierter Katzenkot ist erst nach einer extrakorporalen Reifezeit ab dem dritten Tag infektiös

Ca. ⅓ der Weltbevölkerung ist mit Toxoplasma gondii infiziert.

Klinik

- Prädisponierende Faktoren, die anamnestisch erfragt werden sollten:
  - Sozialanamnese: Beruf; Katzenhaltung

  - Eigenanamnese: Immunsuppression, Operationen, Transplantation, Infektionen
  - Spezielle Anamnese: ausdrückliches Erfragen von Symptomen (Fieber, grippeähnliche Beschwerden, Hauterscheinungen, Gelenkschmerzen, Bauchschmerzen u. a.)
  - Ernährungsanamnese: Verzehr von rohem bzw. nicht ausreichend gegartem Fleisch
- Häufigste Verlaufsform der akuten Toxoplasmose-Erkrankung ist die Lymphadenopathia toxoplasmotica:
  - Es werden überwiegend die zervikalen Lymphknoten betroffen, aber auch die subokzipitalen, axillären, inguinalen und mediastinalen Lymphknoten können beteiligt sein
  - Die Lymphknoten sind derb, geschwollen, meist druckschmerzhaft, jedoch nicht-eitrig
  - Lymphadenopathie ist in der Regel ein selbstheilender Prozess, jedoch können die Symptome über Monate persistieren
- Uncharakteristische Symptome, wie u. a. Kopfschmerzen, Mattigkeit, Muskel- und Gelenkschmerzen, Hepatosplenomegalie oder Fieber, können auftreten (▶ Tab. 3.22)
- Bei immunkompetenten Patienten sind Pneumonie, Myokarditis, Perikarditis, Hepatitis, Polymyositis, Enzephalitis oder Meningoenzephalitis sehr seltene Manifestationen
- Toxoplasmose-Erkrankungen bei immunsupprimierten Patienten verlaufen unbehandelt häufig fulminant und haben eine signifikante Letalitätsrate (▶ Tab. 3.22)

Leitsymptom: leichte grippale Infektionszeichen und Lymphknotenschwellung in der oberen Körperhälfte (vor allem am Hals, seltener in der Achselhöhle).

Diagnostik

- Serologische Befunde (▶ Tab. 3.23): Antiköpernachweis, Antigennachweis
- Molekularbiologischer Nachweis (PCR)
- Erregernachweis mittels Tierversuches, Gewebekultur oder Immunhistochemie (z. B. mit fluoreszierenden Antikörpern) sind möglich, aber nur in Speziallaboratorien durchführbar

Therapie

Am häufigsten werden die folgenden Präparate eingesetzt: Spiramycin, Pyrimethamin, Sulfadiazin, Clindamycin und evtl. Atovaquone.

Differenzialdiagnosen

Immunkompetente Erwachsene:

- Infektionserkrankungen: Herpesviren (Epstein-Barr-Virus [EBV]; Herpesinfektion [HSV]; Varizella-zoster-Virus[VZV]-Infektion; Zytomegalievirusinfektion [CMV]); Influenza; Röteln; Listeriose; Syphilis; Tuberkulose; Pilze; Histoplasmose
- Weitere Erkrankungen: Lymphadenopathie; Lymphome (z. B. Morbus Hodgkin)

Immunsupprimierte Erwachsene:

- Infektiöse Erkrankungen: u. a. CMV, HSV, VZV, Pilzinfektionen, Syphilis, progressive multifokale Leukenzephalopathie (PML)

Tab. 3.22 Symptome einer Toxoplasmose

Verlaufsform	Symptome/Erkrankungen
Symptome bei subakutem und akutem Verlauf (lymphadenopathische Form)	• Grippe-/mononukleose-ähnliche Symptomatik • Lymphknotenschwellung/Lymphadenitis (meistens geschwollene Halslymphknoten): – Harte, druckdolente und nicht zu Ulzerationen neigende Lymphknotenschwellung – Kann über mehrere Wochen persistieren • Kopfschmerzen, Gliederschmerzen und Müdigkeit • Uncharakteristisches Fieber (bis zu 40 %) • Pharyngitis • Unspezifische abdominale Beschwerden • Meningismuszeichen mit Meningitis, Meningoenzephalitis • Makulöses Exanthem (vor allem bei Jugendlichen) am Stamm ohne Beteiligung von Handflächen und Fußsohlen • Seltene Manifestation: reaktive Arthritis; Hepatitis; Pneumonien; Myokarditis; primäre Chorioretinitis
Fulminante disseminierte Form	• Tritt fast nur bei AIDS-Patienten und anderen ausgeprägten immunsuppressiven Situationen auf • In den meisten Fällen handelt es sich um eine Reaktivierung einer latenten Infektion • Das entscheidende Symptom: Toxoplasmose-Enzephalitis (bis zu 30 % der HIV-Infizierten) • Primäre Symptome: hohes Fieber; Benommenheit; Kopfschmerzen; Krampfanfälle; Hirnnervenlähmungen • Seltenere Symptome: disseminierte intravasale Gerinnung; Pneumonie; Myokarditis; Hepatitis • Hohe Letalität ohne entsprechende Therapie
Chronischer Verlauf	• Schubweises Fieber • Kopfschmerzen • Gelenkbeschwerden • Psychische Alterationen • Chorioretinitis, Iridozyklitis • Weitere Organmanifestation: Lymphknoten, Leber, Milz, ZNS

Tab. 3.23 Serologische Befunde einer Toxoplasmose während der Schwangerschaft

IgG	IgM	IgG-Avidität	Beurteilung
–	–		• Kein Hinweis auf eine Infektion
–	+		• Verdacht auf **akute Infektion** • Oft aber unspezifische IgM-Reaktion • Engmaschige Verlaufskontrollen erforderlich
+	–		• Am ehesten eine **inaktive, latente Infektion** • Akute Infektion ist nicht wahrscheinlich
+	+	Hoch	• **Keine akute Infektion (abklingend)** • Zeitpunkt der Erstinfektion vor mindestens 2–4 Monaten (abhängig vom jeweiligen genutzten Testverfahren)
+	+	Niedrig	• **Akute Infektion** möglich • Weitere Abklärungsverfahren • Engmaschige Verlaufskontrollen • Evtl. Konsultation von Speziallaboren

- Primäre sowie metastasierte Tumorerkrankung (z. B. Lymphome)
- Erkrankung des Nervensystems evtl. bedingt durch die entsprechenden therapeutischen Maßnahmen (z. B. AIDS-bedingte Demenz, Hirnabszess, Multiple Sklerose)

Prophylaxe und Bemerkungen

- Hygienemaßnahmen als Expositionsprophylaxe:
  - Verzicht auf den Verzehr von rohem Fleisch
  - Vorsicht beim Umgang mit Katzen
  - Tragen von Handschuhen bei Gartenarbeiten
- Immunität: länger anhaltend
- Bei immunkompetenten Erwachsenen besteht nach einer durchgemachten Infektion eine lebenslange Immunität. Weitere Maßnahmen sind nicht notwendig
- Immunsupprimierte Erwachsenen sollte engmaschig überwacht und kontrolliert werden (evtl. sekundäre Präventionsprophylaxe)

Schwangerschaft

Inzidenz

- In Deutschland sind etwa 25–55 % der Schwangeren seropositiv
- Inzidenz in Deutschland: 0,5–0,9 % primäre Infektionen aller Schwangeren
- Diaplazentarer Übertritt während einer akuten Toxoplasmoseinfektion möglich:
  - 1. Trimenon: ca. 6 %; 2. Trimenon: ca. 40 %; 3. Trimenon ca. 70 %
  - Letzte Schwangerschaftswoche: ca. 90 %
- Klinische Manifestation beim Neugeborenen:
  - 1. Trimenon: ca. 60 % (oft Abort, intrauteriner Fruchttod)
  - 2. Trimenon: ca. 25 % (klassische Trias: Hydrozephalus, intrazerebrale Verkalkungen, Retinochorioiditis)
  - 3. Trimenon: ca. 9 % (häufig asymptomatisch während der Geburt; Manifestation einer Retinochorioiditis im Kindes-bzw. Jugendalter, ca. 50 %)

Mit fortschreitender Schwangerschaft nimmt die Wahrscheinlichkeit einer pränatalen Infektion des Feten zu, während die Schwere des Krankheitsbildes beim Kind abnimmt.

Konnatale Toxoplasmose:

- USA: 1 : 1.000 bis 1 : 10.000 Geburten
- Mitteleuropa: ca. 1–7 : 1.000 Geburten
- Schweiz: ca. 1 : 1.000 Geburten
- Deutschland: 10–20 Kinder/pro Jahr
- Andere Schätzungen für Deutschland: mehr als 1.000 perinatal infizierte Kinder pro Jahr; weitere 500 pränatal infizierte Kinder zeigen Spätkomplikationen

Neonatologische Klinik:

- Die klassische kindliche Trias (Retinochorioiditis, Hydrozephalus, intrazerebrale Kalzifikationen) tritt in ca. 1–2 % der Fälle auf
- In ca. 20–30 % der Fälle Auftreten einer Retinochorioiditis

- Symptomatische Neugeborene haben unbehandelt eine schlechte Prognose:
  - 92 % Chorioretinitis
  - 80 % zerebrale Verkalkungen
  - 68 % Hydrozephalus
- Auch bei asymptomatischer Infektion können neurologische Entwicklungsdefizite auftreten

3

Klinik

Maternale Infektion

Immunkompetente Schwangere:

- Die klinischen Symptome einer primären Infektion können nach einer Inkubationszeit von 1–2 Wochen auftreten
- Ca. 75–90 % der infizierten Personen sind asymptomatisch
- Immunkompetente Patienten:
  - Meist inapparente oder subklinische Infektionen
  - Lymphknotenschwellungen mit Fieber, Gliederschmerz und Abgeschlagenheit
  - Myokarditis
  - Hepatitis
  - Pneumonie
  - Meningoenzephalomyelitis

Wenn sich eine Schwangere zum ersten Mal mit Toxoplasma gondii infiziert, sind der Zeitpunkt der Infektion, die Infektionsdosis und die immunologische Kompetenz von entscheidender Bedeutung.

Immunsupprimierte Schwangere:

- Sowohl Neuinfektion als auch Exazerbation einer ruhenden Toxoplasmose möglich
- Zerebrale Toxoplasmose (häufigste Komplikation bei AIDS-Patienten)
- Pulmonale Toxoplasmose
- Häufige opportunistische Erkrankung bei AIDS-Patienten (Indikatorerkrankung)

Leitsymptom: leichte grippale Infektionszeichen und Lymphknotenschwellung in der oberen Körperhälfte (vor allem am Hals, seltener in der Achselhöhle).

- Da die Passage im 1. Trimenon der Schwangerschaft längere Zeit als gegen Ende beansprucht, gelingt der mütterlichen Abwehr meist die Herdsanierung
- Die Gefahr für den Fetus, schwer zu erkranken, sinkt mit dem Gestationsalter
- Vor der 16. SSW schädigen Toxoplasmoseherde den Trophoblasten offenbar so schwer, dass Spontanaborte Folge der Infektion und somit Embryopathien selten sind
- Bei Infektion im 1. Trimenon:
  - Wahrscheinlich ist die Schädigung des Trophoblasten, die zu Spontanaborten führt
  - Eine Embryopathie ist nicht zu erwarten
- Bei einer Infektion im 2. und 3. Trimenon:
  - Fetopathia toxoplasmotica

- Spätabort
- Frühgeburt
- Totgeburt
- Intrauterine Wachstumsrestriktion (IUGR)

Die Entbindung einer Mutter mit akuter primärer Toxoplasmainfektion sollte in einem Zentrum unter neonatologischer Betreuung geplant und durchgeführt werden.
Eine pränatale Abklärung mit den entsprechenden notwendigen neonatologischen diagnostischen Maßnahmen, z. B. Entnahme von Nabelschnurblut (Antikörperbestimmung, PCR) oder Asservierung von Plazenta, Eihäuten, Nabelschnur (unfixiert für PCR; paraffinfixiert für histologische Untersuchung), sollte entsprechend vorbereitet werden.

Fetale Infektion

- Konnatale Infektion bei immunkompetenten Neugeborenen meistens asymptomatisch
- Eine mögliche geistige Retardierung, Sehstörungen oder epileptische Anfälle treten häufig erst viele Monate bis Jahre später auf (▶ Tab. 3.24)
- Ungünstige Prognosefaktoren für den Feten sind:
  - Mütterliche Infektion im 1. Trimenon
  - Niedriger Medikamentenspiegel
  - Pathologische Ultraschallbefunde
  - Positive Fruchtwasser-PCR
  - Therapiebeginn > 8 Wochen nach Infektionszeitpunkt

Tab. 3.24 Symptome einer Toxoplasmose bei Neugeborenen

Verlaufsform	Symptome/Erkrankungen
Milde bis schwere Verlaufsform	• Manifestation der Krankheitssymptome in den ersten Lebensmonaten • Makulöses/makulopapulöses Exanthem • Lymphadenopathie • Hepatosplenomegalie • Ikterus • Thrombozytopenie • Hydrozephalus • Mikrozephalie • Taubheit • Chorioretinitis • Krampfanfälle • Epilepsie
Schwere Verlaufsform	Kinder bei Geburt bereits auffällig Klassische Trias (bzw. Tetrade) mit schwerer Erkrankung (charakteristisch, aber nur bei 2 % der betroffenen Kinder): • Chorioretinitis • Hydrozephalus • Intrazerebrale Verkalkung mit neurologischen Spätschäden • (Krampfanfälle)
Chronische Verlaufsform	Langandauernde Erkrankung von Kindern und (jungen) Erwachsenen mit primär nicht in der Schwangerschaft diagnostizierter Toxoplasmose

- Bei immunsupprimierten Patientinnen kann es zu einer Reaktivierung einer bereits stattgefundenen Infektion kommen

Neugeborene von Müttern mit dem Verdacht auf eine konnatale Toxoplasmose (Serokonversion oder akute Infektion der Mutter während der Schwangerschaft) sollten engmaschig auf Infektionszeichen bzw. Spätfolgen getestet bzw. beobachtet werden.

Diagnostik

Allgemein

Die Toxoplasmose-Serologie erfolgt in Form einer Stufendiagnostik (▶ Abb. 3.10):

- Der Nachweis von IgM-Antikörpern bedarf evtl. weiterer Abklärungen (▶ Abb. 3.11).

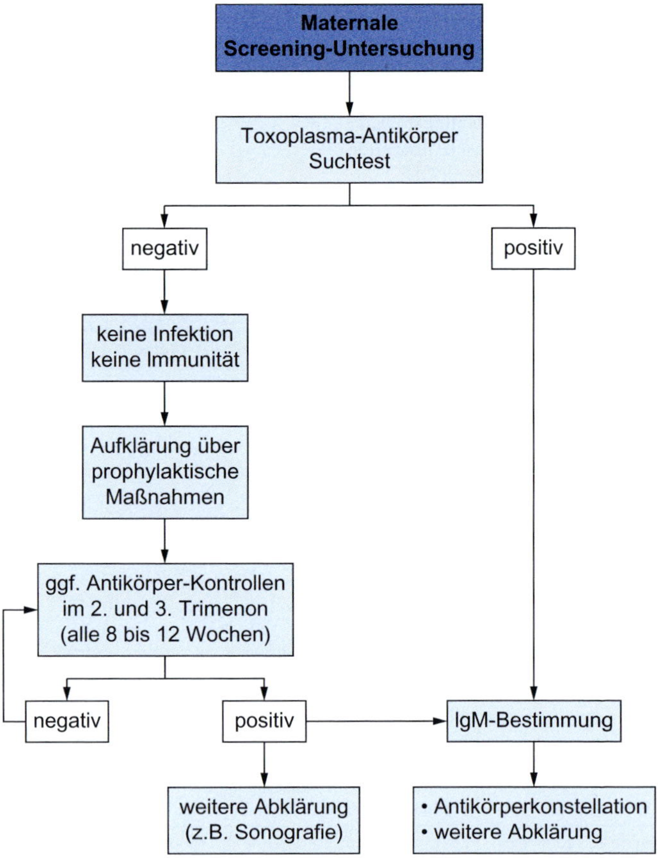

Abb. 3.10 Toxoplasmose-Stufendiagnostik bei einer Screening-Untersuchung [L231]/[P780]

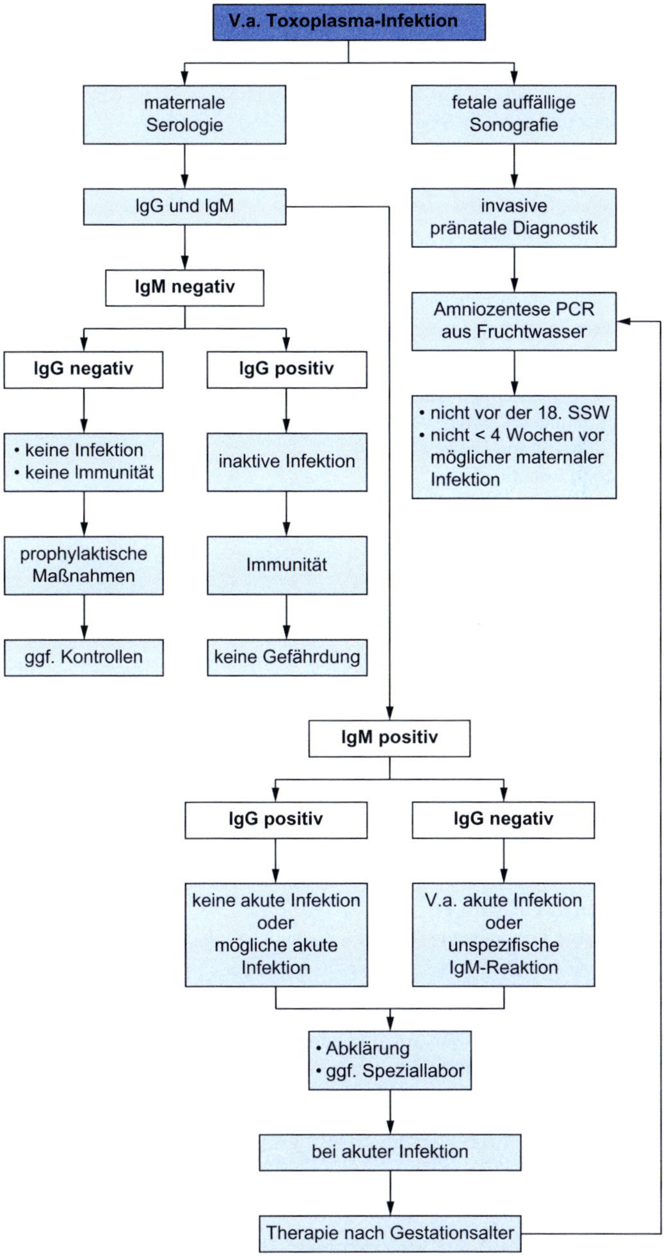

Abb. 3.11 Diagnostisches Vorgehen bei V. a. Toxoplasmainfektion [L231]/[P780]

- Ein positiver IgM-Befund bei Vorhandensein von IgG-Antikörpern ist nicht beweisend für eine akute Infektion, da IgM-Antikörper jahrelang persistieren können.
- Der Nachweis von IgM-Antikörpern sollte stets zur weiteren Abklärung, z. B. die Bestimmung der IgG-Avidität, führen.

Die PCR ist die beste Methode zum Nachweis einer aktiven Toxoplasmainfektion aus Körperflüssigkeiten (Blut, Liquor und andere) oder Gewebematerial bei immunsupprimierten Personen.

Der Nachweis Toxoplasma-spezifischer IgM-Antikörper ist nicht beweisend für eine akute Infektion in der Schwangerschaft. Ein positiver IgM-Test sollte, vor allem bei der Erstuntersuchung, kritisch bewertet werden.

Anhand der entsprechenden Antikörper-Konstellation können auf unterschiedliche Infektionsstadien geschlossen werden (▶ Tab. 3.23):
- Inaktive (latente) Infektion
- Abklingende Infektion
- Kürzlich erworbene Infektion
- Akute Infektion

Bei seronegativen Schwangeren sollten Wiederholungstests möglichst im Abstand von 8 (bis maximal 12) Wochen durchgeführt werden. Dadurch kann eine späte Serokonversion im letzten Trimenon nicht übersehen werden.

Pränatale Diagnostik

Sonografische Diagnostik:
- Hydrozephalus
- Mikrozephalie
- Ventrikuläre Kalzifikationsherde
- Oligohydramnion
- Hepatosplenomegalie

Invasive pränatale Diagnostik:
- Nachweis von Toxoplasma-DNA (PCR) meistens aus Fruchtwasser (Amniozentese):
  - Nicht vor der 18. SSW
  - Nicht weniger als 4 Wochen vor vermeintlicher maternaler Infektion
- Eine Nabelschnurpunktion kann aufgrund des fehlenden Zusatznutzens nicht mehr empfohlen werden

Der sonografische Verdacht auf eine Schädigung des Kindes bei einer akuten Toxoplasmainfektion der Schwangeren stellt eine Indikation zur Pränataldiagnostik dar.

Therapie

Für die Therapie während der Schwangerschaft stehen weiterhin vor allem die hochwirksamen Folsäureantagonisten Pyrimethamin und Sulfadiazin sowie das weniger wirksame Makrolid Spiramycin zur Verfügung (▶ Tab. 3.25).

Tab. 3.25 Therapieoptionen einer Toxoplasmose

Therapie		Medikament	Dosierung
Schwangerschaft (Erstdiagnose)	< 15 + 0 SSW	Spiramycin	3 × 1 g p. o. bzw. 3 × 3 Mega IU p. o.
	Ab 15 + 0 SSW	Pyrimethamin	Tag 1: 50 mg p. o. Ab Tag 2: 25 mg p. o. über 4–6 Wochen
		Sulfadiazin	< 80 kg KG: 3 g/d (z. B. 3 × 1 g p. o.) über 4–6 Wochen ≥ 80 kg KG: 4 g/d in 3–4 Einzeldosen (z. B. 4 × 1 g p. o.) über 4–6 Wochen
		Folinsäure	10–15 mg/d p. o.
Fetale Infektion	Positive PCR oder Symptome *in utero*	Fortsetzung der Behandlung (evtl. bis zum Ende der Schwangerschaft) mit Pyrimethamin *plus* Sulfadiazin *plus* Folinsäure	

Die pränatale Therapie wird bis zum Beginn des 16. SSW mit Spiramycin durchgeführt, gefolgt von einer Kombination aus Pyrimethamin *plus* Sulfadiazin *plus* Folinsäure[3] für 4 Wochen.

- Diese Behandlung wird evtl. verlängert (▶ Abb. 3.12):
  - Bis zu 6 Wochen, wenn die mütterliche Infektion nach der 16. SSW auftrat
  - Bis zu Beginn des 36. SSW, wenn die Ergebnisse der PCR des Fruchtwassers positiv waren
  - Bis zur Geburt, wenn fetale Manifestationen (in der Sonografie) beobachtet werden (z. B. Hydrozephalus/ventrikuläre Erweiterungen)

Bei Allergien/Überempfindlichkeit gegenüber Sulfonamiden könnte Sulfadiazin mit Spiramycin (meistens in Europa) bzw. Clindamycin (meistens im angloamerikanischen Raum) ersetzt werden.

Erforderliche Laboruntersuchungen:

- Regelmäßige Blutbild-, Leberwert- und evtl. Urinkontrollen bei der Durchführung der Therapie (evtl. 1–2 × monatlich)
- Eine Bestimmung der Medikamentenspiegel ist sinnvoll, sollte aber frühestens 2 Wochen nach Beginn der Therapie durchgeführt werden

Bei hochgradigem Verdacht oder sicherem Hinweis auf eine pränatale Toxoplasmose sollte frühzeitig mit der Behandlung der Schwangeren und damit auch des Feten begonnen werden.
Eine frühzeitige Behandlung kann die Manifestation dieser gesundheitlichen Folgen positiv beeinflussen und die Langzeitergebnisse der infizierten Kinder verändern.

Prophylaxe und Bemerkungen

Meldepflicht: § 7 IfSG Meldepflichtige Nachweise von Krankheitserregern: nichtnamentliche Meldung bei direktem oder indirektem Nachweis nur bei konnatalen Infektionen.

3 Falls Folinsäure in Deutschland nicht verfügbar ist, könnte diese in der EU (Frankreich) über eine normale Apotheke bestellt werden.

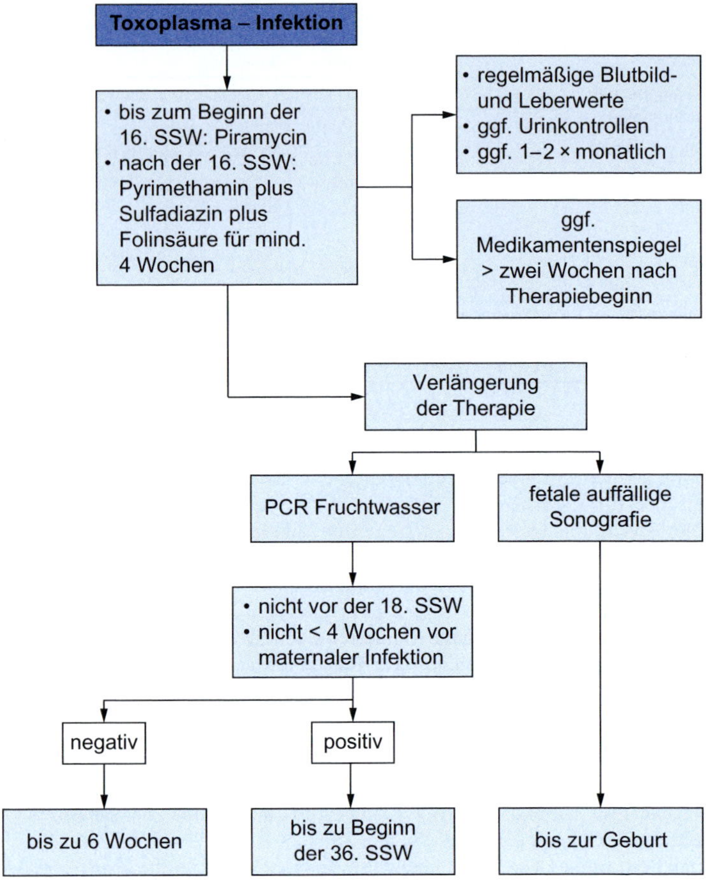

Abb. 3.12 Therapiedauer bei Toxoplasmainfektion [L231]/[P780]

Primäre Präventionsmaßnahmen für seronegative Schwangere

- Nur gut gekochte und gut durchgebratene Fleisch- und Wurstwaren essen; Vorsicht bei Schweine-, Lamm- und Ziegenfleisch bzw. -produkten!
- Gemüse, Salat und Früchte vor dem Verzehr gut waschen
- Einmalhandschuhe tragen, z. B. bei Gartenarbeit oder Zubereitung von Fleisch
- Regelmäßig die Hände mit Seife waschen, insbesondere bei:
  - Gartenarbeit
  - Küchenarbeit, insbesondere nach der Zubereitung von Fleisch
  - Vor jedem Essen

Haltung von Katzen:

- Entfernung aus der Umgebung der Schwangeren nicht notwendig
- Ernährung der Katze nur mit Dosen- und/oder Trockenfutter: Infektion der Katze somit unwahrscheinlich

- Meiden von Kontakt mit freilaufenden Katzen
- Tägliche Entleerung und Reinigung der Kotkästen mit heißem Wasser durch andere Personen

Die wichtigste Möglichkeit, eine Infektion des Feten zu verhindern, sind primäre Präventionsmaßnahmen für seronegative Schwangere.

Sekundäre Präventionsmaßnahmen zum Schutz des Feten

Serologische Testung während der Schwangerschaft:

- Eine Screening-Untersuchung vor bzw. während der Schwangerschaft wird weiterhin kontrovers in Europa diskutiert.
- Derzeit erfolgt ein pränatales Screening nur in 5 europäischen Ländern (Frankreich, Italien, Österreich, Slowenien, Litauen), wobei in diesen Ländern ebenfalls das Prozedere wie in der Schweiz (seit Anfang dieses Jahrzehnts keine Screening-Untersuchungen mehr; Etablierung eines spezifischen Surveillance-Systems) diskutiert wird.
- In Deutschland wird weiterhin von Arbeitsgruppen und Kommissionen (z. B. die Kommission „Toxoplasmose und Schwangerschaft" am Robert Koch-Institut [RKI] oder Arbeitsgruppe Toxoplasmose der Paul-Ehrlich-Gesellschaft [PEG]) die Etablierung eines Screening-Verfahrens weiterhin empfohlen.

Adäquate Therapie der akut infizierten Schwangeren:

- Entsprechende Therapie, pränatale Diagnostik und evtl. Weiterführung des therapeutischen Schemas
- Bei schwerer Manifestation beim Feten, z. B. mit ausgeprägtem Hydrozephalus, zerebralen Verkalkungen im 1. Trimenon, wäre ein Schwangerschaftsabbruch zu diskutieren

Es besteht eine nicht-namentliche Meldepflicht bei direktem oder indirektem Nachweis einer konnatalen Toxoplasmose.

Sekundäre Prävention bei immunsupprimierten Erwachsenen

- Da immunsupprimierte Patientinnen ein erhöhtes Risiko einer Reaktivierung mit schweren bis lebensbedrohlichen Verlaufsformen der Toxoplasmose haben, wird eine Chemoprophylaxe (z. B. bei HIV-Patientinnen) empfohlen.
- Die medikamentöse Prophylaxe bestehend aus Trimethoprim/Sulfamethoxazol wird für HIV-positive Patientinnen mit IgG-positivem Test empfohlen, wenn die Zahl CD4+-Zellen auf < 100/µl sinkt.

Trotz der Möglichkeit einer Expositionsprophylaxe sowie einer prophylaktischen Behandlung stellt eine Infektion des Feten eine äußerst große Herausforderung dar.

3.4.10 Varizellen (VZV)

Allgemein

Definition und Bedeutung

- Die primäre Infektion mit Varizella-zoster-Virus (VZV) verursacht das Krankheitsbild der Windpocken

- Nach Reaktivierung derselben Infektion entsteht der Herpes zoster (Gürtelrose)
- Weltweite Ausbreitung
- Erkrankungsgipfel der Varizellen im Kindesalter
- Durchseuchungsgrad ca. 90–95 %
- Geschätzte Risiko an einem Zoster zu erkranken: 10–20 %
- Übertragung (10–23 Tage):
  - Mit der „bewegten Luft“ (Windpocken)
  - Tröpfchen- und Schmierinfektion

Klinik

- Exanthem durch schubweises Auftreten der Hauteffloreszenzen:
  - Beginnend vom Kopf (Haaransatz) ausgehend; Ausbreitung kaudal über den gesamten Körper
  - Kleine, rundliche rote Flecken oder Papeln
  - Sekretgefüllte Bläschen mit entzündlichem rotem Hof
  - Komplikationslose Abheilung nach 7–10 Tage
- Kopfschmerzen, Fieber, Unwohlsein, Inappetenz, Gliederschmerzen
- Komplikationen: Pneumonie; Meningoenzephalitis; bakterielle Superinfektionen
- Patienten mit malignen Erkrankungen neigen zu disseminierten Verläufen mit Beteiligung viszeraler Organe in 25–35 % der Fälle

Ca. 5 % der Primärinfektionen verlaufen subklinisch.

Diagnostik

- Klinische Diagnose aufgrund der charakteristischen Krankheitsbilder (▶ Tab. 3.26)
- Primär virologische Diagnostik bei:
  - Untypischen Verläufen
  - ZNS-Beteiligung
  - Schwangerschaft
- Akute VZV-Infektion (Varizellen/Windpocken) oder die VZV-Rekurrenz (Herpes zoster); Nachweis des Virusgenoms (PCR) aus dem Bläscheninhalt bzw. Bläschenabstrich

Tab. 3.26 VZV-Labordiagnostik und deren Bewertung

VZV-Serologie				VZV-PCR	Infektionsstatus
VZV-IgG	VZV-IgM	VZV-iga	IgG-Avidität		
–	–	–		–	Infektion möglich
–	–	–		+	Akute Infektion
–	+	–		+	Akute Infektion
+	+	– oder +	Niedrig	+	Akute Infektion
+	+	– oder +	Hoch	+	Reaktivierung
+	+	– oder +	Hoch	–	Zurückliegende Infektion/Latenz
+	–	– oder +	Hoch	–	Zurückliegende Infektion/Latenz
–	–	–	Hoch	–	Zurückliegende Infektion/Latenz

- Virusisolierung prinzipiell möglich: Spezialuntersuchung und nur in wenigen Laboren verfügbar
- Nachweis einer akuten VZV-Infektion: IgG-Serokonversion (bei sequenziell abgenommenen Blutproben)

Therapie

Aciclovir, Famciclovir, Valaciclovir und Brivudin.

- Kinder (ohne Immunosuppression): in der Regel keine antivirale Therapie
- Supportive und symptomatische Therapie, z. B. Paracetamol gegen Fieber
- Antivirale Therapie (Beginn so früh wie möglich):
  - Orale Therapie: Aciclovir 5 × 800 mg/d p. o. für 7–10 Tage *oder* Valaciclovir 3 × 1.000 mg p. o. für 7–10 Tage
  - Intravenöse Therapie: Aciclovir 3 × 5 mg/kg KG i. v. für 5–7 Tage
  - Immunsupprimierte/schwerer Verlauf: Aciclovir 3 × 10 mg/kg KG i. v. für 10 Tage

Differenzialdiagnosen

Coxsackie-Viren; ECHO-Viren; HSV; Masern; vesikuläre Exantheme anderer Genese.

Prophylaxe und Bemerkungen

- Impfung bei Kindern
- Impfung junger seronegativer Frauen im gebärfähigen Alter
- Passive Immunprophylaxe mit humanem VZV-Immunglobulin bei Indikation
- Immunität: Primärinfektion schützt nicht vor Reaktivierungen latenter Viren (Zoster)

Meldepflicht:

- § 6 IfSG Meldepflichtige Krankheit: namentliche Meldung bei Verdacht einer Erkrankung, Erkrankung sowie Tod
- § 7 IfSG Meldepflichtige Nachweise von Krankheitserregern: namentliche Meldung bei direktem oder indirektem Nachweis, soweit die Nachweise auf eine akute Infektion hinweisen

Schwangerschaft

Inzidenz

- Durchseuchungsgrad weltweit: ca. 90–95 %
- Erkrankungsgipfel der Varizellen im Kindesalter
- Durchseuchung (Deutschland):
  - Kinder (2–3 Jahre): 34 %
  - Kinder (4–5 Jahre): 63 %
  - Kinder (10–11 Jahre): 94 %
  - Erwachsene (≥40 Jahre): > 99 %
  - Frauen (gebärfähiges Alter): 96 %
- Varizellen: 1–5/10.000 Schwangerschaften
- Pränatale Übertragung:
  - Transplazentare Übertragung:
    - 1 % zwischen der 1. und 20. SSW
    - 2 % zwischen der 13. und 20. SSW
    - Einzelfallberichte zwischen der 21. und 24. SSW

- Perinatale Übertragung:
  - Transplazentar oder Tröpfchen-/Kontaktinfektion:
    - 2 Wochen vor bis 2 Tage nach Entbindung
    - Bei 20–50 % der primär infizierten Schwangeren
- Konnatales Varizellasyndrom (CVS):
  - Hauterscheinungen (76 %)
  - ZNS-Schäden wie z. B. Hirnatrophie, Paralysen (60 %)
  - Augenanomalien wie z. B. Horner-Syndrom (51 %)
  - Extremitätenhypoplasie (49 %)
  - Gesamtletalität beim Vollbild ca. 25–50 % in den ersten Wochen

Klinik

Maternale Infektion

- Bei einem akuten maternalen Krankheitsverlauf: hohe Morbidität und Mortalität
- Bei Primärinfektion um den Geburtstermin: erhöhtes Risiko einer schwer verlaufenden neonatalen Varizelleninfektion
- Die Infektiosität beginnt ca. 1–2 Tage vor Auftreten des Hautausschlages (Dauer: eine Woche)
- Hautausschlag, Kopfschmerzen, Fieber, Unwohlsein, Inappetenz, Gliederschmerzen
- Komplikationen: Pneumonie (schwerste maternale Komplikation; letaler Ausgang möglich [bis 40 %]); Meningoenzephalitis; bakterielle Superinfektionen; Reye-Syndrom; Thrombozytopenie; Nephritis; Arthritis
- Spontanabort
- Frühgeburt (vereinzelte Berichte)
- Totgeburt (vereinzelte Berichte)

Fetale Infektion

Konnatales Varizellensyndrom (CVS):

- Verlauf:
  - Konnatale Embryopathie
  - Das CVS ist zwar selten, aber die Schädigungen sind schwerwiegend
  - Hohe Letalität: ca. 25–50 % in den ersten Lebenswochen
- Symptome:
  - Segmental angeordnete Hautveränderungen
  - Neurologische Schädigungen
  - Augenschäden
  - Skelettanomalien
  - Paralysen mit Muskelatrophie
  - Zerebrale Krämpfe oder psychomotorische Retardierung
  - Andere Fehlbildungen

Neonatale Varizellen:

- Definition: Windpocken nach (intrauteriner) Virusübertragung zwischen dem Zeitpunkt der Geburt und dem 12. Lebenstag des Neugeborenen
- Varizellen in den letzten 4 Wochen vor der Geburt führen in 50 % der Fälle zu einer Infektion des ungeborenen Kindes
- Ca. ⅓ der Neugeborenen entwickeln eine manifeste Erkrankung
- Größte Gefährdung: mütterliche Varizellenvirämie 1–2 Tage vor der Geburt (noch keine maternale Antikörper gebildet)
- Schweregrad der Erkrankung korreliert mit dem Zeitpunkt der mütterlichen Infektion: höchste Gefährdung der Kinder, welche 2–5 Tage nach maternalem Varizellenexanthem geboren werden

- Schwer verlaufende neonatale Varizellen können auch durch eine frühpostnatal erworbene Infektion auftreten

In ca. 8 % der Fälle können neonatale Varizellen tödlich verlaufen.

Diagnostik

Immunstatus bei schwangeren Frauen:

- Bei Frauen im gebärfähigen Alter erfolgt die Überprüfung des Immunstatus mittels IgG-Bestimmung
- Bei Seropositivität und zwei dokumentierten Windpocken-Impfungen bzw. einer natürlichen Infektion: Immunität ohne weitere Maßnahmen
- Bei Seronegativität: Impfungen entsprechend den STIKO-Empfehlungen nachholen
- Bei nicht-geimpften Schwangeren und fehlender anamnestischer Varizellen-Infektion: Nach Kontakt mit einer Windpocken-erkrankten Person sollte der IgG-Status geprüft werden
- In allen unklaren Fällen soll eine labordiagnostische Analyse erfolgen (▶ Abb. 3.13)

Bei typischem Erkrankungsbild und anamnestischen Hinweisen auf Kontakt zu Erkrankten ist eine labordiagnostische Abklärung nicht zwingend erforderlich.

Antikörperbestimmung:

- 5 Tage nach Exanthemausbruch: IgG- und IgM-Antikörper nachweisbar
- Bei Varizellenkontakt in der Schwangerschaft erfolgt die sofortige Bestimmung des Antikörperstatus
- Die IgG-Avidität ermöglicht die Unterscheidung zwischen einer akuten Primärinfektion (Windpocken) und einer rekurrierenden Infektion (Zoster)

In der serologischen Diagnostik einer akuten Windpockeninfektion kann die IgM-Bildung verzögert sein, sodass diese erst nach der erfolgten IgG-Bildung nachweisbar ist. Aus diesem Grund ist der alleinige Nachweis des IgM nicht beweisend für eine akute Infektion und sollte bei entsprechender klinischer Manifestation, positivem IgG und negativem IgM durch einen Virusgenom-Nachweis ergänzt werden.

Pränatale Diagnostik:

- Invasive Diagnostik und Virusnachweis mittels VZV-PCR möglich, wenn bei der pränatalen Diagnostik (Sonografie, Kernspinresonanztomografie) fetale Auffälligkeiten auftreten, welche für eine VZV-Infektion sprechen
- Der Nachweis von VZV-DNA in Chorionzotten, Amnionflüssigkeit oder Nabelschnurblut sollte erfolgen
- Der VZV-IgM-Nachweis im Nabelschnurblut ist erst ab 20. SSW sinnvoll

Ein positiver Nachweis des VZV-Genoms in der invasiven Diagnostik bedeutet, dass eine fetale Infektion stattgefunden hat. Zahlreiche klinische Untersuchungen haben jedoch gezeigt, dass eine Infektion nicht zwangsläufig zu einer fetalen Erkrankung führen muss.

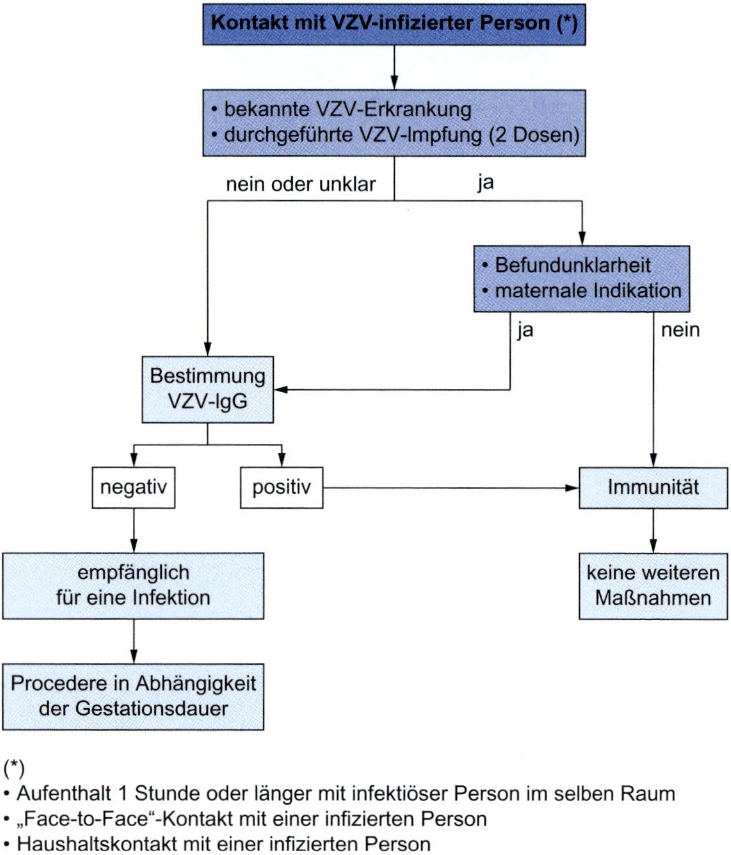

Abb. 3.13 Vorgehen bei Kontakt mit VZV-infizierter Person [L231]/[P780]

Postnatale Diagnostik:

- Für die Sicherung eines kausalen Zusammenhangs von mütterlichen Varizellen und angeborenen Defekten sollte Virus-DNA im kindlichen Blut, Liquor oder Gewebe mittels PCR nachgewiesen werden.
- Die Bestimmung von VZV-IgG sollte in den ersten Lebenstagen erfolgen, um einen Ausgangswert für weitere Maßnahmen zu erhalten.

Therapie

Absolute Behandlungsindikation:

- VZV-Erkrankungen bei Immunsuppression
- Schwere Primärinfektion (z. B. Enzephalitis)
- Perinatale Infektionen
- Konnatale Varizellen
- Varizellen-Pneumonie bei Schwangeren

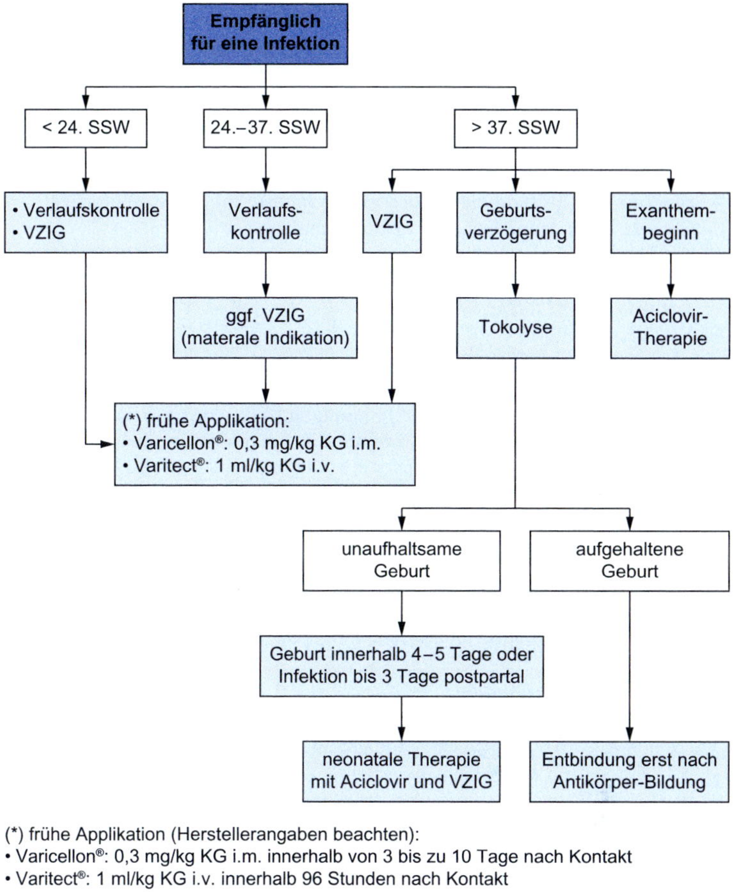

Abb. 3.14 Vorgehen für eine VZV-empfängliche Schwangere [L231]/[P780]

Medikamentöse Therapie:

- Die Therapie ist abhängig vom Gestationsalter (▶ Abb. 3.14)
- Supportive und symptomatische Therapie, z. B. Paracetamol gegen Fieber
- Antivirale Therapie: evtl. Therapie mit Aciclovir (in Abhängigkeit Gestationsalter):
  - Orale Therapie: Aciclovir 5 × 800 mg/d p. o. für 7 Tage
  - Intravenöse Therapie: Aciclovir 3 × 5 mg/kg KG i. v. für 5–7 Tage
- Passive Immunglobulingabe:
  - Frühe Applikation innerhalb von 3 bis zu 10 Tage (Varicellon®) bzw. 96 h (Varitect®) nach Kontakt (Herstellerangaben beachten):
    - Varicellon®: 0,3 mg/kg KG i. m.
    - Varitect®: 1 ml/kg KG i. v.

Therapie um den Entbindungstermin (▶ Abb. 3.14):

- Tritt eine Varizellenerkrankung bei einer Schwangeren um den Geburtstermin auf, sollte die Geburt nach Möglichkeit hinausgezögert werden, damit sich mütterliche Antikörper bilden können
- Entbindungstermin um 3–4 Tage verzögern:
  - Versuch der Geburtsverzögerung mit Magnesiumsulfat und β-2-Sympathomimetika bis zum Verkrusten der Hautläsionen. Anmerkung: Eine Verzögerung der Entbindung um den Entbindungstermin sollte angestrebt werden, es sei denn, die Geburt ist unaufhaltsam
- Prophylaktische Gabe von Varizella-zoster-Immunglobulin (VZIG) (abhängig von den Herstellerangaben):
  - Varicellon®: 0,3 mg/kg KG i. m.
  - Varitect® 1 ml/kg KG i. v.
- Aciclovir bei Ausbruch der Krankheit:
  - Orale Therapie: Aciclovir 5 × 800 mg/d p. o. für 7 Tage
  - Intravenöse Therapie: Aciclovir 3 × 5 mg/kg KG i. v. für 5–7 Tage
- Falls die Geburt unaufhaltsam ist, könnte eine Suppressionsgabe von Aciclovir in Erwägung gezogen werden: Aciclovir 1 × 10 mg/kg KG i. v. als Einmalgabe

Therapie des infizierten Neugeborenen:

- VZV-Immunglobulingabe und Aciclovir (30 mg/kg KG) i. v.

Schwere Verlaufsformen.

- Schwere Primärinfektion (Enzephalitis, Pneumonie):
  - Varizellen-Pneumonie: Aciclovir 3 × 10–15 mg/kg KG i. v. 7 Tage
  - Varizellen-Enzephalitis: Aciclovir 3 × 10–15 mg/kg KG i. v. 14 Tage

Prophylaxe und Bemerkungen

Aktive Immunisierung (Schutzimpfung):

- Varizellen-Schutzimpfung nach Ständigen Impfkommission (STIKO):
  - Alle Kinder und Jugendlichen
  - Bestimmte Personengruppen (u. a. seronegatives Personal im Gesundheitsdienst, u. a. in den Bereichen Pädiatrie, Onkologie, Gynäkologie/Geburtshilfe)
- Ungeimpfte Schwangere sollten, da es sich um einen Lebendimpfstoff handelt, sicherheitshalber während der Schwangerschaft nicht geimpft werden
- Nach einer Impfung soll, nach der in Deutschland gültigen Fachinformation, für einen Zeitraum von mindestens **4–6 Wochen die Konzeption** vermieden werden

> Die beste Prävention eines konnatalen Varizellasyndroms ist die maternale Impfung vor der Schwangerschaft.

> Ist eine versehentliche Impfung bei unbekanntem Schwangerschaftsstatus erfolgt, stellt dies, wegen des sehr geringen Risikos einer fetalen Infektion, keine Indikation zur Schwangerschaftsbeendigung dar.

Passive Immunprophylaxe mit Immunglobulin bei Schwangeren nach Exposition:

- Gemäß aktueller Empfehlungen der STIKO wird eine postexpositionelle Varizellenprophylaxe mittels VZIG möglichst früh (innerhalb von 3 Tagen und maximal bis zu 10 Tage [abhängig vom Hersteller]) nach Exposition für Personen mit erhöhtem Risiko für Varizellenkomplikationen empfohlen

- Applikation und Dosierung von VZIG:
  - Die Herstellerangaben sind dringend zu beachten (v. a. der zeitliche Rahmen der Verabreichung ist unterschiedlich geregelt, zugelassen und dokumentiert)
  - Durch Gabe von VZIG kann nur in ca. 48 % die Varizelleninfektion verhindert werden
  - In weiteren 6 % findet eine asymptomatische Infektion statt, und in den restlichen Fällen verläuft die Varizellen-Infektion milde
  - Die Applikation kann evtl. in Verbindung mit antiviraler Medikamentengabe erfolgen
- Zu diesem Personenkreis zählen:
  - Ungeimpfte Schwangere ohne Varizellenanamnese
  - Neugeborene, deren Mutter 5 Tage vor bis 2 Tage nach der Entbindung an Varizellen erkrankte
  - Frühgeborene ab der 28. SSW, deren Mütter keine Immunität aufweisen, nach Exposition in der Neonatalperiode
  - Frühgeborene, die vor der 28. SSW geboren wurden, nach Exposition in der Neonatalperiode, unabhängig vom Immunitätsstatus der Mutter
- Exposition:
  - Aufenthalt eine Stunde oder länger mit infektiöser Person in einem Raum
  - Face-to-Face-Kontakt mit einer infizierten Person
  - Haushaltskontakt mit einer infizierten Person (häufig das eigene Kleinkind)

Expositionsprophylaxe:
- Personen im Haushalt sollten evtl. geimpft bzw. die Impfung komplettiert werden (optimalerweise vor Eintritt der Schwangerschaft).
- Unterbringung bzw. Isolierungsmaßnahmen beachten:
  - Hospitalisierung bzw. stationäre Betreuung: Patienten mit einer Primärinfektion sollten ein Isolationszimmer (Einzelzimmer) für die Dauer der Ansteckungsfähigkeit haben.
  - Personal sollte die entsprechenden Hygienemaßnahmen einhalten und die persönliche Schutzausrüstung (Schutzkittel, Einmalhandschuhen Atemschutzmasken u. a.) nutzen.
  - Entsprechende viruzide Desinfektionsmittel sind zu nutzen.

Meldepflicht:
- § 6 IfSG Meldepflichtige Krankheit: namentliche Meldung bei Verdacht einer Erkrankung, Erkrankung sowie Tod.
- § 7 IfSG Meldepflichtige Nachweise von Krankheitserregern: namentliche Meldung bei direktem oder indirektem Nachweis, soweit die Nachweise auf eine akute Infektion hinweisen.

3.4.11 Zytomegalieviren (CMV)

Allgemein

▶ Kap. 4.5.5

Schwangerschaft

Inzidenz

- Vertikale Übertragung:
  - Bei CMV-Primärinfektion: Durchschnitt ca. 35–40 % (20–75 %)
  - Präkonzeptionell: 0–17 %
  - Perikonzeptionell: 25–45 %

- Schwangerschaft
  - 1. Trimenon: 30–42 %
  - 2. Trimenon: 38–45 %
  - 3. Trimenon: 64–75 %
- Bei CMV-Latenz: 0,1 %–1,5 %

3

Das Hauptrisiko von kindlichen Schäden bei Geburt sowie von Spätfolgen ist die Primärinfektion der Mutter im 1. bis zum Ende des 2. bzw. Beginn des 3. Trimenons.

Klinik

Maternale Infektion

- Abort
- Fehlgeburt
- Frühgeburt (< 38. SSW)
- Intrauterine Wachstumsretardierung (IUGR)
- Intrauteriner Fruchttod (Fallbeispiele)
- Totgeburt (Fallbeispiele)

Fetale Infektion

- Pränatal infizierte Neugeborene sind bei Geburt ca. zu 15 % symptomatisch (▶ Tab. 3.27 , ▶ Tab. 3.28).
- Interessanterweise zeigen bis zu 15 % der asymptomatischen Neugeborenen Spätsymptome.

Tab. 3.27 Neonatologische Symptome nach CMV-Infektion und deren Häufigkeit

Allgemein	Chorioretinitis (mit/ohne Optikusatrophie)	11–25 %
	Hepatomegalie	44–65 %
	Hörstörung bzw. Hörverlust	25–58 %
	Ikterus	36–67 %
	Petechien	54–76 %
	Pneumonie	7–18 %
	Sehstörungen	22–27 %
	Sprachstörungen	27–32 %
	Wachstumsretardierung	47–52 %
Zentralnervöse Symptomatik	Intrakranielle (periventrikuläre) Verkalkungen	32–43 %
	Krämpfe	5–11 %
	Lethargie bzw. Trinkschwäche	20–28 %
	Mikrozephalie	40–57 %
	Neurologische Auffälligkeiten	22–32 %
Laborbefunde	Hyperbilirubinämie (> 4 mg/dl)	ca. 81 %
	Leberwerterhöhung (> 80U/L)	ca. 83 %
	Thrombopenie (< 100.000/cm^3)	ca. 54–77 %
Spätmanifestationen	Hörverlust und Hörstörung	
	Chorioretinitis mit Sehstörungen	
	Mikrozephalie mit Krämpfen und Paresen	
	Geistige Retardierung (IQ von < 70)	55–62 %

Tab. 3.28 CMV-Serologie in der Schwangerschaft (erstmalige Testung)

CMV-IgG	CMV-IgM	IgG-Avidität	Bewertung
–	–		Keine Infektion
–	+		Fragliche Infektion Falsch positives CMV-IgM möglich Wiederholung der Testung in 10–14 Tagen
+	+	Hoch	Vor 16. SSW: • CMV-Latenz • CMV-Rekurrenz Nach 16. SSW: • CMV-Primärinfektion möglich: – Perikonzeptionell oder – Frühschwangerschaft
+	–	Hoch	Vor 16. SSW: • CMV-Latenz Nach 16. SSW: • CMV-Latenz • CMV-Primärinfektion möglich: – Perikonzeptionell oder – Frühschwangerschaft
+	+/–	Intermediär	Keine Aussage möglich Evtl. erneute Testung (in 14 Tagen)
+	+	Niedrig	CMV-Primärinfektion Zusatzuntersuchung Abklärung zur möglichen fetalen Infektion

Es wird geschätzt, dass etwa 25 % der Fälle von Hörverlust bei Kindern auf eine angeborene CMV-Infektion zurückzuführen sind. Damit ist CMV der häufigste und wichtigste Parameter für sensorineurale Schwerhörigkeit.

Diagnostik

Allgemein

- Die Diagnose erfolgt durch eine Stufendiagnostik bei der Antikörperbestimmung (▶ Abb. 3.15 und ▶ Abb. 3.16).
- Entscheidend für die Diagnose einer Primärinfektion ist eine CMV-IgG-Serokonversion. Die Interpretation der Befunde gestaltet sich manchmal als schwierig.
- Der alleinige CMV-IgM-Antikörpernachweis ist nicht beweisend für eine Primärinfektion. Daher sollte ebenfalls, neben der IgG-Bestimmung, eine IgG-Avidität-Bestimmung erfolgen:
  - Liegt eine niedrige Avidität vor, geht man von einer Infektion während der letzten 12–16 Wochen aus. Die entsprechenden Angaben richten sich nach dem genutzten Test (im Zweifelsfall sollte das Labor konsultiert werden).
  - Bei einer hohen Avidität liegt entweder eine CMV-Latenz oder CMV-Rekurrenz vor bzw. handelt es sich um eine Primärinfektion vor 12–16 Wochen.
- In der Frühschwangerschaft wird ebenfalls der Nachweis von Anti-gB-IgG favorisiert.
- Eine CMV-Rekurrenz oder Reinfektion kann mit den heutigen Methoden nicht direkt nachgewiesen werden.

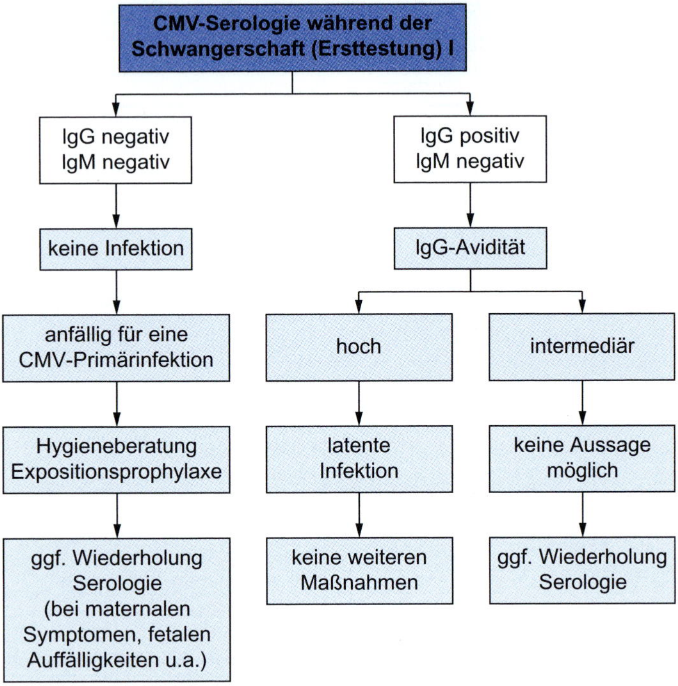

Abb. 3.15 CMV-Serologie I [L231]/[P780]

Nachweis einer fetalen CMV-Infektion über eine CMV-DNA-Bestimmung

- Ein DNA-Nachweis im Fruchtwasser soll mindestens 13 Wochen nach Primärinfektion und erst ab der 21. SSW erfolgen.
- Der Nachweis von DNA im Fetalblut (ab der 30. SSW) hat eine 100 % Sensitivität für eine fetale Infektion.
- Der Nachweis von CMV-IgM im Fetalblut wird nicht empfohlen.
- Bei Verdacht einer konnatalen Infektion erfolgt der Nachweis beim Neugeborenen über CMV-DNA-Bestimmung bzw. CMV-Isolierung außer Speichel und Urin innerhalb der ersten 2 Lebenswochen.
- Eine quantitative CMV-DNA-Bestimmung kann vor der Einleitung einer antiviralen Therapie und zur Abschätzung der Prognose bei konnatal infizierten Kindern in Erwägung gezogen werden.

Empfehlungen zur maternalen CMV-Diagnostik während der Schwangerschaft

Alle Frauen zum Zeitpunkt der Feststellung der Schwangerschaft:

- Eine CMV-IgG-Bestimmung sollte erfolgen
- Dies soll vor allem der Beratung und Prophylaxe gelten

Frauen mit familiären oder beruflichen Kontakten zu Kleinkindern (< 3 Jahre):

- CMV-IgG und -IgM-Bestimmung
- Bei IgM-Positivität sollte eine IgG-Avidität-Bestimmung erfolgen

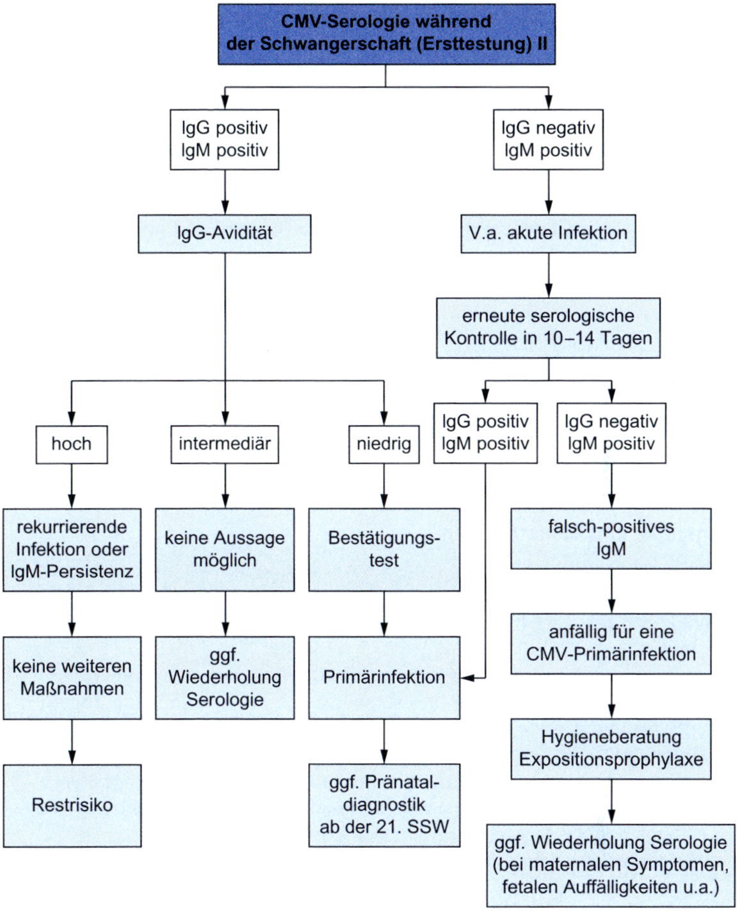

Abb. 3.16 CMV-Serologie II [L231]/[P780]

Auffällige und suspekte klinische Symptome:
- CMV-IgG- und IgM-Bestimmung
- Bei IgM-Positivität sollte eine IgG-Avidität-Bestimmung erfolgen

Fetale Sonografie mit auffälligen Zeichen:
- CMV-IgG und -IgM-Bestimmung
- Bei IgM-Positivität sollte eine IgG-Avidität-Bestimmung erfolgen

Bei drohender Frühgeburt (< 33. SSW) und geschätzten Geburtsgewinn < 1.500 g:
- CMV-IgG und -IgM-Bestimmung
- Bei IgM-Positivität sollte eine IgG-Avidität-Bestimmung erfolgen

Empfehlungen zur Fruchtwasseruntersuchung zum Nachweis einer CMV-Infektion
- Ein DNA-Nachweis im Fruchtwasser soll mindestens 13 Wochen nach Primärinfektion und ab der 21. SSW erfolgen. Eine Amniozentese vor der 20. SSW senkt die Sensitivität des DNA-Nachweises von 45 %.

- **Auffällige Ultraschallbefunde:** Da Ultraschallbefunde alleine nicht geeignet sind, eine Primärinfektion auszuschließen, sollte der virale DNA-Nachweis aus Fruchtwasser erfolgen.
- **Primärinfektion im 1. und frühen 2. Trimenon:** Evtl. kann eine Fruchtwasseruntersuchung zum Ausschluss einer fetalen Infektion durchgeführt werden.
- **Primärinfektionen im 3. Trimenon:** Eine Fruchtwasseruntersuchung wird nicht empfohlen, da es keine therapeutischen Konsequenzen hat. Eine Testung des Neugeborenen kurz nach der Geburt wird empfohlen.
- Eine zusätzliche Chordozentese mit Entnahme von fetalem Blut ist nicht zielführend.

Therapie

- Eine virustatische Behandlung während der Schwangerschaft ist nicht indiziert.
- CMV-Hyperimmunglobulin für die Prophylaxe bzw. Behandlung von pränatalen Infektionen ist derzeit nicht ausreichend belegt und wird nicht empfohlen.
- Neugeborene: Ganciclovir über 6 Monate kann bei konnatal infizierten Neugeborenen sowohl die Virusausscheidung vermindern als das Hörvermögen verbessern.

Prophylaxe und Bemerkungen

- Bluttransfusion: Verwendung seronegativer Blutkonserven für Transfusionen bei Risikopatienten
- Medikamentöse Prophylaxe:
  - Indikation:
    - Bei AIDS-Patienten sollte eine lebenslange Rezidivprophylaxe erfolgen
    - Transplantationsmedizin: bei seronegativen Transplantatempfängern
    - Schwangere mit einer CMV-Primärinfektion (derzeit noch unklar)
  - Immunglobuline:
    - Transplantationsmedizin: bei seronegativen Transplantatempfängern
    - Die prophylaktische Gabe von Immunglobulinen zur Prävention einer fetalen CMV-Infektion wird derzeit kontrovers diskutiert
  - Aciclovir/Valaciclovir[4]:

---

[4] In den letzten Jahren wurden drei Studien veröffentlicht, die den Einsatz von Aciclovir/Valaciclovir als Prophylaxe zur Verhinderung einer CMV-Infektion während der Schwangerschaft nahelegen. Das Hauptproblem dieser Studien ist jedoch, dass Aciclovir/Valaciclovir nur gegen HSV-1, HSV-2 und VZV wirksam ist. Es gibt umfangreiche Daten zur Prävention von CMV-Infektionen bei Nierentransplantierten und anderen Organtransplantierten, bei denen sich die Gabe von Aciclovir/Valaciclovir als unwirksam erwiesen hat. Die Frage, wie lange Aciclovir/Valaciclovir während der Schwangerschaft gegeben werden sollte, ist noch unbeantwortet. Die Dosierung von Valaciclovir wird in den Studien mit 8 g angegeben, was einer 8-fach höheren Dosierung als bei der Akuttherapie eines Herpes genitalis entspricht. Ob Aciclovir/Valaciclovir tatsächlich embryo- oder fetotoxische Eigenschaften hat, vor allem bei so hoher Dosierung und einem längeren Applikationszeitraum (Inkubationszeit von CMV beträgt bis zu 120 Tage), kann nicht abschließend beurteilt werden.
Solche therapeutischen Maßnahmen ohne ausreichende Begründung und Sicherheitsüberlegungen sind (derzeit) nicht akzeptabel und die umgehende und bedenkenlose Übernahme in deutschen Leitlinien, im Gegensatz zu internationalen Leitlinien und Empfehlungen, ist kritisch zu bewerten. Solange diese Fragen nicht ausreichend beantwortet sind, kann eine prophylaktische Applikation von Valaciclovir aus Sicherheitsgründen während der Schwangerschaft (noch) nicht empfohlen werden.

- Aktive und passive Immunisierung:
  - Zwei entwickelte Impfstoffe sind über 40 Jahren in klinischer Erprobung. Vorläufige Ergebnisse: Immunität bei nur 50 % der geimpften Personen.
  - Passive Immunisierung: verschiedene Immunglobulinpräparate. Prophylaktische Maßnahme (in Kombination mit Ganciclovir) bei immunsupprimierten Patientinnen, in der Transplantationsmedizin und bei Frühgeborenen mit CMV-Symptomatik.
  - Die Gabe von Hyperimmunglobulin kann bei seronegativen Schwangeren mit CMV-Kontakt bzw. Primärinfektion in Erwägung gezogen werden.

Die prophylaktische Gabe von Immunglobulinen zur Verhinderung einer CMV-Infektion des Feten kann derzeit, durch das Fehlen mehrerer aussagekräftigen Untersuchungen, nicht abschließend beurteilt werden und wird nur noch in Einzelfällen empfohlen.

- Expositionsprophylaxe:
  - Expositionsprophylaxe aufgrund der etlichen Übertragungswege äußerst schwierig und nicht immer erfolgreich
  - Da Kleinkinder bis zum 3. Lebensjahr die häufigsten Virusausscheider darstellen, sollten schwangere seronegative Betreuerinnen nicht in dieser Altersgruppe eingesetzt werden (bzw. Berufsfreistellung, siehe auch gesetzliche Vorgaben/Biostoffverordnung der einzelnen Bundesländer)
  - Bei seropositiven Müttern: Verzicht auf das Stillen, evtl. Milch abpumpen und pasteurisieren (45 min. bei 62 °C)
  - Die Nutzung von Kondomen wäre anzuraten
  - Aufklärung über Prophylaxe, Sexualität und Sexualverhalten
- Hygienemaßnahmen:
  - Sorgfältiges Händewaschen mit warmem Wasser und Seife nach:
    - Windelwechsel und Hilfe beim Toilettengang der Kinder
    - Verabreichen von Nahrung
    - Abwischen von laufenden Nasen, Tränen oder Speichel
    - Umgang mit bespeichelten Gegenständen (Spielzeug, Schnuller)
  - Keine gemeinsame Benutzung von:
    - Ess- und Trinkgefäßen
    - Zahnbürsten, Waschlappen und Handtüchern
  - Keine Mundküsse
  - Kein Berühren des eigenen Mundes, Nase und Augen mit ungewaschenen Händen
  - Zusätzlich in Kinderbetreuungsstätten und Tagesheimen:
    - Häufige Reinigung (Wasser, Seife und Bürste) bzw. Desinfektion von Spielzeug
    - Tragen von Einmalhandschuhen beim Windelwechsel

Die Einhaltung von Hygienemaßnahmen scheint derzeit die einzige effiziente Möglichkeit zu sein, um eine primäre CMV-Infektion bei seronegativen Schwangeren vorzubeugen.

3.5 Infektionen im 3. Trimenon

3.5.1 Hepatitis B

Allgemein

▶ Kap. 4.5.1

Schwangerschaft

Inzidenz

Primäre Infektionsquelle sind vor allem asymptomatische HBs-Ag-Träger.

Häufigkeitsgipfel für Frauen ca. 10 Jahre vor den Männern (Frauen: 20 bis 29-Jährige im Vergleich zur männlichen Altersgruppe von 30 bis 39-Jährigen).

Durchimpfung in Deutschland:

- Vorschulkinder: 75–95 %
- Erwachsene: 20–25 %
- Frauen (18–29 Jahre): > 60 %

Neonatale Erkrankung:

- Asymptomatische Verläufe: > 95 % bei perinatal infizierten Neugeborenen
- Persistierende Infektion: > 90 %
- Symptome bzw. Spätfolgen:
  - Leberzirrhose: 3–8 %
  - Leberzellkarzinom: 10–17 %

Vertikale Übertragung:

- Pränatale Transmission:
  - Transplazentar
  - Bei akut/chronisch infizierten Schwangeren
  - Übertragungsrate ca. 3–4 %
  - Seltenes Ereignis
- Perinatale und intrapartale Transmission:
  - Exposition zu Blut und Sekreten akut/chronisch infizierter Mütter
  - Übertragungsrate 70–90 %
  - Minimale Blutmengen sind ausreichend für eine Übertragung
  - Transmission ist abhängig von der Virämie der Mütter:
    - HBV-DNA positiv: 90 %
    - HBsAG und HBeAG positiv: > 90 %
    - HBsAG und Anti-HBeAG positiv: 10–20 %
    - HIV-Koinfektion: (30–36 %)
- Postnatale Transmission:
  - Übertragung durch engen Kontakt
  - Schmierinfektion (Blut, Speichel) < 2 %
  - Übertragung durch Muttermilch noch nicht abschließend bewiesen

Klinik

Maternale Infektion

- Meist asymptomatisch
- Bei ausgeprägtem Verlauf mit Komplikationen besteht die Gefahr der maternalen körperlichen Schwächung mit einer Auswirkung auf das ungeborene Kind

- Akute Hepatitis der Mutter während des 2. bzw. 3. Trimenons: erhöhtes Risiko einer Frühgeburt (ca. 35 %)

Fetale Infektion

- Kein erhöhtes Risiko einer *Embryo- bzw. Fetopathie*
- Neonatale fulminante Hepatitis mit hoher Morbidität und Letalität
- Die meisten Hepatitis B-infizierten Neugeborenen bleiben asymptomatisch
- Die spätere Entwicklung einer chronischen Hepatitis oder eines hepatozellulären Karzinoms ist möglich

Bei durchschnittlich 5–10 % (Kleinkinder 30 %, Neugeborene 90 %) entwickelt sich eine chronische Erkrankung mit chronisch persistierender bzw. chronisch aggressiver Hepatitis mit Entwicklung einer Zirrhose bzw. nachfolgend eines Leberzellkarzinoms nach 25–30 Jahren.

Diagnostik

- Blut zur serologischen Untersuchung bei klinischem Verdacht einer Hepatitis
- In den Mutterschaftsrichtlinien ist eine obligatorische Testung (Screening-Untersuchung) auf HBsAB im 3. Trimenon vorgesehen (▶ Abb. 3.17)
- Bei Verdacht einer Hepatitis-B-Infektion werden serologische Parameter zur Diagnose angewendet. Durch die Konstellation dieser Parameter können die einzelnen Stadien einer Hepatitis-B-Infektion differenziert werden (▶ Kap. 4.5.1 Diagnose)
- Die Bestimmung von HBV-DNA und einer entsprechenden Viruslast (Virusreplikation) hat ihren Stellenwert in der Diagnose einer akuten Infektion und der Beurteilung der Infektiosität der Patienten und dem weiteren Prozedere.

5–10 % der HBV-Infektionen sind HBs-Antigen-negativ.

Therapie

Therapieindikation, wenn zwei der drei folgenden Kriterien erfüllt sind:

- Virusreplikation von ≥ 10.000 Viruskopien/ml
- Fortgeschrittene Fibrose bzw. Zirrhose
- Erhöhte Transaminasen

Akute Hepatitis B:

- Meistens nur supportive und symptomatische Therapie
- Bei Behandlungsindikation einer Hepatitis B während der Schwangerschaft:
  - Tenofovir wäre primär zu empfehlen. Eine Anwendung während der Schwangerschaft kann (unter ausführlicher Risiko-Nutzen-Analyse) erfolgen, da bereits etliche Jahre Erfahrung in der Anwendung bei HIV-positiven schwangeren Frauen besteht.
  - Alternativ könnte Lamivudin eingesetzt werden (Resistenzlage sollte beachtet werden). Eine Anwendung während der Schwangerschaft kann (unter ausführlicher Risiko-Nutzen-Analyse) erfolgen, da bereits etliche Jahre Erfahrung in der Anwendung bei HIV-positiven schwangeren Frauen besteht (meistens als Kombinationspräparat).

Chronische Hepatitis B:

- Allgemeine Therapieoptionen

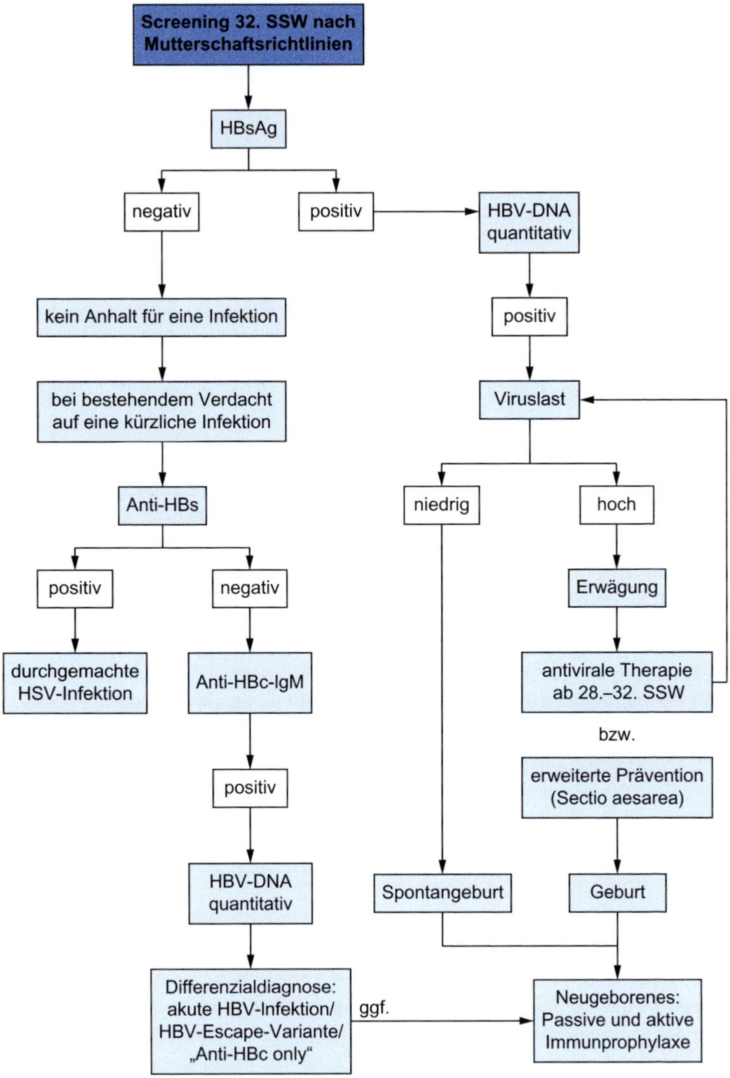

Abb. 3.17 HBV in der Schwangerschaft [L231]/[P780]

- Indikation zur antiviralen Behandlung
- Laut aktueller WHO-Leitlinie entsprechen die Behandlungsoptionen für infizierte schwangere Frauen (ohne eine andere Koinfektion) denen für andere Erwachsene
- Bei einer Behandlungsindikation während der Schwangerschaft wäre Tenofovir primär zu empfehlen

- Wenn es die entsprechende Resistenzlage zulässt, könnte alternativ Lamivudin eingesetzt werden

Da eine Progression oder Exazerbation der Erkrankung während der Schwangerschaft selten ist, kann mit der antiviralen Therapie häufig bis nach der Entbindung gewartet werden.

Prophylaxe und Bemerkungen

Prävention des Feten von HBV-infizierten Müttern

Screening-Untersuchung:

- Ein routinemäßiges serologisches Screening in der Schwangerschaft wird national und international empfohlen.
- Eine serologische Testung im 3. Trimenon ist in den deutschen Mutterschaftsrichtlinien vorgeschrieben.

Medikamentöse Prophylaxe:

- Überwiegend im angloamerikanischen Raum:
  - Obwohl es keine Empfehlung der WHO oder internationaler oder nationaler Institute gibt, wird im angloamerikanischen Raum die Gabe von Tenofovir im letzten Trimenon bis 4–12 Wochen nach der Geburt empfohlen, um die Viruslast vor der Geburt zu senken und so eine vertikale Transmission zu verhindern (▶ Abb. 3.17).
  - Ab wann eine solche medikamentöse Prophylaxe im angloamerikanischen Raum erfolgen sollte, wird noch diskutiert. Allerdings scheint derzeit eine Viruslast von 200.000 Kopien/ml als *„cut off"* genutzt zu werden.
  - Um eine intrauterine Transmission zu verhindern, sollte die Prophylaxe ab der 24–28. SSW erfolgen, wenn die Viruslast > 200.000 Kopien/ml und/oder das HBsAG > 4 log10 IU/ml ist.
- Deutschland: Eine antivirale Therapie zur Prävention einer vertikalen Transmission wird nicht empfohlen bzw. durchgeführt.

Kaiserschnitt als Prophylaxe einer Transmission:

- Angloamerikanischer Raum: Falls eine medikamentöse Behandlung bei hoher Viruslast nicht möglich ist, wäre ein elektiver Kaiserschnitt zu erwägen.
- Deutschland: Ein Kaiserschnitt als Prophylaxe einer Transmission wird empfohlen.

Da eine Übertragung des Hepatitis-B-Virus von HBeAg- und HBV-DNA-positiven Müttern auf das Neugeborene in fast allen Fällen angenommen werden muss, wird die Sectio caesarea in Kombination mit einer gleichzeitigen passiven/aktiven Immunprophylaxe zumindest bei sehr hoher Viruslast als verbesserte Präventionsmaßnahme diskutiert. Eine medikamentöse Therapie anstelle der Sectio caesarea wird derzeit nicht empfohlen.

Kinder von Müttern mit positivem HBsAg

- Alle Neugeborenen sollten unmittelbar post partum, auf jeden Fall aber innerhalb von 12 h, eine simultane Immunprophylaxe mit Hepatitis-B-Immunglobulin und einer Hepatitis-B-Vakzine (10 µl < 12 h, 1 Monat, 6 Monate post partum) erhalten.

- Passive Immunisierung des Kindes bei der Geburt: 1 ml Immunglobulin i. m. innerhalb von 12 h.
- Aktive Immunisierung des Kindes: 0,5 ml von Gen H-B-Vax oder Hevac B i. m. innerhalb von 7 Tagen nach der Geburt mit Booster bei 1 und 6 Monaten.

Kinder von Müttern mit unbekannten HBV-Immunstatus

- Bei Müttern ohne bekanntem Immunstatus sollte der Nachweis von HBsAg umgehend erfolgen.
- Falls das Ergebnis innerhalb von 12 h nach Geburt nicht vorliegt: Gabe der 1. HBV-Impfung.
- Ist im Verlauf das HBsAg positiv, kann die Hepatitis-B-Immunglobulingabe umgehend erfolgen (allerdings nur innerhalb der ersten 7 Tage).

Nachsorge

Mutter:

- Nach akuter und abgeheilter HBV-Infektion besteht eine lebenslange Immunität.
- Bei chronischer HBV kann, bei entsprechender Indikation, evtl. eine Therapie weitergeführt/initiiert werden.

Neugeborenes:

- Beim Neugeborenen sind keine diagnostischen Maßnahmen notwendig.
- Im Alter von 6 Monaten sollte der Nachweis von HBsAg und Anti-HBs erfolgen (Prüfung des Impferfolgs).

Meldepflicht: §7 IfSG Meldepflichtige Nachweise von Krankheitserregern: namentliche Meldung bei direktem Nachweis aus Blut, Liquor oder anderen sterilen Substraten sowie aus Abstrichen von Neugeborenen.

3.5.2 Streptococcus agalactiae

Allgemein

Definition und Bedeutung

- Streptococcus spp. Gruppe B (GBS)
- Jahrelang als harmlose Saprophyten angesehen
- Mittlerweile sind diese die häufigsten Erreger von Neugeboreneninfektionen
- Weltweite Ausbreitung
- Übertragung:
  - Tröpfchen- und Schmierinfektion
  - Perinatale Transmission
- Inkubation: wenige Tage

Klinik

- Es existieren keine spezifischen anamnestischen oder klinischen Kriterien zur Erfassung einer B-Streptokokkeninfektion
- Richtungsweisende anamnestische Symptome wären:
  - Vaginaler, uncharakteristischer Ausfluss
  - Vermehrte Harnwegsinfektionen
  - Rezidivierende Streptokokken-assoziierte Hautinfektionen
  - Weitere Streptokokken-assoziierte Infektionen und Nebenwirkungen (z. B. Glomerulonephritis, Reye-Syndrom)

Diagnostik

- Direktpräparat: Eiter, Blut, Liquor
- Kultur: Blutagar
- Camp-Test und Bacitracin-Test zur Differenzierung von A- und B-Streptokokken
- Serologie: Präzipitation nach Lancefield; für die Diagnostik einer Infektion ohne klinische Relevanz
- Schnelltest

Therapie

Die Wahl des Antibiotikums richtet sich nach der Erkrankung, erwarteten Begleitkeimen, Resistenzen, Grunderkrankungen und entsprechender Bioverfügbarkeit. Die Therapiedauer beträgt meistens zwischen 7 und 14 Tage.

Prinzipiell wirksame Antibiotika:

- Leichte bis moderate Infektionen (meistens orale Gabe):
  - Amoxicillin 3 × 1.000 mg/d p. o. für 7 Tage *oder*
  - Amoxicillin/Clavulansäure 2 × 875/125 mg/d p. o. für 7 Tage *oder*
  - Ampicillin 3 × 2 g/d i. v. für 7 Tage *oder*
  - Cefixim 1 × 400 mg/d p. o. für 7 Tage *oder*
  - Cefpodoxim 2 × 200 mg/d p. o. für 7 Tage *oder*
  - Cefuroximaxetil 2 × 500 mg/d p. o. für 7 Tage *oder*
  - Clindamycin 3 × 600 mg/d p. o. für 7 Tage *oder*
  - Erythromycin 4 × 500 mg/d p. o. für 7 Tage
- Moderate bis schwere Infektionen (intravenöse Gabe):
  - Amoxicillin/Clavulansäure 2 × 2,2 g/d i. v. für 10–14 Tage *oder*
  - Ampicillin 3 × 4 g/d i. v. für 10–14 Tage *oder*
  - Ampicillin/Sulbactam 3 × 3 g/d i. v. für 10–14 Tage *oder*
  - Cefotiam[5] 3 × 2 g/d i. v. für 7–10 Tage *oder*
  - Cefuroxim 3 × 1,5 g/d i. v. für 7–10 Tage *oder*
  - Clindamycin 4 × 600 mg/d i. v. für 7–10 Tage *oder*
  - Erythromycin 3 × 1 g/d i. v. für 7–10 Tage *oder*
  - Penicillin G 3 × 10 Mega IU/d für 10–14 Tage

Differenzialdiagnose

Je nach klinischen Symptomen und Organbefall unterschiedliche Erkrankungen durch viele andere Erreger. Jahrzehntelang wurde GBS als harmloser Erreger angesehen. Allerdings können folgende Erkrankungen auf eine Streptokokken-B-Infektion hinweisen: Appendizitis; Arthritis; Endokarditis; generelle Sepsis; Harnwegsinfektionen; Meningitiden; Myokarditis; Neugeborenensepsis; Osteomyelitis; Otitis media; Perikarditis; Peritonitis; Phlegmone; Pneumonie; Puerperalfieber bzw. Puerperalsepsis; Wundinfektionen; Zahnkaries (unter Umständen)

Prophylaxe und Bemerkungen

- Prädisponierende Faktoren, die eine Streptokokkeninfektion begünstigen (u. a.):
  - Immunsuppression
  - Diabetes mellitus
  - Organtransplantation

---

5 In Deutschland nicht verfügbar. Bei Bedarf ist eine Bestellung über Europa- oder Internationale Apotheke möglich.

- Wichtig für schwangere Patientinnen: Streptokokken-ähnliche Erkrankungen (z. B. Scharlach) bei Kontaktpersonen bzw. Familienangehörigen (eigene Kinder!)
- Immunität: kurz

Schwangerschaft

Inzidenz

- 10–30 % der schwangeren Frauen sind mit GBS kolonisiert
- Erkenntnisse beim Screening auf GBS-Kolonisation: signifikanter Rückgang der Inzidenz der **Frühform (Early onset):**
  - Anfang der 1990er Jahre: 1,7 Fälle pro 1.000 Lebendgeburten
  - In den letzten Jahren: 0,27–0,37 pro 1.000 Lebendgeburten
- Die GBS-Besiedlungsrate in Deutschland wird auf 16 % geschätzt.

GBS bleibt die führende infektiöse Ursache der neonatalen Morbidität und Mortalität in den Vereinigten Staaten und (wahrscheinlich) Europa.

Klinik

Maternale Infektion

Während der Schwangerschaft kann es zu folgenden Nachweisen von GBS kommen:

- Dauerhaft
- Intermittierend
- Vorübergehend

In der Geburtshilfe besitzen vor allem folgende klinische Situationen eine wesentliche Rolle:

- Akute Chorioamnionitis
- Bakteriämie mit Sepsis mit erhöhter Mortalität
- Frühgeburt
- Harnwegsinfektionen
- Postpartale Endometritis
- Puerperalsepsis
- Vorzeitiger Blasensprung
- Wundinfektionen (Sectio caesarea)

Eine GBS-Kolonisierung verläuft bei der Mutter sehr häufig asymptomatisch.

Peripartale Infektion

Frühform (Early onset): kurz nach der Geburt (Letalität ca. 10 %):

- Atemstörungen, Apnoen, Tachy- und Dyspnoe
- Sepsis bzw. septischer Schock
- Meningitis
- Pneumonie
- Gestörte Perfusion der Haut (Blässe, marmorierte Haut, Hypotonie)
- Verbrauchskoagulopathie (Petechien, Hautblutungen)
- Osteomyelitis
- Septischen Arthritis

Späterkrankung („late onset"): ca. 1–6 Wochen nach der Geburt (Letalität ca. 25 %):

- Vorwiegend als Meningitis

- Fieber, Trinkunlust, Unruhe
- Berührungsempfindlichkeit
- Lethargie
- Koma
- Tonisch-klonische Krampfanfälle

Diagnostik

- Direktpräparat: Eiter, Blut, Liquor
- Kultur: Blutagar
- Camp-Test und Bacitracin-Test zur Differenzierung von A- und B-Streptokokken
- Serologie: Präzipitation nach Lancefield für die Diagnostik
- Schnelltest: Farbumschlag kann innerhalb von 24 h das Wachstum von B-Streptokokken nachweisen. Die Sensitivität dieser Kulturmedien liegt bei 95 %, die Spezifität bei fast 100 %

Mittlerweile ist es möglich, durch eine Modifikation an der PCR-Technik einen Nachweis in ca. 45 min zu erlangen, sodass eine **intrapartale** (mit oder ohne Blasensprung) Diagnostik auf B-Streptokokken stattfinden kann. In Deutschland werden solche Schnelltests nicht empfohlen (Begründung ist nicht definiert bzw. wird selten mit anfallenden Kosten angegeben).

> Beweisend für eine B-Streptokokkeninfektion ist die Kultivierung, hauptsächlich in speziellen Kulturmedien.

Therapie

Intrapartale antibiotische Prophylaxe zur Prävention einer GBS-Sepsis des Neugeborenen.

Allgemein:

- Intravenöses Penicillin G ist die Behandlung der Wahl für die intrapartale Antibiotikaprophylaxe
- Als Alternative wird in den meisten Leitlinien bzw. Empfehlungen Ampicillin angegeben
- Weitere Alternativen stellen Cefazolin, Clindamycin und sogar Vancomycin dar (Anhang 7.1)

Keine Penicillinallergie:

- **Penicillin G:** initial 5 Mega IU i. v., gefolgt von 2,5 Mega IU i. v. alle 4 h bis zur Geburt
- **Ampicillin:** initial 2 g i. v., gefolgt von 1 g i. v. alle 4 h bis zur Geburt
- Erhöhtes Penicillin-Sensibilisierungsrisiko mit nachfolgender Allergieentwicklung

Bekannte Penicillinallergie:

Cefazolin: initial 2 g i. v., gefolgt 1 g i. v. alle 8 h bis zur Geburt

- International: Gabe von Cephalosporin bei bekannter Penicillinallergie **ohne** GBS-Empfindlichkeitsprüfung wird nicht empfohlen (Kreuzallergie)
- Deutschland: Gabe von Cephalosporin empfohlen

Clindamycin: initial 900 mg i. v., gefolgt 900 mg i. v. alle 8 h bis zur Geburt

- Deutschland: Empfindlichkeitstestung von Clindamycin empfohlen, da es zur vermehrten Resistenzlage von Makroliden gekommen ist (sic!)

Vancomycin: initial 1 g i. v., gefolgt von 1 g i. v. alle 12 h bis zur Geburt

- Deutschland: diese Therapieoption wird nicht mehr erwähnt
- International: **ohne** GBS-Empfindlichkeitstest mit Penicillinallergie ist die Gabe empfohlen

Eine orale Therapie mit Penicillinen wird nicht empfohlen.

Prophylaxe und Bemerkungen

Screening-Untersuchung während der Schwangerschaft

- Ein Screening aller Schwangeren im letzten Trimenon auf B-Streptokokken wäre zu empfehlen.
- Die intrapartale Antibiotikaprophylaxe ist nur bei der Prävention einer früh einsetzenden GBS-Infektion wirksam.
- Eine intrapartale Antibiotikaprophylaxe wird bei positiver GBS-Rektovaginalkultur bzw. GBS-Bakteriurie unabhängig des Zeitpunktes der Diagnose während der Schwangerschaft empfohlen.

Generelle Screening-Strategien und klar definierte prophylaktische Maßnahmen (z. B. intrapartale Antibiotikatherapie) scheinen effektive präventive Schritte darzustellen, um eine GBS-Infektion/GBS-Sepsis des Neugeborenen vorzubeugen.

- Ein Screening aller Schwangeren im letzten Trimenon auf GBS wäre zu empfehlen.
- Im Rahmen eines Screenings: Abstriche sollten aus der distalen Vagina und dem Rektum entnommen werden (mit demselben Wattetupfer).

Intrapartale antibiotische Prophylaxe

- Intravenöses Penicillin G ist das Antibiotikum der Wahl für die intrapartale Prophylaxe. Weitere Möglichkeiten der Antibiotika-Prophylaxe sind Ampicillin, Cefazolin, Clindamycin oder Vancomycin.
- Die prophylaktische antibiotische Gabe unter der Geburt sollte mehr als 4 h vor der Geburt erfolgen.
- Eine Antibiotikaprophylaxe in kürzeren Abständen bietet jedoch ebenfalls gewissen Schutz. Wenn die Entbindung in weniger als 4 h zu erwarten ist, sollte trotzdem eine Antibiotikaprophylaxe eingeleitet werden.
- Beim Nachweis einer GBS-Besiedlung zwischen 35. + 0 und 37. + 0 SSW wird in Deutschland keine sofortige antibiotische Therapie durchgeführt, sondern die subpartale Antibiotikaprophylaxe zum Zeitpunkt der Geburt (mit Wehenbeginn bzw. nach Blasensprung) empfohlen (▶ Abb. 3.18).
  - In den amerikanischen bzw. europäischen Empfehlungen wird die Möglichkeit einer Therapie während der Schwangerschaft bei ausgeprägter GBS-Besiedlung erwähnt und empfohlen. Aufgrund von logischen und basalen Zusammenhängen scheint eine Behandlung beim Nachweis einer GBS-Besiedlung durch aus sinnvoll (z. B. Minimierung der GBS-Bakterienlast).
- Liegt bei Beginn der Geburt ein GBS-Nachweis nicht vor, dann soll die subpartale Antibiotikaprophylaxe durchgeführt werden, wenn mindestens einer der folgenden Risikofaktoren nachweisbar sind:
  - Drohende Frühgeburt < 37. + 0 SSW.
  - Blasensprung ≥ 18 h.
  - Fieber der Mutter ≥ 38,0 °C.

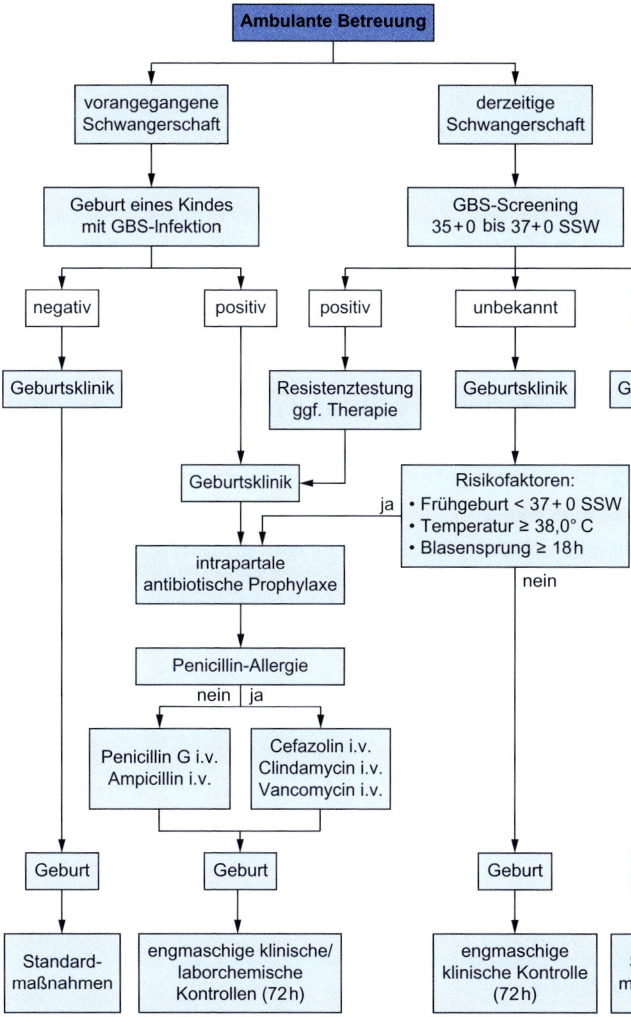

Abb. 3.18 Diagnostisches und therapeutisches Vorgehen bei GBS während der Schwangerschaft [L231]/[P780]

Betreuung nach der Geburt

Neugeborene mit Zeichen einer bakteriellen Infektion: umgehende Diagnostik und Therapie, unabhängig einer durchgeführten intrapartalen Antibiotikaprophylaxe bzw. einer vorangegangenen Risikokonstellation.

Neugeborene ohne Zeichen einer bakteriellen Infektion und ohne zusätzliche Risikofaktoren bei GBS-Positivität (oder auch **unbekannten GBS-Status**) **der Mutter:** engmaschige klinische Kontrolle für 48 h (unabhängig einer durchgeführten intrapartalen Antibiotikaprophylaxe). Bei unzureichender intrapartalen Antibiotikaprophylaxe wären infektiologische Laboruntersuchungen in Erwägung zu ziehen (z. B. Differenzialblutbild, CRP evtl. Interleukin-6/Interleukin-8).

Neugeborenen ohne klinische Zeichen einer bakteriellen Infektion mit bestehenden Risikofaktoren (unabhängig der intrapartalen antibiotischer Prophylaxe): engmaschige Kontrolle für mindestens 48 h; infektiologische Laboruntersuchungen (z. B. Differenzialblutbild, CRP, evtl. Interleukin-6/Interleukin-8).

Neugeborene ohne klinische Zeichen und fehlende Risikofaktoren bei GBS-negativem Status der Mutter: Betreuung gemäß den allgemeinen Vorgaben.

Neugeborene ohne klinische Zeichen und Risikofaktoren bei GBS-negativem Status der Mutter: engmaschige klinische Kontrolle für mindestens 48 h, evtl. mit entsprechenden Laboruntersuchungen.

3.6 Weitere Infektionen während der Schwangerschaft

3.6.1 Adenovirus-Infektionen

Definition und Bedeutung

- Adenoviren verursachen Atemwegserkrankungen, Bindehautentzündung und Gastroenteritis
- Adenoviren sind unbehüllte, doppelsträngige DNA-Viren mit einem Durchmesser von etwa 70–90 Nanometern
- Kommen nur beim Menschen vor
- Weltweite Ausbreitung
- Übertragung: fäkal-orale Übertragung, Tröpfchenübertragung, Schmierinfektion
- Inkubationszeit: 4–10 Tage
- Mehr als 90 Serotypen bekannt, welche in Spezies von A bis G unterteilt sind (▶ Tab. 3.29)

Klinik

- Häufig plötzlich einsetzendes Fieber
- Reduzierter Allgemeinzustand
- Akute Infektionen des Respirationstraktes:
  - Besonders Kinder
  - Pharyngitis; Laryngotracheitis (Pseudo-Krupp); Tonsillitis; Bronchitis; Pneumonie
  - Evtl. mit begleitender Konjunktivitis
- Pharyngokonjunktivales Fieber:
  - Meist in Gemeinschaftseinrichtungen (Schule, Schwimmbad u. a.)
  - Inkubationszeit: 3–5 Tage
  - Hohes Fieber über 3–5 Tage
  - Kopfschmerzen; Pharyngitis; follikuläre Konjunktivitis; zervikale Lymphknotenvergrößerung; Arthralgien; Myalgien
- Epidemische Keratokonjunktivitis:
  - Hochinfektiöse Erkrankung
  - Juckreiz, Brennen, Ödeme und Photophobie
  - Konjunktiven zeigen große ovale Pseudomembranen und Follikel

Tab. 3.29 Unterteilung von Adenoviren

Spezies	Serotypen	Erkrankungen
A	12, 18, 31, 61	Magen-Darm-Infektionen Diarrhö Bei Immunsuppression auch Dissemination
B	3, 7, 11, 14, 16, 21, 34, 35, 55, 66, 68, 76–79	Akute hämorrhagische Zystitis nach Nierentransplantation (7,34,35) Atemwegsinfekte Zystitis (11, 21)
C	1, 2, 5, 6, 57, 89	Atemwegsinfekte – insbesondere der oberen Atemwege (auch Tonsillitis) Harnwegsinfektionen Magen-Darm-Infektionen Selten: Hepatitis Bei Immunsuppression auch Dissemination
D	8–10, 13, 15, 17, 19, 29, 22–30, 32, 33, 36–39, 42–49, 51, 53, 54, 56, 58–60, 62–64, 65, 67, 69–75, 80–88, 90	Asymptomatische renale Träger Konjunktivitis, insbesondere Keratokonjunktivitis epidemica durch 8, 37, 53, 54 und 64 (früher Typ 19a) Magen-Darm-Infektionen (oft asymptomatisch)
E	4	Atemwegsinfekte Pharyngokonjunktivales Fieber
F	40, 41	Magen-Darm-Infektionen
G	52	Magen-Darm-Infektionen

  - Gelegentlich verbunden mit Allgemeinsymptomen und präaurikulärer Lymphknotenschwellung
  - Rückbildung nach 1–2 Wochen
- Akute hämorrhagische Zystitis: insbesondere männliche Kinder
- Genitale Ulzerationen: können sexuell übertragen werden
- Gastroenteritis: Manifestation als Durchfall; Assoziation mit Appendizitis oder Invagination möglich
- Meningoenzephalitis (selten)
- Hepatitis (selten)

Schwangerschaft

- Vertikale Transmission auf den Feten mit Fehlbildungen ist nicht bekannt.
- Bei ausgeprägter maternaler Erkrankung ist eine fetale Beeinflussung nicht auszuschließen (z. B. könnte starker Husten zum vorzeitigen Wehenbeginn führen).

Diagnostik

- Blut:
  - Häufig Leukozytose (im Gegensatz zu anderen viralen Infektionen)
  - CRP Erhöhung (meistens gering)
- Serum:
  - Antikörpernachweis mittels ELISA
  - Nachweis von IgM: akute Infektion (Kontrolle empfohlen)
  - IgM und IgG: kürzliche bzw. frische Infektion
  - Nur IgG: vorangegangene Infektion
  - Hoher IgG-Titer: Reaktivierung bzw. erneute Antigenkontakt

- Antigennachweis durch ELISA (z. B. im Stuhl)
- Virus-DNA-Nachweis mit PCR (z. B. Konjunktivalabstriche, Sputum)

Therapie

- Supportive und symptomatische Therapie

Differenzialdiagnosen

Andere Erreger einer Pharyngitis, Konjunktivitis, bzw. Diarrhö.

Prophylaxe und Bemerkungen

- Können im Urogenitaltrakt und Tonsillen persistieren
- Bei Patienten mit Immunschwäche schwere disseminierte Infektionen möglich

Meldepflicht: §7 IfSG Meldepflichtige Nachweise von Krankheitserregern: namentliche Meldung bei direktem Nachweis im Konjunktivalabstrich.

3.6.2 Affenpocken

Definition und Bemerkungen

- **Erreger:** Affenpockenvirus (MPXV), doppelsträngiges DNA-Virus
- Seit 1970 in west- und zentralafrikanischen Ländern endemisches Auftreten
- Vorkommen außerhalb Afrikas: 2022 in Europa, den USA und Kanada; 2021 in den USA; 2019 Singapur; 2018 in Großbritannien und Israel; 2003 in den USA
- Inkubationszeit: 7–21 Tage

Risikogruppen für schwerere Verläufe: Patienten mit Immundefekten oder unter medikamentöser Immunsuppression, Schwangere, Kinder unter 8 Jahren sowie Patienten mit atopischer Dermatitis oder Ekzemen.

Übertragung:

- Von Tieren (wahrscheinlich Nagetieren, Affen) auf Menschen
- Von Mensch zu Mensch-Übertragung[6]:
  - Enger Kontakt mit Hautveränderungen, Körperflüssigkeiten, Blut oder Gewebe infizierter Personen (z. B. im Gesundheitswesen, MSM)
  - Über Atemwege (Tröpfcheninfektion)
  - Eine sexuelle Übertragung ist theoretisch möglich (wahrscheinlich aber eher durch den engen körperlichen Kontakt beim Geschlechtsverkehr, wie in Belgien und Spanien beobachtet wurde)

Das nicht zu erklärende plötzliche Auftreten der Affenpocken außerhalb von Afrika hat zu einer erhöhten Alarmbereitschaft der Gesundheitsbehörden und der WHO geführt.

[6] Während man bisher eine Einschleppung („Import“) durch Reisende aus Afrika vermutete, treten zunehmend Fälle auf, deren Herkunft nicht mehr nachvollziehbar ist.

Klinik

Frühsymptome ca. 4 Tage:

- Fieber, Kopfschmerzen, Arthralgien, Myalgien und Lymphadenopathie in der Hals- und Leistenregion
- Trockener Husten (ca. 30 %), Laryngitis, Tonsillitis, Konjunktivitis

Weitere Verlauf (1–3 Tage): Es können sich krankhafte Hautveränderungen ausbilden (Pustelbildung), die zum Schorf verkrusten und abfallen:

- Hautveränderungen beginnen oft im Gesicht und breiten sich dann weiter auf andere Körperteile aus
- Bläschenstadium (Stadium vesiculosum)
- Bildung von Pusteln mit zentraler Eindellung
- Konfluieren und bilden Borken
- Schorf fällt ca. 12–14 Tage später ab und hinterlässt charakteristische Narben
- In einigen Fällen können schwere Verläufe auftreten

Affenpocken verlaufen in der Regel milder als Menschenpocken ab.

Schwangerschaft

- Datenlage noch zu gering
- Fallbeobachtungen: im Rahmen von maternalen Infektionen kann es zu Fehlgeburten, Frühgeburten oder Totgeburten kommen

Diagnose

- Molekularbiologischer Nachweis (PCR) vom Pockenschorf, Pockensekret oder Kühlflüssigkeit
- Serologische Antikörpernachweise derzeit in experimenteller Evaluation
- Elektromikroskopischer Nachweis (aufwendig, kostenintensiv, nur in wenigen Laboren möglich)
- Anzucht in Zellkultur (aufwendig, kostenintensiv, nur in wenigen Laboren möglich) (Dauer bis zu 5 Tage)

Therapie

- Tecovirimat (zugelassene Therapieoption gegen Pocken)
- Cidofovir oder Brincidofovir (potenzielle Wirkung *in vitro*)
- Passive Immunisierung durch Gabe von humanem Vaccinia-Immunglobulin (VIGIV) möglich (falls erhältlich)
- Symptomatische Therapie (Antipyretika, Bettruhe u. a.)

Therapiemöglichkeiten in der Schwangerschaft noch unklar.

Differenzialdiagnosen

Allergie; Dermatitis herpetiformis; Impetigo; Influenza; Masern; Molluscum contagiosum; Pityriasis; Scabies; Scharlach; Syphilis; Windpocken/Zoster.

Prophylaxe und Bemerkungen

- Vermeidung von engen Kontakten zu potenziell infizierten Tieren (v. a. Nagetiere, Affen) in Endemiegebieten

- Verzicht auf Verzehr von potenziell infizierten Tieren aus Risikogebieten
- Hygienemaßnahmen und Infektionsschutzmaßnahmen sind dringend zu beachten:
  - Infizierte sollten bis zum Abfall der Krusten isoliert werden (mindestens 21 Tage)
  - Kontaktpersonen sollten für 21 Tage in eine (häusliche) Quarantäne
- Impfung: derzeit gibt es keinen speziellen Impfstoff:
  - Impfung mit Pockenimpfstoff gegen Variola-Viren möglich
  - Routinemäßige Impfung wird seit 1980 nicht mehr durchgeführt
  - Kreuzimmunität mit Affenpocken vorhanden
  - Wirksamkeit der Impfung: ca. 85 %
- Immunität: nach Infektion lebenslang

3

Die Bedeutung der Affenpocken für die Schwangerschaft ist derzeit noch weitgehend unklar. Da sich die Präventionsmaßnahmen trotz fehlender/unzureichender Daten (!) ähnlich wie bei Corona innerhalb von Tagen/Wochen ändern (können), sollten allgemeine Vorsichtsmaßnahmen und ggf. Kontaktbeschränkungen für Schwangere in Erwägung gezogen werden.

3.6.3 Bakterielle Vaginose

▶ Kap. 2.2.4

Schwangerschaft

Obwohl zahlreiche Untersuchungen bei Patientinnen mit bakterieller Vaginose widersprüchliche und schwer zu bewertende Ergebnisse ergaben, wird mittlerweile eine bakterielle Vaginose als eine der häufigsten Ursachen für Frühgeburtlichkeit angesehen. Zusätzlich wird das Vorkommen einer bakteriellen Vaginose mit folgenden ungünstigen geburtshilflichen Auswirkungen assoziiert:

- Chorioamnionitis
- Fetale Wachstumsretardierung
- Frühgeburt
- Intrauterine Infektion
- Postpartale Endometritis
- Spontanabort
- Vorzeitiger Blasensprung

Es existiert ein Zusammenhang zwischen dem Risiko einer Frühgeburt und einer bakteriellen Vaginose, sodass dieses Risiko durch eine schnelle Diagnose und Therapie verhindert werden kann.

Therapie

Für die medikamentöse Behandlung stehen die klinisch gleichwertigen Präparate Metronidazol und Clindamycin zur Verfügung (▶ Tab. 3.30).

Besonderheiten der Therapie in der Schwangerschaft:

- Unabhängig von der Embryo- bzw. Fetalentwicklung ist eine Lokalbehandlung mit Clindamycin möglich.

Tab. 3.30 Therapieoptionen einer bakteriellen Vaginose während der Schwangerschaft

Therapie	Medikamente	Dosierung	Dauer
Lokale Therapie (1. Trimenon)	Clindamycin 2 % Vaginalcreme	1 × Creme/d intravaginal	7 d
Lokale Therapie (2–3. Trimenon)	5 % Metronidazol-Creme	2–3 ×/d	Über 7 d
	2 % Clindamycin-Creme	1 ×/d	Über 7 d
Systemische Therapie (2.–3. Trimenon)	Metronidazol	2 × 500 mg/d p. o.	Über 7 d
	Metronidazol	3 × 250 mg/d p. o.	Über 7 d
	Metronidazol	1 × 2.000 mg p. o.	Als Einmaltherapie
	Clindamycin	2 × 300 mg/d p. o.	Über 7 d

- Ab dem 2. Trimenon ist auch eine systemische Therapie mit Metronidazol möglich (▶ Abb. 3.19):
  - Mutagenes oder teratogenes Potenzial im 2. und 3. Trimenon konnte nicht für diese Fermente nachgewiesen werden.
  - In Abhängigkeit vom vorhandenen vergrößerten Verteilungsvolumen bzw. maternalen Gewicht kann eine höhere Dosierung (z. B. Metronidazol 3 × 500 mg/d) in Erwägung gezogen werden.
- Es werden häufig Laktobazillen- oder Milchsäurepräparate bzw. antiseptische Mittel zur Behandlung einer bakteriellen Vaginose genutzt:
  - Vor einer Anwendung dieser Medikamente sollte sowohl die Zulassung als auch die Indikation geprüft werden.
  - Der Stellenwert einer solchen Behandlung während einer Schwangerschaft ist im Sinne einer Heilung nicht als gesichert bzw. als äußerst fraglich anzusehen.
- Im Vergleich zu allen anderen Medikamenten bzw. Maßnahmen hat eine antibiotische Therapie die größte Wahrscheinlichkeit einer Heilung (mehr als 85 %).

Eine systemische Behandlung ab dem 2. Trimenon ist zu bevorzugen, unabhängig von dem jeweiligen genutzten Antibiotikum.

3.6.4 Condylomata acuminata (humanes Papillomavirus, HPV)

▶ Kap. 4.4.5

Schwangerschaft

- Bei ausgedehnten Feigwarzen im Geburtskanal kann es bei der Geburt zu einer Infektion des Neugeborenen mit Papillomaviren kommen: Entwicklung einer Larynxpapillomatose beim Neugeborenen, die sehr schwer zu behandeln ist.
- Da aber nur wenig Virus in den Kondylomen vorhanden ist, ist das Übertragungsrisiko begrenzt. Eine Sectio caesarea ist daher nur sehr selten gerechtfertigt.
- Allenfalls bei großer und flächendeckender Verbreitung von Condylomata acuminata (Buschke-Löwenstein-Tumor) kann aufgrund der Verlegung der Geburtswege eine Sectio caesarea indiziert sein.

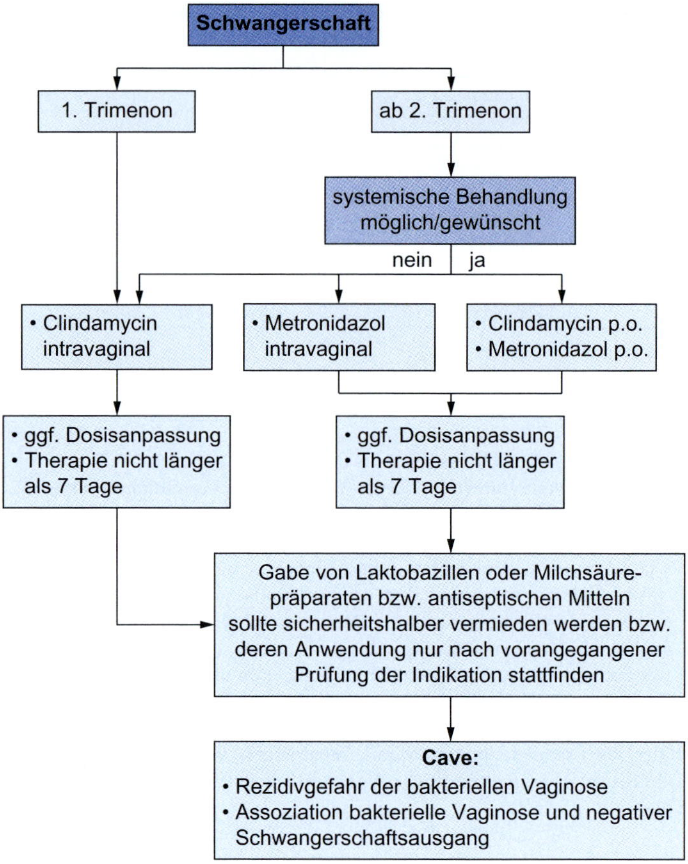

Abb. 3.19 Therapie der bakteriellen Vaginose in der Schwangerschaft [L231]/[P780]

- Über die Häufigkeit der peripartalen Übertragung von HPV liegen nur wenige Daten vor, sie ist aber (nach neueren Untersuchungen) durchaus möglich.

Die elektive Sectio caesarea kann eine HPV-Infektion des Kindes nicht verhindern!

Therapie

- In der Mehrzahl der Fälle kommt es (auch ohne Behandlung) zu einer spontanen Remission, sodass ein abwartendes Vorgehen möglich ist.
- Kommt es nicht zur Spontanremission oder fühlt sich die Patientin stark belästigt, dann sollten die Kondylome beseitigt werden (▶ Kap. 4.4.5):
  - Trichloressigsäure (lokale Therapie) oder bei ausgeprägten Befunden chirurgische Verfahren (CO_2-Laser oder Elektrokauter).

- Während der Schwangerschaft sollte eine Therapie nur in Abhängigkeit der Ausdehnungen bzw. Beschwerden erwogen werden.
- Es sind die Kontraindikationen zur therapeutischen Anwendung während der Schwangerschaft zu beachten.
- Bei chirurgischer Therapie sind mögliche Komplikationen (z. B. Anästhesie) zu beachten.

3.6.5 Haemophilus influenzae

Definition und Bedeutung

- Bekapselte (Serotypen a–f) oder unbekapselte (weniger virulente) kokkoide Stäbchen:
  - Bedeutendster Serotyp der bekapselten Stämme ist Typ b (Hib)
  - 90 % der invasiven Infektionen bei Kindern unter 6 Jahren werden durch Serotyp b verursacht
  - Unbekapselte Stämme sind opportunistische Krankheitserreger und führen meistens bei lokaler Abwehrschwäche zu Symptomen
- Invasive Infektionen bei Kindern (in 90 % Typ b): Meningitis, Pneumonie, Arthritis und Epiglottitis
- Lokalisierte Infektionen (in 90 % unbekapselt): akute Infektexazerbation der chronischen Bronchitis, Augeninfektionen, Otitis media, Pneumonie, Sinusitis, Rhinosinusitis
- Letalität: bei Entwicklung einer Meningitis 60–90 %. Selbst bei rechtzeitiger Antibiotika-Behandlung ist die Sterberate noch > 5 %
- Übertragung durch Tröpfcheninfektion
- Inkubationszeit: wenige Tage
- Geschlechterverhältnis: Männer häufiger betroffen als Frauen
- Häufigkeitsgipfel: Kindesalter und immungeschwächte Erwachsene
- Inzidenz: ca. 0,3 Erkrankungen/100.000 Einwohner pro Jahr. Bei < 1 Lebensjahr 1,6 Erkrankungen/100.000 Einwohner pro Jahr

Klinik

- Fieber
- Konjunktivitis
- Infektionen des Atmungssystems:
  - z. B. Husten (Bronchitis, Pneumonie)
  - z. B. Dyspnoe und Erstickungsanfälle (Epiglottitis)
  - z. B. Tachypnoe (Pneumonie)
- Infektionen des Hals-Nasen-Ohren-Bereichs:
  - z. B. Ohrenschmerzen, insbesondere hinter der Ohrmuschel (Otitis media)
  - z. B. Schmerzen oder Druckgefühl im Bereich der betroffenen Nasennebenhöhle (Sinusitis)
  - z. B. Schnupfen (Rhinitis)
- Evtl. Symptome einer Sepsis
- Evtl. Symptome einer Meningitis (z. B. Kopfschmerzen, Meningismus, Photophobie)
- Komplikationen: Bronchitis; Epiglottitis; Konjunktivitis; Meningitis; Otitis media, Pneumonie; Sepsis; Sinusitis

Schwangerschaft

- Eine vertikale Transmission auf den Fetus mit Fehlbildungen ist nicht bekannt
- Keine direkte Gefährdung der Schwangerschaft
- Allerdings stellen mögliche Folgeerkrankungen (z. B. Pneumonie, Meningitis) eine Gefahr für die Schwangere und somit indirekt für das ungeborene Kind dar

Schwangere haben, im Vergleich zur Normalbevölkerung, ein bis zu 17-fach erhöhtes Risiko, Hib zu akquirieren.

Diagnostik

- Blutbild, CRP bzw. Procalcitonin
- Leberparameter (Gamma-GT, GOT, GPT, GLDH)
- Quick, INR, PTT
- Erregernachweis:
  - Mikrobiologische Erregerkultur aus Blut, Liquor, Eiter bzw. Abstriche
  - Mikroskopisches Präparat und Nachweis von Kapselantigenen als Schnellnachweis bei Meningitis

Therapie

Supportive und symptomatische Therapie:

- Bettruhe
- Antipyretika (z. B. Paracetamol)
- Evtl. Analgetika

Antibiotische Therapie:

- Bei leichter Erkrankung:
  - Amoxicillin 3 × 1000 mg/d p. o. für 7–10 Tage
  - Amoxicillin/Clavulansäure 2 × 875/125 mg/d p. o. für 7–10 Tage
  - Cefuroximaxetil 2 × 500 mg/d p. o. für 7–10 Tage
  - Ciprofloxacin 2 × 500 mg/d p. o. für 7–10 Tage
- Bei schweren Erkrankungen:
  - Ceftriaxon 2 × 1 g/d i. v. für 7–10 Tage
  - Cefotaxim 3 × 2 g/d i. v. für 7–10 Tage
  - Meropenem 3 × 1 g/d i. v. für 7–10 Tage

Differenzialdiagnosen

Bronchitis durch andere Erreger; Epiglottitis; Pneumonie; Sinusitis; Konjunktivitis; Sepsis; Otitis media; Meningitis.

Prophylaxe und Bemerkungen

Hib-Impfung:

- Wichtigste und wirksamste präventive Maßnahme
- Die Hib-Impfung schützt nicht vor Schleimhautinfektionen!

Postexpositionsprophylaxe:

- Erkrankungsrisiko für eine enge Kontaktperson von Patienten mit einer Meningitis durch Haemophilus influenzae Typ B liegt etwa 200- bis 1.000-mal höher als bei der Allgemeinbevölkerung

- Schnellstmögliche Chemoprophylaxe (nicht mehr sinnvoll, wenn der Kontakt > 10 Tage zurückliegt!):
  - *Erwachsene und Kinder > 12 Jahre:* Rifampicin 1 × 600 mg p. o. über 4 Tage
  - *Kinder 1 Monat bis 12 Jahre:* 20 mg/kg/Tag (maximal 600 mg) in 1 Einzeldosis für 4 Tage
- *Schwangerschaft:* Ceftriaxon 1 × 250 mg i. m.

Zur Prävention der Infektion mit Haemophilus influenzae muss auf eine Reduktion der Risikofaktoren und Einhalten der Basishygienemaßnahmen geachtet werden.

3.6.6 Herpes zoster

▶ Kap. 6.4

Schwangerschaft

- Umgehende Therapie beginnen (einschließlich Schmerztherapie)
- Läsionen sollten vollständig abgedeckt werden
- Kontakt zu anderen Schwangeren oder Neugeborenen bis zur Verkrustung der Läsionen vermeiden

Eine Reaktivierung des VZV verursacht, soweit bekannt, keine fetale Infektion bzw. fetale Schädigung.

Therapie

Absolute Indikation einer antiviralen Therapie bei jeder Form eines Herpes zoster:
- Patienten jeden Alters mit Zoster im Kopf-Hals-Bereich
- Schwerer und ausgeprägter Zoster am Stamm und an den Extremitäten
- Immunsupprimierte Patienten
- Schwere Infektion (Enzephalitis, Pneumonie)

Symptomatisch:
- Schmerzmedikation:
  - Geringe Schmerzen: Paracetamol 3–6 × 500 mg/d p. o., solange Schmerzen bestehen (Höchstdosierung maximal über 7 Tage)
  - Starke Schmerzen: Kodein und Paracetamol 3 × 1 Kps./d p. o., solange Schmerzen bestehen (Höchstdosierung maximal über 7 Tage)

Antivirale Therapie:
- Evtl. Therapie mit Aciclovir (in Abhängigkeit vom Gestationsalter):
  - Orale Therapie: Aciclovir 5 × 800 mg/d p. o. für 7 Tage
  - Intravenöse Therapie: Aciclovir 3 × 5 mg/kg KG i. v. für 5–7 Tage

Schwere Verlaufsformen:
- Zoster-Pneumonie: Aciclovir 3 × 10–15 mg/kg KG i. v. für 7 Tage
- Zoster-Enzephalitis: Aciclovir 3 × 10–15 mg/kg KG i. v. für 14 Tage

3.6.7 Human-T-cell-lymphotropic-virus (HTLV)

▶ Kap. 4.5.4

3.6.8 Influenza (Grippe)

Definition und Bedeutung.

- Influenzavirus; 3 Typen: A, B und C, zahlreiche Subtypen
- Weltweite Ausbreitung
- Häufig Epidemien und Pandemien
- Übertragung: Tröpfcheninfektion
- Inkubationszeit: 1–8 Tage (in der Regel 1–3 Tage)
- Krankheitsdauer: ca. 5–7 Tage
- Inzidenz: ca. 50 Erkrankungen pro 100.000 Einwohner pro Jahr

Auch während der Inkubationszeit ist die Patientin bereits infektiös.

Klinik

Symptome bzw. Beschwerden bei der saisonalen Influenza:

- Akuter Beginn mit häufig leichtem Verlauf
- Typische „Grippe"-Symptomatik mit: Fieber; Gliederschmerzen; Halsschmerzen; Husten; Kopfschmerzen; Rhinitis; Schüttelfrost
- Gastrointestinale Beschwerden
- Myalgie
- Abgeschlagenheit, Müdigkeit und Anorexie
- Relative Bradykardie
- Kreislaufschwäche
- Komplikationen: Pneumonie mit hoher Letalität; (Peri-)Myokarditis; Enzephalitis; Meningitis; Otitis media, Sinusitis

Starkes Krankheitsgefühl!

Symptome bzw. Beschwerden bei der neuen Influenza (Schweineinfluenza/Schweinegrippe):

- Die klinischen Symptome beginnen unmittelbar und bilden sich in 3–7 Tagen spontan zurück
- Symptome ähneln der saisonalen Influenza
- Diarrhö (ca. 40 % der Fälle)
- Übelkeit
- Erbrechen

Symptome bzw. Beschwerden bei der aviären Influenza (Vogelgrippe):

- Fieber über 39 °C
- Arthralgie
- Dyspnoe (Atemnot)
- Gastrointestinale Symptome wie Erbrechen und Diarrhö (Durchfall) (häufig)
- Halsschmerzen
- Husten
- Kopfschmerzen

Schwangerschaft

- Eine vertikale Transmission auf den Fetus mit Fehlbildungen ist nicht bekannt.

- Viren können Plazentabarriere nicht überwinden.
- Bei ausgeprägtem Verlauf kann, aufgrund der maternalen Beeinflussung, die Schwangerschaft gefährdet sein (z. B. Frühgeburt).

Diagnose

- Klinisches Erscheinungsbild
- Nur bei speziellen Fragestellungen:
  - Virusisolierung aus Rachen- oder Nasenabstrichen
  - Antikörpernachweis (signifikanter Titeranstieg im Abstand von 2 Wochen)
- Antikörper gegen Influenza-Viren (A und B) – Antigennachweis (Sputum, Bronchialsekret, Rachenspülwasser, Trachealsekret)
- Bei schweren Verläufen oder Komplikationen sollte das Virus labordiagnostisch nachgewiesen werden:
  - Entnahme von Rachenspülflüssigkeit innerhalb der ersten beiden Krankheitstage
- Schnelldiagnostik: direkter Nachweis viraler Antigene mittels ELISA oder Schnelltest
- Die weitere Typisierung und der Genomnachweis werden in spezialisierten Labors durchgeführt (Influenza A saisonal [H3N2] und A [H1N1]; Influenza B)
- Bei Verdacht auf die *neue Grippe* („Schweinegrippe") oder die *aviäre Influenza* (Vogelgrippe; H5N1) sollte ein Nasen- bzw. Rachenabstrich durchgeführt werden (spezifische RT-PCR)

Die Labordiagnostik muss mindestens durch eine der drei folgenden Methoden erfolgen:
- Nukleinsäure-Nachweis (spezifische RT-PCR)
- Serologische Differenzierung oder molekulare Typisierung (molekulargenetische Untersuchung)
- Vierfacher Titeranstieg des spezifischen Influenza-Antikörpers

Differenzialdiagnosen

- Andere Infektionen der oberen und unteren Atemwege
- Influenza-like Illness – Oberbegriff für Infektionserkrankung der Atemwege durch ein breites Spektrum von Erregern (vor allem Viren, aber auch Bakterien oder Pilze)
- Interstitielle Pneumonie (durch andere Erreger: z. B. Chlamydien, Legionellen, Mykoplasmen, Respiratory-Syncytial-Virus [RSV], Adenoviren)
- MERS-Cov (Middle East Respiratory Syndrome Coronavirus)
- SARS (Severe Acute Respiratory Syndrome) – Letalität 11 %
- Virusinfektion der oberen Atemwege, häufig als Erkältung bezeichnet („common cold")

Therapie

Supportive und symptomatische Therapie:
- Körperliche Schonung
- Ausreichende Flüssigkeitszufuhr
- Bei hohem Fieber oder zur Analgesie, Gabe von z. B. Paracetamol möglich

Antivirale Therapie mit Neuraminidasehemmer: Zanamivir, Oseltamivir (▶ Tab. 3.31)

Tab. 3.31 Therapieoptionen einer Influenza-Infektion

	Medikament	Dosierung	Dauer
Influenza A	Amantadin	2 × 100 mg/d p. o.	5–7 d
	Kinder < 9 J. Amantadin	5 mg/kg KG/d (max. 150 mg/d)	5–7 d
Influenza A und B	Zanamivir	2 × 10 mg/d Inhalation	5–7 d
	Oseltamivir	2 × 75 mg/d p. o.	5 d
Sonstige Maßnahmen	• Zanamivir: Beginn innerhalb von 48 h nach Symptombeginn • Oseltamivir: Beginn innerhalb von 36 h nach Symptombeginn • Dosisreduktion bei Niereninsuffizienz • Amantadin: Dosisreduktion bei Niereninsuffizienz • Strenge Indikation bei Schwangerschaft beachten • Impfung bei Risikogruppen • Supportive und symptomatische Therapie		

Prophylaxe und Bemerkungen

- Prophylaxe: bei Personen > 60 Jahre, Patienten mit Abwehrschwäche oder kardiopulmonalen Erkrankungen jährliche aktive Grippeschutzimpfung empfehlenswert
- Immunität: nur gegen Subtyp. Wiederholte Influenzainfektionen durch neue Subtypen möglich
- Präventionsmaßnahmen:
  - Abstand von hustenden oder niesenden Menschen
  - Vermeidung Händeschütteln und Umarmungen zur Begrüßung
  - Minimale Berührungen von Mund, Nase oder Augen mit den eigenen Händen
  - Händewaschen nach direktem Kontakt mit anderen Menschen; Husten und Niesen; Kontakt mit Tieren; Putzen der Nase; Toilettengang
  - Nasen-Mund-Schutz: Tragen von allen Mitgliedern im Haushalt und den Erkrankten selbst
- Eine Influenza-Impfung während der Schwangerschaft wird von zahlreichen nationalen und internationalen Institutionen empfohlen; als bevorzugter Zeitpunkt für eine Impfung wird häufig das 2. Trimenon genannt

Meldepflicht: bei direktem Erregernachweis bei akuter Infektion

3.6.9 Katzenkratzkrankheit

Definition und Bedeutung

- Bartonella henselae: kleines, schlankes gramnegatives Stäbchen, teilweise leicht gebogen mit Pili, zeigt gleitende Bewegungen
- Weltweite Verbreitung der Infektion
- Sporadisch auftretend
- Inzidenz nicht genau bekannt, vorzugsweise bei Kindern
- Herbst- und Wintergipfel
- Inkubationszeit: 1–3 Wochen
- Übertragung meist durch Katzenkratz- oder Bissverletzung

Klinik

- Eintrittsstelle: Primärläsion, z. B. eine kleine Papel

- Unkomplizierte Verläufe imponieren als benigne, selbstlimitierende Lymphadenopathie
- Keine Lymphadenitis zwischen primärer Hautläsion und entzündeten Lymphknoten
- Lymphknotenschwellung:
  - Anschließend werden die drainierenden Lymphknoten befallen
  - Abszedierende oder granulomatöse Lymphadenitis
- Fieber
- Exantheme
- Kopf- und Gliederschmerzen
- Abgeschlagenheit
- Abdominale Schmerzen
- Osteomyelitis
- Selten: Arthritis, chronisches Fieber, Endokarditis, Enzephalopathie, Fazialisparese, Glomerulonephritis, Guillain-Barré-Syndrom, Meningitis, Mikroabszesse in Leber und Milz, Myelitis transversa, Neuroretinitis, Pneumonie, Radikulopathie, thrombozytopenische Purpura, zerebrale Arteriitis

Schwangerschaft

Nur wenige Daten sind vorhanden, wobei eine Beeinflussung der Schwangerschaft, vor allem bei unkomplizierten Verläufen, als unwahrscheinlich gilt.

Diagnostik

- Anamnese
- Klinische Symptomatik
- Mikrobiologischer Nachweis
- Lymphknotenpunktat bzw. -gewebe
- Serologischer Nachweis von Antikörpern gegen Bartonella-Spezies bei Katzenkratzkrankheit und Endokarditis
- PCR-Nachweis möglich (lange Inkubationszeit, erfahrenes Personal)

Therapie

- Bei unkomplizierter Katzenkratzkrankheit ist keine Therapie indiziert.
- Schwerere Infektionen bedürfen einer systemischen antibiotischen Therapie (▶ Tab. 3.32).
- Während der Schwangerschaft sollten Kontraindikationen berücksichtigt werden. Erfahrungsgemäß wird eine Behandlung mit Erythromycin 4 × 500 mg über 14 Tage durchgeführt. Eine entsprechende Medikamenteneinnahme (ohne Milch bzw. Milchprodukte) sollte durchgeführt werden, um Antibiotika-bedingten Nebenwirkungen vorzubeugen.
- Bei neurologischen Komplikationen werden neuere Chinolone oder Erythromycin bzw. Doxycyclin zum Teil in Kombination mit Rifampicin genutzt (▶ Tab. 3.32).

Differenzialdiagnosen

Andere infektiöse und nicht infektiöse Ursachen der Lymphadenitis; Brucellose; Leukämien; M. Hodgkin; Toxoplasmose; Tuberkulose; Tularämie; Ulcus molle.

Prophylaxe und Bemerkungen

- Kein Umgang mit infizierten bzw. potenziell infizierten Katzen

Tab. 3.32 Therapieoptionen der Katzenkratzkrankheit

Indikation	Medikament	Dosierung	Dauer	
Standard	Azithromycin	1 × 500 mg/d p. o.	5 d	*oder*
	Ciprofloxacin	2 × 500 mg/d p. o.	10–14 d	
Alternative	Doxycyclin	2 × 100 mg/d p. o.	10–14 d	*oder*
	Levofloxacin	1 × 500 mg/d p. o.	7–10 d	*oder*
	Moxifloxacin	1 × 400 mg/d p. o.	7–10 d	*oder*
	Erythromycin	4 × 500 mg/d p. o.	10–14 d	*oder*
	Clarithromycin	2 × 500 mg/d p. o.	10–14 d	
Schwere Infektion mit evtl. neurologischer Beteiligung	Levofloxacin	1 × 500 mg/d p. o.	10–14 d	*oder*
	Moxifloxacin	1 × 400 mg/d p. o.	10–14 d	*oder*
	Doxycyclin	2 × 100 mg/d p. o.	10–14 d	*oder*
	Erythromycin	4 × 500 mg/d p. o.	10–14 d	
	plus			
	Rifampicin	2 × 300 mg/d p. o.	10–14 d	

- Bekämpfung des Flohbefalls bei Katzen
- Verbesserung der hygienischen und sozialen Bedingungen zur Bekämpfung von Läusen und Sandmücken in endemischen Ländern (auch anderen Bartonellenerregern)

3.6.10 Mumps

Definition und Bedeutung

- Erreger: Mumpsvirus (Paramyxovirus)
- Weltweite Ausbreitung: häufiges Auftreten in Epidemien während den kalten Jahreszeiten
- Übertragung durch Tröpfcheninfektion und Schmierinfektion (z. B. direkter Speichelkontakt)
- Infektiosität: ca. 1 Woche vor bis 9 Tage nach Auftreten der Symptome:
  - Inkubationszeit: 14–25 Tage
  - Kontagiosität: ca. 40 %
  - Manifestationsindex: ca. 50 %
  - Jungen sind doppelt so häufig betroffen wie Mädchen
- Seroprävalenz:
  - Kleinkinder (1–2 Jahre): 74 %
  - Kinder und Jugendliche (3–17 Jahre): > 85 %
  - Frauen im gebärfähigen Alter: ca. 60–70 %
- Inzidenz: ca. 0,7 Erkrankungen pro 100.000 Einwohner pro Jahr

Klinik

- Allgemeinsymptome: Fieber, Kopf- und Gliederschmerzen
- Parotitis epidemica: ein- oder beidseitige schmerzhafte Schwellung der Speicheldrüsen

Komplikationen:

- Pankreatitis: evtl. Entwicklung eines Diabetes mellitus
- Orchitis (Männer): Gefahr der Sterilität
- Oophoritis
- Meningitis, selten Meningoenzephalitis
- Selten: Myokarditis, Polyarthritis, Neuritiden des N. acusticus (Innenohrtaubheit) und N. facialis

Schwangerschaft

- Schwere Verläufe mit Gefährdung der Schwangerschaft möglich (Einzelfallberichte)
- Transplanzentare bzw. perinatale Übertragung möglich (Einzelfallberichte)
- Fetale Schädigung nicht bekannt

Immunität soll über eine Impfausweiskontrolle festgestellt werden. Serologische Testung nicht indiziert.

Diagnostik

- Charakteristisches klinisches Erkrankungsbild
- Die Diagnose wird klinisch gestellt
- Laboruntersuchungen (bei atypischem Verlauf, diagnostischer Unsicherheit):
  - Unspezifische Veränderungen: Amylaseerhöhung (Lipase normal)
  - Antikörpernachweis: ELISA (Serokonversion oder signifikanter Titeranstieg), Mumps-IgM positiv (▶ Tab. 3.33)
  - Virusisolierung z. B. aus Rachenabstrich oder Liquor (selten indiziert)

Differenzialdiagnosen

Dentale Infektionen; Diabetes mellitus; Hämangiom; Heerfordt-Syndrom (Febris uveoparotidea subchronica); Hodentorsion (Jungen/Männer); Influenza; Keratokonjunktivitis sicca; Lymphadenitis colli; Lymphangiom; Medikamente; Parotiserkrankungen (chronisch rezidivierende juvenile Parotitis, Parotissteine – Ductus-paroticus-Stein, Parotistumor, Parotiszyste); Parotitis; Rhabdomyosarkom; Rhinitis sicca; Sarkoidose; Sialolithiasis; Sjögren-Syndrom; Urämie.

Tab. 3.33 Interpretation serologischer Befunde bei V. a. eine Mumps-Infektion

Mumps-IgG	Mumps-IgM	Mumpsvirus-RNA	Interpretation
–	–	–	Empfänglich
–	–	+	Akute Infektion
–	+	+	Akute Infektion
–	+	–	Akute Infektion. Evtl. falsch-positiver IgM
+	+	+	Akute Infektion
+	+	–	Kürzliche Infektion. Evtl. falsch-positiver IgM
+	–	+	Mögliche Reinfektion
+	–	–	Zurückliegende Infektion oder Impfung

Therapie

- Supportive und symptomatische Therapie, z. B. Umschläge, Breikost
- Fiebersenkende Medikamente (z. B. Paracetamol)
- Mumps-Orchitis: Hochlagerung der Hoden

Prophylaxe und Bemerkungen

Prophylaxe:

- Aktivimpfung im Kindesalter im 11.–14. sowie 15.–23. Lebensmonat, meist in Kombination mit Masern- und Rötelnimpfung
- Zwei dokumentierte Mumps- oder MMR-Impfungen: Schutz ist anzunehmen, ein monovalenter Mumpsimpfstoff ist in Deutschland nicht mehr erhältlich
- Passive Immunisierung: nicht verfügbar
- Immunität soll über eine Impfausweiskontrolle vor Schwangerschaft festgestellt werden
- Bei fehlender Immunität:
  - Außerhalb der Schwangerschaft: Impfung
  - Schwangerschaft: Hygienemaßnahmen und Expositionsprophylaxe
- Schwangerschaft nach Impfung: 4 Wochen (bis 3 Monate) zwischen MMR-Impfung und Konzeption wahrscheinlich ausreichend

Postexpositionsprophylaxe (PEP):

- Indikationen:
  - Ungeimpfte Personen
  - In der Kindheit nur einmal geimpfte Personen
  - Personen mit unklarem Impfstatus mit Kontakt zu einem Erkrankten
- Durchführung: möglichst innerhalb von 3 Tagen nach Exposition einmalige Impfung mit MMR-Impfstoff

Prognose:

- Meist folgenlose Ausheilung
- Nach Orchitis: Sterilität in bis zu 15 % der Fälle
- Selten Taubheit infolge Meningitis bzw. N. acusticus-Neuritis
- Meningoenzephalitis: letaler Verlauf möglich

Meldepflicht:

- § 6 IfSG Meldepflichtige Krankheit: namentliche Meldung bei Verdacht einer Erkrankung, Erkrankung sowie Tod.
- § 7 IfSG Meldepflichtige Nachweise von Krankheitserregern: namentliche Meldung bei direktem oder indirektem Nachweis, soweit die Nachweise auf eine akute Infektion hinweisen.

3.6.11 Masern

Definition und Bedeutung

- Masernvirus (Gruppe der Paramyxoviren)
- Weltweite Ausbreitung
- Ca. 30 Millionen Menschen erkranken weltweit jährlich an Masern
- Inzidenz: ca. 2 Fälle pro 100.000 Einwohner pro Jahr
- Übertragung: Tröpfcheninfektion („fliegende Infektion")
- Infektiosität: 4 Tage vor bis 4 Tage nach Ausbruch des Exanthems
- Inkubationszeit: 10–14 Tage

- Die gemeldeten Fallzahlen vom RKI der letzten Jahre sind, aufgrund der Corona-Pandemie und den Einschränkungen, sehr gering

Die WHO fordert eine Inzidenz von 1 Fall pro 1 Million Einwohner. Masern sollten eigentlich bis 2020 ausgerottet werden.

Klinik

Prodromalstadium (3–5 Tage):
- Fieber
- Konjunktivitis
- Koplik-Flecken:
  - Lokalisation in der Wangenschleimhaut gegenüber den Prämolaren
  - Bläulich-weißliche Papeln mit einem erythematösen Hof
  - Treten nach dem 2. Tag des Fiebers auf

Exanthemstadium (3–5 Tage):
- Effloreszenzen:
  - Makulopapulöses, konfluierendes Exanthem
  - Auftreten von erythematösen Papeln am 4. Tag des Fiebers
  - Mit Beginn des Exanthems erneuter Fieberanstieg
  - Zu Beginn einzelne Effloreszenzen, die dann konfluieren: Gesicht, Hals und Schultern
  - Ablassen des Exanthems einer gelblich-bräunlichen, schuppigen Effloreszenz
  - Abklingen des Exanthems innerhalb von 4–6 Tagen
  - Nach Abklingen des Exanthems: Entfieberung
- Lokalisation:
  - Beginn retroaurikulär und an der Stirn-Haar-Grenze
  - Zentrifugale und absteigende Ausbreitung
  - Gesicht, Körper und Extremitäten
  - Exanthem der Beine am 3. Tag

Komplikationen:
- Otitis media: am häufigsten
- Masern-Krupp: Bereits im Prodromalstadium durch Laryngotracheitis kompliziert
- Bronchopneumonie: durch Fortschreiten einer Masernbronchitis oder durch bakterielle Superinfektion. Bei Immundefekten sog. Riesenzellpneumonie möglich
- Toxisches Kreislaufversagen bei schwerem Verlauf und Abwehrschwäche

Masernenzephalitis:
- Akute postinfektiöse Enzephalitis (am häufigsten): hohe Letalität (bis 20 %), häufig Defektheilungen mit z. B. Intelligenzminderung und Epilepsie
- Measles Inclusion Body Encephalitis (MIBE)
- Subakute sklerosierende Panenzephalitis (= SSPE, selten): langsam fortschreitender Kortexverlust mit Manifestation nach 2–8 Jahren

Schwangerschaft

- Schwere maternale Verläufe mit Gefährdung der Schwangerschaft möglich:
  - Frühgeburt
  - Fehlgeburt
  - Abort

- Direkte fetale Schädigung nicht bekannt
- Konnatale Maserninfektion möglich: leichte Infektion bis letale kindliche Pneumonie möglich

Diagnose

- Klinische Symptomatik
- Blutbild: Leukopenie, Lymphopenie
- Antikörpernachweis im Serum (bei diagnostischer Unsicherheit)
- Bei frischer Infektion: Nachweis von IgM-AK (signifikanter Titeranstieg oder Serokonversion bei Kontrolle innerhalb von 10–30 Tagen)

Therapie

- Supportive und symptomatische Therapie
- Isolierung bis zum Abklingen des Exanthems
- Bei bakterieller Superinfektion kann eine antibiotische Therapie erfolgen
- Postexpositionsprophylaxe:
  - Nicht-schwangere Frauen: Impfung
  - Schwangere Frauen: humanes Immunglobulin (Cave: Anwendung in Deutschland umstritten, da höhere Kosten und eingeschränkte Durchführbarkeit); bei Bedarf müsste die nationale Verfügbarkeit überprüft werden

Differenzialdiagnosen

Allergisch-toxische Exantheme; Arzneimittelexanthem; Dengue-Fieber; Enterovirus; Exanthema subitum (Dreitagefieber); Kawasaki-Syndrom; Syphilis; Mononukleose; Ringelröteln; Rocky-Mountain-spotted-Fieber (Rickettsiosen); Röteln; Scharlach.

Prophylaxe und Bemerkungen

Prophylaxe:

- Aktivimpfung im Kindesalter im 11.–14. sowie 15.–23. Lebensmonat (Kombination mit Mumps- und Rötelnimpfung)
- Meidung von Gemeinschaftseinrichtungen: bei Erkrankten mindestens 5 Tage nach Ausbruch des Exanthems, bei Kontaktpersonen mindestens 14 Tage nach Kontakt

Postexpositionsprophylaxe (PEP):

- Indikationen:
  - Ungeimpfte ab dem Alter von 9 Monaten
  - In der Kindheit nur einmal geimpfte Personen
  - Personen mit unklarem Impfstatus mit Kontakt zu einem Erkrankten
  - Immunsuppression mit Masernkontakt
- Durchführung:
  - Einmalige Impfung mit einem MMR-Impfstoff innerhalb von 3 Tagen nach Exposition
  - Gabe von humanen Immunglobulinen:
    - Dosierung: 0,2–0,5 ml/kg KG i. m. *oder* 1,0–2,0 ml/kg KG i. v.
    - Für gefährdete Personen mit hohem Komplikationsrisiko (z. B. Säuglinge unter 6 Monate, Immungeschwächte) sowie für Schwangere
    - Innerhalb von 2–3 Tagen nach Exposition: Verhinderung eines Ausbruchs der Infektion
    - Bis zu 6 Tage nach Exposition: abgeschwächte Erkrankungen

Prognose:

- Ohne Komplikationen: gut
- Enzephalitis: Letalität 20 %
- SSPE: fast immer letal

Unterbringung bzw. Isolierungsmaßnahmen beachten

Meldepflicht:

- § 6 IfSG Meldepflichtige Krankheit: namentliche Meldung bei Verdacht einer Erkrankung, Erkrankung sowie Tod.
- § 7 IfSG Meldepflichtige Nachweise von Krankheitserregern: namentliche Meldung bei direktem oder indirektem Nachweis, soweit die Nachweise auf eine akute Infektion hinweisen.

Weltweit haben die Infektionen um bis zu 30 % zugenommen. Dies ist wahrscheinlich auf die wachsende Zahl von Impfgegnern in den Industrie- und arabischen Ländern zurückzuführen. Die WHO hat die Vermeidung oder Verzögerung von Impfungen in die Liste der globalen Gesundheitsgefahren aufgenommen (neben Ebola, Antibiotikaresistenzen und Luftverschmutzung).

3.6.12 Meningokokken-Infektionen

Definition und Bedeutung

- Erreger: Neisseria meningitidis unterschiedlicher Serogruppen
- Überwiegend im Nasen-Rachenraum
- Vorkommen bei Gesunden in Mitteleuropa ca. 4–6 %
- Übertragung: Tröpfcheninfektion
- Inkubationszeit: 2–5 Tage
- Ansteckungsfähigkeit: 7 Tage vor Beginn der Symptome bis 24 h nach Beginn der Therapie mit Beta-Lactam-Antibiotika

Klinik

- Beginn mit katarrhalischen Symptomen
- Pharyngitis (am Ende der Inkubationszeit)
- Fieber und Schüttelfrost
- Reduzierter Allgemeinzustand
- Ausgeprägter Schwindel und Kopfschmerzen
- Meningitis:
  - Akuter Beginn mit Kopfschmerzen, Übelkeit und Erbrechen, hohem Fieber, Photophobie, Hyperästhesie, Bewusstseinseintrübung, Nackensteifigkeit, Krampfneigung
  - Sich vergrößernde Purpura, Petechien und Hämorrhagien. Bei Bakteriämie ca. 75 % der Fälle Petechien im Bereich der unteren Extremitäten, Thorax und Gelenke
  - Säuglinge und Kleinkinder: häufig uncharakteristische Symptome (u. a. Fieber, Erbrechen, Schläfrigkeit, Krämpfe, erhöhte Reizbarkeit, vorgewölbte bzw. harte Fontanelle)
- Arthralgien
- Blutdruckabfall
- Zyanose

- Lähmungen
- Komplikationen:
  - Otitis media mit nachfolgender Taubheit
  - Lähmungen
  - Herz-Kreislauf-Versagen
  - Meningokokken-Sepsis (Waterhouse-Friderichsen-Syndrom)
  - Sepsis und septischer Schock mit hoher Letalität
  - Ca. 10–20 % aller Meningitis-Erkrankten haben neurologische Spätschäden bzw. Komplikationen

Schwangerschaft

Die Schwangerschaft wird meistens durch die schwere und lebensbedrohliche mütterliche Erkrankung beeinträchtig.

Diagnose

- Laboruntersuchungen:
  - Blutbild und Differenzialblutbild
  - CRP erhöht
  - Procalcitonin erhöht
- Leberwerte: GPT, GOT, Glutamat-Dehydrogenase (GLDH) und Gamma-GT
- Nierenwerte: Kreatinin, Harnstoff
- Gerinnungsparameter: PTT, Quick
- Blutzucker
- Liquorpunktion zur Liquordiagnostik (Kultivierung, Nachweis und Differenzierung von Neisseria meningitidis)
- Evtl. Blutgasanalyse (BGA)
- Evtl. Blutkulturen
- Evtl. Interleukin-6 (IL-6), Tumor Nekrose Faktor (TNF-alpha) oder Lipopolysaccharid-bindendes Protein

Therapie

- Intensivmedizinische Behandlung
- Sofortige Isolierung!
- Beachtung der allgemeinen Hygienemaßnahmen!
- Kalkulierte antibiotische Therapie bei Meningitis:
  - Cefotaxim 3 × 4 g/d i. v. *plus* Ampicillin 4 × 2 g/d i. v. für 10–14 Tage
  - Ceftriaxon 2 × 2 g/d i. v. *plus* Ampicillin 4 × 2 g/d i. v. für 10–14 Tage
- Bei hoher Inzidenz von penicillinresistenten Meningokokken:
  - Cefotaxim 3 × 4 g/d i. v. *plus* Vancomycin 3 × 1 g/d i. v. für 10–14 Tage
  - Ceftriaxon 2 × 2 g/d i. v. *plus* Vancomycin 3 × 1 g/d i. v. für 10–14 Tage
  - Cefotaxim 3 × 4 g/d i. v. *plus* Rifampicin 2 × 600 mg/d p. o. für 10–14 Tage
  - Ceftriaxon 2 × 2 g/d i. v. *plus* Rifampicin 2 × 600 mg/d p. o. für 10–14 Tage
  - Chloramphenicol 4 × 1 g/d p. o. für 10–14 Tage
- Bei Meningokokkennachweis: Penicillin G 4 × 10 Mega IU/d i. v. für 10–14 Tage
- Dexamethason 10 mg/6 h i. v. (Anwendung derzeit umstritten)

Patienten mit Verdacht auf Meningokokken-Meningitis müssen isoliert werden. Hygienemaßnahmen!

Differenzialdiagnosen

- Bakterielle Meningitiden durch andere Erreger (vor allem Pneumokokken und Hib)
- Hirntumoren
- Bei Meningokokkensepsis: Purpura Schönlein-Henoch

Prophylaxe und Bemerkungen

Postexpositionsprophylaxe (PEP):

- Indikation:
  - Personen mit engem Kontakt zu einem Erkrankten:
    - Alle Haushaltsmitglieder
    - Personen mit Kontakt zu oropharyngealen Sekreten eines Patienten
    - Kontaktpersonen in Kindereinrichtungen mit Kindern unter 6 Jahren
    - Personen mit engen Kontakten in Gemeinschaftseinrichtungen (z. B. Internate, Wohnheime sowie Kasernen)
- Durchführung:
  - Personen mit engem Kontakt in den letzten 7 Tagen vor dem Erkrankungsbeginn:
    - So schnell wie möglich nach Diagnosestellung beim infizierten Patienten
    - Bis zu 10 Tage nach letzter Exposition allerdings noch sinnvoll
- Medikamente:
  Erste Wahl: Rifampicin (Erfolg: ca. 70–90 %):
  - Neugeborene: Rifampicin 2 × 5 mg/kg KG/d p. o. für 2 Tage
  - Säuglinge, Kinder und Jugendliche bis 60 kg: Rifampicin 2 × 10 mg/kg KG/d p. o. für 2 Tage (max. Einzeldosis 600 mg)
  - Jugendliche und Erwachsene ab 60 kg: Rifampicin 2 × 600 mg/Tag für 2 Tage

  Zweite Wahl: Ciprofloxacin (Erfolg ca. 90–95 %) oder Ceftriaxon (Erfolg ca. 97 %):
  - Ab 18 Jahre: Ciprofloxacin 1 × 500 mg p. o. Einmalgabe
  - Ab 18 Jahre: Levofloxacin 1 × 500 mg p. o. Einmalgabe
  - Kinder von 2–12 Jahre: Ceftriaxon 1 × 125 mg i. m. Einmalgabe
  - Kinder und Jugendliche ab 12 Jahre: Ceftriaxon 1 × 250 mg i. m. Einmalgabe
- Gleichzeitig postexpositionelle Impfung empfohlen (Serogruppen A, C, W, Y oder B):
  - So schnell wie möglich nach Kontakt
  - Bei Serogruppe C: Impfung mit einem Konjugatimpfstoff; ab dem Alter von 2 Monaten (Angaben in Fachinformationen)
  - Bei Serogruppe A, W, Y: Impfung mit 4-valentem Konjugatimpfstoff (abhängig von Altersgruppe; Angaben in Fachinformationen)

Schwangere erhalten zur Prophylaxe Ceftriaxon als Einmalgabe (1 × 250 mg i. m.).

Letalität behandelter Meningokokken-Infektionen 5–10 %, unbehandelt > 50 %:

- Letalität der Meningokokken-Meningitis: ca. 2–5 %
- Risikopatienten und septischem Verlauf: ca. 20–25 %
- Waterhouse-Friderichsen-Syndrom: bis 40 %

Unterbringung bzw. Isolierungsmaßnahmen beachten!

Meldepflicht:
- § 6 IfSG Meldepflichtige Krankheit: namentliche Meldung bei Verdacht einer Erkrankung, Erkrankung sowie Tod.
- § 7 IfSG Meldepflichtige Nachweise von Krankheitserregern: namentliche Meldung bei direktem oder indirektem Nachweis, soweit die Nachweise auf eine akute Infektion hinweisen.

3.6.13 Mononucleosis infectiosa (EBV)

Definition und Bedeutung
- Herpesviridae
- EBV (Epstein-Barr-Virus), HHV4 (Human-Herpes-Virus 4)
- Bei Kindern verläuft die Infektion meist asymptomatisch
- Je älter der Betroffene jedoch ist, desto eher treten Symptome auf
- Bei Erkrankten mit intaktem Immunsystem ist der Verlauf mild und heilt nach 2–3 Wochen spontan aus
- Bei Infizierten mit Immundefizienz kommt es meist zu schweren Verläufen
- Weltweite Ausbreitung:
  - Durchseuchung im Erwachsenenalter: bis zu 90 % (in Deutschland)
  - Durchseuchung in Entwicklungsländern bei Kleinkindern: bei fast 100 %
  - Die Erkrankung tritt vorwiegend im jugendlichen Alter (16.–20. Lebensjahr) auf
  - Bis zum 30. Lebensjahr ist fast jeder mit dem Virus infiziert, aber nur bei der Hälfte bricht die Erkrankung aus
- Übertragung:
  - Speichelkontakt vor allem durch Küssen („kissing disease“)
  - Die Erreger können aber auch aerogen übertragen werden
  - Schmierinfektion
  - Bluttransfusionen oder Knochenmarktransplantationen
  - Fraglich ist die Übertragung durch Sexualkontakte
- Inkubationszeit: 10–50 Tage

Klinik
- Infektiöse Mononukleose = Pfeiffersches Drüsenfieber
- Fieber
- Pharyngitis und Angina tonsillaris mit gräulichen Belägen
- Generalisierte oder zervikookzipitale Lymphknotenschwellung
- Splenomegalie
- Selten Hepatitis mit Hepatomegalie
- Makulopapulöses Exanthem, v. a. nach Gabe von Ampicillin
- Komplikationen:
  - Thrombopenie, Hämolyse, Milzruptur
  - Pneumonie, Nephritis, Perimyokarditis
  - Meningoenzephalitis, Guillain-Barré-Syndrom
  - Assoziation mit Burkitt-Lymphom
  - Posttransplantations-lymphoproliferative Erkrankung (PLE)
- EBV-assoziierte Erkrankungen bzw. Komplikationen:
  - **Erkrankungen bzw. Komplikationen:** Enzephalitis; genitale Ulzerationen; hämolytische Anämie; Hepatitis; Meningitis; Milzruptur; Multiple Sklerose;

Myokarditis; Nephritis; Perikarditis; Pneumonie; Sialadenitis; Streptokokken-Angina; Vaskulitis
- **Assoziierte Erkrankungen (v. a. bei Immundefizienz):** akute transverse Myelitis; angioimmunoplastische Lymphadenopathie; Burkitt-Lymphom; B-Zelllymphome; Fazialisparese; Granulozytopenie; Guillain-Barré-Syndrom; Hodgkin-Lymphom; Leiomyosarkome; Lymphome des zentralen Nervensystems; Magenkarzinom; Nasopharynxkarzinom; NK/T-Zell-Lymphom; Panzytopenie; periphere Neuritis; Thymom; Tonsillenkarzinom

Schwangerschaft

- Klare Aussagen über den Fetus bei einer primären EBV-Infektion lassen sich nicht treffen.
- Eine präpartale Transmission auf den Fetus ist nicht ausreichend geklärt.
- Ein erhöhtes Abort- und Frühgeburtsrisiko sowie Fehlbildungen können prinzipiell möglich sein.
- Postpartale Infektionen (Muttermilch) scheinen keine Rolle zu spielen.

Diagnose

- Klinisches Erscheinungsbild
- Blutbild:
  - Leukozytose (gering bis mäßig erhöht)
  - Relative Lymphozytose
  - Atypische und unreife Lymphozyten
  - Monozytose
- Serologie:
  - CRP nur leicht erhöht
  - Laktatdehydrogenase (LDH) obligat erhöht
- Antikörpernachweis: Mononukleose-Schnelltest (Paul-Bunnell-Test)
- Frische Infektion:
  - EBV-VCA-IgM positiv
  - EBNA-1 (IgG) negativ
- Frühere Infektion:
  - EBV-VCA-IgM negativ
  - EBV-VCA-IgG und EBNA-1 (IgG) positiv
- Abhängig von den Symptomen: Abdomensonografie (Spleno- bzw. Hepatomegalie), EKG (Myokarditis)

Differenzialdiagnose

Akute Leukämie; Angina Plaut-Vincent; chronisches Müdigkeitssyndrom (Chronic-Fatigue-Syndrom; CFS); CMV-Infektion; Diphtherie ; Hepatitis A, B (+/-D), C, E; HIV/AIDS; Hypersensitivitätsreaktionen auf Arzneimittel; Leukämie; Lymphome; Röteln (Rubella); Streptokokken-Angina; Toxoplasmose.

Therapie

- Körperliche Schonung
- Supportive und symptomatische Therapie (evtl. Analgetika, Antipyretika)
- Bei Posttransplantations-lymphoproliferativer Erkrankung (PLE) erfolgt eine nicht-erwünschte Reduktion der Immunsuppression

- Bei schweren Fällen kann ein Versuch der Therapie mit Aciclovir oder Ganciclovir erfolgen: Aciclovir 3 × 5 mg/kg KG/d i. v. für 5–7 Tage *oder* Ganciclovir 2 × 5 mg/kg KG/d i. v. für 5–7 Tage

Keine Antibiotikagabe, da ein makulopapulöses Exanthem entstehen kann (v. a. nach Gabe von Ampicillin).

Prophylaxe und Bemerkungen

- Prophylaxe: nicht möglich
- Prognose: meist gut, schwere und tödliche Verläufe v. a. bei Immundefizienz möglich

Meldepflicht: nein. Meldung ist aber möglich, wenn mehr als zwei schwerwiegende Erkrankungen auftreten, die im zeitlichen Zusammenhang stehen.

3.6.14 Multiresistente Erreger (MRE)

▶ Kap. 5.4

3.6.15 Pertussis (Keuchhusten)

Definition und Bedeutung

- Erreger: Bordetella pertussis
- Bordetella pertussis bildet eine Vielzahl an Toxinen und Virulenzfaktoren
- Weltweite Ausbreitung
- Überwiegend Kinder betroffen
- Übertragung: Tröpfcheninfektion und direkter Kontakt
- Inkubationszeit: 7–14 Tage
- Infektiosität: bis 1 Woche nach Beginn der Antibiotikatherapie

Klinik

Stadium catarrhale:

- Zunehmender Husten
- Fieber (Dauer 7–14 Tage)

Stadium convulsivum:

- Anfälle mit explosivem „Stakkatohusten“
- Nachfolgendes stridoröses Inspirium
- Konjunktivalblutungen (Dauer ca. 4 Wochen)

Stadium decrementi:

- Allmähliches Abklingen der Symptome

Komplikationen: Bronchiektasen; Enzephalopathie; Hypoxämie; Krämpfe; Pneumonie.

Häufigste Komplikation ist eine Pneumonie, meist durch Superinfektionen mit anderen Bakterien (v. a. Pneumokokken oder Haemophilus influenzae).

Schwangerschaft

- Krankheitsverlauf ist milder bei Erwachsenen
- Gefährdung des Feten durch Hypoxie möglich
- Frühgeborene und Kinder vermehrt gefährdet

Eine Übertragung auf Frühgeborene und eigene Kinder möglich!

Diagnose

- Blutbild: Leukozytose und Lymphozytose
- Erregernachweis: Nasopharynxabstrich (Immunfluoreszenz, Kultur, PCR):
  - Vorsicht bei der Abstrichentnahme des Nasopharynx (spezielle Abnahmetechnik!). Abstriche aus dem vorderen Nasenraum oder Rachen sind nicht geeignet
  - Meistens wird heutzutage eine PCR durchgeführt
  - Bei Pertussis-Häufungen wäre eine Erregerkultur (einschließlich Resistenztestung) zu empfehlen
- Nachweis spezifischer IgG-Antikörper (nicht geeignet für die frühe Diagnostik):
  - IgG-Antikörper ≥ 100 IU/ml: Kontakt mit Erreger
  - IgG-Antikörper ≥ 40 IU/ml bis < 100 IU/ml: erneute Kontrolle oder Vorliegen von hohen IgA-Antikörpern
  - IgG-Antikörper< 40 IU/ml: ein Kontakt mit Erreger

Differenzialdiagnosen

Adenovirus-Infektion; Asthma bronchiale; Bordetella-parapertussis-Infektion; Bronchialkarzinom; chronische Bronchitis; chronisch-obstruktive Lungenerkrankung (COPD); Fremdkörper; Influenza; Pneumonie (Röntgen-Thorax); Respiratory-Syncytial-Virus (RSV); Tuberkulose.

Therapie

- Isolierung (für 5 Tage nach Beginn einer ausreichenden antibiotischen Therapie; maximal bis zum 21. Tag nach Krankheitsbeginn)
- Antibiotische Behandlung (▶ Tab. 3.34)
- Antibiotikaprophylaxe für 7–14 Tage:
  - Bei nicht-geimpften Personen (auch Erwachsenen) mit engem Kontakt
  - Bei geimpften Personen dann, wenn gefährdete Personen in der Umgebung sind (asymptomatische Besiedlung möglich)
  - Säuglinge, Kinder mit schweren kardialen oder pulmonalen Grundleiden

Eine antibiotische Therapie beeinflusst die Dauer und Symptome der Infektion (Hustenattacken) nur, wenn diese möglichst früh begonnen wird.

Prophylaxe und Bemerkungen

Prophylaxe:

- Aktivimpfung mit Totimpfstoff (Kombinationsimpfung) im Kindesalter entsprechend den jeweiligen Länderempfehlungen

Indikation zur Impfung (eine Dosisimpfung) bei Erwachsenen:

- Personal in Gemeinschaftseinrichtungen
- Personal im Gesundheitswesen
- Frauen im gebärfähigen Alter
- Enge Kontaktpersonen von Säuglingen (Impfung spätestens 4 Wochen vor Geburt des Kindes anstreben)

Schwangerschaft:
- Falls keine Impfung vor Konzeption erfolgte: Empfehlung der Impfung in den ersten Tagen nach der Geburt
- Impfung während der Schwangerschaft in einigen Ländern empfohlen (USA, Schweiz, England) bzw. bei nicht geimpften Schwangeren (Australien)
- In Deutschland keine derzeitige Empfehlung von Seiten der STIKO

Isolierung bei Behandlungen im Krankenhaus:
- Unterbringung bzw. Isolierungsmaßnahmen beachten
- Bis 5 Tage nach Beginn einer antibiotischen Therapie
- Maximal 21 Tage nach Krankheitsbeginn

Tätigkeit von erkrankten Personen in Gemeinschaftseinrichtungen bzw. Gesundheitswesen:
- 5 Tage nach Beginn einer antibiotischen Therapie
- Maximal 21 Tage nach Krankheitsbeginn

Kontaktpersonen von Erkrankten (Familie, Gemeinschaft- oder Gesundheitseinrichtungen):
- Präventive antibiotische Prophylaxe mit Makroliden (▶ Tab. 3.34)

Tab. 3.34 Therapieoptionen des Keuchhustens

Indikation		Medikament	Dosierung	Dauer	
Erwachsene	**Standard**	Azithromycin	1 × 500 mg p. o. gefolgt	Tag 1	*oder*
			1 × 250 mg p. o.	Tag 2–5	
		Erythromycin	4 × 500 mg/d p. o.	14 d	*oder*
		Clarithromycin	2 × 500 mg/d p. o.	7 d	*oder*
	Alternative	Cotrimoxazol	2 × 160/800 mg/d p. o.	14 d	*oder*
		Moxifloxacin	1 × 400 mg/d p. o.	7–10 d	
Älter als 6 Monate Kleinkinder Kinder	**Standard**	Azithromycin	Tag 1: 10 mg/kg KG/d p. o. Tag 2–5 : 5 mg/kg KG/d p. o.*	5 d	*oder*
		Erythromycin	2 × 20 mg/kg KG/d p. o.**	14 d	*oder*
		Clarithromycin	2 × 7,5 mg/kg KG/d p. o.***	7 d	*oder*
	Alternative	Cotrimoxazol	TMP: 2 × 4 mg/kg KG/d und SMX 20 mg/kg KG/d p. o.	14 d	
1–6 Monate	**Standard**	Azithromycin	1 × 10 mg/kg KG/d p. o.	5 d	*oder*
		Erythromycin	2 × 20 mg/kg KG/d p. o.**	14 d	*oder*
		Clarithromycin	2 × 7,5 mg/kg KG/d p. o.	7 d	
< 1 Monat	**Standard**	Azithromycin	1 × 10 mg/kg KG/d p. o.	5 d	*oder*
		Erythromycin	2 × 20 mg/kg KG/d p. o.**	14 d	

* max.: 500 mg
** max.: 2 g/d
*** max.: 1 g/d

Prognose: Junge Säuglinge sind hauptsächlich gefährdet.

Meldepflicht:

- § 6 IfSG Meldepflichtige Krankheit: namentliche Meldung bei Verdacht einer Erkrankung, Erkrankung sowie Tod.
- § 7 IfSG Meldepflichtige Nachweise von Krankheitserregern: namentliche Meldung bei direktem oder indirektem Nachweis, soweit die Nachweise auf eine akute Infektion hinweisen.

3.6.16 Poliomyelitis (Kinderlähmung)

Definition und Bedeutung

- Poliovirus (Enterovirus, Gruppe der Picornaviren); 3 Serotypen
- Übertragung: enteral (fäkal-oral), evtl. auch durch Tröpfcheninfektion, Kinder häufiger betroffen als Erwachsene
- Infektiosität: bis zu mehreren Monaten nach Infektion
- Inkubationszeit: 3–35 Tage

Klinik

- Subklinischer Verlauf (> 95 %): leichte grippale oder gastrointestinale Symptome
- Meningismus (1–2 %) mit Kopf- und Nackenschmerzen
- Paralytischer Verlauf (< 1 %)
- Gefahr bleibender Schäden
- Atemlähmung möglich

Verlaufsformen:

- Nichtparalytische Myelitis:
  - Nach einer abortiven Poliomyelitis kommt es zu einer Meningitis
- Paralytische Myelitis: schwerste Form
  - Parese
  - Schwere Rücken- und Muskelschmerzen
  - Unterteilung:
    - Spinale Form: schlaffe Lähmungen an Extremitäten (v. a. im Bereich der unteren Extremitäten) sowie Stammmuskulatur bzw. Zwerchfell
    - Pontinen bzw. bulbäre Form: Meningoenzephalomyelitis mit schweren Schäden, Hirnnervenlähmungen, Lähmung des Atem- bzw. Kreislaufzentrums
    - Enzephalitische Form: Meningoenzephalitis mit schwerwiegenden ZNS-Schädigungen bzw. mit letalem Verlauf
- Abortive Poliomyelitis
- Symptome von grippalen Infektionserkrankungen
- Es kommt nicht zu Symptomen am zentralen Nervensystem

Schwangerschaft

Die Schwangerschaft wird durch die schwere und lebensbedrohliche mütterliche Erkrankung beeinträchtigt.

Diagnostik

- Klinische Symptomatik in Kombination mit Expositionsverdacht bzw. epidemiologischen Daten

- Liquordiagnostik: von entscheidender Bedeutung
- Virusisolierung aus Stuhlproben, Rachenabstrich (Rachenspülwasser) oder Liquor
- Serologische Methoden: untergeordneter Bedeutung

Standarddiagnostik: Virusisolation aus Stuhlproben.

Therapie

- Supportive und symptomatische Therapie
- Evtl. maschinelle Beatmung
- Physiotherapie wegen schlaffer Lähmungen

Differenzialdiagnosen

Guillain-Barré-Syndrom; andere Erkrankungen mit schlaffen Lähmungen; andere virale oder bakterielle Infektionserkrankungen; Enterovirus D68; akute schlaffe Myelitis/Rückenmarksentzündung; Guillain-Barré-Syndrom Polyneuritis; Querschnittslähmung; traumatische Querschnittslähmung.

Prophylaxe und Bemerkungen

- Impfung: nach Salk mit inaktiviertem Polioimpfstoff
- Unterbringung bzw. Isolierungsmaßnahmen beachten
- Immunität: typenspezifisch

Meldepflicht:

- § 6 IfSG Meldepflichtige Krankheit: namentliche Meldung bei Verdacht einer Erkrankung, Erkrankung sowie Tod.
- § 7 IfSG Meldepflichtige Nachweise von Krankheitserregern: namentliche Meldung bei direktem oder indirektem Nachweis, soweit die Nachweise auf eine akute Infektion hinweisen.

Die WHO erklärte, nach jahrzehntelangen weltweiten Impfaktionen, sowohl den Typ II (1999) als auch das Polio-Virus vom Typ III (2019) für ausgerottet.

3.6.17 Respiratory-Syncytial-Virus (RSV)

Definition und Bedeutung

- Erreger: Humanes RSV (HRSV)
- Saisonale Häufung im Spätherbst bis Frühjahr
- Weltweite Verbreitung
- Übertragung: Tröpfchen- und Schmierinfektionen; Autoinokulation
- Ansteckungsfähigkeit: kurz vor Beginn bis zum Ende der Erkrankung
- Inkubationszeit: 3–5 Tage
- Genesung in der Regel nach 7–12 Tagen
- Reinfektionen möglich

Klinik

- Erstinfektionen im frühen Kindesalter

- Die Erkrankungen verläuft häufig atypisch
- Typisches Krankheitsbild:
  - Erkrankung des oberen Respirationstraktes: Schnupfen mit Husten, Fieber
  - Nach Ausbreitung in den unteren Respirationstrakt: Bronchiolitis, Pneumonie

Schwangerschaft

- Infektionen können unmittelbar nach der Geburt stattfinden
- Besonders Säuglinge (Alter 6 Wochen bis 9 Monaten) sind davon betroffen

Diagnostik

- Nachweis von RS-Viren mittels RT-PCR
- Antigennachweis mit Enzym-Immunoassays (EIA) (bis zum 18. Lebensjahr)
- Anzüchtung des Virus in der Zellkultur möglich, aber zeitaufwendig
- Antikörperbestimmung: bei akuten Infektionen nur von geringem Wert

Therapie

- Supportive und symptomatische Therapie
- Sauerstofftherapie bei schwer erkrankten Säuglingen
- Antivirale Therapie: inhalative Ribavirin-Behandlung (kaum noch durchgeführt – kein eindeutiger Effekt)

Differenzialdiagnosen

Adenoviren; Chlamydia trachomatis; Enteroviren; Erkältungskrankheit; Erkrankungen des oberen Respirationstraktes; Influenza; Parainfluenzaviren Typ 1–3; Rhinoviren.

Prophylaxe und Bemerkungen

- Über 80 % der 3- bis 4-jährigen Kinder besitzen Antikörper:
  - Immunantwort ist allerdings unzureichend
  - Daher Reinfektionen möglich
- Medikamentöse Prophylaxe:
  - Hyperimmunglobulin (RSV-IGIV) zur i. v.-Applikation (nicht mehr in Deutschland verfügbar)
  - Monoklonaler Antikörper (Palivizumab): während der RSV-Saison monatlich i. m.
  - Risikogruppen: Kinder (<6 Monaten) mit konnatalen Herzfehlern, mit chronischen Erkrankungen der Atemwege, mit Hypoxie, mit Immundefekten und Frühgeborene mit einem Gestationsalter < 36 Wochen
- Erhöhtes Übertragungsrisiko durch infiziertes Personal auf Neugeborenenstationen und in Alterspflegeheimen
- Impfungen: mehrere Versuche der Entwicklung eines Impfstoffes mit ausgeprägten Nebenwirkungen. Neuere Impfstoffe der Zeit in Erprobung bzw. im Zulassungsverfahren (FDA und EMA)
- Keine Meldepflicht

> RS-Viren sind häufig Ursache einer akuten Otitis media.

3.6.18 SARS-CoV-2-Infektionen

Definition und Bedeutung

Allgemein:

- Das Virus SARS-CoV-2 (severe acute respiratory syndrome coronavirus 2) wurde im Jahr 2019 entdeckt und gehört zur Kategorie der Coronaviren.
- Behülltes (+) ssRNA-Virus, das die Coronavirus-Erkrankung COVID-19 (Corona Virus Disease 2019) auslöst.
- Es trat Ende 2019 zuerst in China auf und verbreitete sich rasch auf der ganzen Welt. In der Folge wurde von der WHO die Verbreitung von SARS-CoV-19 als Pandemie eingestuft.

Besonderheiten der COVID-19-Infektion:

- Da es sich bei SARS-CoV-2 um ein Coronavirus handelt, können bedingt einige Rückschlüsse über sein Verhalten aufgrund der Besonderheiten dieser Virenfamilie getroffen werden. Allerdings zeigt COVID-19 für eine virale Infektion (einschließlich Coronaviren) äußerst untypische, uncharakteristische und bislang unbekannte Symptome und Verlaufsformen.

Eine möglichst objektivierbare Darstellung dieser Erkrankung mit konkreten Handlungsempfehlungen ist nicht möglich. Aufgrund des zunehmenden wissenschaftlichen Fortschritts sind alle Empfehlungen und Leitlinien innerhalb kürzester Zeit veraltet!

Epidemiologie: Neue epidemiologische Daten sind vorsichtig zu interpretieren, da flächendeckende Daten nur eingeschränkt zur Verfügung stehen.

- Als Zwischenwirte werden häufig Gürteltiere, Marderhunde oder Schlangen in Betracht gezogen, obwohl der Nachweis noch aussteht. Es bestehen jedoch begründete Zweifel daran, und eine Reihe von Behörden in den USA und Europa gehen inzwischen ernsthaft von einem Laborursprung des Virus aus.
- **Häufigkeitsgipfel:** scheint unterschiedlich zwischen den einzelnen Virusvarianten zu sein:
  - Das Maximum des Auftretens der Infektion liegt in einem medianen Alter bei 47–52 Jahren (abhängig von der Untersuchung).
  - Die meisten Erkrankten (85 %) sind im erwerbstätigen Alter (15–64 Jahre).
  - Zu Beginn der Pandemie: Nur < 1 % der Patienten waren jünger als 15 Jahre, 15–20 % der Patienten älter als 65 Jahre (abhängig vom jeweiligen untersuchten Kollektiv). Die neueren Virusvarianten zeigen eine Verschiebung des Häufigkeitsgipfels in Richtung Kinder und Jugendliche.
  - Die neueren Coronavirus-Varianten zeigen allerdings interessanterweise ein anderes Verhalten. Dabei sind vermehrt jüngere Patienten (< 25 Jahre) betroffen.
- **Geschlechterverhältnis:** Zu Beginn der Pandemie: Männer waren etwas häufiger als Frauen betroffen (60 % vs. 40 %). Schwere Verläufe mit Pneumonie und respiratorischer Insuffizienz (und dadurch auch erhöhter Letalität) waren bei Männern häufiger als bei Frauen (ca. 80 % vs. 20 %). Die neueren Virusvarianten zeigen eine Verschiebung des Geschlechterverhältnisses. Inzwischen sind mehr Frauen betroffen, sie zeigen häufig schwerere Verläufe.
- **Letalität:** Derzeit wird < 1 % angenommen (zwischen 2 und 3 % im Jahr 2020–2021), die somit geringer ist als die von SARS (ca. 10 %) oder MERS (ca. 30 %). Letalität in einigen Bevölkerungsgruppen (z. B. ältere bzw. immunsupprimierte Patienten) scheint höher.

Kontagiosität: SARS-CoV-2 hat eine vergleichbare Übertragbarkeit von Mensch zu Mensch wie das SARS-Coronavirus (SARS-CoV). Basisreproduktionszahl R0 liegt zwischen 2 und 5. Die Kontagiosität ist somit höher als bei einer Influenzaerkrankung, aber niedriger als z. B. bei Röteln, Mumps und Masern.

Virusausscheidung:
- Bei milden Krankheitsverläufen dauert die Virusausscheidung nach Beginn der Symptome ca. 7–12 d, während in schweren Fällen sogar 14 d möglich sind.
- Eine verlängerte Virusausscheidung ist durchaus möglich.
- Bei milden Verläufen kann die Dauer der Virusausscheidung bei Kindern sogar > 4 Wochen betragen.

Inkubationszeit:
- Große interindividuelle Schwankungen: zwischen 2–14 d. In einigen Fällen sogar > 21 d
- Im Mittel vom Zeitpunkt der Infektion bis zum Eintreten der ersten Symptome: ca. 3–5 d

Manifestation:
- In Abhängigkeit der untersuchten Kollektive (z. B. Pflegeheime, Kreuzfahrtschiffe und andere) liegt der Manifestationsindex zwischen 70 und 85 %.
- Somit sind nur 15–30 % der Infizierten ohne Symptome. Somit haben letztlich nur ca. ¼ der Patienten, im Gegensatz zu den offiziellen Stellungnahmen, einen asymptomatischen Verlauf.
- Die Krankheitsdauer beträgt circa 2 Wochen.

Immunität: Es wurde von hochrangigen Ärzten und Politikern fälschlicherweise von eine Immunität nach einer durchgemachten Infektion bzw. Impfung ausgegangen und eine Reinfektion als äußerst unwahrscheinlich angenommen. Allerdings haben sich durch die weltweit zunehmende Anzahl von Reinfektionen und Mehrfachinfektionen diese Annahmen klinisch (!) widerlegt. Langjährige Erfahrungen mit anderen Coronaviren zeigen, dass keine bzw. nur eine geringe und nur kurzfristige Immunität bei infizierten Personen auftritt.

Übertragung:
- **Tröpfcheninfektion:** wahrscheinlich Hauptübertragungsweg; Zunge und Mundhöhle weisen die größten Konzentrationen von Viruspartikeln auf. Maximum der Viruskonzentration in den Atemwegen ca. 1 d vor bis 6 d nach Einsetzen der Symptome.
- **Aerosole:** können über einer größeren Distanz (bis zu 7–9 m) übertragen werden; auch in Klimaanlagen (z. B. Gebäude, Flugzeuge) oder sogar im Freien vorhanden und übertragbar.
- **Kontaktinfektionen/Autoinokulation/Schmierinfektionen:** Berührung von kontaminierten Gegenständen und Verschleppung des Erregers auf die Schleimhaut; Überleben bis zu 9 d auf Metall-, Glas- oder Plastikoberflächen!
- **Fäkal-orale Übertragung:** im Stuhl nachgewiesen. Es wird angenommen, dass ein solcher Übertragungsweg eher eine untergeordnete Rolle spielt. Da allerdings bis zu 30 % der Erwachsenen und 30–50 % der Kinder Durchfall aufweisen, ist dieser Übertragungsweg – v. a. bei Säuglingen und Kleinkindern – nicht zu unterschätzen.
- **Übertragung durch Haustiere/Tiere:** Die WHO sowie andere staatliche Institute (CDC, ECDC, NIH, RKI u. a.) weisen seit Jahren darauf hin, dass eine Übertragung von Tier zu Mensch und umgekehrt nicht möglich ist. Allerdings existieren mittlerweile zahlreiche Beweise, dass eine Übertragung vom Tier zum

Menschen sicherlich möglich ist (z. B. Katzen). Personen mit Risikofaktoren sollten einen engen Kontakt mit diesen Tieren vermeiden.

Risikofaktoren: Adipositas; berufliche Exposition (Gesundheitswesen, Altenpflegekräfte u. Ä.); chronische Lungenerkrankung (z. B. Asthma, COPD); dialysepflichtige Niereninsuffizienz; enge Sozialkontakte; höheres Lebensalter (> 65 Jahre); Immundefekte (z. B. HIV); Immunsuppression (Transplantatpatienten, Autoimmunerkrankungen); kardiovaskuläre Erkrankung (u. a. Hypertonie); Lebererkrankung und Leberinsuffizienz; Nikotinabusus; Stoffwechselstörungen (v. a. Diabetes mellitus).

Es wird angenommen, dass vor allem ältere Patienten oder Patienten mit schweren Grunderkrankungen betroffen sind. Mittlerweile ist jedoch bekannt, dass auch jüngere Patienten – auch ohne Grunderkrankung – vermehrt infiziert werden und auch letale Verläufe zeigen können (▶ Tab. 3.36).

Klinik

- Klinische Manifestationen sind sehr unterschiedlich
- Die Erkrankung kann mit wenigen, moderaten oder schweren Symptomen einhergehen
- Asymptomatische Verläufe sind ebenfalls bei 15–30 % der Infizierten möglich
- Untypische Charakteristika bzw. atypische Verläufe von COVID-19 wurden im Vergleich zu Influenza oder sogar zu anderen viralen Erkrankungen beschrieben (▶ Tab. 3.35)

Tab. 3.35 Symptome einer Infektion mit dem SARS-CoV-2 im Vergleich zur Grippe (Influenza) und der banalen Erkältung

Symptome	SARS-CoV-2	Influenza	Banale Erkältung
Ageusie	++	–	–
Anosmie	++	–	–
Arthralgie	++	+++	+++
Durchfall	+ bis ++	+	–
Dyspnoe	++	–	–
Fatigue	+++	++ bis +++	++ bis +++
Fieber	+++	+++	+
Halsschmerzen	++	++	+++
Husten	+++	+++	+
Kopfschmerzen	++	+++	+
Myalgie	++	+++	+++
Neurologische Probleme	?	– bis +	– bis +
Rhinitis	+	++	+++

– niemals
+ selten
++ häufig
+++ sehr häufig
? Häufigkeit noch unklar

- Einige der sicherlich wichtigsten Komplikationen sind neurologische Symptome und Erkrankungen, die nach einer Infektion berichtet wurden (u. a. Riech- und Geschmacksstörungen, Gleichgewichtsprobleme, Müdigkeit, Sehstörungen, Spastik)

Das Virus hat neuroinvasive Eigenschaften, kann die Blut-Hirn-Schranke durchdringen und dadurch Schäden am ZNS verursacht.

Im Vergleich zu anderen Coronaviren scheinen Symptome des oberen Respirationstrakts deutlich seltener zu sein!

Bei der Erkrankung konnten zwei unterschiedliche Phasen erkannt werden:
- **Initialphase bzw. Prodromalphase** (▶ Tab. 3.36):
  - Eine Infektion mit SARS-CoV-2 manifestiert sich anfangs durch unspezifische Allgemeinsymptome, die Ähnlichkeit mit einer Influenza bzw. Mononukleose haben
  - Dauer: ca. 2 und 6 d
  - Primär charakterisiert durch Fieber (> 38 °C), Schüttelfrost und allgemeines Krankheitsgefühl (▶ Tab. 3.36)
  - Der anschließende Verlauf ist sehr individuell
- **Pulmonale Phase bzw. 2. Phase:**
  - Dyspnoe, Tachypnoe und Brustschmerzen, führt zu einem Krankenhausaufenthalt
  - Dabei kommt es zu einer interstitiellen Pneumonie und evtl. einer Beteiligung der Pleura bzw. einer Pleuritis
  - Bei bis zu 30 % der hospitalisierten Patienten tritt ein akutes Lungenversagen (ARDS) mit schwerer Hypoxie auf
  - Dieses ist kein typisches ARDS und sollte somit auch nicht wie dieses intensivmedizinisch behandelt werden

Tab. 3.36 Symptome der Initialphase bzw. Prodromalphase von SARS-CoV-2. Die Häufigkeit und Art der Symptome variiert in Abhängigkeit der dominanten Virusvariante

Symptome	Häufigkeit
Fieber mit Schüttelfrost	ca. 85–95 %
Trockener Husten	ca. 70 %
Fatigue	ca. 40 %
Anosmie und Ageusie	bis zu 40 %
Auswurf	ca. 30 %
Nausea, Diarrhö, Erbrechen	bis zu 30 %
Pharyngitis	ca. 15 %
Myalgie, Arthralgie	ca. 15 %
Kopfschmerzen	ca. 15 %
Schüttelfrost	ca. 10 %
Rhinitis, Hämoptoe oder konjunktivale Injektion	bis zu 10 %
Hautmanifestationen	30–50 %

- Individuelles Vorgehen, da in diesem Stadium eine sehr hohe Letalität besteht
- Ca. 7–14 d nach Symptombeginn:
  - Schwere Immunreaktion, die letztendlich zu einem „Zytokinsturm" führt
  - Virale Sepsis, die zum septischen Schock und Multiorganversagen
- COVID-19 weist in der septischen Phase meist keine Hypotonie auf

Patienten mit einer milden Ausprägung haben allerdings persistierendes Fieber und einen sehr trockenen Husten. Trotzdem ist bei diesen Patienten der pO_2 erniedrigt (O_2-Sättigung [SpO_2] ≤ 90 %), ohne dass eine auffällige Dyspnoe oder Tachypnoe auftreten. Dies ist v. a. bei Erkrankung des Respirationstraktes äußerst ungewöhnlich.

Ältere oder immunsupprimierte Patienten können zusätzliche atypische Symptome aufweisen oder es können einzelne Beschwerden sogar fehlen (z. B. Fieber).

Die beste therapeutische Vorgehensweise ist wahrscheinlich möglichst rechtzeitig – noch vor dem Auftreten einer Dyspnoe – mit der Therapie bzw. der Medikamentengabe zu beginnen.

Komplikationen und Langzeitfolgen:

- Es wird immer offensichtlicher, dass COVID-19 eine Systemerkrankung darstellt.
- Patienten mit einer milden bis moderaten Infektion:
  - haben eine sehr lange Rekonvaleszenzzeit (derzeit 6–12 Wochen beobachtet),
  - entwickeln mittlerweile in ca. 15 % (Deutschland) bis 40 % (Großbritannien) der Erkrankungen Spätfolgen mit zahlreichen Symptomen (▶ Tab. 3.37).
- Long-COVID: Symptome, die mehr als vier Wochen nach Ansteckung mit dem Coronavirus fortbestehen, sich verschlechtern oder neu auftreten.
- Post-COVID-Syndrom: Beschwerden, die noch nach drei Monaten bestehen und mindestens zwei Monate lang anhalten oder wiederkehren.

Kinder:

- Es wird angenommen, dass eine Infektion in der Regel mild bis asymptomatisch verläuft.
- Mögliche Symptome sind Husten, Halsbeschwerden und Diarrhö (häufig).
- Das Allgemeinbefinden ist nicht eingeschränkt.
- Infektionen mit neueren Varianten zeigen allerdings ein eingeschränktes Allgemeinbefinden mit häufig ausgeprägten Kopfschmerzen.
- Auch Kinder können ein Long-COVID bzw. Post-COVID-Syndrom entwickeln, obwohl dies lange verneint wurde: starke Erschöpfung, Konzentrationsprobleme, Bewegungsprobleme, Kurzatmigkeit oder psychische Beschwerden.[7] In seltenen Fällen können auch chronische Kopfschmerzen, Visusbeeinträchtigungen oder Krämpfe bestehen.

---

[7] Die Tatsache, dass Kinder einen wesentlichen Beitrag zur Entstehung der Pandemie leisten, wurde von vielen Experten nicht erkannt. Es gab Empfehlungen von Fachverbänden für Schulschließungen und Fernunterricht, die von der Politik jedoch nicht bevorzugt wurden. Länder, die frühzeitig präventive Maßnahmen für Kinder ergriffen haben, hatten vorübergehend weniger Infektionsfälle gemeldet. Im Jahr 2022 wurde dies komplett umgekehrt. Im Jahr 2021 wurde in Deutschland verkündet, dass SARS-CoV-2 keine Gefahr für Kinder darstellt. Am selben Tag wurden in Frankreich und Großbritannien je 150 Fälle einer möglichen Assoziation zwischen COVID-19 und dem Kawasaki-Syndrom bei Kindern gemeldet.

Tab. 3.37 Komplikationen und Langzeitfolgen von SARS-CoV-2

Organsystem	Erkrankungen/Symptome
Respirationstrakt und Kreislaufsystem	• Thrombosen und Embolien • Kardiomyopathien • Einschränkung der Lungenfunktion • Lungenfibrose • Beatmungsassoziierte Lungenschädigung
Endokrinologische Symptomatik	• Diabetes mellitus
Neurologische Symptomatik	• Anosmie, Ageusie • Vermindertes Kurzzeitgedächtnis • Hämorrhagische Enzephalopathien • SARS-CoV-2-assoziierte Meningitis • Epilepsie • Guillain-Barré-Syndrom (GBS)
Dermatologische Symptomatik	• Juckende urtikarielle Effloreszenzen • Auch papillöse Effloreszenzen
Reproduktionstrakt	Mann: • Schädigung der Sertoli- und Keimzellen, die zu Fertilitätsstörungen führen könnte • Hinzu kommen begründete Hinweise auf eine sexuell übertragbare Transmission des Virus Frau: derzeit noch unklar

Es gibt begründete Befürchtungen, dass eine Erkrankung bei Kindern zu signifikanten Spätfolgen (z. B. Myokardprobleme, erhöhter Infektanfälligkeit) führen könnte.

Schwangerschaft

- Schwangere scheinen seltener auffällige klinische Symptome zu entwickeln. Vor allem haben sie seltener Fieber.
- Einige der sicherlich wichtigsten Komplikationen sind neurologische Symptome und Erkrankungen, die nach einer Infektion berichtet wurden (▶ Tab. 3.37).
- Das Virus hat neuroinvasive Eigenschaften, kann die Blut-Hirn-Schranke durchdringen und dadurch Schäden am ZNS verursachen.
- Dies ist v. a. für die Schwangerschaft relevant, da Mikroorganismen, die die Blut-Hirn-Schranke überwinden können, auch dazu neigen, die Plazentaschranke zu umgehen.

Schwangere Frauen mit milden Symptomen:

- Symptomatische Behandlung (z. B. Paracetamol [3 × 1 g/d] gegen Fieber)
- Antikoagulation ist zu empfehlen
- Prophylaktische antibiotische Therapie sollte individuell entschieden werden
- Wichtig sind engmaschige Kontrollen (trotz selbst gewählter Isolierung) und evtl. die Überwachung der SpO_2!

Schwangere Frauen mit schweren Symptomen:

- Intensivmedizinische Betreuung.
- Medikamentöse therapeutische Entscheidungen sind individuell zu treffen.
- Bei klinischer Verschlechterung sollte ein elektiver Kaiserschnitt in Erwägung gezogen werden.

- Dies würde theoretisch mehr Optionen für therapeutische Interventionen für die Mutter geben und das Neugeborene könnte besser überwacht werden.
- Die WHO sowie andere staatliche Institute (CDC, ECDC, NIH, RKI u. a.) wiesen „erwartungsgemäß" weiterhin darauf hin, dass eine Übertragung auf das Ungeborene *nicht* wahrscheinlich sei. Mittlerweile hat sich diese Annahme geändert und die vertikale Transmission gilt als sicher.

3

Diagnostik

Direkter Virusnachweis:
- Der direkte Virusnachweis erfolgt mittels RT-PCR.
- Vorwiegend werden Körperflüssigkeiten des oberen bzw. unteren Respirationstrakts genutzt.
- Es existiert kein standardisiertes Verfahren, sodass aussagekräftige Angaben zu Spezifität und Sensitivität nicht möglich sind.

Indirekter Virusnachweis:
- Der Nachweis von spezifischen Antikörpern ist über ELISA frühestens ab dem 4.(–7.) Tag nach Infektion möglich. Allerdings ist derzeit noch kein ausreichender Antikörpertest vorhanden, der eine adäquate Sensitivität und Spezifität besitzt.

Serologische Laborbefunde:
- Leukozytopenie (seltener Leukozytose); Lymphozytopenie (sehr häufig); Thrombozytopenie (häufig); Entzündungsparameter (CRP) erhöht
- LDH erhöht
- Bei schwer erkrankten Patienten sind diese erhöhten Parameter häufig mit einer schlechteren Prognose assoziiert
- Ausgeprägte Erhöhung der Leberwerte
- Serumkreatinin erhöht
- Gerinnungswerte erhöht

Bildgebung:
- Röntgen-Thorax bzw. ein Thorax-CT (auch während der Schwangerschaft):
  - Bilaterales Auftreten
  - Mediastinale Lymphknotenvergrößerung ist zu beobachten
  - CT: „Straßenpflaster-Muster" und Milchglastrübungen, die ein peripheres Verteilungsmuster aufweisen
- Ein Thorax-CT hat anscheinend eine höhere Sensitivität als die RT-PCR und führt im klinischen Setting zu einer schnelleren Diagnose. Aus diesem Grund taucht in etlichen Therapie-Algorithmen ein Thorax-CT vor einer RT-PCR auf.

Die Indikation zur Untersuchung auf SARS-CoV-2 kann bei schwangeren Patientinnen großzügig gestellt werden, da diese einerseits häufig keine auffälligen Symptome aufweisen (z. B. fehlt meistens Fieber) und andererseits wahrscheinlich ein geringerer Manifestationsindex im Vergleich zur Normalbevölkerung besteht.

Therapie

Patienten mit milden Symptomen:
- Ambulante Behandlung
- Eigene Quarantäne
- Tägl. Basiswerte selbst kontrollieren (z. B. Temperatur)

- Ausreichend Flüssigkeit
- Paracetamol (3 × 1.000 mg p. o./d)

Patienten mit schwerer COVID-19 Erkrankung:
- Stationäre Aufnahme, Monitoring sowie primär O_2-Gabe (5 l/min; SpO_2) ≥ 90 %
- Zusätzlich sollten weitere Maßnahmen, wie z. B. Volumengabe (wenn keine Schockzeichen vorliegen), durchgeführt werden
- Antikoagulation
- Gleichzeitig wird häufig, aufgrund von möglichen Ko-Infektionen, eine kalkulierte antibiotische Therapie mit Fluorchinolonen, Azithromycin, Linezolid bzw. Cephalosporine der 5. Generation durchgeführt
- Evtl. Gabe von Remdesivir
- Evtl. Gabe von Dexamethason

Medikamentöse Therapie[8]**:**
- Antiinflammatorische Therapie:
  - Anakinra (Kineret®)
  - Chloroquin bzw. Hydroxychloroquin (keine Empfehlung, fragliche Kausalität)
  - Colchicin: keine Empfehlung, keine Zulassung
  - Dexamethason
  - Fluvoxamin (FLV): keine Empfehlung, keine Zulassung
  - Inhalative Glukokortikoide: Budesonid inhalativ, Ciclesonid inhalativ: keine Daten
  - Ivermectin: keine Empfehlung, keine Zulassung
  - Januskinase (JAK)-Inhibitoren (keine Zulassung in Europa), Baricitinib und Tofacitinib
  - Interleukin-6-Rezeptorantagonisten (IL-6-RA): Tocilizumab (RoActemra®) und Sarilumab (Kevzara®)
- **Antivirale Therapie:**
  - Molnupiravir (Lagevrio®)
  - Remdesivir (Veklury®), laut WHO (2022) keine Therapieempfehlung, da keine Wirkung
  - Nirmatrelvir/Ritonavir (Paxlovid®)

Passive Immunisierung:
- Neutralisierende monoklonale Antikörper (mAb) gegen Spike-Protein: Sotrovimab (Xevudy®), Casirivimab und Imdevimab, (Ronapreve®), Tixagevimab und Cilgavimab (Evusheld®)
- Rekonvaleszentenplasma (RKP)

Supportive Therapie:
- Prophylaktische Antikoagulation
- Therapeutische Antikoagulation
- Vitamin D: keine Empfehlung, keine Zulassung
- Vitamin C: keine Empfehlung, keine Zulassung

Individuelle und differenzierte Herangehensweise ist zu beachten.

---

[8] Bei Nutzung sollten die aktuellen Zulassungen, Dosierungen und Indikationen geprüft werden, da die meisten Medikamente keine Zulassung in Europa haben, deren amerikanische Zulassung von der FDA wieder zurückgezogen wurde oder von der WHO nicht mehr empfohlen wird (keine therapeutischen Effekte).

Differenzialdiagnosen

Andere virale (z. B. Influenzaviren) oder bakterielle (z. B. Pneumokokken) Infektionen, die respiratorische Probleme verursachen.

Prophylaxe und Bemerkungen

Expositionsprophylaxe

- Händewaschen (mit Seife) bzw. Händedesinfektion (gängige Desinfektionsmittel)
- Tragen eines Mundschutzes:
  - Es scheint, dass die konsequente Nutzung eines Mundschutzes das Risiko einer Ansteckung auf ein Minimum reduziert
  - Somit ist das Tragen eines Mundschutzes die effektivste präventive Maßnahme zur Vermeidung einer Infektion
- Abstandswahrung von > 1,5 m (bei Übertragungsmöglichkeiten von bis zu 7 m, auch im Freien?)
- Das Gesicht sollte nicht berührt werden, wenn die Hände nicht gewaschen bzw. infiziert sind
- Vermeidung von viel genutzten Oberflächen im öffentlichen Raum (z. B. Türgriffe) oder Benutzung von Handschuhen
- Regelmäßiges Lüften von Gemeinschaftsräumen bzw. geschlossenen Räumen
- Bei eigenen Erkältungssymptomen Mund und Nase bedecken oder in ein Taschentuch husten oder schnäuzen
- Eigenquarantäne im Falle von milden Symptomen und V. a. Infektion
- Oberflächendesinfektion
- Optimalerweise Vermeidung von öffentlichen Gebäuden, Veranstaltungen und Reisetätigkeiten mit Menschenansammlungen (Mindestvoraussetzungen: Händedesinfektion, Mundschutz u. Ä.)
- Persönliche Schutzausrüstung
- Medizinisches Personal: hohes Infektionsrisiko, persönliche Schutzausrüstung (PPE) empfohlen

Isolierungs- und Quarantänemaßnahmen sind zu beachten!
Der V. a. eine Erkrankung mit dem SARS-CoV-2 muss dem zuständigen Gesundheitsamt gemäß Infektionsschutzgesetz gemeldet werden.

Impfung

- Mittlerweile wurden zahlreiche Impfstoffe entwickelt (▶ Tab. 3.38).
  - Entwicklung und Zulassung von Impfstoffen erfolgte innerhalb von einem Jahr nach Identifikation der Erkrankung (schnellste Entwicklung und Zulassung eines Impfstoffes bislang: 8 Jahre!).
- Fragliche Wirkung, da eine Infektion und eine Weitergabe des Virus durch die Impfung nicht verhindert wird und keinen Einfluss auf die Hospitalisierungsrate hat.
- Ausgeprägte Nebenwirkungen (z. B. Thrombosen im Gehirn [!], Kardiomyopathien).

Tab. 3.38 Verschiedene Impfstoffe gegen SARS-CoV-2

Impfstoff	Art	Zulassung
AstraZeneca (AZD1222, Vaxzevria)	Vektor-Impfstoff	ab 18/60 Jahren
BioNTech/Pfizer (BNT162b2, Comirnaty)	mRNA-Impfstoff	ab 5 Jahren
Johnson & Johnson/Janssen-Cilag (Ad26.COV2.S, COVID-19 Vaccine Janssen)	Vektor-Impfstoff	ab 18 Jahren
Moderna (mRNA-1273, Spikevax)	mRNA-Impfstoff	ab 6 Jahren
Novavax (NVX-CoV2373, Nuvaxovid)	Protein-Impfstoff	ab 12 Jahren
Sanofi/GSK	Protein-Impfstoff	z. Zt Zulassungsverfahren
Sinovac	Inaktivierter Ganzvirus-Impfstoff	ab 12 Jahren China und andere Länder
Sputnik V	Vektor-Impfstoff	ab 12 Jahren Russland und andere Länder
Valneva (VLA2001)	Inaktivierter Ganzvirus-Impfstoff	18–50 Jahre
Zycov-D	DNA-Impfstoff	ab 12 Jahren nur in Indien
Zahlreiche weitere Entwicklungen in Phase II und Phase III (z. B. Clover Biopoharma, Medicago/GSK, GHUipora, IFV [Kuba])		

- mRNA-Impfstoffe verhalten sich anders als angenommen: bleiben nicht am Infektionsort, sondern verbreiten sich im ganzen Körper; vermehrte Ansammlung in Eierstöcken (japanische Zulassungsdaten); erhöhte Morbidität bei Infektion mit Coronavirus (israelische Daten) u. v. a.
- Die Verabreichung von Corona-Impfstoffen wird auch während der Schwangerschaft empfohlen. Dies ist bemerkenswert, da in dieser sensiblen Phase üblicherweise viele Vorsichtsmaßnahmen Medikamente und Impfungen betreffend berücksichtigt werden müssen. Während beispielsweise ein langjähriger Impfstoff wie gegen Röteln oder Windpocken nicht während der Schwangerschaft verabreicht werden sollte, kann der Impfstoff eines neuen Verfahrens (mRNA) ohne bislang erforschte Spätfolgen problemlos eingesetzt werden.

Die Empfehlung und Verabreichung neuer Impfstoffe während der Schwangerschaft, die sogar mit neuen Methoden hergestellt werden, ist eine klare Missachtung der notwendigen Vorsichtsmaßnahmen sowie der Pharmakovigilanz und Risikobewertung, die seit dem Contergan-Skandal mühsam in die medizinische Praxis eingeführt wurden.

Ausblick

- Wichtig erscheint v. a. die Evaluation der Langzeitschäden bei infizierten Kindern und Erwachsenen. Vor allem die neurologischen Schäden spielen diesbezüglich eine entscheidende Rolle

- Engmaschige Kontrollen und Beobachtung von Neugeborenen von infizierten Schwangeren, um rechtzeitig Spätschäden zu erkennen
- Engmaschige Schwangerenkontrollen und sonografische fetale Verlaufsuntersuchungen bei infizierten Schwangeren

Meldepflicht:
- § 6 IfSG Meldepflichtige Krankheit: namentliche Meldung bei Verdacht einer Erkrankung, Erkrankung sowie Tod.
- § 7 IfSG Meldepflichtige Nachweise von Krankheitserregern: namentliche Meldung bei direktem oder indirektem Nachweis, soweit die Nachweise auf eine akute Infektion hinweisen.

Die COVID-19-Pandemie hat dazu geführt, dass Fragen aufgeworfen wurden, welche Aspekte schutzbedürftig sind und worauf sich die Gesellschaft konzentrieren sollte. Es gab Aussagen von Verantwortungsträgern, die bei vielen Menschen Irritationen hervorgerufen haben, wie beispielsweise die Behauptung, dass individuelle Gesundheit kein hochrangiges Grundrecht darstellt oder ältere Menschen bereit sein sollten, für die Ökonomie und junge Generation zu sterben. Im letzten Jahr der Pandemie stand nicht mehr der Bürger im Mittelpunkt, sondern eine Überlastung der Gesundheitssysteme.

3.6.19 Scharlach

Definition und Bedeutung

- Synonyme: Scarlatina; Scarlet fever; Scharlach-Angina; Streptokokken-Angina
- Erreger: Streptococcus pyogenes (Serogruppe A; Beta-hämolysierende Streptokokken der Gruppe A; GAS [Gruppe A-Streptokokken]):
  - Pyrogenes Exotoxin oder erythrogenes Toxin A, B und C
  - Bilden verschiedene Toxine, wovon das Exotoxin (Superantigen) beim Scharlach das typische Exanthem (Hautausschlag) verursacht
- Weltweite Verbreitung
- Reservoir ist der Mensch
- Hohe Kontagiosität, hämatogene Ausbreitung möglich (selten)
- Übertragung: Tröpfcheninfektion, selten durch kontaminierte Lebensmittel oder Wasser
- Inkubationszeit: 2–4 Tage
- Manifestation: ca. 30–40 % der Infizierten erkranken an Scharlach

Klinik

- Allgemeines Krankheitsgefühl
- Beginn mit Pharyngitistonsillitis mit Exsudat und Petechien am weichen Gaumen
- Halsschmerzen, Schluckbeschwerden
- Fieber mit Schüttelfrost
- Hauterscheinung:
  - Effloreszenz:
    - Gerötetes Gesicht mit perioraler Blässe
    - 1–2 Tage nach Infektion beginnt das makulopapulöse Exanthem am oberen Stamm; breitet sich rasch über den Rumpf und die Extremitäten (Streckseiten) aus

  - Punktförmige Hauterscheinungen konfluieren („skarlatiniform“); Petechien mit linearer Anordnung in den Körperfalten
  - Individuelle Variationen des Exanthems; beim subklinischen Verlauf kann das Exanthem nur äußerst gering ausgeprägt sein
  - Nach 6–9 Tagen verschwindet das Exanthem
  - Einige Tage danach: groblamellöse Schuppung der Haut (evtl. mit Spätexanthem)
  - Häufig „Sandpapier-Textur“
- Lokalisation:
  - Das Erythem kann in den Beugen, Hals, Axillen, Leisten, Ellenbeugen und Kniekehlen (pastiasche Streifen) betont sein
  - Häufig Betonung der Leistengegend
  - Hände und Füße bleiben ausgespart
- Schleimhäute:
  - Hochroter Rachen und Gaumen; evtl. petechiale Blutungen in der Mundhöhle mit Enanthem
  - Zunge mit einzelnen geschwollenen und roten Papillen (weiße Erdbeerzunge)
  - Nach Abstoßung der Membran am 4.–5. Tag erscheint die Zungenschleimhaut hellrot (rote Erdbeerzunge)

Scharlach verursacht keinen Juckreiz (differenzialdiagnostisches Kriterium).

- Bauchschmerzen
- Übelkeit und Erbrechen
- Tachykardie
- Kieferwinkel-Lymphadenopathie
- Begleiterkrankungen: Otitis media, Pneumonie, Sinusitis
- Komplikationen:
  - Eitrig: eitrige Lymphadenitis; Otitis media; Peritonsillarabszess (PTA); Sinusitis
  - Toxisch: Endokarditis; Myokarditis; Nephritis; Perikarditis; Polyarthritis
  - Allergisch-hyperergisch: akute Glomerulonephritis; akutes rheumatisches Fieber; Chorea minor
- Atypische Formen:
  - Puerpuralscharlach (im Wochenbett)
  - Scharlachtyphoid
  - Traumatischer Scharlach

Charakteristische Erscheinung an der Zunge:
- Weißlich belegte Zunge (frühe Phase der Infektion)
- Erdbeer- oder Himbeerzunge (späte Phase der Infektion)

Schwangerschaft

- Eine vertikale Transmission auf den Fetus mit Fehlbildungen ist nicht bekannt.
- Es besteht keine direkte Gefährdung der Schwangerschaft.
- Bei ausgeprägtem Verlauf kann die Schwangerschaft gefährdet sein.
- Allerdings stellen mögliche Folgeerkrankungen von Scharlach eine Gefahr für die Schwangere bzw. ihr Kind dar.

Bei Schwangeren sollte bei engem Kontakt mit einer infizierten Person (häufig das eigene Kind) eine prophylaktische Gabe mit Beta-Lactam-Antibiotika oder Makrolide in Erwägung gezogen werden.

Diagnostik

- Klinisches Erscheinungsbild
- Weißer Dermografismus
- Laboruntersuchungen: Leukozytose und Lymphopenie, später Eosinophilie, CRP-Erhöhung
- Erregernachweis:
  - ASL-Titer erhöht (frühestens 8–14 Tage nach Infektion)
  - Mikrobiologischer Rachenabstrich

Bei einer Hautinfektion (Impetigo oder Erysipel) bleibt der ASL meist negativ.

Therapie

- Supportive und symptomatische Therapie: Bettruhe, Antipyretika (z. B. Paracetamol), evtl. Analgetika oder Antiemetika
- Antibiotische Therapie: Penicillin stellt noch die Standardtherapie dar
- Resistenzen nicht zu erwarten
- Therapeutisches Ziel: Verkürzung des Krankheitsverlaufs und Verhinderung von Komplikationen (rheumatisches Fieber, Glomerulonephritis u. a.)
- Amoxicillin sollte nicht genutzt werden
- Antibiotische Therapie:
  - **Säuglinge und Kleinkinder:** Penicillin V 3 × 100.000 IU/d
  - **Schulkinder und Erwachsene:** Penicillin V 3 × 1,2 Mega IU/d p. o. für 10–14 Tage (Kinder: max. 2,4 Mega IU/d; Erwachsene: max. 3,6 Mega IU/d)
  - **Rezidivierende Streptococcus pyogenes-Infektionen (z. B. Tonsillitis):** kalkulierte antibiotische Therapie primär mit Aminopenicillin *plus* Beta-Lactamase-Inhibitor, z. B. Amoxicillin/Clavulansäure 2 × 875/125 mg/d p. o. für 10–14 Tage
  - **Alternativen:** Indikation z. B. Penicillinallergie:
    – **Kinder:** Erythromycin 40 mg/kg KG/d p. o. *oder* Clindamycin 40 mg/kg KG/d p. o.
    – **Erwachsene:** Erythromycin 4 × 500 mg/d p. o. für 10–14 Tage *oder* Clarithromycin 2 × 500 mg/d p. o. für 10–14 Tage *oder* Clindamycin 3 × 600 mg/d p. o. für 7–10 Tage.

Es wird auch eine Therapie mit oralen Cephalosporinen über 5 Tage (anstelle von Penicillinderivaten über 10 Tage) empfohlen und als gleichwertige Therapieoption betrachtet. Ob allerdings dadurch Komplikationen vermieden werden können, bleibt unklar. Bei kürzerer Therapie sind Rezidive häufiger.

Differenzialdiagnosen

Adenoviren; Arzneimittelexantheme; Coxsackieviren; EBV-Infektion; Masern; Röteln.

Prophylaxe und Bemerkungen

- Die Erkrankung hinterlässt lebenslange Immunität gegenüber den krankheitsauslösenden Erregern. Erkrankung kann allerdings mehrfach eintreten (mehrere unterschiedliche Typen).
- Die Erkrankung ist mittels Antibiotika gut behandelbar.
- Bei nicht adäquater Therapie können Komplikationen wie rheumatisches Fieber (ca. 3 Wochen nach einer A-Streptokokken-bedingten Pharyngitis), Glomerulonephritis oder Myokarditis auftreten.
- Unterbringung bzw. Isolierungsmaßnahmen beachten.
- Prävention besteht primär in der Vermeidung von Kontakt zu erkrankten Personen:
  - Ansteckung ist ab dem Zeitpunkt der Infektion möglich und kann bis zu 3 Wochen andauern.
  - Eine antibiotische Prophylaxe mit Penicillin, Cephalosporin oder Makroliden könnte bei engen Kontaktpersonen diskutiert werden.

Erhöhtes Ansteckungsrisiko für Schwangere: Gemeinschaftseinrichtungen wie Schulen, Kindergärten, öffentliche Ämter u. a.

3.6.20 Tetanus

Definition und Bedeutung

- Erreger: Clostridium tetani (Anaerobier), wobei das produzierte neurotrope Exotoxin verantwortlich für die Erkrankung ist
- Weltweite Ausbreitung

Tetanus wird in 4 unterschiedliche klinische Formen unterteilt:

- **Generalisierter Tetanus:** häufigste Form in Europa mit einer Inkubationszeit von 8–30 Tagen
- **Lokaler Tetanus:** Beschränkung auf die Extremität, in der sich die kontaminierte Wunde befindet
- **Zephaler Tetanus:** nach Verletzungen am Kopfgesicht oder Nacken mit kurzer Inkubationszeit und einer ipsilateralen Fazialisparese
- **Neonataler Tetanus** (Tetanus neonatorum)

Übertragung:

- Meistens verschmutzte Wunden
- Postnatal wegen unzulänglicher intrapartaler Hygiene in Ländern mit ungenügender medizinischer Versorgung (lokale Traditionen, z. B. Einreiben des Nabelschnurbereiches mit Erde [welche Clostridium-Spuren beinhalten])

Ca. 20.000 Menschen pro Jahr erkranken weltweit an Tetanus (in Deutschland bis zu 15 Fälle pro Jahr).

Hohe Letalität im Vollbild der Erkrankung (bis 30 %).
Weltweite Impfprogramme haben zu einer beeindruckenden Senkung des Tetanus, insbesondere des neonatalen Tetanus geführt.

Klinik

- Beginn mit Mattigkeit, Kopf- und Gliederschmerzen, Frösteln und Schwitzen

- Krämpfe (Spasmen):
  - Mimische Muskulatur (= Risus sardonicus)
  - Kaumuskulatur (= Trismus)
  - Ausgeprägter Opisthotonus
  - Durch geringe Reize: Auslösung von tonischen Muskelspasmen bei vollem Bewusstsein (!)

Komplikationen:
- Erstickung durch Atemwegsobstruktion durch Glottiskrampf oder muskuläre Ateminsuffizienz
- Schwere Funktionsstörungen des autonomen Nervensystems (Tachykardie, Hypertonie)
- Reflektorisch ausgelöste Spasmen (akustische, taktile oder visuelle Reize)
- Aspiration, Pneumonie

Schwangerschaft

- Lebensbedrohliches Krankheitsbild für die Mutter und das ungeborene Kind
- Nabel (als „offene Wunde") des Neugeborenen ist besonders anfällig für Tetanussporen
- Wegen Abdeckung mit sterilen Tüchern in Europa seltene Infektion des Neugeborenen
- In Afrika ist Tetanus neonatorum eine der häufigsten Ursachen der Perinatalperiode

Diagnostik

- Klinisches Erscheinungsbild: Wunde häufig tief und verschmutzt und ggf. kontaminiert mit Staub, Erde, Speichel, Stuhl
- Verletzungen mit Gewebszertrümmerung und reduzierter Sauerstoffversorgung oder Eindringen von Fremdkörpern
- Schwere Verbrennungen und Erfrierungen
- Gewebsnekrosen
- Septische Aborte
- Toxinnachweis im Blut (Tierversuch)
- Erregernachweis im Stuhl

Der Erreger kann aus der Wunde nicht nachgewiesen werden.

Therapie

- Versorgung der Wunde und Wunddébridement
- Neutralisierung des zirkulierenden Toxins (passive Immunisierung) und gleichzeitige aktive Immunisierung
- Supportive bzw. symptomatische Therapie (antibiotische Therapie, Sedierung, Relaxierung u. a.)

Tetanusfälle müssen in intensivmedizinische Behandlung!

Differenzialdiagnosen

Beginnende bakterielle Meningitis (Opisthotonus/Meningismus); Enzephalitis; Frühdyskinesie bzw. akute dystone Reaktion nach Neuroleptika; Hyperventilationstetanie; Katatonie; Rabies; Schädel-Hirn-Trauma; Stiff-Person-Syndrom; tonische epileptische Anfälle; Vergiftung mit Strychnin oder E605.

Wichtige Differenzialdiagnose bei Spasmen: Kalziummangel (!).

Prophylaxe und Bemerkungen

▶ Kap. 5.9

3.6.21 Trichomoniasis (Trichomonas vaginalis)

▶ Kap. 4.4.9

Schwangerschaft

Frauen mit einer Trichomonadeninfektion in der Schwangerschaft:

- Frühgeburt
- Vorzeitiger Blasensprung
- Niedriges Geburtsgewicht des Kindes
- Vorzeitige Wehen
- Einzelfallbeispiele: intrauterine Infektionen nach Abort und Entbindung (ältere Berichte; neuere Studien zeigen keinen solchen Zusammenhang)

Eine Trichomonadeninfektion ist ein Risikofaktor für Frühgeburt, niedriges fetales Geburtsgewicht und Kinder mit niedrigem Geburtsgewicht.

Therapie

▶ Kap. 4.4.9 Therapie

Eine Therapie während der Schwangerschaft kann (sicherheitshalber) ab dem 2. Trimenon mit Nitromidazolderivaten erfolgen. Bei Infektion im 1. Trimenon und der Notwendigkeit einer Therapie kann Clotrimazol genutzt werden, was die Symptome verringert, aber nur in 20 % der Fälle zu einer Heilung führt:

- I. Trimenon: Clotrimazol 100 mg intravaginal für 7 Tage
- II. und III. Trimenon: Metronidazol 2 × 500 mg/d p. o. für 10 Tage *oder* Metronidazol 3 × 500 mg/d p. o. für 7 Tage

Von einer lokalen Behandlung mit Metronidazol sollte abgesehen werden und nur in Ausnahmefällen erfolgen.

Bei der Geburt können Trichomonaden von der infizierten Mutter auf das Kind übertragen werden, wobei dann eine Urethritis und Kolpitis auftritt. Bei einer vaginalen Trichomonadeninfektion im Kindesalter muss daher immer auch an sexuellen Missbrauch gedacht werden.

3.6.22 Zikavirus-Infektion

Definition und Bedeutung

- Das Zikavirus wird vorwiegend durch Mücken übertragen

- Verursacht eine milde Infektion mit einem typischen Hautausschlag, Gelenk- und Muskelschmerzen sowie eine Konjunktivitis oder Fieber
- Das Zikavirus gehört zur Gattung Flavivirus der Familie Flaviviridae:
  - Genetische Verwandtschaft mit dem Dengue-Virus (DENV-1 bis DENV-4), dem West-Nil-Virus (WNV), dem Gelbfieber-Virus (YFV) und dem Japanischen Enzephalitis-Virus (JEV)
  - Es existieren der afrikanische und der asiatische Virusstamm
- Inkubationszeit: 3–12 Tage
- Dauer der Symptome: 2–7 Tage
- Übertragung:
  - Primäre Übertragung durch Mückenstiche: infizierte Mücken der Gattung Aedes; hauptsächlicher Vektor ist Aedes aegypti
  - Bluttransfusionen
  - Sexuelle Übertragung
  - Vertikale Übertragung

In den Jahren 2015–2017 wurde eine größere Epidemie in Südamerika beobachtet und eine Assoziation zwischen einer Zikavirus-Infektion während der Schwangerschaft und einer Mikrozephalie des Feten bzw. Neugeborenen hergestellt.

Epidemiologie:
- Derzeit wird von einer andauernden lokalen Übertragung von Zikavirus in den folgenden Regionen berichtet: Südamerika und Mittelamerika, karibische Inseln, pazifische Inseln, Kap Verde, Südostasien (sporadische Fälle)
- Mikrozephalie:
  - Ca. 1 % (Infektion während des 1. Trimenons)
  - Amerikanischer Kontinent: ca. 3.700 berichtete Fälle
  - Brasilien: ca. 2.900 berichtete Fälle
- Gesamte kindliche Auffälligkeiten: ca. 29 % (Infektion während der gesamten Schwangerschaftsdauer)

Klinik

- Ein oligo- bzw. asymptomatischer Verlauf wird in bis zu 80 % der Fälle beobachtet
- Die Dauer der Symptome liegt zwischen 2 und 7 Tagen:
  - Symptome häufig selbstlimitierend
  - Schwere klinische Verläufe und infektionsbedingte Todesfälle theoretisch möglich
  - Ausgeprägte Erkrankungen wurden bislang nur bei Personen mit Vorerkrankungen beobachtet
- Die derzeitige Definition des Erkrankungsbildes beinhaltet mindestens zwei der folgenden vier (Haupt-)Symptome:
  - Fieber
  - Hauterscheinungen:
    - Häufig makulopapulöses Exanthem
    - Manchmal assoziiert mit Pruritus
    - In bis zu 90 % der Fälle einer symptomatischen Zikavirus-Infektion
  - Arthralgie bzw. Arthritis-ähnliche Beschwerden (vor allem an den Hand- und Fußgelenken sowie Knien)
  - Nicht-eitrige Konjunktivitis

- Zusätzlich folgende Beschwerden möglich: Anorexie; Aphten an der Lippe; ausgeprägtes Krankheitsgefühl; gastrointestinale Beschwerden; Kopfschmerzen; Lymphadenopathie; Myalgien; Photophobie; Schwindelgefühl; Übelkeit und Erbrechen
- Mögliche Erkrankungen, welche mit einer Zikavirus-Infektion assoziiert sind:
  - Herzrhythmusstörungen bzw. Herzinsuffizienz
  - Arthrogryposis multiplex congenita
  - Augenerkrankungen (chorioretinale Atrophie)
- Neurologische Erkrankungen:
  - Akute Myelitis
  - Enzephalitis
  - Guillain-Barré-Syndrom
  - Lissenzephalie – schwere Fehlbildung des Gehirns
  - Mikrozephalie
  - Optikusneuritis

Die Symptome, im Vergleich zu anderen Erkrankungen in subtropischen und tropischen Gebieten, sind vergleichsweise geringer ausgeprägt.

Schwangerschaft

- Mögliche Assoziationen zwischen Zikavirus-Infektion und Schwangerschaft (abschließende Beweise stehen größtenteils noch aus):
  - Abort
  - Frühgeburt
  - Fehlgeburt
  - Hydrops fetalis
  - Intrauterine Wachstumsretardierung
- Wichtigste neonatale Komplikationen: Mikrozephalie
- Assoziation anhand der bislang beobachten Zikavirus-Epidemien:
  - Assoziation zwischen Mikrozephalie und Infektion im 1. Trimenon
  - Kein Zusammenhang zwischen Zeitpunkt und Ausmaß der Mikrozephalie
  - Neugeborene mit Mikrozephalie versterben in 25 % der Fälle kurz nach der Geburt an schwerwiegenden neurologischen Schäden
  - Normaler Kopfumfang bei der Geburt kann eine schwere Hirnschädigung nicht ausschließt (Wachstumsstörungen können sich erst nach Monaten zeigen)

Diagnostik

- Die Diagnose und Betreuung erfolgt meistens nach einem Stufenschema (▶ Abb. 3.20)
- Nachweis von spezifischen Antikörpern (IgG und IgM) erst ab dem 7. Tag nach Beginn der Symptome möglich
- Der serologische Nachweis kann zu bestimmten Zeitpunkten erfolgen:
  - Zwischen Tag 8 und Tag 27 nach Beginn der Symptome (zusammen mit einem Virusnachweis aus dem Urin)
  - Ab dem 28. Tag nach Beginn der Symptome
- Das Virus lässt sich molekularbiologisch im Blut, Urin, Speichel und Sperma nachweisen

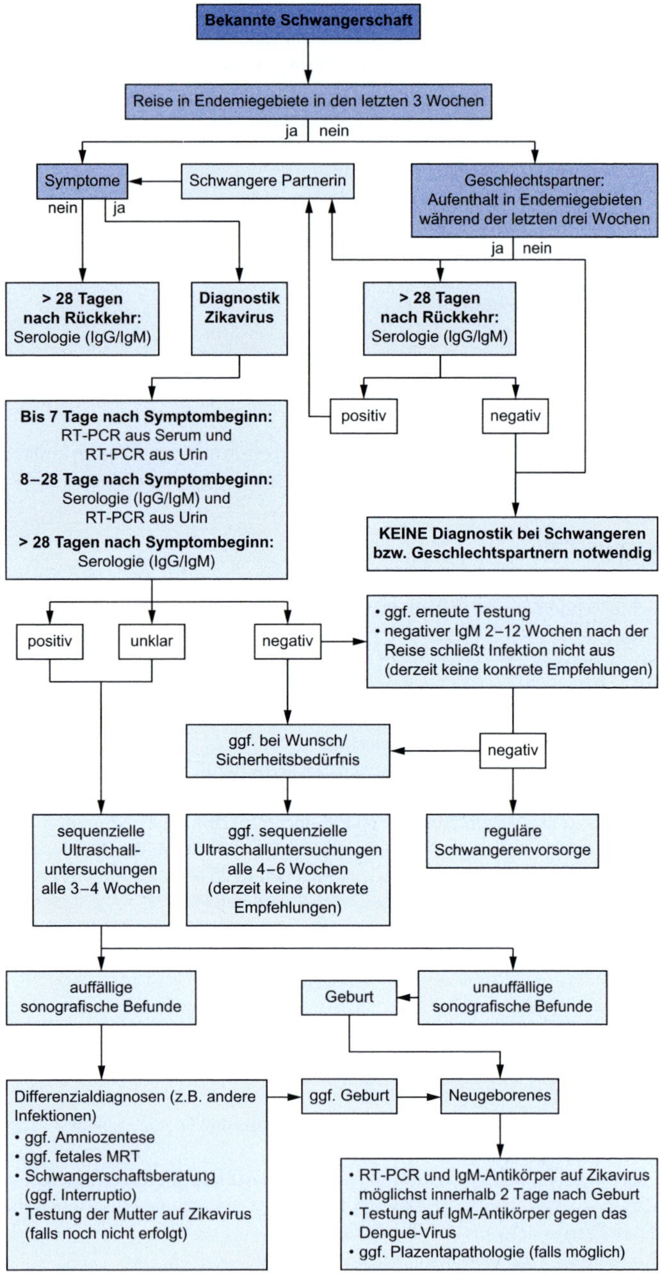

Abb. 3.20 Diagnostischer Algorithmus bei V. a. eine Zikavirus-Infektion [L231]/[P780]

- Vom 8. bis zum 27. Tag nach Infektion kann ein RNA-Nachweis aus dem Urin *plus* eine serologische Antikörperbestimmung erfolgen:
  - Zwischen Tag 1 und 7 nach Symptombeginn im Blut und Urin
  - Zwischen Tag 8 und Tag 27 nach Symptombeginn im Urin mit einer gleichzeitigen serologischen Antikörperbestimmung

Differenzialdiagnosen

Adenoviren; Chikungunya-Virus; Dengue-Fieber; Enteroviren; Frühsommer-Meningoenzephalitis (FSME); Gelbfieber; Hepatitis-C-Virus (HCV); Influenza; Leptospiren; Malaria; Masern; Parvovirus B19; Rickettsien; Röteln; Streptokokken Gruppe A (GAS); West-Nil-Virus.

Differenzialdiagnosen bei Verdacht auf Mikrozephalie bzw. auffälligen Befunden:

- Genetische Ursachen (entweder im Rahmen von klinischen Symptomen oder auch sporadisch)
- Infektionen: HSV; Parvovirus B19; Röteln; Toxoplasmose; Treponema pallidum; Windpocken (VZV); Zytomegalieviren (CMV)
- Umweltfaktoren und Erkrankungen (Umweltgifte und Medikamente als teratogene Substanzen, Mangelernährung, mütterliche Erkrankungen [Hypothyreoidismus] u. a.)

Therapie

- Spezifische Therapie existiert derzeit nicht.
- Bei Symptomen symptomatische Behandlung mit reichlich Flüssigkeit und evtl. Schmerzmittel bzw. Fiebersenkenden Medikamenten.

Prophylaxe und Bemerkungen

Vermeidung von Mückenstichen:

- Nutzung von Moskitonetzen
- Nutzung von Insektengitter bzw. Klimaanlage bei Aufenthalt in geschlossenen Räumen
- Bedeckung des Körpers mit Kleidung (lange Hosen; lange Oberbekleidung) sowohl während des Tages als auch in den Abendstunden
- Nicht bedeckte Hautstellen sollten mit einem Repellent (Antimückenspray) geschützt werden:
  - Ircadin (Nutzung während der gesamten Schwangerschaft möglich)
  - Diethyltoluamid (DEET) (keine Anwendung im 1. Trimenon)

Nach erfolgter Zikavirus-Infektion:

- Personen mit einer aktuellen Zikavirus-Infektion sollten sich über eine Woche vor Mückenstichen schützen (Vermeidung der Weiterverbreitung des Virus).
- Auch Rückkehrer aus Endemiegebieten sollten sich, auch ohne klinische Symptome, über 3 Wochen schützen.

Vermeidung von Reisen:

- Berufliche und private Reisen in Endemiegebiete sollten während der gesamten Schwangerschaft vermieden werden.
- Falls eine Reise unumgänglich ist, sollten die nötigen Vorkehrungen zur Vermeidung von Mückenstichen getroffen werden.

Prophylaktische Maßnahmen für Paare mit Kinderwunsch:

- Frauen: bis zu 8 Wochen nach Symptombeginn mit Schwangerschaft warten

- Männer: bis zu 6 Wochen nach Symptombeginn mit Konzeption warten

Übertragung durch Sexualverkehr: Männer mit schwangeren Partnerinnen, welche in Endemiegebiete reisen (bzw. wohnen) sollten entweder konsequent Kondome über den gesamten Zeitraum der Schwangerschaft nutzen oder keinen Geschlechtsverkehr haben.

Besonderheiten nach heutigem Wissensstand:

Eine durchgemachte Zikavirus-Infektion:
- schützt vor einer erneuten Infektion mit diesem Erreger,
- beinhaltet kein erhöhtes Risiko für eine zukünftige Schwangerschaft,
- bedarf bei erkrankten Erwachsenen keiner Nachsorge,
- bietet (wahrscheinlich) lebenslange Immunität.

Eine aktive und passive Immunisierung existiert derzeit nicht.

Meldepflicht: Es besteht (derzeit) eine gesetzliche Meldepflicht.

3.7 Klinische Erkrankungen in der Geburtshilfe

3.7.1 Erkrankungen während Schwangerschaft

Asymptomatische Bakteriurie

Definition und Bedeutung

- Keine klinische Symptomatik trotz signifikanter Keimzahl im Urin
- Eine asymptomatische Bakteriurie stellt meistens einen Zufallsbefund dar
- 5–10 % der Schwangeren

Eine regelhafte Urinuntersuchung auf asymptomatische Bakteriurie ist seit 2019 – aufgrund von fehlenden Screening-Untersuchungen und nicht-zeitgemäßen älteren Studien (sic!) – bei Schwangeren nicht mehr empfohlen.

Klinik

- Häufig keine klinische Symptomatik
- Meistens Zufallsbefund
- Screening erfolgt in der Schwangerschaft

Diagnose

- Urinuntersuchung (▶ Abb. 3.21)
- Nachweis und Identifikation des Erregers
- Bestimmung der Keimzahl aus Mittelstrahlurin:
  - $\geq 10^5$ KBE/ml für Kulturen aus Mittelstrahlurin
  - $\geq 10^2$ KBE/ml für Kulturen aus Katheterurin

Therapie

Antibiotische Therapie gemäß unkomplizierter ambulant erworbener Harnwegsinfektionen (▶ Abb. 3.21):
- Amoxicillin 3 × 1.000 mg/d p. o. für 7–10 Tage *oder*
- Amoxicillin/Clavulansäure 2 × 875/125 mg/d p. o. für 7 Tage *oder*
- Cefixim 2 × 200 mg/d p. o. für 7 Tage *oder*

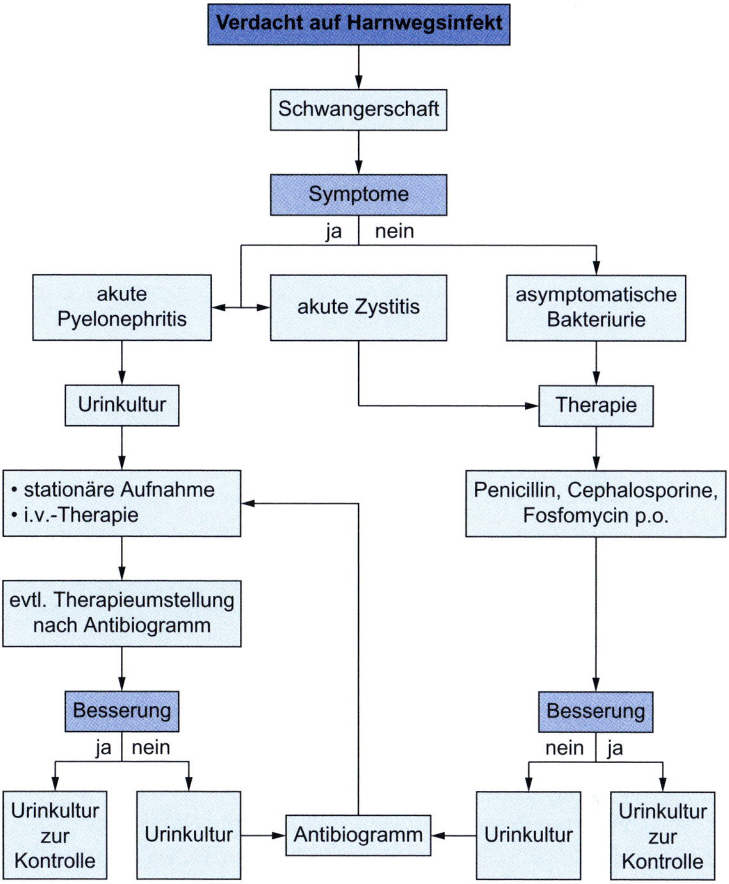

Abb. 3.21 Harnwegsinfektionen in der Schwangerschaft [L231]/[P780]

- Cefpodoximproxetil 2 × 200 mg/d p. o. für 7 Tage *oder*
- Cefuroximaxetil 2 × 500 mg/d p. o. für 7–10 Tage *oder*
- Fosfomycin-Trometamol 1 × 3 g p. o. für 3 Tage *oder*
- Pivmecillinam 3 × 400 mg/d p. o. für 7 Tage

Zur Prävention von rezidivierenden Harnwegsinfektionen zeigte die Gabe von Preiselbeersaft oder Moosbeerensaft (Cranberries) **keine** positiven Effekte in der Schwangerschaft.

Die Therapie einer asymptomatischen Bakteriurie sollte möglichst nach dem Vorliegen des Antibiogramms resistenzgerecht begonnen werden.

Differenzialdiagnosen

Weitere Infektionen des Urogenitaltrakts; Vaginitis/Kolpitis.

Prophylaxe und Bemerkungen

- Eine asymptomatische Bakteriurie bei Schwangeren erhöht das Risiko für die Entstehung einer Harnwegsinfektion.
- Nach einem symptomatischen Harnwegsinfekt kann ebenfalls eine asymptomatische Bakteriurie bzw. Kandidurie auftreten.

> Seit Jahrzehnten ist bekannt, dass Schwangere mit asymptomatischer Bakteriurie eine erhöhte Frühgeburtenrate haben, die bei Intervention zu einer **signifikanten** Senkung der Frühgeburtenrate vor der 37. + 0 SSW führte.

Fieber

Definition und Bedeutung

Allgemeines Symptom unterschiedlicher Genese.

Häufigste Ursache: leichte Erkältung, grippaler Infekt (wie in der Normalbevölkerung):

- Häufig während der Wintermonate
- Kein erhöhtes Risiko für die Schwangere bzw. Schwangerschaft

Dringende Abklärung bei Fieber und zusätzlichen Symptomen:

- Hohes Fieber (> 39 °C) sollte ärztlich abgeklärt werden
- Fieber ohne erkenntlichen Grund und ohne weitere Begleitsymptomatik
- Blasensprung
- Vaginaler Ausfluss
- Schmerzen im Unterbauch bzw. im Bereich der Gebärmutter
- Blutungen
- Schmerzhafter und zeitlich andauernder Durchfall
- Kontakt mit Röteln- bzw. Windpocken- oder Parvovirus-Infizierten

In Zusammenhang mit Fieber können Symptome auftreten, welche auf mögliche differenzialdiagnostische Erkrankungen hinweisen können.

Klinik

Allgemeinsymptome:

- Tachykardie
- Schweißausbrüche
- Hypotonie
- Schüttelfrost
- Müdigkeit
- Abgeschlagenheit
- Kopfschmerzen

Zuordnung von Fieber und anamnestische Angaben mit Verdachtsdiagnosen möglich (▶ Tab. 3.39).

> Mit der Berücksichtigung von Begleitsymptomen lässt sich Fieber in der Regel diagnostisch einordnen.

Tab. 3.39 Fieber in der Schwangerschaft

Anamnese, Symptome und klinische Untersuchung	Hinweisend auf	Siehe Kapitel
Abgeschlagenheit; Dunkelfärbung des Urins; Entfärbung des Stuhls; gastrointestinale Beschwerden; Gelbfärbung der Skleren; Hautikterus; Juckreiz; katarrhalische Beschwerden; Lebervergrößerung; Muskel- und Gelenkschmerzen	Akute Hepatitis	▶ Kap. 3.4.4, ▶ Kap. 4.5.1, ▶ Kap. 4.5.2
Adnexitis (selten); Urethritis; Zervizitis	Chlamydien-Infektion	▶ Kap. 4.4.1
Uncharakteristische grippale Symptome; Myalgien	Coxsackie-Virusinfektion	▶ Kap. 3.4.2
Uncharakteristische grippale Symptome; Myalgien	ECHO-Virusinfektion	▶ Kap. 3.4.2
Chronische Zervizitis; Urethritis	Gonorrhö	▶ Kap. 3.4.3, ▶ Kap. 4.3.2
Brennen beim Wasserlassen; evtl. Hämaturie; Flankenschmerz; Kreuzschmerzen; Schmerzen hinter der Symphyse	Harnwegsinfektion	▶ Kap. 3.7.1, ▶ Kap. 4.2.6
Gingivostomatitis; Kolpitis; lokale Schmerzen; Vulvitis mit Bläschen und Ulzera	Herpes simplex	▶ Kap. 4.4.4
Allgemeine Schwäche; Drogenmilieu; generalisierte Lymphadenopathie; Gewichtsverlust; Kaposi-Sarkom; Schwäche; uncharakteristische grippale Symptome; evtl. Pneumonie	HIV-Infektion	▶ Kap. 4.5.3
Abgeschlagenheit; eitriger zervikaler Fluor; evtl. vaginaler Ausfluss; Fieber; Schmerzen im Unterbauch; Uterus druckschmerzhaft und kontrahiert; Uteruskontraktionen	Intrauterine Infektion	▶ Kap. 3.1.2
Diarrhö; evtl. abnehmende Kindsbewegungen; evtl. Schüttelfrost; Harnwegsinfekt (!); uncharakteristische grippale Symptome	Listeriose	▶ Kap. 3.4.6
Charakteristisches Hautexanthem; Konjunktivitis; Koplik-Flecken; Lidödem; Rhinitis; Tracheobronchitis mit trockenem Husten	Masern	▶ Kap. 3.6.11
Apnoe; Appetitlosigkeit; Keuchhustenanfälle; Schnupfen; Stakkatohusten mit Erstickungsgefühl; subfebrile Temperaturen	Pertussis	▶ Kap. 3.6.15
Abgeschlagenheit; allgemeine Hyperästhesie; Durchfälle; evtl. Paralysen; Kopfschmerzen; Nackensteifigkeit; undefinierte Allgemeinsymptome	Poliomyelitis	▶ Kap. 3.6.16
Nierenlager klopfschmerzhaft; Symptome einer Zystitis	Pyelonephritis	▶ Kap. 2.9.5
Arthralgien; Juckreiz; Lymphadenopathie; Myalgien; Purpura; uncharakteristische grippale Symptome	Ringelröteln	▶ Kap. 3.4.8
Charakteristisches Exanthem; Lymphknotenschwellungen retroaurikulär; negativer Rötelntiter laut Mutterpass; Rötelnkontakt; uncharakteristische grippale Symptome; zervikale und okzipitale Lymphknotenschwellungen	Röteln	▶ Kap. 3.3.1

3

Tab. 3.39 Fieber in der Schwangerschaft *(Forts.)*		
Anamnese, Symptome und klinische Untersuchung	**Hinweisend auf**	**Siehe Kapitel**
„Himbeerzunge" evtl. kleine Hautbläschen; Exanthem an Hals und Brust später an den Extremitäten (Streckseiten); Lymphknotenschwellungen retroaurikulär; Petechien; Pharyngitis bzw. Tonsillitis; schmetterlingsförmige Rötung des Gesichts; zervikale und okzipitale Lymphknotenschwellungen	Scharlach	▶ Kap. 3.6.19
Regionale Lymphadenopathie; schmerzlose Papel mit ringförmiger Induration (an der Vulva, Vagina, Zervix)	Syphilis (Primäraffekt)	▶ Kap. 3.3.2, ▶ Kap. 4.3.1
Generalisierte Lymphadenopathie; Kopfschmerzen; Meningismus; pustulöse Effloreszenzen (z. B. Condylomata lata)	Syphilis II	▶ Kap. 3.3.2, ▶ Kap. 4.3.1
Abdominelle Beschwerden; Allgemeinsymptome (Kopfschmerzen); evtl. makulopapulöses Exanthem; Genuss von rohem Fleisch; Hepatosplenomegalie; Katzen im Haushalt; Lymphozytose; Mattigkeit; Muskel- und Gelenkschmerzen; zervikale und okzipitale Lymphknotenschwellungen	Toxoplasmose	▶ Kap. 3.4.9
„Sternenhimmel"; Beginn am Rumpf; Bläschen; juckendes Exanthem (Effloreszenzen wie Vesikula mit Krustenbildung); linsengroß mit rotem Hof	Windpocken	▶ Kap. 3.4.10
Ausdehnung nach Dermatomen; ausgeprägte Schmerzen; entzündete Bläschen; reduzierter Allgemeinzustand; segmental angeordnete Bläschen	Zoster	▶ Kap. 6.4
Harnblase druckschmerzhaft; evtl. Hämaturie	Zystitis	▶ Kap. 2.9.4
Erhöhte Temperaturen; Muskelschmerzen; uncharakteristische grippale Symptome	Zytomegalie	▶ Kap. 3.4.11, ▶ Kap. 4.5.5

Diagnose

- Anamnese:
  - Lokalisation und Zeitpunkt des Auftretens und der Begleitsymptome; z. B. Ausfluss, Hauterscheinungen, Juckreiz, Durchfall, Miktionsbeschwerden
  - Auffälligkeiten während der Schwangerschaft (bzw. einer vorangegangenen Schwangerschaft)
- Klinische Untersuchung:
  - Konsistenz, Fundusstand und Druckschmerzhaftigkeit des Uterus
  - Weitere Untersuchungen nach Verdachtsdiagnose
- Laboruntersuchungen:
  - Blutbild und Differenzialblutbild: Leukozytose mit Linksverschiebung
  - CRP erhöht
  - Hämoglobin, Thrombozyten
  - Evtl. Gerinnungsparameter
  - Evtl. D-Dimere
  - Urinuntersuchung
- Sonografie

- Nierenbeckenultraschall (Nierenstau)
- Weitere Untersuchungen nach Verdachtsdiagnose

Therapie

Die Therapie richtet sich nach der Diagnose.

Differenzialdiagnosen

Andere infektiöse Erkrankungen; aystemische nicht-entzündliche Erkrankungen.

Prophylaxe und Bemerkungen

- Allgemeinen Hygienemaßnahmen
- Expositionsprophylaxe: kein Kontakt mit an die Kinderkrankheiten erkrankten Personen (z. B. Röteln, Masern, Windpocken, Ringelröteln, Scharlach)
- Vorbeugung von vaginalen Entzündungen

Gingivitis während der Schwangerschaft

▶ Kap. 6.3

Parodontitis (Periodontitis) während der Schwangerschaft

▶ Kap. 6.8

Vorzeitiger Blasensprung und Amnioninfektionssyndrom (AIS)

Definition und Bedeutung

Vorzeitiger Blasensprung VBS (*premature rupture of membranes*, PROM):

- Blasensprung vor Einsetzen der Wehentätigkeit
- Kann am Termin (≥ 37. SSW) oder früher (vor Termin bei < 37. SSW) auftreten
- Ein früher vorzeitiger Blasensprung löst in manchen Fällen eine Frühgeburt aus

Amnioninfektsyndrom:

- Synonyme: Chorioamnionitis, Amnioninfektionssyndrom (engl.: *amniotic infection syndrome*, AIS)
- Unspezifische Infektion von Chorion, Amnion, Fruchtwasser, Plazenta und/ oder Kind
- Meist aufsteigende Infektion, selten hämatogene Ausbreitung
- Meistens nach Rupturierung der fetalen Membranen (Blasensprung) vor oder während der Geburt
- Kann auch bei intakten fetalen Membranen vorkommen

Als Erreger eines Amnioninfektionssyndroms kommen prinzipiell alle Mikroorganismen der Vaginalflora in Frage. Häufige Erreger sind u. a.: Mycoplasma hominis; Ureaplasma urealyticum; Chlamydia trachomatis; Gardnerella vaginalis; Enterobakterien; Fusobacterium ssp. und andere Anaerobier; Streptokokken der Gruppe B.

- Inzidenz zwischen 0,5 und 10 %
- Bei frühem vorzeitigem Blasensprung: in ca. 20 % der Fälle AIS
- Bei Frühgeburt ohne Blasensprung: in ca. 30 % der Fälle vorhandenes AIS
- AIS stellt die häufigste Komplikation innerhalb von 7 Tagen postpartal dar (bis zu 80 %)
- 40 % aller Frühgeburten sind wahrscheinlich die Folge einer aszendierenden Infektion mit konsekutivem AIS

- Risikofaktoren:
  - Vorzeitige Wehentätigkeit
  - Mekonium-gefärbtes Fruchtwasser
  - Interne Überwachung des Fetus
  - Erreger im Genitaltrakt (z. B. Streptokokken der Gruppe B)
  - Mehrere digitale Untersuchungen während der Wehen bei Frauen mit Blasensprung
  - Lang andauernde Geburt
  - Vorzeitiger Blasensprung (PROM)
  - Längerer Blasensprung (Verzögerung von ≥ 18–24 h zwischen Ruptur und Geburt)

Durch Beachtung der Symptome einer beginnenden Fruchtwasserinfektion und den Einsatz von Antibiotika kann das klinische Vollbild einer AIS häufig verhindert werden.

Klinik

Vorzeitiger Blasensprung:

- Sicherung des Blasensprunges, wobei in ca. 90 % eine klinische Diagnose möglich ist
- Spekulumeinstellung
- Evtl. Amnionflüssigkeitsnachweis in der Scheide

Amnioninfektionssyndrom:

- Temperaturerhöhung (> 38 °C)
- Mütterliche Tachykardie (> 100–120)
- Fetale Tachykardie (> 160)
- CRP-Erhöhung
- Druckschmerzhafter Uterus
- Leukozytose (> 20.000/µl)
- Übelriechendes Fruchtwasser
- Zunehmende Wehentätigkeit
- Benommenheit wechselnd mit Euphorie

Diese Anzeichen sind jedoch keine Frühsymptome. Sie sind Parameter einer manifesten Infektion.

Fetale Komplikationen (erhöhtes Risiko):

- Frühgeburt mit fetaler Schädigung
- Kindliche Mortalität
- Krampfanfälle
- Neonatale Infektion (z. B. Sepsis, Pneumonie, Meningitis)
- Zerebralparese

Mütterlichen Komplikationen (erhöhtes Risiko):

- Bakteriämie
- Notwendigkeit eines Kaiserschnitts
- Postpartale Blutung
- Sepsis und septischer Schock
- Thromboembolie
- Uterusatonie

- Vorzeitige Plazentalösung
- Wundkomplikationen

Diagnose

- Klinische Symptomatik
- Laboruntersuchungen: Blutbild, CRP, evtl. IL-6
- Zervix- und Vaginalabstrich (nur bei Patientinnen mit VBS, die nach 37. SSW mit zervixwirksamer Wehentätigkeit aufgenommen werden, kann auf einen Abstrich verzichtet werden)

Verdacht auf intraamniotische Infektion basierend auf mütterlichem Fieber und klinischen Kriterien.

Therapie

Das therapeutische Vorgehen ist abhängig der Schwangerschaftswoche (▶ Abb. 3.22, ▶ Abb. 3.23, ▶ Abb. 3.24, ▶ Abb. 3.25, ▶ Abb. 3.26):

Beim terminnahen Blasensprung: möglichst zügige Entbindung

Beim terminfernen Blasensprung: abwartendes Vorgehen unter bestimmten Voraussetzungen möglich: Tokolyse, antibiotische Therapie oder Lungenreifeinduktion, Abhängigkeit von fetalen (Gestationsalter, Lage, Gewicht u. a.) und maternalen Faktoren (Grunderkrankungen, AIS) sollten im Behandlungskonzept mit einfließen

Für die Behandlung eines vorzeitigen Blasensprungs muss das Risiko einer Infektion (im Falle einer Hinauszögerung der Geburt) gegen die Risiken einer fetalen Unreife und die entsprechenden Komplikationen bei unmittelbar Geburt abgewogen werden.

Positiver Erregernachweis: antibiotische Behandlung nach Antibiogramm

Nachweis von Streptokokken der Gruppe B: bei Blasensprung vor 37. SSW soll eine prophylaktische Antibiotika-Behandlung erfolgen (z. B. mit Ampicillin, Erythromycin, Clindamycin)

Lungenreifeinduktion: sollte beim vorzeitigen Blasensprung zwischen 24. SSW und 32. SSW nach Ausschluss eines AIS erfolgen (Betamethason 2 × 12 mg i. m. im Abstand von 24 h)

Prophylaktische Tokolyse: mittlere Dosierung für max. 48 h bis zum Abschluss der Lungenreifeinduktion

Ultraschalluntersuchung: Beurteilung der Fruchtwassermenge, des fetalen Zustandes und der Biometrie

Amnioninfektionssyndrom: Beendigung der Schwangerschaft unter Gabe von Antibiotika.

Differenzialdiagnose

Andere infektiöse Ursachen.

Prophylaxe und Bemerkungen

Erkennung von Risikoschwangerschaften entscheidend.

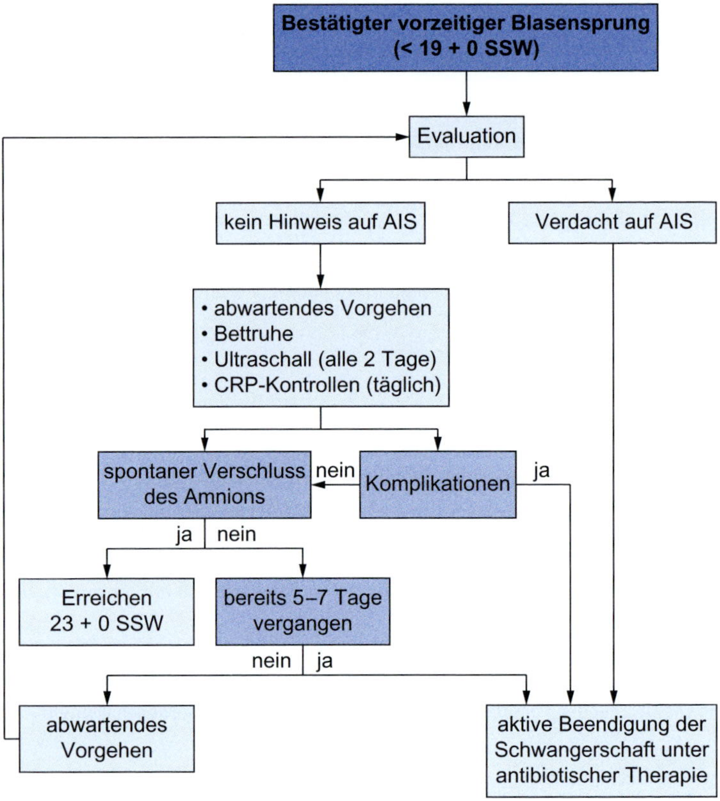

Abb. 3.22 Empfehlungen zum Vorgehen beim vorzeitigen Blasensprung < 19 + 0 SSW. AIS = Amnioninfektionssyndrom; SSW = Schwangerschaftswoche [L231]/[P780]

Risikofaktoren für ein AIS bei einer aktuellen Schwangerschaft:

- Vorzeitiger Blasensprung (> 80 %)
- Vorzeitige Wehen
- Bakterielle Vaginose
- Gestörte Vaginalflora
- Pathogene Keime; Listerien, Gonokokken, Streptokokken der Gruppe A, Staphylococcus aureus
- Hohe Zahlen anderer fakultativ pathogener Keime, wie Streptokokken der Gruppe B, Escherichia coli, Haemophilus influenzae

Die frühzeitige Diagnose und konsequente Behandlung vaginaler Infektionen stellt die effektivste Prophylaxe des AIS dar.

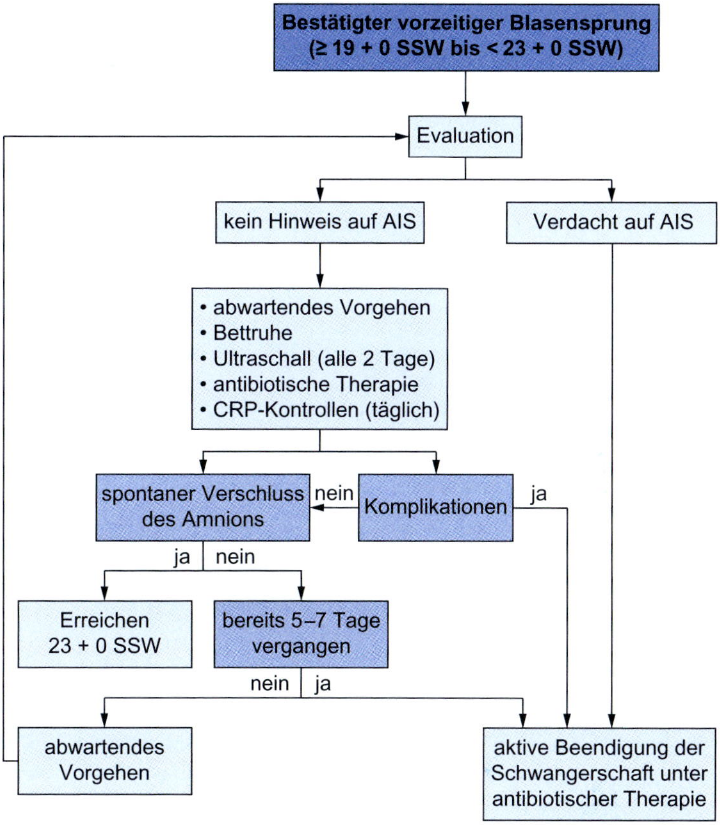

Abb. 3.23 Empfehlungen zum Vorgehen beim vorzeitigen Blasensprung ≥ 19 + 0 SSW bis < 23 + 0 SSW. AIS = Amnioninfektionssyndrom; SSW = Schwangerschaftswoche [L231]/[P780]

3.7.2 Erkrankungen im Wochenbett

Endometritis puerperalis

Definition und Bedeutung

Postpartale Infektion des Uterus an der Plazentahaftstelle

Häufigkeit vom Geburtsmodus beeinflusst:
- Vaginale Entbindung: 1–3 %
- Geplanter Kaiserschnitt (vor Beginn der Geburt): 5–15 %
- Nicht geplanter Kaiserschnitt (nach Beginn der Geburt): 15–20 %

Eine Endometritis puerperalis kann sich aus einer Chorioamnionitis unter oder nach der Geburt entwickeln:
- Langanhaltender Blasensprung
- Protrahierter Geburtsverlauf

3

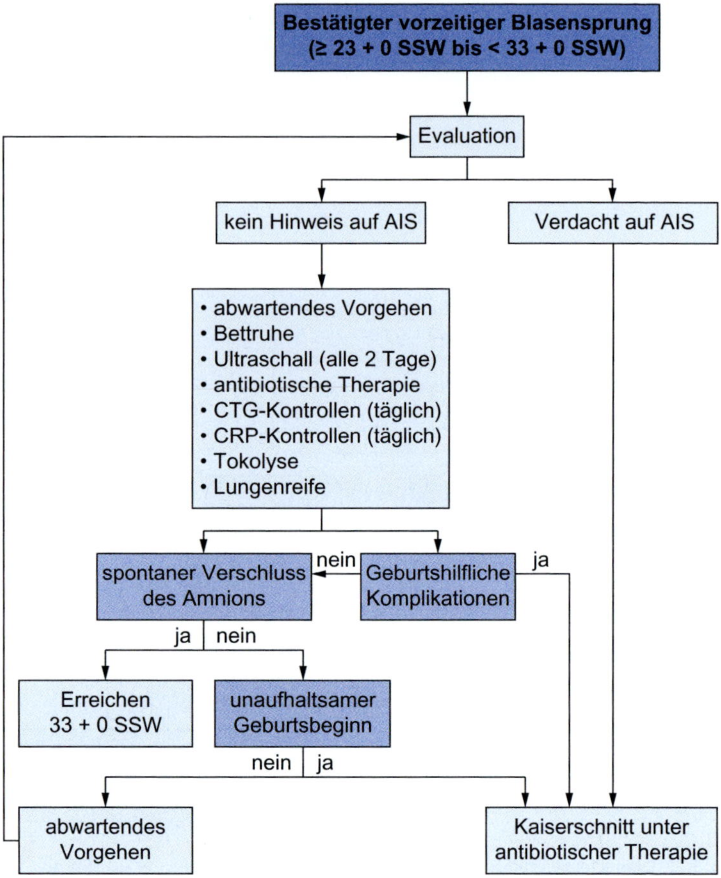

Abb. 3.24 Empfehlungen zum Vorgehen beim vorzeitigen Blasensprung ≥ 23 + 0 SSW bis < 33 + 0 SSW. AIS = Amnioninfektionssyndrom; SSW = Schwangerschaftswoche [L231]/[P780]

- Interne fetale Überwachung
- Kaiserschnitt
- Wiederholte digitale vaginale Untersuchung
- Retention von Plazentaresten im Uterus
- Postpartale Blutung
- Keimbesiedlung des unteren Genitaltrakts
- Anämie
- Bakterielle Vaginose
- Junges mütterliches Alter
- Niedriger sozioökonomischer Status

Häufigste Erreger:
- Grampositive Kokken (z. B. Streptokokken, Staphylokokken, Enterokokken)

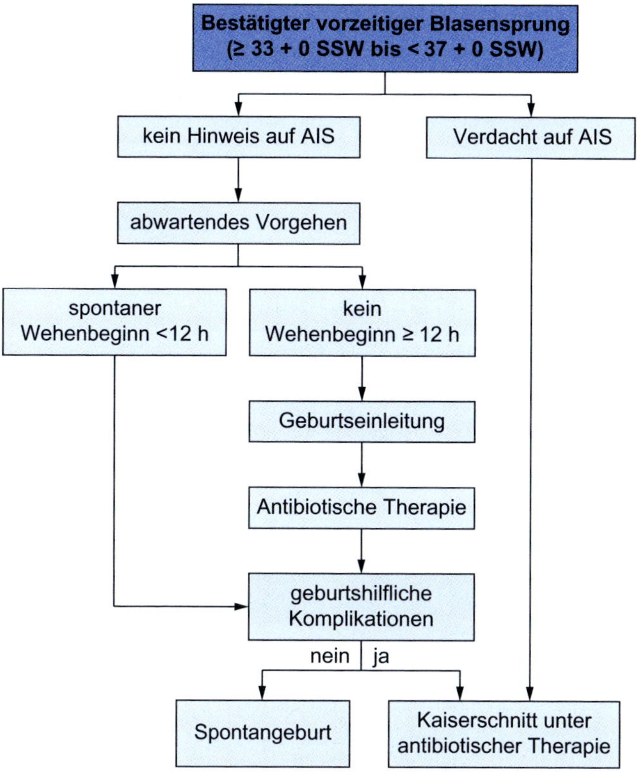

Abb. 3.25 Empfehlungen zum Vorgehen beim vorzeitigen Blasensprung ≥ 33 + 0 SSW bis 37 + 0 SSW. AIS = Amnioninfektionssyndrom; SSW = Schwangerschaftswoche [L231]/[P780]

- Anaerobier (z. B. Bacteroides sp., Peptostreptokokken, Prevotella sp.)
- Gramnegative Bakterien (z. B. Escherichia coli, Klebsiella pneumoniae, Proteus mirabilis)

Klinik

- Unterbauchschmerzen
- Uterus vergrößert und druckempfindlich (Kantenschmerz)
- Wochenfluss:
  - Vermindert oder vermehrt
  - Übelriechend, blutig oder auch nicht blutig
  - Häufig vermehrte, übelriechende Lochien und leichte vaginale Blutung
- Temperaturerhöhung (meist bis ca. 38 °C) meist innerhalb der ersten 24–72 h post partum
- Abgeschlagenheit
- Häufig frontale Kopfschmerzen
- Schüttelfrost
- Krankheitsgefühl

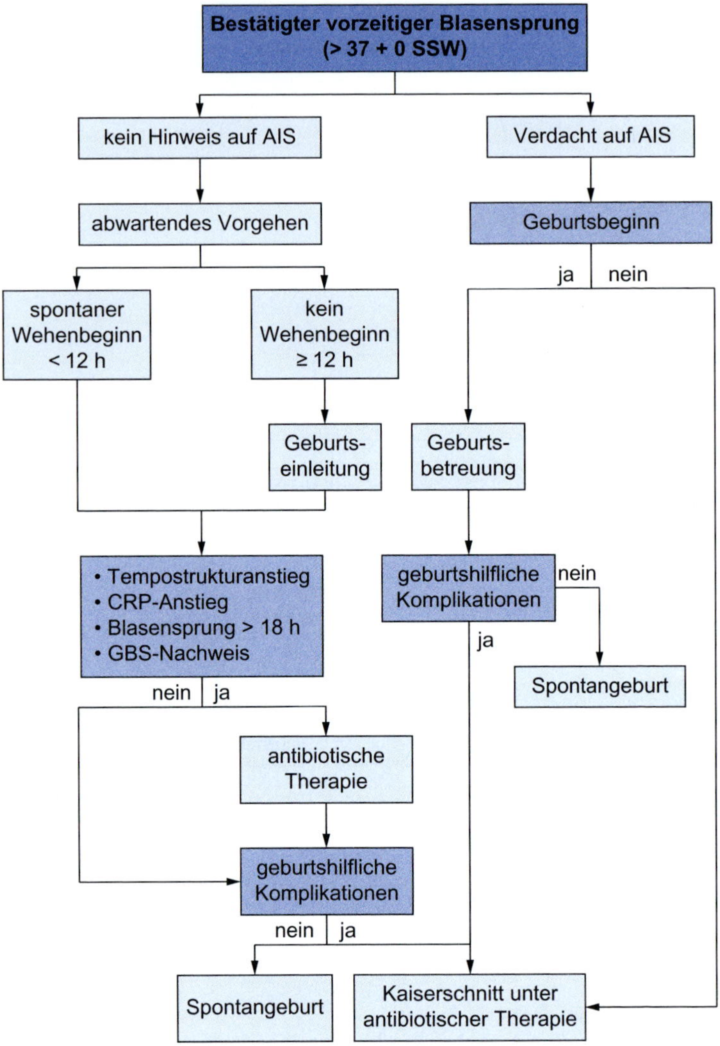

Abb. 3.26 Empfehlungen zum Vorgehen beim vorzeitigen Blasensprung > 37 + 0 SSW. AIS = Amnioninfektionssyndrom; SSW = Schwangerschaftswoche [L231]/[P780]

- Appetitlosigkeit
- Blässe
- Tachykardie
- Komplikationen:
  - Pelveoperitonitis und Peritonitis
  - Pelviner Abszesses
  - Pelvine Thrombophlebitis (erhöhtes Risiko einer Lungenembolie)

- Kindsbettfieber
- Septischer Schock
- Pyelonephritis
- Pyometra
- Tuboovarialabszess (abgekapselter Entzündungsherd mit Einbeziehung und Verbacken des Eileiters und des Eierstocks)
- Zystitis

Wenn nach 2 oder 3 Tagen mit leicht erhöhter Temperatur das Fieber plötzlich ansteigt, ist die Ursache wahrscheinlich eine Infektion und kein Milchstau.

Diagnostik

Klinisches Erscheinungsbild:

- Vergrößerter, weicher, druckdolenter Uterus
- Funduskantenschmerz

Laboruntersuchungen:

- Leukozytose mit Linksverschiebung
- CRP erhöht

Mikrobiologischer Abstrich selten erforderlich:

- Evtl. Mischinfektionen
- Evtl. Blutkulturen (bei septischer Ausbreitung)
- Therapieversagen

Die Diagnose erfolgt anhand des klinischen Befundes, der uterinen Druckempfindlichkeit und erhöhten Temperatur (> 38 °C). Endometritis puerperalis ist wahrscheinlich, wenn sich keine andere Ursache für Temperatur ≥ 38 °C an zwei aufeinanderfolgenden Tagen zeigt. Fieber, das durch Milchstau verursacht ist, bleibt gewöhnlich ≤ 39 °C.

Therapie

- Bettruhe und Eisblase
- Kontraktionsmittel:
  - Oxytocin 2–3 × 2–3 Hübe als Spray *oder*
  - Oxytocin 2–3 × 3–5 IU/d i. m. *oder*
  - Oxytocin 0,5–2 × 10–3 IU/Min. i. v.
- Methylergometrin 2–3 × 0,2–0,4 mg/d i. m. (nicht mehr empfohlen)
- Antipyretika und Analgetika
- Antibiotische Therapie, unterschiedliche Schemata:
  - Amoxicillin/Clavulansäure 3 × 2,2 g/d i. v. *plus* Metronidazol 3 × 500 mg/d p. o./i. v. für 7–10 Tage
  - Ampicillin/Sulbactam 4 × 3 g/d i. v. *plus* Metronidazol 3 × 500 mg/d p. o./i. v. für 7–10 Tage
  - Piperacillin/Tazobactam 3 × 4,5 g/d i. v. *plus* Metronidazol 3 × 500 mg/d p. o./i. v.
  - Clindamycin 3 × 900 mg/d i. v. *plus* Gentamicin 1 × 5 mg/kg KG/d i. v. für 7–10 Tage:
    - Bei V. a. Enterokokken-Infektion oder keine Besserung innerhalb von 48 h *plus*
    - Ampicillin 4 × 1 g/d i. v. für 10–14 Tage

- Sonografie
- Evtl. operative Sanierung (bei Verdacht auf Plazentarest)

Differenzialdiagnosen

Atelektasen; Blutung nach Abort (Fehlgeburt); Harnwegsinfektion; Mastitis puerperalis; Milchstau; perineale Infektion; Plazentapolyp; Thrombophlebitis; septische pelvine Thrombophlebitis; Wundinfektion

Prophylaxe und Bemerkungen

- Adäquate präpartale Therapie urogenitaler Erkrankungen, einschließlich sexuell übertragener Infektionen
- Allgemeinen Hygienemaßnahmen vor, während und nach der Geburt
- Auf adäquate uterine Rückbildung im Wochenbett achten

Fieber im Wochenbett

Definition und Bedeutung

Zeitpunkte für Wochenbettkomplikationen:

- 2.–4. Tag: Milcheinschuss
- 3.–5. Tag: Wundinfektionen
- 5.–10. Tag: Endometritis bzw. Endomyometritis, Parametritis
- Ab 5. Tag: Mastitis puerperalis
- Unabhängig: Harnwegsinfektionen (Zystitis, Pyelonephritis), Thrombose
- 1–3. Tag nach Spinal- bzw. Periduralanästhesie: Kopfschmerzen
- 3.–7. Tag nach Spinal- bzw. Periduralanästhesie: Meningitis

Ursachen:

- Endo(myo)metritis
- Lochialstau
- Mammaabszess
- Mastitis puerperalis
- Meningitis nach Spinal- bzw. Periduralanästhesie
- Milcheinschuss
- Plazentareste
- Pneumonie
- Postoperative Wundinfektion
- Postoperatives Resorptionsfieber
- Puerperalsepsis
- Pyelonephritis
- Thrombose
- Zystitis

Klinik

Allgemeinsymptome:

- Tachykardie
- Schweißausbrüche
- Hypotonie
- Schüttelfrost
- Müdigkeit
- Abgeschlagenheit
- Kopfschmerzen

Mit der Berücksichtigung von Begleitsymptomen lässt sich Fieber in der Regel diagnostisch einordnen.

Zuordnung von Fieber und anamnestische Angaben mit Verdachtsdiagnosen möglich (▶ Abb. 3.27).

Spezielle Symptome:

Brust:

- Meist am 3. Tag postpartal mit beidseitigen spannenden Brüsten, knotiger Drüßenkörper und eventuell vermehrter Venenzeichnung: Milcheinschuss
- Meist einseitige Rötung, Schwellung, Schmerzen und Überwärmung der Brust mit axillärer Lymphknotenschwellung: Mastitis puerperalis
- Mastitis puerperalis mit druckdolenter und fluktuierender Raumforderung: Abszess an der Brust

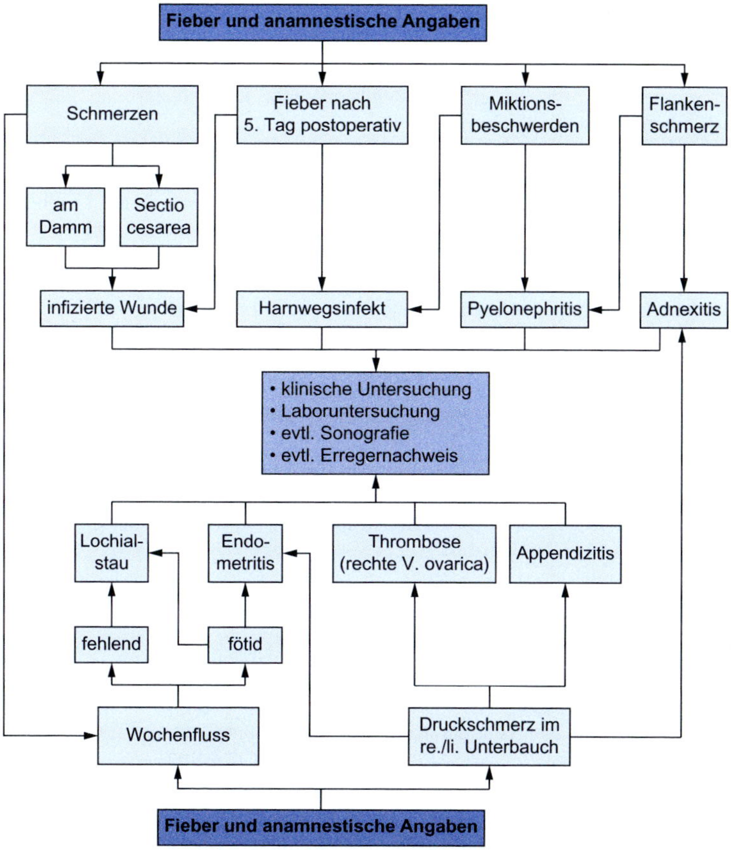

Abb. 3.27 Fieber im Wochenbett und anamnestische Angaben [L231]/[P780]

3

Uterus und Unterbauch:
- Bewegungsschmerzhafte Zervix: Parametritis, Endometritis
- Druckschmerz im rechten oder linken Unter- bis Mittelbauch: Adnexitis, Appendizitis
- Fehlender Wochenfluss mit frontalen Kopfschmerzen: Lochialstau
- Uterus weich, vergrößert und druckschmerzhaft („Uteruskantenschmerz"): Endomyometritis bzw. Parametritis
- Vergrößerter Uterus mit verstärkter Blutung: Plazentareste
- Vermehrte oder verminderte fötide riechende Lochien und gegebenenfalls verstärkte Blutung: Endometritis

Nieren:
- Miktionsbeschwerden (Dysurie und evtl. verstärkte Pollakisurie): Harnwegsinfektion, Zystitis
- Flankenschmerzen, Klopfschmerz des Nierenlagers: Pyelonephritis
- Übelriechender Urin zusammen mit Dysurie: Harnwegsinfektion, Pyelonephritis, Zystitis

Weitere:
- Druckschmerz an den tiefen Beinvenen, livide Verfärbung: tiefe Thrombophlebitis, evtl. Thrombose
- Druckschmerz an oberflächlichen Beinvenen, bzw. livide Verfärbung: oberflächliche Thrombophlebitis, evtl. Thrombose
- Druckschmerz und „walzenförmiger" Tumor im Gebiet der Vena ovarica: Ovarialvenenthrombose
- Druckschmerz und Schwellung eines Beines mit livider Verfärbung: Thrombose
- Erhöhtes Fieber, Hypotonie, Tachykardie gegebenenfalls Oligurie (bzw. Anurie): septischer Schock
- Rezidivierendes Fieber > 39 °C (axillär): Puerperalsepsis
- Schmerzhafte und gerötete Wunde (Sectio caesarea oder Episiotomie): Wundinfektion
- Schweres Krankheitsgefühl, stark erhöhte Temperaturen, Tachykardie: Puerperalsepsis
- Starke Kopfschmerzen ohne weitere Infektionszeichen: durchgeführte Spinal- bzw. Periduralanästhesie
- Starke Kopfschmerzen mit Bewegungseinschränkungen des Halses, Meningismuszeichen: Meningitis
- Vorbestehende Herzerkrankung mit Krankheitsgefühl, Kopfschmerzen und Herzgeräuschen: Endokarditis

Diagnose

Anamnese:
- Lokalisation und Zeitpunkt des Auftretens und der Schmerzen
- Menge, Farbe und Geruch der Lochien
- Miktionsbeschwerden
- Geburtsverlauf, Geburtsmodus, Komplikationen unter der Geburt (z. B. Amnioninfektionssyndrom)

Klinische Untersuchung:
- Konsistenz, Fundusstand und Druckschmerzhaftigkeit des Uterus
- Untersuchung der Brust, Rhagaden an der Mamille, axilläre Lymphknoten
- Farbe und Geruch der Lochien

- Nierenlager: Klopfschmerz
- Evtl. gerötete, druckschmerzhafte Wunde mit/ohne Hämatom (Episiotomie, Sectio caesarea)
- Evtl. Thrombosezeichen
- Weitere Untersuchungen entsprechend der Verdachtsdiagnose

Laboruntersuchungen:
- Blutbild und Differenzialblutbild: Leukozytose mit Linksverschiebung
- CRP erhöht
- Hämoglobin, Thrombozyten
- Gerinnungsparameter
- D-Dimere
- Urinuntersuchung
- Evtl. hCG bei V. a. Plazentareste postpartal (nicht sehr aussagekräftig)

Sonografie: intrauterine Gewebereste, Koagel oder Flüssigkeit

Nierenbeckenultraschall (Nierenstau)

Weitere Untersuchungen nach Verdachtsdiagnose

Therapie
Die Therapie richtet sich nach der Diagnose:
- Endometritis puerperalis
- Mastitis puerperalis
- Puerperalfieber
- Zystitis
- Pyelonephritis
- Weitere Diagnosen (z. B. Thrombose)

Da die Patientinnen häufig den Wunsch haben, weiter zu stillen, sollte bei einer nicht-lebensbedrohlichen Wochenbettkomplikation versucht werden, diesem Wunsch zu entsprechen.

Differenzialdiagnosen
Andere infektiöse Erkrankungen; systemische nicht-entzündliche Erkrankungen.

Prophylaxe und Bemerkungen
- Allgemeine Hygienemaßnahmen
- Vorbeugung bzw. adäquate Therapie von vaginalen Entzündungen

Fieber (> 38 °C) sollte immer zum Ausschluss einer Puerperalsepsis führen.

Mastitis puerperalis

Definition und Bedeutung
- Meist einseitige Entzündung des Brustdrüsenkörpers
- Ca. 1 % aller Wöchnerinnen
- Übertragung des Erregers durch den Mund des Kindes über Rhagaden im Bereich der Brustwarze
- Begünstigt wird diese Infektion durch einen Milchstau; eine hämatogene Infektion ist extrem selten

- Erreger:
  - Staphylococcus aureus (95 %)
  - Staphylococcus epidermidis (4 %)
  - Streptokokken (3 %)
  - Pseudomonas aeruginosa (< 1 %)
- Maximum des Auftretens liegt bei 2–3 Wochen nach der Entbindung

Klinik

- Meist einseitige, schmerzhafte Rötung mit Überwärmung, Schwellung und Induration
- Nur selten sind beide Mammae betroffen
- Entzündungsareal vorzugsweise perimamillär im oberen äußeren Quadranten der Brust
- Oberflächliche Thrombophlebitis mit derben, schmerzhaften subkutanen Strängen
- Häufig Schüttelfrost und Fieber > 39 °C
- Evtl. eitrige Mamillensekretion
- Häufig axilläre Lymphadenopathie
- Symptome eines Mammaabszesses:
  - Schwellung
  - Rötung
  - Peau d'orange (Orangenhaut)
  - Pathologische Sekretion
  - Fluktuation
  - Überwärmung
  - Schmerzhaftigkeit
  - Ipsilaterale axilläre Lymphadenopathie

Therapie

- Entleerung der Mammae (manuell Ausstreichen oder mit Milchpumpe)
- Physikalische Maßnahmen wie Hochbinden und Kühlung
- Antibiotikagabe (Penicillinase-feste Penicilline, Cephalosporin der 1. und 2. Generation); Makrolide sind ebenfalls möglich (▶ Tab. 3.40)
- Antipyretische bzw. antiphlogistische Medikamente
- Prolactinhemmer: rasche Entspannung des Milchstaus

> Da viele Frauen weiterstillen wollen, sollte man ein passendes Antibiotikum und eine geringe Dosierung und Dauer des Prolactinhemmers wählen.

- Zu späte oder ungenügende Therapie kann zu abszedierender Mastitis führen
- Rotlicht-Behandlung kann zur Ausheilung oder Einschmelzen der Abzesshöhle beitragen
- Falls keine Besserung der Symptomatik, dann operative Behandlung anstreben
- Ultraschall-gestützte Punktion der Abszesshöhle (kann wiederholt werden)
- Operative Inzision der Abszesshöhle
- Operative Inzision der Abszesshöhle mit Drainage
- Operative Inzision und Gegeninzision mit Drainage

Tab. 3.40 Therapie einer Mastitis puerperalis

	Medikament	Dosierung	Dauer	
Antibiotika	Dicloxacillin*	3 × 1 g/d p. o.	7–10 d	*oder*
	Flucloxacillin*	4 × 1 g/d p. o.	7–10 d	*oder*
	Oxacillin*	4 × 1 g/d p. o./i. m.	7–10 d	*oder*
	Cefuroximaxetil	2 × 500 mg/d	7–10 d	*oder*
	Cefixim	2 × 200 mg/d p. o.	7–10 d	*oder*
	Erythromycin	4 × 500 mg/d p. o.	7–10 d	
Schwere Infektion	Cefuroxim	3 × 1,5 g/d i. v.	7–10 d	*oder*
	Amoxicillin/Clavulansäure	3 × 2,2 g/d i. v.	7–10 d	*oder*
	Ampicillin/Sulbactam	3 × 3 g/d i. v.	7–10 d	*oder*
	Cefotiam**	3 × 2 g/d i. v.	7–10 d	*oder*
	Erythromycin	3 × 1 g/d i. v.	7–10 d	*oder*
	Cefotaxim	3 × 2 g/d i. v.	7 d	*oder*
	Ceftriaxon	1 × 2 g/d i. v.	7 d	
Analgetika	Paracetamol	3(–6) × 500 mg/d	5–7 d	*oder*
	Ibuprofen	3(–6) × 400 mg/d	5–7 d	
Prolaktin-hemmer	Lysuridhydrogenmaleat	2 × ½–1 Tbl. (0,2 mg/d)	Bis Abheilung	
Sonstige Maßnahmen	• Entleerung der Mammae (manuelles Ausstreichen oder mit Milchpumpe) • Physikalische Maßnahmen wie Hochbinden und Kühlung • Punktion oder operative Inzision (evtl. Gegeninzision) bei Abszess evtl. mit Drainage			

* Verfügbarkeit der Medikamente überprüfen
** In Deutschland nicht verfügbar. Bei Bedarf ist eine Bestellung über Europa- oder Internationale Apotheke möglich.

Falls nach 48–42 h unter Antibiotikatherapie keine Besserung eintritt, ist eine Sonografie zum Ausschluss einer Abszessbildung erforderlich.

Diagnostik

- Klinisches Erscheinungsbild
- Eine Erregerkultur ist bei unklaren Fällen aus dem Mamillensekret möglich
- Mammasonografie

Differenzialdiagnosen

Allergien; atopisches Ekzem (Neurodermitis); Dermatosen (u. a. Psoriasis, Herpes zoster, Herpes simplex, Urtikaria, Akne, Borrelien); Lupus erythematodes cutaneus; Sklerodermie; Erysipel; Dermatomyositis; inflammatorisches Mammakarzinom; Leukämie mit leukämischer Infiltration der Haut; Morbus Paget; paraneoplastische Dermatose.

Prophylaxe und Bemerkungen

- Genussmittelkonsum vermeiden
- Hygienemaßnahmen beim Stillen beachten

- Brustwarzenpflege
- Unterschiedliche Stillpositionen
- Adaptierte Stilltechnik mit dem Ziel des Leertrinkens beider Brüste

Das Stillen an der erkrankten Brust während der akuten Infektionsphase sollte vermieden werden.

3

Puerperalfieber (Kindbettfieber)

Definition und Bedeutung

- Infektionskrankheit, welche nach Abort, Fehlgeburt oder im Wochenbett auftritt
- Erreger:
  - Vor allem Streptokokken, aber auch Staphylokokken
  - Seltener Escherichia coli, Gonokokken, Anaerobier, Saprophyten (putride Infektion)
- Weltweite Ausbreitung
- Heute sehr selten
- Pathogenese:
  - Erregerübertragung während des Geburtsvorganges durch Hände oder Instrumente des Geburtshelfers, seltener Keime aus der Scheide oder hämatogene Ausbreitung
  - Eindringen von pathogenen Bakterien in die Geburtswunden: kann nach der Geburt bzw. nach Abort auftreten
  - Ausbreitung:
    - Lokal begrenzte Infektion (z. B. Endometritis puerperalis der infizierten Wunde – meist von der Plazentahaftstelle ausgehend)
    - Folgende hämatogener Streuung (septisches Puerpuralfieber, Puerperalsepsis)
- Risikofaktoren:
  - Vaginale/operative Entbindung
  - Vorzeitiger Blasensprung
  - Häufige vaginale Untersuchungen
  - Lochienstauung
  - Plazentareste im Uterus

Das Puerperalfieber wird mit dem ungarisch-österreichischen Gynäkologen Ignaz Semmelweis (1818–1865) in Verbindung gebracht, der es als eine durch mangelnde Hygiene von Ärzten und Studenten übertragene Erkrankung erkannte. Seine Erkenntnisse wurden jahrzehntelang kritisiert. Semmelweis war persönlich heftigen Anfeindungen ausgesetzt.

Klinik

- Hohes remittierendes Fieber mit Schüttelfrost
- Stark beschleunigter Puls
- Anämie
- Abwehrspannung im Unterbauch
- Benommenheit

- Kopfschmerzen
- Abgeschlagenheit
- Benommenheit wechselnd mit Euphorie
- Gebärmutter:
  - Druckschmerzen
  - Blutig-eitriger Wochenfluss

Schocksymptome:
- Tachykardie
- Tachypnoe
- Blutdruckabfall

Wichtigste Symptome: Schüttelfrost, Fieber, blutig-eitriger Wochenfluss.

Komplikationen: Sepsis; Kreislaufversagen; Multiorganversagen; Gerinnungsstörungen; septischer Schock; Sterilität.

Bei ungünstigem Verlauf Kreislaufversagen im septischen Schock.

Diagnose

- Anamnese: kürzlich vorangegangener Abort bzw. Geburt
- Abwehrspannung
- Druckdolenter, großer und wenig kontrahierter Uterus
- Übelriechender Wochenfluss
- Laboruntersuchungen:
  - Blutbild und Leukozytose und Linksverschiebung
  - CRP (stark) erhöht
- Ultraschalluntersuchungen

Die Diagnose wird durch die klinische Symptomatik gestellt (Endometritis, Sepsis).

Differenzialdiagnosen

Entzündungen im Genitalbereich durch andere Erreger; Sepsis aufgrund anderer Erreger; Harnwegsinfektion; Urosepsis; Thrombophlebitis.

Therapie

- Allgemeinen Maßnahmen:
  - Bettruhe
  - Intensivüberwachung
  - Evtl. Schockbehandlung
- Antibiotische Therapie (▶ Tab. 3.41)
- Kontraktionsmittel (z. B. Oxytozin, evtl. in Kombination mit Methylergometrin)
- Prophylaxe Gerinnungsstörung: Heparininfusion
- Gerinnungsstörung: Fresh Frozen Plasma
- Operative Sanierung:
  - Kürettage mit Entfernung von gegebenenfalls Plazentaresten
  - Evtl. Entfernung der Gebärmutter

Tab. 3.41 Kalkulierte antibiotische Therapie einer Puerperalsepsis

Indikation	Medikament und Dosierung	Dauer	
Leichter Verlauf	Amoxicillin/Clavulansäure 3 × 2,2 g/d i.v. (evtl. *plus* Metronidazol 3 × 500 mg/d i.v.)	10–14 d	*oder*
	Piperacillin/Tazobactam 3 × 4,5 g/d i.v. (evtl. *plus* Metronidazol 3 × 500 mg/d i.v.)	10–14 d	*oder*
	Ampicillin/Sulbactam 4 × 3 g i.v. (evtl. *plus* Metronidazol 3 × 500 mg/d i.v.)	10–14 d	*oder*
	Cefuroxim 3 × 1,5 g/d i.v. *plus* Metronidazol 3 × 500 mg/d i.v.	10–14 d	*oder*
	Ceftriaxon 2 × 1 g/d i.v. (evtl. *plus* Metronidazol 3 × 500 mg/d i.v.)	10–14 d	*oder*
	Cefotaxim 3 × 2 g/d i.v. (evtl. *plus* Metronidazol 3 × 500 mg/d i.v.).	10–14 d	
Mittelschwerer bis schwerer Verlauf	Amoxicillin/Clavulansäure 3 × 2,2 g/d i.v. *plus* Metronidazol 3 × 500 mg/d i.v.	10–14 d	*oder*
	Piperacillin/Tazobactam 3 × 4,5 g/d i.v. *plus* Metronidazol 3 × 500 mg/d i.v.	10–14 d	*oder*
	Ampicillin/Sulbactam 4 × 3 g i.v. *plus* Metronidazol 3 × 500 mg/d i.v.	10–14 d	*oder*
	Ceftazidim 3 × 2 g/d i.v. (evtl. *plus* Metronidazol 3 × 500 mg/d i.v.)	10–14 d	*oder*
	Imipenem/Cilastatin 3 × 1 g/d i.v. (evtl. *plus* Metronidazol 3 × 500 mg/d/i.v.)	10–14 d	*oder*
	Meropenem 3 × 1 g/d i.v. (evtl. *plus* Metronidazol 3 × 500 mg/d i.v.)	10–14 d	
Schwerer bis schwerster Verlauf	Intensivmedizinische Überwachung	10–14 d	*und*
	Ceftazidim 3 × 3 g/d i.v. *plus* Metronidazol 3 × 500 mg/d i.v.	10–14 d	*oder*
	Piperacillin/Tazobactam 4 × 4,5 g/d i.v. *plus* Metronidazol 3 × 500 mg/d i.v.	10–14 d	*oder*
	Cefepim 3 × 2 g/d i.v. *plus* Metronidazol 3 × 500 mg/d i.v.	10–14 d	*oder*
	Imipenem/Cilastatin 4 × 1 g/d i.v. *plus* Metronidazol 3 × 500 mg/d i.v.	10–14 d	*oder*
	Meropenem 3 × 2 g/d i.v. *plus* Metronidazol 3 × 500 mg/d i.v.	10–14 d	

Prophylaxe und Bemerkungen

- Allgemeine Hygienemaßnahmen
- Beachtung der Hygienevorschriften während der Geburt

Eine Puerperalsepsis muss intensivmedizinisch behandelt werden.

4 Sexuell übertragene Infektionen

4

4.1 Praktisches Vorgehen bei sexuell übertragenen Infektionen

4.1.1 Definition und Bedeutung

Sexuell übertragene Krankheiten sind alle Infektionskrankheiten, die durch und bei sexuellen Kontakten übertragbar sind.

Sexuell übertragbare Krankheiten (STD) werden heutzutage, vor allem im angloamerikanischen Raum, als sexuell übertragene Infektionen (STI) bezeichnet. In der Vergangenheit wurden diese häufig auch als Geschlechtskrankheiten oder venerische Krankheiten bezeichnet.

4.1.2 Unterteilung

Da es sich um mehr Erkrankungen und Erreger als die vier klassischen sexuell übertragbaren Infektionen handelt, soll die folgende Einteilung helfen:

- Klassische sexuell übertragbare Erkrankungen (▶ Kap. 4.3)
- Andere sexuell übertragbare Erkrankungen (▶ Kap. 4.4)
- Sexuell übertragbare Erkrankungen mit Erkrankung anderer Organe (▶ Kap. 4.5)

4.1.3 Risikofaktoren

Alkoholabhängigkeit; Alter 15–30 Jahre; Auszug bei den Eltern (sic!); Beziehungswechsel; Drogenabusus; psychiatrische Erkrankung; Reisen; Schwangerschaftsabbruch; sexuell übertragbare Krankheiten in der Anamnese.

4.1.4 Klinik

Genitale Erkrankungen sind auf sexuelle Übertragung verdächtig, wenn

- sie bei jüngeren Menschen verkommen,
- akut begonnen haben,
- spontan ein sexueller Kontakt als mögliche Ursache angegeben wird,
- vergleichbare Krankheitsepisoden vorlagen.

Bei der Untersuchung sollte vorwiegend auf folgende Symptome geachtet werden:

- Vaginaler Ausfluss
- Vulväre Symptome (Brennen, Juckreiz, Ulzerationen)
- Schmerzen (z. B. Dyspareunie)
- Probleme bei Miktion
- Menstruationsstörungen (Dysmenorrhö, Zwischenblutungen, postkoitale Blutungen)
- Unterbauchbeschwerden

Klinische Untersuchung:

- Inspektion
- Palpation
- Spekula-Einstellung
- Bimanuelle Untersuchung
- Sonografische Untersuchung
- Evtl. Proktoskopie
- Symptomorientierte Untersuchung

Auch Kinder können an sexuell übertragenen Krankheiten (STD) erkranken. Es sollte an einen sexuellen Missbrauch gedacht werden!

4.1.5 Diagnose

Anamnese

Routinefragen zur Erfassung von Symptomen

- Vaginaler bzw. urethraler Ausfluss
- Symptome am äußeren Genitalbereich (z. B. Juckreiz, Ulzerationen, Brennen, Schmerzen)
- Sexuelles Erleben (z. B. Schmerzen beim Geschlechtsverkehr, Spasmen)
- Unterbauchschmerzen
- Menstruationsstörungen

Wenn die Beschwerden im Zusammenhang mit Geschlechtsverkehr angegeben werden, sollte man an eine sexuell übertragene Erkrankung denken.

Routinefragen zur Erfassung von STD

- Wann hatten Sie zuletzt Sex?
- Welche sexuellen Kontakte bestanden in den letzten Wochen?
- Mit wem? Mann/Frau? Homosexuelle Kontakte?
- Besteht eine konstante Partnerschaft (Ehepartner/fester Partner/Gelegenheitsbekanntschaft/unbekannt)?
- Waren Sie und/oder Ihr Partner im Ausland?
- Mit wem hatten Sie davor Geschlechtsverkehr (3–24 Monate)?
- Was genau haben Sie gemacht?

Anamnese unter vier Augen erheben. Die Anwesenheit des Partners kann für die Patientin evtl. belastend sowie kontraproduktiv sein.

Routinefragen zur Erfassung von STD beim männlichen Geschlechtspartner

- Dysurie
- Exantheme oder Ulzerationen im äußeren Genitalbereich
- Juckreiz im Genitalbereich
- Testikuläre Schmerzen
- Urethraler Ausfluss

Klinische Befunde

Auf entsprechende klinische Befunde sollte *immer* geachtet werden (▶ Tab. 4.1).

Mikrobiologische und labortechnische Diagnostik

- Mikroskopische Untersuchung (z. B. Phasenkontrastmikroskopie)
- Serologische Bestimmungen von Antikörpern bzw. Antigenen
- Mikrobiologischer Erregernachweis (z. B. Kultivierung)
- Molekularbiologische Maßnahmen (PCR; quantitative PCR)
- Weitere klinisch-chemische Parameter (z. B. Blutbild)

Tab. 4.1 Übersicht der Symptome von STD

	Syphilis	Gonorrhö	Ulcus molle	LGV	Chlamydia	Granuloma inguinale	Trichomoniasis	HSV	HPV	MCV	Mycoplasma genitalium	Filzläuse	Skabies	HBV	HCV	HIV	Zikavirus-Infektion	Zytomegalie
Appetitverlust								×						×	×	×		
Brennen bei Miktion		×		×	×		×	×			×							
Fieber	×	×		×				×						×	×	×	×	×
Fluor genitalis		×		×	×		×	×										
Juckreiz										(×)				×		×		
Grippeähnliche Symptome	×							×								×		
Hauteffloreszenzen	×	×						×				×	×			×	×	
Ikterus Haut oder Auge														×	×			
Inguinale Lymphadenopathie	×		×	×				×										
Juckreiz im Genitalbereich							×	×	×	(×)		×	×	(×)		(×)		
Lymphadenopathie	×															×		×
Papeln	×							×	×	×								
Pusteln	×		×					×										
Schmerzen bei Miktion		×		×	×		×	×			×							
Übelkeit														×	×	×		
Unterbauchbeschwerden		×		×	×			×			×							
Vaginale Blutung		×		×	×													
Wunden	×		×					×						×				

Aufgrund der häufig unspezifischen bzw. uncharakteristischen Symptome ist ein Erregernachweis (direkt oder indirekt) bei den meisten STD notwendig.
Die Diagnose sollte erst nach einer endgültigen Sicherung der Patientin mitgeteilt werden.

4.1.6 Therapie

Die Therapie richtet sich nach dem jeweiligen Erreger.

Bei Angabe erheblicher Beschwerden und Fehlen klinischer Befunde an Venerophobie denken (Ausschlussdiagnose!).

4.1.7 Prophylaxe

- Meldung an das Gesundheitsamt
- Information mit Testung und Therapie (wenn nötig) an Kontaktpersonen, Geschlechtspartner, Neugeborenen in Abhängigkeit des diagnostizierten Erregers (▶ Tab. 4.2)

Die gleichzeitige Übertragung mehrerer STD ist möglich.

4.2 Klinische Syndrome/Symptome

- Als Syndrom bezeichnet man in der Medizin eine Kombination von verschiedenen Symptomen, die typischerweise gleichzeitig bzw. gemeinsam auftreten.
- Zahlreiche Länder haben einen syndromalen Ansatz für den Umgang mit sexuell übertragbaren Krankheiten eingeführt.
- Als Folge einer solchen Herangehensweise stellen sich folgende Aspekte dar:
  - Epidemiologische akkurate Daten stehen nicht mehr zur Verfügung bzw. können nicht mehr erhoben werden.
  - Folglich ist die Notwendigkeit einer Diagnose bzw. eines Erregernachweises für die Verschreibung von Antibiotika nicht mehr gegeben bzw. erforderlich.
  - Erkrankungen, wie z. B. Vulvitis oder Adnexitis, welche größtenteils von nicht-STD-Erregern hervorgerufen werden, werden der Einfachheit halber zu den STD-Syndromen dazugerechnet.
  - Die Aus- und Weiterbildung sowie detaillierte Kenntnisse der einzelnen Erkrankungsbilder hat dramatisch abgenommen.
  - Die Bestimmung der genauen Prävalenz der Krankheit/Erregers ist somit in der heutigen Zeit zu einer Herausforderung geworden.

4.2.1 Fluor genitalis

▶ Kap. 2.2.1 Klinik

4.2.2 Vulvitis

▶ Kap. 2.1

4

Tab. 4.2 Empfohlene Meldungen mit den zu informierenden Personen/Geschlechtspartnern

	Empfohlene Periode	Information/Untersuchung für
Chlamydia trachomatis	2–3 Monate	Geschlechtspartner Neugeborenes
CMV	Jetzt Zukunft	Geschlechtspartner?
Filzläuse	Jetzt	Geschlechtspartner
Gonorrhö	2–3 Monate	Geschlechtspartner Neugeborenes
Hepatitis B	Variabel	Geschlechtspartner Neugeborenes Eigene Kinder Personen im selben Haushalt
Hepatitis C	Variabel	Geschlechtspartner Neugeborenes Eigene Kinder Personen im selben Haushalt
Herpes genitalis	Jetzt Zukunft	Geschlechtspartner Neugeborenes
HIV	Variabel	Geschlechtspartner Neugeborenes Eigene Kinder
HPV	Jetzt Zukunft	Geschlechtspartner
Syphilis	2–3 Monate (Frühsyphilis) bis zu einem Jahr (latente Syphilis)	Geschlechtspartner Neugeborenes
Lymphogranuloma venereum	2–3 Monate	Geschlechtspartner Neugeborenes
Trichomoniasis	Jetzt	Geschlechtspartner
Ulcus molle	14 Tage	Geschlechtspartner

Falls in dem angegebenen Zeitraum kein Geschlechtspartner vorhanden war, sollte der letzte Geschlechtspartner informiert/getestet/therapiert werden.

4.2.3 Zervizitis

▶ Kap. 2.3

4.2.4 Adnexitis

▶ Kap. 2.6

4.2.5 Ulzerationen im anogenitalen Bereich

Definition und Bedeutung

Ulzerationen im anogenitalen Bereich können durch eine Vielzahl von Erkrankungen verursacht werden (▶ Tab. 4.3).

Charakteristische infektiöse Erreger bzw. Erkrankungen: Granuloma inguinale; Herpes genitalis; HIV/AIDS; Lymphogranuloma venereum; Skabies; Syphilis; Ulcus

Tab. 4.3 Ulzerative Erkrankungen im Anogenitalbereich

	Erkrankung	Effloreszenzen	Bemerkungen
Nicht venerische Krankheiten	**Aphthöse Effloreszenzen**	Schmerzhafte, unregelmäßige Geschwüre mit erythematösen Rändern und einem weißen Fibrinbelag	Häufig in Verbindung mit oralen Ulzera
	Erosiver Lichen planus	Unspezifische oberflächliche Ulzerationen	Häufig in Verbindung mit oralen Effloreszenzen
	Erythema multiforme	Oberflächliche Erosionen	In Verbindung mit Stomatitis oder bullöser Eruption an Handflächen und Fußsohlen
	Fixiertes Arzneimittel-exanthem	Gut abgegrenzte, dunkelrote, oberflächliche Erosionen	Medikamenteneinnahme in der Vorgeschichte
	M. Adamantia-des-Behçet	Schmerzhafte, flache, unregelmäßige Geschwüre mit erythematösen Rändern und weißem Fibrinbelag	In Verbindung mit oralen Ulzera, Uveitis, Arthritis, Vaskulitis
	M. Crohn	Ulzerative perineale Granulome; können Narben oder Fisteln bilden	Entzündliche Darmerkrankungen, Analfissuren können vorhanden sein
	Plattenepi-thelkarzinom	Unregelmäßige, brüchige Ulzerationen	Ältere Patienten mit einem indolenten, nicht heilenden Ulkus
	Reiter-Syndrom	Schmerzlose, serpiginöse, oberflächliche Erosionen mit erhabenen, erythematösen Rändern	Typischerweise in Verbindung mit Urethritis, Arthritis oder Bindehautentzündung
	Trauma	Variable Morphologie	Trauma in der Anamnese (z. B. Episiotomie)
Venerische Erkrankungen	**Granuloma inguinale**	Schmerzloses, nicht gehärtetes, „fleischrotes“ Geschwür mit sauberem Boden; kann mehrere Geschwüre aufweisen	Inguinale Abszesse möglich
	HSV	Schmerzhafte, unregelmäßige, oberflächliche Geschwüre auf rötlichem Untergrund, können verkrustet sein	Sowohl HSV-1 als auch HSV-2
	Lymphogranuloma venereum	Primäre Effloreszenz bleibt meistens unbemerkt, kann sich aber als kleine schmerzlose Papel oder Ulkus darstellen	Gewöhnlich mit schmerzhafter inguinaler Lymphadenopathie
	Primäre Syphilis	Einzelnes, schmerzloses Geschwür mit verhärteten Rändern und sauberem Boden	Klassische sexuell übertragene Infektionen
	Sekundäre Syphilis	Mehrere schmerzlose, oberflächliche Geschwüre	Klassische sexuell übertragene Infektionen
	Ulcus molle	Schmerzhaftes, unregelmäßiges, weiches Geschwür mit nekrotischer Basis; kann mehrere Geschwüre aufweisen	Häufig in Verbindung mit Leistenblasen

molle; Zytomegalie; weitere Infektionen bzw. Erkrankungen (z. B. Candida, Staphylokokken, Streptokokken) sind möglich.

Auch wenn eine komplette Diagnostik erfolgt, können bei 25 % der Patienten mit einer genitalen Ulzeration keine Erreger nachgewiesen werden.

Klinik

- Reduzierter Allgemeinzustand
- Subfebrile bis febrile Temperaturen
- Lymphknotenschwellung
- Schmerzen
- Beurteilung der Ulkusanzahl, Lokalisation und Schmerzhaftigkeit
- Evaluation eines Zusammenhangs mit Geschlechtsverkehr
- Beurteilung des Ulkus als differenzialdiagnostische Grundlage:
  - Ulkusgrund: granulierend, eitrig, blutig
  - Ulkusrand: ausgestanzt, unterminiert, Hautniveau
  - Konsistenz des Gewebes im Ulkusbereich (weich, derb, hart)
  - Haut der Ulkusumgebung: reaktionslos, entzündlich gerötet, nässend, wallartig erhaben, infiltriert
  - Schmerzsymptomatik des Ulkus

Das Ulkus kann sich auch an der Cervix uteri manifestieren.

Diagnose

- Anamnese: Evaluation eines Zusammenhangs mit Geschlechtsverkehr (▶ Abb. 4.1)
- Klinische Untersuchung
- Laboruntersuchungen: Blutbild und Differenzialblutbild sowie CRP
- Mikrobiologische Diagnostik notwendig
- Evtl. Hautbiopsie

Therapie

Die Behandlung richtet sich nach der primären Ursache und den primären Erregern.

Eine empirische Therapie gegen Herpes genitalis sollte bei fast jedem Fall von genitalen Ulzera in Erwägung gezogen werden.

Differenzialdiagnosen

Dequalinium-Nekrose (!); Erythema exsudativum multiforme; Erythroplakie; Langerhans-Zellen-Histiozytose; Morbus Adamantiades-Behçet; Morbus Bowen; Pemphigus vegetans; spinozelluläres Karzinom; Tuberkulose; Ulcus vulvae acutum.

Prophylaxe und Bemerkungen

- Eine Testung auf HIV wird empfohlen. Patientinnen mit Syphilis, Lymphogranuloma venereum oder Ulcus molle haben erhöhtes Risiko einer gleichzeitigen HIV-Infektion

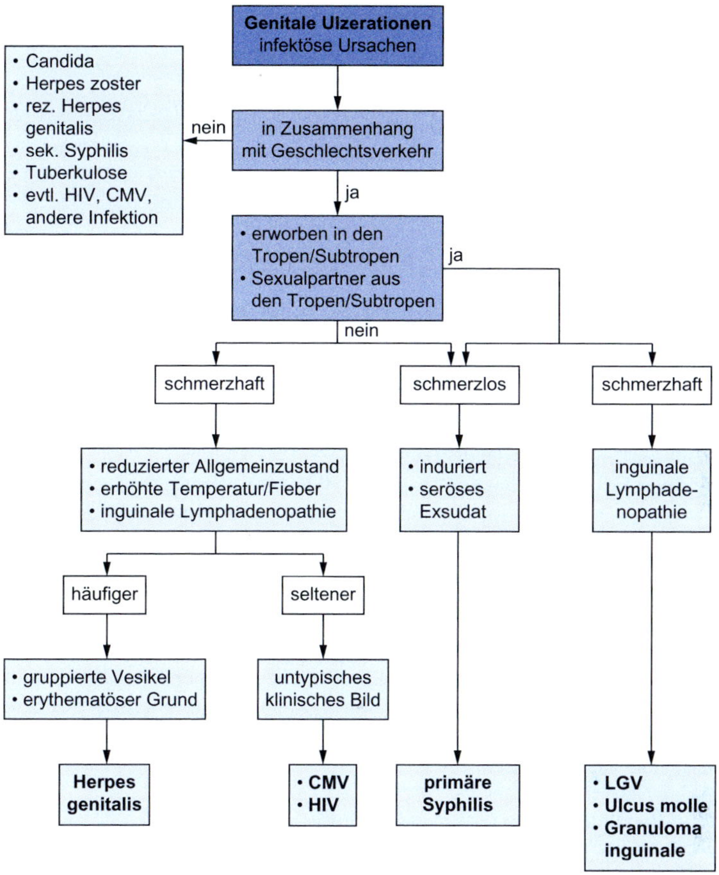

Abb. 4.1 Genitale Ulzerationen [L231]/[P780]

- Aufklärung über allgemeine hygienische Maßnahmen, Prävention sexuell übertragener Erkrankungen und Hygiene des Genitalbereichs
- Aufklärung über Sexualhygiene, Sexualität und Sexualverhalten
- Verwendung von Kondomen stellt eine wirkungsvolle Prophylaxe dar
- Partnerbehandlung bei sexuell übertragenen Infektionen
- Entsprechend der diagnostizierten Erkrankung sollten optimalerweise Personen bzw. vorangegangene Geschlechtspartner informiert, getestet und eventuell therapiert werden

4.2.6 Harnwegsinfektion, Urethritis/Urethralsyndrom

Definition und Bedeutung

Bei Dysurie ohne Bakteriennachweis (im Mittelstrahlurin): akutes urethrales Syndrom.

Ursachen:
- Bakterielle Urethritis
- Mykotische Urethritis
- Protozoenbedingte Urethritis
- Virale Urethritis
- Allergische Urethritis

Unterteilung nach isolierten Erregern:
- **Gonorrhoische Urethritis (GU; spezifische Urethritis):** von Neisseria gonorrhoeae verursacht
- **Nicht-gonorrhoische Urethritis (NGU):** nicht von Neisseria gonorrhoeae verursacht
- **Nicht-gonorrhoische nicht-chlamydiale Urethritis (NGCU; Non-NG Non-CT Urethritis):** nicht von Neisseria gonorrhoeae oder Chlamydia trachomatis verursacht

Erreger:
- **Klassischer Erreger:** Neisseria gonorrhoeae
- **Häufiger Erreger:** Chlamydia trachomatis
- **Wichtige Erreger:** Trichomonas vaginalis, HSV, Mycoplasma genitalium, Ureaplasma urealyticum, Escherichia coli (als Haupterreger einer Harnwegsinfektion)
- **Seltene Erreger:** Candida albicans, Adenoviren, Gardnerella, Streptokokken (Bedeutung als Ursache einer Urethritis noch weitestgehend unklar)

Weitere Ursachen bzw. prädisponierende Faktoren:
- Erkrankungen: Diabetes mellitus, Harnröhrendivertikel, Harnröhrenstriktur, Reiter-Krankheit (Synonyme: Reiter-Syndrom; Morbus Reiter)
- Posttraumatische Störungen durch diagnostische bzw. therapeutische Eingriffe: instrumentelle Eingriffe (z. B. Zystoskopie), Katheterirritation (Blasenkatheter), Striktur der Harnröhre, mechanische oder chemische Irritationen

Unterteilung nach Klinik:
- Akute Urethritis
- Rekurrierende oder persistierende Urethritis:
  - Besondere diagnostische und therapeutische Herausforderung
  - Symptomatische Urethritis 30–90 Tage nach Therapieende einer akuten nicht-gonorrhoischen Urethritis
  - Folgende Aspekte sollten bedacht werden:
    - Infektionen mit anderen nicht sexuell übertragenen Erregern
    - Andere resistente Mikroorganismen
    - Keine bzw. nicht korrekte Einnahme von Medikamenten
    - Erneute Infektion durch neuen oder nicht-behandelten Partner
    - Andere Ursachen: z. B. Harnwegsinfektionen, Tumoren, urethrale Strikturen
    - Erkrankung nimmt zu (v. a. durch verbesserte Nachweismethoden)

Bei fast 40 % der Fälle einer Urethritis gelingt keine Identifikation eines Erregers!

Klinik

- Juckreiz und Brennen beim Wasserlassen
- Dysurie
- Pollakisurie
- Geröteter Meatus

- Vermehrte Urethralsekretion (Fluor urethralis)
- Bei Frauen: Vulvovaginitis und Zervizitis

Komplikationen bei Ausbreitung: Endometritis, Neigung zu Chronizität und Gefährdung der Fertilität (Erregerabhängig), Periurethritis, Salpingitis bzw. Adnexitis, Sepsis, Sterilität, Vernarbungen (Urethra bzw. Salpingen).

Urogenitale Chlamydien-Infektionen verlaufen bei fast 80 % der Frauen asymptomatisch!

Diagnostik

Anamnese:
- Initiale oder terminale Miktionsbeschwerden
- Frühere bzw. bekannte Geschlechtskrankheiten
- Systemische Erkrankung (z. B. Diabetes mellitus)
- Sexualanamnese

Inspektion:
- Aussehen und Beschaffenheit der Urethra
- Meatusinspektion (Eiter, glasiges Sekret)
- Beurteilung des urethralen Fluors
- Bei Frauen: Inspektion des äußeren Genitals, des Vestibulum vaginae, Spekulumeinstellung der Scheide, Evaluation der Zervix und bimanuelle Adnexpalpation

Mikrobiologische Diagnostik:
- Urethralabstriche für mikrobiologische Kultur bzw. PCR
- Erststrahlurin für PCR, evtl. Kultur

Therapie

Allgemeine Maßnahmen und symptomatische Therapie.

Kalkulierte antibiotische Therapie einer akuten Urethritis (▶ Tab. 4.4):

Tab. 4.4 Therapieoptionen einer akuten Urethritis

Indikation	Medikament	Dosierung	Dauer	
Therapie	Azithromycin	Tag 1: 1 × 500 mg p. o. Tag 2–5: 1 × 250 mg p. o.	5 d	*oder*
	Doxycyclin	2 × 100 mg/d p. o.	7 d	
	Azithromycin*	1,5 g p. o.	Einzelgabe	
	Azithromycin*	1 g p. o.	Einzelgabe	
1. Alternative	Moxifloxacin	1 × 400 mg/d p. o.	7–10 d	*oder.*
2. Alternative**	Erythromycin	4 × 500 mg/d p. o.	7–10 d	*oder*
	Erythromycin-ethylsuccinat	4 × 800 mg/d p. o.	7–10 d	*oder*
	Roxithromycin	2 × 150 mg p. o.	7–10 d	*oder*
	Levofloxacin	1 × 500 mg/d p. o.	7 d	

Anmerkung: Therapie für M. genitalium ▶ Kap. 4.4.7
* Die Einmalgabe von Azithromycin wird nicht mehr empfohlen.
** Geringe bzw. keine Wirksamkeit bei M. genitalium

- Bei Erregernachweis zielgerichtete antibiotische Behandlung: häufigste Erreger Neisseria gonorrhoeae, Chlamydia trachomatis, Mycoplasma genitalium
- Einige Antibiotika sind in der Schwangerschaft kontraindiziert (Tetracycline, Sulfonamide, Chinolone)

Rekurrierende oder persistierende Urethritis: Wegen zunehmender Resistenzen gegen Azithromycin sollte eine Therapiedauer über fünf Tage erfolgen.

- Standard:
  - Azithromycin 1 × 1,5 g p. o. als Einmalgabe *plus* Metronidazol 2 × 500 mg/d p. o. für 5 Tage *oder*
  - Erythromycin 4 × 500 mg/d p. o. für 21 Tage *plus* Metronidazol 2 × 500 mg/d p. o. für 5 Tage
- 1. Alternative:
  - Moxifloxacin 1 × 400 mg/d p. o. für 7–10 Tage *plus* Metronidazol 2 × 500 mg/d p. o. für 5 Tage
- 2. Alternative (geringe bzw. keine Wirksamkeit bei M. genitalium; wenige Wirksamkeitsuntersuchungen):
  - Clarithromycin 2 × 500 mg/d p. o. für 21 Tage *plus* Metronidazol 3 × 500 mg/d p. o. für 5 Tage *oder*
  - Roxithromycin 1 × 300 mg/d p. o. für 21 Tage *plus* Metronidazol 3 × 500 mg/d p. o. für 5 Tage

Erneute Therapie einer chronischen NGU: kalkulierte antibiotische Therapie gegen Mycobacterium genitalium und Trichomonas vaginalis. Falls in der primären Behandlung ein Makrolid genutzt wurde, sollte in der weiteren Therapie keine Substanz dieser Antibiotikaklasse genutzt werden.

Therapie von prädisponierenden Faktoren bei Therapieversagern, chronischen oder rezidivierenden Infektionen.

Differenzialdiagnosen

Allergische Urethritis; bakterielle Urethritis; Harnwegsinfektionen; mykotische Urethritis; Protozoen-bedingte Urethritis; reaktive Arthritis; Reiter-Krankheit (Synonyme: Reiter-Syndrom; Morbus Reiter); Vaginitis/Kolpitis; virale Urethritis; Vulvitis; Vulvovaginitis; Zystitis.

Prophylaxe und Bemerkungen

Allgemein

- Beratung der Patientin über Verhaltensweisen (z. B. Trinkmenge, Unterkühlung, postkoitale Blasenentleerung)
- Ansäuerung des Urins mit einem Ziel-pH von 5 (L-Methionin [3 × 0,5 g/d] oder Ascorbinsäure)
- Diagnostik und Therapie von prädisponierenden Faktoren bei Therapieversagern, chronischen oder rezidivierenden Infektionen:
  - Erkrankungen: Diabetes mellitus, Harnröhrendivertikel, Harnröhrenstriktur, Reiter-Syndrom
  - Posttraumatische Störungen: instrumentelle Eingriffe, Katheterirritation (z. B. Legen von Blasenkathetern), Striktur der Harnröhre
  - Irritationen: mechanische oder chemische Irritationen
  - Morphologische Veränderungen und psychogene Hintergründe müssen ausgeschlossen werden

- Aufklärung über allgemeine hygienische Maßnahmen, Prävention sexuell übertragener Erkrankungen und Hygiene des Genitalbereichs
- Aufklärung über Sexualhygiene, Sexualität und Sexualverhalten
- Verwendung von Kondomen stellt eine wirkungsvolle Prophylaxe dar
- Partnerbehandlung bei Gonokokken-, Trichomonaden-, Chlamydia trachomatis- und Mycoplasma-Infektionen

- Kein ungeschützter Geschlechtsverkehr bis zu 7 Tage nach Therapiebeginn
- Nutzung von Kondomen
- Bei erfolgreicher Behandlung: keine Kontrolluntersuchung
- Falls Kontrolluntersuchung: frühestens 3 Wochen nach Therapieende
- Bei Persistenz der Symptome oder Wiederauftreten 1 Woche nach Therapieende: erneute Evaluation
- Bei Symptomen ohne Laborergebnisse oder klinisch auffällige Befunde: keine antibiotische Therapie
- Beginn der antibiotischen Therapie: umgehend nach Diagnose ohne weiteres Abwarten mikrobiologischer Ergebnisse
- Partnerbehandlung: bei Gonokokken-, Trichomonaden-, Chlamydia trachomatis- und Mycoplasma-Infektionen
- Bei rezidivierender bzw. persistierender Urethritis: Ausschluss Diabetes mellitus, Immundefizienzerkrankung (z. B. HIV)

Beschwerden ohne Erregerisolierung

Mittlerweile passiert es relativ häufig, dass Patientinnen sich mit den Beschwerden einer Urethritis vorstellen:

- Hauptsymptome ist geringer Juckreiz und Brennen beim Wasserlassen.

Häufig wurden mehrmals Kulturen angelegt, die alle negativ waren. Eine bei Verdacht auf Zystitis durchgeführte antibiotische Behandlung entsprechend den gängigen Empfehlungen (überwiegend Fosfomycin, Cotrimoxazol und selten Amoxicillin [mit und ohne Clavulansäure] oder Ciprofloxacin) hat ebenfalls keine Besserung gebracht. Eine Vorstellung beim Urologen mit einer Zystoskopie ist bereits in den meisten Fällen ebenfalls erfolgt (in Deutschland), ohne eine offensichtliche Ursache der Symptomatik zu eruieren.

Bei der Untersuchung zeigt sich häufig keine vermehrte urethrale Sekretion. Der Meatus ist nur sehr gering gerötet. Eine Vulvovaginitis und Zervizitis ist häufig nicht nachweisbar.

In solch schwierigen Fällen, wo eine Diagnose nicht gestellt werden kann, aber die Symptome für eine Urethritis sprechen, könnte folgendes Vorgehen nützlich sein.

Durchführung eines klinischen Untersuchungsmanövers (nach Mylonas)

Vorbereitung:

- Keine Desinfektion am Introitus Bereich vor der Untersuchung
- Keine vaginale Ultraschalluntersuchung vor der Untersuchung
- In den meisten Fällen hat die Patientin vor der Untersuchung die Blase schon entleert. Das Manöver kann auch mit voller Blase stattfinden
- Bereitlegung eines Watteträgers bzw. eines Objektträgers

Vorgehen:

- Das untere Blatt eines geteilten Spekulums wird in die hintere Scheidewand gelegt

- Mit leichtem Druck des Spekulums nach unten wird die Patientin aufgefordert, die Beckenbodenmuskulatur anzuspannen („wie beim Wasserlassen“) unter Beobachtung des Meatus urethrae
- Durchführung dreimal hintereinander
- Bei der Bildung eines kleinen Tropfens Flüssigkeit am Meatus kann dieser mit dem Watteträger aufgefangen und auf einen Objektträger mit Druck unter Hinzufügung von einem Tropfen physiologischer Kochsalzlösung übertragen werden
- Falls kein Tropfenflüssigkeit am Meatus erkennbar ist, könnte zur Sicherheit ein Abklatschpräparat mithilfe des Objektträgers (Objektträger vorsichtig am Meatus heranführen und für einige Sekunden berühren) hergestellt werden. Zugabe von einem Tropfen physiologischer Kochsalzlösung

Der Objektträger wird dann unter normalen Umständen in der Phasenkontrastmikroskopie beurteilt. Häufige Bestandteile sind im Normalfall:
- Einige Urinkristalle (keine pathologische Wertung)
- Selten vereinzelte Epithelzellen (keine pathologische Wertung)
- Falls in der Phasenkontrastmikroskopie Leukozyten erkennbar sind, würde dies als entzündliches Geschehen (vor allem in Zusammenhang mit den Symptomen) gewertet werden
- Ein Fehlen von Leukozyten im Phasenkontrastmikroskop lässt ein entzündliches Geschehen am Meatus/Urethritis eher unwahrscheinlich erscheinen

Weitere Befunde beim Manöver:
- Durch die Spannung der Beckenmuskulatur und dem leicht nach unten gedrückten hinteren Blatt des geteilten Spekulums kann ein Fluor genitalis von unterhalb der Zervix erkennbar sein.
- Aus diesem Vaginalsekret sollte ebenfalls eine Beurteilung in der Phasenkontrastmikroskopie erfolgen.
- Falls dieses Vaginalsekret in der Rinde des Spekulums reichlich vorhanden ist und eine gelblich bis leicht grünliche Farbe hat, sollte ein mikrobiologischer Erregernachweis daraus stattfinden (anatomisch betrachtet kommt genau dieser Fluor vaginalis am ehesten mit der Urethra in Kontakt).

Bei positivem Nachweis von Leukozyten im Meatus-Abstrich (Phasenkontrastmikroskopie):
- Therapie wie eine Urethritis mit Azithromycin (▶ Tab. 4.5)
- Maßnahmen wie bei einer Urethritis (▶ Kap. 4.2.6 Therapie)
- Beschwerden nehmen nur geringfügig ab oder es kommt zu regelmäßigen Rezidiven

Bei positivem mikrobiologischem Erregernachweis vom Fluor genitalis:
- Behandlung entsprechend Antibiogramm

Bei Nachweis einer bakteriellen Vaginose:
- Lokale Behandlung mit Metronidazol Vaginalcreme über 7 Tage *plus* systemische Behandlung mit Azithromycin
- Partnerbehandlung: bei ähnlicher Evaluationsmethodik und positivem Nachweis von Leukozyten in der Phasenkontrastmikroskopie kann eine Therapie mit Azithromycin in Erwägung gezogen werden
- Bei allen so therapierten Patientinnen zeigte sich ein Sistieren aller Beschwerden; ca. 20 % zeigten allerdings nach einem Jahr ein erneutes Rezidiv

Bei fast 40 % der Fälle mit der Symptomatik einer Urethritis gelingt keine Identifikation eines Erregers. Eine Evaluation des Sexualpartners könnte hilfreich sein.

Tab. 4.5 Therapieoptionen bei Beschwerden wie bei einer Urethritis ohne Erregerisolierung nach positivem Leukozytennachweis in der Phasenkontrastmikroskopie nach klinischen Manöver (nach Mylonas)

	Medikament	Dosierung	Dauer
Standard	Azithromycin	Initial: 1 × 500 mg p. o. *Gefolgt von*	Tag 1
		1 × 250 mg p. o.	Tag 2–5
Alternative	Moxifloxacin *plus*	1 × 400 mg/d. p. o.	14 d
	Octenidindihydrochlorid Vaginaltherapeutikum *oder*	1 ×/d	7 d
	Dequaliniumchlorid	1 ×/d	6 d
Bei komplizierten Fällen (nach Mylonas)*	Doxycyclin	2 × 100 mg/d p. o.	7 d
	Gefolgt von		
	Pristinamycin**	4 × 1000 mg/d p. o.	10 d

* Evaluiert bei 28 Patienten mit Urethritis-ähnlichen Symptomen ohne Erregernachweis und unauffälliger urologischer Begutachtung (Publikation in Vorbereitung).
** Pristinamycin ist nicht in Deutschland erhältlich. Kann aber über die Apotheke in der EU (z. B. Frankreich) bestellt werden.

4.2.7 Proktitis

Definition und Bedeutung

Proktitis: Entzündung des Enddarms bzw. der Rektalschleimhaut. Betroffen ist vor allem das distale Rektum (15–20 cm) sowie häufig der Anus.

Vielfältige Ursachen:

- Allergische Reaktionen (z. B. allergisches Kontaktekzem z. B. auf rektale Suppositorien)
- Chronisch entzündliche Darmerkrankungen (Colitis ulcerosa oder Morbus Crohn)
- Sexualverhalten: Promiskuität, ungeschützter Analverkehr
- Infektionskrankheiten (vorwiegend sexuell übertragbare Krankheiten): AIDS (nässende und nicht abheilende Entzündung im Analbereich); Chlamydien (häufig: in ca. 20 % der Fälle); Gonorrhö; Herpes genitalis; HPV-Infektion; Lymphogranuloma venereum; Syphilis; Ulcus molle; Zytomegalievirus (CMV)
- Infektiöse Enteritiden (Darmentzündungen) bzw. deren Erreger: Campylobacter; Clostridium difficile; Amöbiasis; Escherichia-coli-Subtypen; Giardia lamblia; Salmonellen; Shigellen; Parasiten; Wurmerkrankungen
- Ischämische Kolitis
- Mechanisch bedingte Stuhlimpaktion
- Medikamente: Immunsuppressive Therapie u. a.
- Strahlentherapie, toxische Reaktionen, Traumata

Klinik

Die Proktitis zeigt sich in der Mehrzahl der Fälle mit lokalen Beschwerden:

- Anorektale Schmerzen, vor allem im linken Unterbauch:
  - Schmerzen vor allem beim Stuhlgang
  - Dauerschmerz (nimmt vor der Defäkation zu; im Anschluss abnehmende Intensität)

- Blutig-eitrige Stuhlbeimengungen
- Erhöhter Stuhldrang
- Fremdkörpergefühl
- Gefühl der unvollständigen Darmentleerung
- Geröteter After mit Gefühl des Wundseins
- Pruritus ani
- Tenesmen
- Wässriger, teils blutig-eitriger Ausfluss bzw. Schleimabgänge

Weitere Symptome: Abgeschlagenheit; Fieber; Gewichtsabnahme; Lymphadenopathie (lokal); Meteorismus; Obstipation; Schmerzen in der Hüft- und Leistenregion; Stuhlinkontinenz.

Komplikationen: Analfissuren; Analfistel; Analpapille (Synonyme: Analpolyp bzw. Analfibrom); Anämie (bei schweren Verläufen); Hämorrhoiden; Kondylome (HPV).

Diagnostik

- Anamnese (einschließlich ausführlicher Sexualanamese):
  - Körperliche Untersuchung: Inspektion; Palpation der inguinale Lymphknoten; digital rektale Untersuchung
  - Laboruntersuchungen: Blutbild; CRP (leicht erhöht); evtl. fäkale Marker (z. B. Calprotectin) zum Ausschluss einer chronisch entzündlichen Darmerkrankung (CED)
  - Infektiöse Genese: Stuhlkulturen oder (ano-)rektale Abstriche; Abstrich zur Sicherung der Diagnose (Nachweis der Bakterien-DNA); Nachweis von Geschlechtskrankheiten mittels serologischer Diagnostik, Kultur bzw. PCR; bei positivem Nachweis sollte ein weiterführendes Screening auf sexuell-übertragbare Infektionen angeboten werden
- Proktoskopie und Rektoskopie (evtl. mit Biopsieentnahmen)
- Weitere Diagnostik in Abhängigkeit der Befunde bzw. Verdachtsdiagnose: anale Endosonografie; Koloskopie (zum Ausschluss CED); Magnetresonanztomografie

Therapie

Allgemeine Maßnahmen:

- Hygienische Maßnahmen und Analhygiene
- Sitzbäder können Beschwerden lindern:
  - Eichenrindenextrakt gegen Juckreiz, Brennen und Nässen
  - Hamamelis wirkt schmerzlindernd und antiinflammatorisch
  - Kaliumpermanganat gegen Juckreiz mit einer desinfizierenden Wirkung
  - Kamille wirkt antiinflammatorisch und fördert die Abheilung
- Infektionen werden entsprechend der auslösenden Erreger behandelt (z. B. antibiotische Therapie)
- Allergische Ursache: Glukokortikoide
- Chronisch entzündliche Darmerkrankung (CED): entsprechende Therapie (Konsultation Facharzt)
- Strahlentherapie: topische Behandlung

Die Therapie erfolgt in Abhängigkeit der Ursache.

Differenzialdiagnosen

Analfistel; bullöser Lichen sclerosus et atrophicus; chronische oder rezidivierende Diarrhö; Colitis ulcerosa; gastrointestinale Blutung; Hämorrhoidalleiden; Hüft- und Beckenschmerzen, Lichen ruber; Meläna; Morbus Crohn; perianaler Abszess; psychogener Pruritus ani; Pyoderma gangraenosum (Synonym: Dermatitis ulcerosa); *solitary rectal ulcer syndrome* (SRUS); Strahlenproktitis nach Strahlentherapie; Stuhlinkontinenz.

Infektionen: Campylobacter; Clostridium difficile; Entamoeba histolytica; Escherichia-coli-Subtypen; Giardia lamblia; Granuloma inguinale; Herpes genitalis; Herpes zoster; HIV/AIDS; HPV; Lymphogranuloma venereum; Neisseria gonorrhoeae; Nicht-LGV-Chlamydien-Infektionen; Shigella; Syphilis; Ulcus molle; Zytomegalievirus (CMV).

Prophylaxe und Bemerkungen

- Frühzeitige ärztliche Untersuchung:
  - Akute Proktitis heilt im Regelfall gut ab
  - Chronische Proktitis kann Monate und Jahre persistieren
- Hygienische Maßnahmen und Analhygiene
- Aufklärung über sexuelle Hygiene, Sexualität und Sexualverhalten sowie die korrekte Verwendung von Kondomen sind entscheidende präventive Maßnahmen
- Pflege der Analregion (z. B. weiche Zinkpaste bei häufiger Stuhlentleerung; keine Vaseline)
- Impfungen sind angeraten, da eine Infektion häufig zur Verschlechterung führen kann: Grippe-Impfung und Pneumokokken-Impfung
- Regelmäßige ärztliche Kontrolluntersuchungen

Partneruntersuchung und -behandlung ist obligat beim Nachweis einer sexuell übertragenen Erkrankung.

4.3 Klassische sexuell übertragene Infektionen

4.3.1 Syphilis – Lues venereum (Treponema pallidum)

Definition und Bedeutung

- Treponema pallidum ist weltweit verbreitet
- Treponema pallidum ist ein Mitglied der Familie Spirochaetaceae und Gattung Treponema, der mindestens 6 nicht-pathogene sowie 4 humanpathogene Erreger einschließt:
  - T. pallidum ssp. pallidum: Syphilis (Lues venereum)
  - T. pallidum ssp. endemicum: nicht-venerische, endemische Syphilis
  - T. pallidum ssp. pertenue: Frambösie (Yaws)
  - T. carateum: Pinta
- Steigende Inzidenz in Mittel- und Westeuropa
- Die größte Inzidenz bei Frauen wird in der Altersgruppe der 20 bis 24-Jährigen angenommen
- Frauen haben insgesamt eine wesentlich geringere Prävalenz als Männer (11 bis 15-fach)

- Für Deutschland besteht eine anonyme Meldepflicht, wobei die laborchemischen Nachweise von Treponema pallidum gemeldet werden
- Übertragung von Mensch zu Mensch erfolgt hauptsächlich durch Geschlechtsverkehr

Klinik

- Man unterscheidet klinisch:
  - Erworbene Syphilis (Syphilis aquisita)
  - Angeborene Syphilis (Syphilis connata)
- Die erworbene Syphilis ist eine zyklische Infektionskrankheit, die in Stadien abläuft (▶ Tab. 4.6).
- Klinisch auffällige Phasen wechseln sich mit klinisch unauffälligen Stadien ab.
- Die Symptome können sehr vielgestaltig und vielfältig sein, sodass häufig eine Diagnose erschwert ist.

Die typische Symptomatik der unbehandelten Syphilis tritt heutzutage immer seltener auf.

Frühsyphilis bzw. primäre Syphilis (Lues I)

- Einzelne **schmerzlose** Papel mit Übergang in ein induriertes schmerzloses Ulkus an der Eintrittspforte (primärer Schanker; Chancre)
- Prädilektionsorte sind Labien und Vulva, selten Mundschleimhaut und Rektum

Nicht immer entwickelt sich nach der Infektion ein typischer Primäraffekt an Labien und/oder an der Vulva. Der Primäraffekt kann auch an der Zervix entstehen.

- Spontane Abheilung der Läsion innerhalb von 3–6 Wochen
- Schwellung regionärer Lymphknoten möglich (schmerzlos, derb, beweglich und abgrenzbar)

Die Papeln können von den Patientinnen übersehen werden, zumal sie auch von selbst abheilen.

Sekundäre Syphilis (Lues II)

- Charakteristisch: makulöse (Roseola), später makulopapulöse Exantheme
- Ungefähr 2–12 Wochen (2 Wochen bis 6 Monate) nach der Infektion können Allgemeinsymptome wie Fieber, Übelkeit, Gewichtsverlust, Krankheitsgefühl, Anorexie, Kopfschmerzen bzw. Arthralgien auftreten
- Weitere Symptome; z. B. Palmoplantarsyphilid, Condylomata lata, Plaques muqueuses, Angina syphilitica
- Generalisierte harte Lymphadenopathie/Lymphknotenschwellung (Polyskleradenitis)
- In 1–2 % der Fälle „aseptische Meningitis“

Allgemeine Krankheitssymptome, wie Krankheitsgefühl, Anorexie, Kopfschmerzen, makulöse bis makulopapulöse Exantheme auf der Haut, weisen auf eine sekundäre Syphilis hin.

Tab. 4.6 Stadien einer erworbenen Syphilis

Stadium		Klinische Manifestationen	Inkubation
Primäre Syphilis (Lues I)		Schanker (Chancre) Regionäre Lymphadenopathie Lymphknotenschwellung	3 Wochen (3–90 d)
Sekundäre Syphilis (Lues II)		Fieber Übelkeit Kopfschmerzen Lymphadenopathie Meningitis Makulöse Exantheme Palmoplantarsyphilid Condylomata lata Plaques muqueuses Angina syphilitica Alopecia specifica Syphilitisches Leukoderm	2–12 Wochen (2 Wochen–6 Monate)
Latente Syphilis		Asymptomatisch	Frühe: < 1 Jahr Späte: > 1 Jahr
Tertiäre oder späte Syphilis (Lues III)	Kardiovaskuläre Syphilis	Aortenaneurysma	10–30 Jahre
		Koronarstenose	10–30 Jahre
Neurosyphilis	Asymptomatisch	Keine	
	Akute syphilitische Meningitis	Kopfschmerzen Meningeale Reizung Wahrnehmungsstörungen	< 2 Jahre
	Meningovaskuläre Syphilis	Kraniale Nervenparalyse	
	Generelle Parese	Kopfschmerzen Vertigo Persönlichkeitsveränderungen Vaskuläre Schädigung	5–7 Jahre
	Tabes dorsalis	Demenz mit Intentionstremor Fatigue Muskelschwäche und Muskeltonusverlust Schmerzen	10–20 Jahre
		Dysurie Ataxie und Areflexie Argyll-Robertson-Pupillen	15–20 Jahre
	Gummata	Monozytische Infiltrate mit Gewebedestruktion	1–46 Jahre

Latente Syphilis (Lues latens seropositiva)

- Nach Abklingen der Symptome Übergang in ein klinisch **symptomfreies** Stadium
- Bei unbehandelten Patienten: in 90 % der Fälle generalisierte oder mukokutane Rezidive innerhalb des ersten Jahres

Bei der frühen latenten und bei der späten latenten Syphilis sind die Patienten, bis auf wenige Ausnahmen, symptomfrei.

Tertiäre oder späte Syphilis (Lues III)

- Nach 10–30 Jahren sind Aortenaneurysma und Koronarstenose möglich
- Gummata: monozytische Infiltrate mit Gewebedestruktion nach 1–46 Jahren

Neurosyphilis (Lues IV)

- Meningovaskuläre Syphilis mit kranialer Nervenparalyse
- Generelle Parese mit Kopfschmerzen, Vertigo, Persönlichkeitsveränderungen
- Vaskuläre Schädigungen nach 5–7 Jahren
- Tabes dorsalis: Nach 10–20 Jahren Demenz mit Intensionstremor, Fatigue, Muskelschwäche und Muskeltonusverlust, Schmerzen
- Nach 15–20 Jahren: Dysurie, Ataxie, Areflexie sowie Argyll-Robertson-Pupillen

> Bei Vorliegen einer Osteomyelitis, Hepatitis, Chorioretinitis oder einer neurologischen Symptomatik sollte eine Syphilisinfektion ausgeschlossen werden.

Konnatale Syphilis

Frühe Manifestation (Syphilis connata praecox): nach <2 Jahren mit einer fulminanten disseminierten Infektion (▶ Tab. 4.7)

Späte Manifestation (Syphilis connata tarda): >2 Jahre nach der Geburt mit unter anderem klassischer Hutchinson-Trias (▶ Tab. 4.7):

- Innerohrschwerhörigkeit
- Keratitis parenchymatosa
- Hutchinson-Zähne (Tonnen-Zähne)

Schwangerschaft

▶ Kap. 3.3.2

Diagnostik

- Anamnestische Erfassung von Risikofaktoren (einschließlich Sexualanamnese) ist nützlich für die Verdachtsdiagnose

> Einzelne Papeln, ein induriertes, schmerzloses Ulkus sind verdächtig für eine primäre Syphilis, ebenso wie eine beidseitige schmerzlose Schwellung der inguinalen Lymphknoten.

- Dunkelfeld: Direkter Erregernachweis aus Haut- oder Schleimhautläsionen ist traditionell möglich:
  - Ein negatives Ergebnis schließt eine Infektion jedoch nicht aus (Nachweisgrenze: 10^5 Spirochäten/ml).
  - In Deutschland wird eine Dunkelfeld-Untersuchung (fast) nicht mehr durchgeführt (hoher apparativer, zeitlicher und monetärer Aufwand, wichtige Voraussetzung ist die Erfahrung des Untersuchers).
- Die humanen Treponematosen (venerische Syphilis, endemische Syphilis, Frambösie und Pinta) können mit den derzeit zur Verfügung stehenden serologischen Tests nicht differenziert werden.
- Serologischer Nachweis in einer Stufendiagnostik (▶ Tab. 4.8): In Deutschland wird meistens ein Algorithmus mit einer TPHA- bzw. TPPA-Analyse zur primären Testung verwendet (▶ Abb. 4.2).

Tab. 4.7 Symptome einer konnatalen Syphilis

Stadium	Klinische Manifestationen
Frühe Manifestation (Syphilis connata praecox): > 2 Jahre nach Geburt	Fulminante disseminierte Infektion Mukokutane Läsionen Pemphigus syphiliticus Parrot-Furchen Coryza syphilitica Hepatosplenomegalie Anämie Osteochondritis syphilitica Pneumonia alba Neurosyphilis
Späte Manifestation (Syphilis connata tarda): > 2 Jahre nach Geburt	Lymphadenopathie Hepatosplenomegalie Condylomata plana Anämie Rekurrierende Arthropathien Hutchinson-Trias mit: • Innerohrschwerhörigkeit • Keratitis parenchymatosa • Hutchinson-Zähne Knochenerkrankungen und -deformitäten Säbelscheidentibia Sattelnase Selten Mesaortitis luica Neurosyphilis

- Bislang konnte das Bakterium nicht mikrobiologisch kultiviert werden. Seit 2018 wurde eine neue Methode beschrieben, welche die *in vitro*-Vermehrung von Treponema ermöglicht. Inwieweit dies in die routinemäßige Diagnostik einfließen wird, bleibt abzuwarten.
- Nachweis des Erregers mittels PCR aus Gewebebiopsien ist prinzipiell möglich:
  - Kein offiziell zugelassener Test
  - Große Variabilität in der Sensitivität (40 und 100 %)
  - Ein molekularbiologischer Nachweis ist nicht für den klinischen Alltag geeignet und nur für spezielle Fragestellungen nützlich

Die Interpretation der Testresultate ist abhängig von:

- Angewendeten Tests
- Größenordnungen/Titerangaben
- Möglichem Infektionszeitpunkt
- Kenntnis der Pathogenese
- Verlauf der Erkrankung
- Erfahrung des Klinikers

Therapie

Das Mittel der Wahl ist bis heute Penicillin. Standardmedikament: Benzathin-Benzylpenicillin (▶ Tab. 4.9).

Tab. 4.8 Bewertung der serologischen Methoden bei Syphilis-Infektion

Fragestellung	Test	Bei positivem Test
Suchtest	**TPHA-Test** **TPPA-Test** **T.-pallidum-ELISA**	• Verdacht auf Lues-Infektion • Unspezifische (Kreuz-)Reaktion möglich • 3–5 Wochen p. i. (frühestens 2 Wochen p. i.) ist ein positives Ergebnis zu erwarten
Bestätigungstest	**FTA-ABS-Test** **Lues-IgG-Immunoblot** **T.-pallidum-ELISA (kompetitiv)**	• Lues-Infektion gesichert • Keine Aussage, ob es sich um eine Serumnarbe oder eine frische Infektion handelt • 3–4 Wochen p. i. ist ein positives Ergebnis zu erwarten
Bewertung einer Behandlungsbedürftigkeit	**FTA-ABS-IgM-Test** **Tp-IgM-ELISA** **Lues-IgM-Immunoblot**	• Behandlungsbedürftige Syphilis-Infektion gesichert • Der IgM-Nachweis gelingt max. bis 1–2 Jahre nach einer behandelten sanierten Infektion • FTA-ABS-IgM-Test zur Abklärung der konnatalen Syphilis
Verlaufskontrolle nach Behandlung	**VDRL-Test** oder **RPR**	• Lues-Infektion nicht ausreichend therapiert • Frühestens 4–6 Wochen p. i. ist ein positives Ergebnis zu erwarten • In 0,2 % der Fälle kommt es zu falsch positiven Reaktionen
Direktnachweis	**Direkter Immunfluoreszenztest** **PCR**	• Potenziell infektiöse und therapiebedürftige Infektion • PCR noch nicht ausreichend evaluiert, bzw. noch kein zugelassenes Nachweisverfahren

p. i. = post infectionem

Azithromycin wird z. B. von der europäischen Leitlinie (IUSTI) als Alternative bei einer Penicillinallergie (sic!) weiterhin erwähnt: Da mittlerweile fast 80 % der Syphiliserreger Resistenzen gegen dieses Antibiotikum aufweisen, ist von der Verwendung dieses Antibiotikums abzuraten.

Wird die Verabreichung des Antibiotikums zu irgendeinem Zeitpunkt während der Behandlung für mehr als einen Tag unterbrochen, sollte die **gesamte** Behandlung wiederholt werden.

In den letzten Jahren kam es weltweit vonseiten der Herstellungsfirmen zu längeren und unklaren Herstellung- und Lieferengpässen. Als möglicher – aber nicht optimaler – Ersatz wäre die Behandlung mit Ceftriaxon zu bevorzugen.

Bei einer Penicillinallergie:

- Prüfung der Allergie
- Evtl. Desensibilisierung in einigen Fällen der alternativen medikamentösen Behandlung zu bevorzugen (z. B. bei Lues III)
- In internationalen Empfehlungen wird als Alternative bei vorhandener Penicillinallergie primär Doxycyclin empfohlen. Auch Ceftriaxon 250 mg kann i. m. über 10 Tage verabreicht werden (ältere Empfehlungen). In Deutschland wird von Seiten einer entsprechenden Leitlinie die Gabe von Ceftriaxon i. v. favorisiert

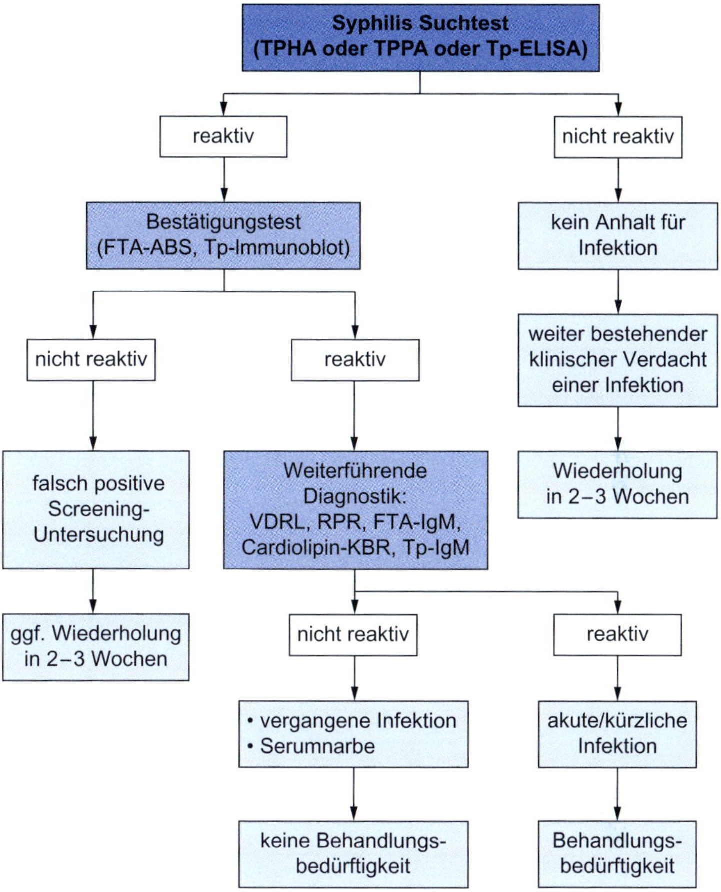

Abb. 4.2 Algorithmus zum Screening für Syphilis [L231]/[P780]

- Alternative Therapieoption, wie in der deutschen Leitlinie angegeben, sind während der Schwangerschaft nur marginal anwendbar (▶ Kap. 3.3.2 Therapie), sodass eine Desensibilisierung zu favorisieren ist
- Bei angeborener Syphilis, Lues III und Neurosyphilis ist eine höhere Penicillindosierung sowie eine bessere Liquorgängigkeit erforderlich. Bei Neurosyphilis weist das Clemizol-Penicillin G die beste Liquorgängigkeit auf. Dieses ist allerdings seit einigen Jahren nur über die Internationale Apotheke zu beziehen
- Bei erregerreicher Sekundärsyphilis besteht bei Beginn der Therapie die Gefahr einer Jarisch-Herxheimer-Reaktion

Die alternativen Therapien sollten in der Behandlung einer Syphilis eine Ausnahme darstellen.

Tab. 4.9 Therapieoptionen der Syphilis

Indikation		**Medikament**	**Dosierung**	**Dauer**	
Lues I und II (Frühsyphilis)	**Empfehlung**	Benzathin-Benzylpenicillin	1 × 2,4 Mega IU i. m.	Einmalgabe	
	Alternative	Ceftriaxon*	1 × 1 g/d i. v.	10 d	
	Blutungserkrankung	Ceftriaxon*	1 × 1 g/d i. v.	10 d	*oder*
		Doxycyclin	2 × 100 mg/d p. o.	14 d	
	Allergie	Doxycyclin	2 × 100 mg/d p. o.	14 d	
Lues latens	**Empfehlung**	Benzathin-Benzylpenicillin	1 × 2,4 Mega IU i. m.	Am Tag 1, 8 und 15	
	Alternative	Ceftriaxon*	1 × 1 g/d i. v.	10 d	
	Allergie	Doxycyclin	2 × 100 mg/d p. o.	28 d	
Lues III	**Empfehlung**	Benzylpenicillin	6 × 4 Mega IU/d i. v.	14 d	
	Alternative	Ceftriaxon*	1 × 2 g/d i. v.	14 d	
Lues IV (Neurolues)		Procain-Benzylpenicillin	1 × 2,4 Mega IU/d i. m.	14 d	
		plus			
		Probenecid	4 × 500 mg p. o.	14 d	
	Internationale Apotheke	Clemizol-Penicillin G**	1 × 1 Mega IU/d i. m.	21 d	
Ältere Medikamente		Erythromycin***	4 × 500 mg/d p. o.	14–21 d	
		Erythromycin-lactobionat***	4 × 500 mg/d i. v.	14 d	
		Tetracyclin****	4 × 500 mg/d p. o.	14 d	
		Procain-Benzylpenicillin*****	1 × 0,6 Mega IU/d i. m.	14–21 d	
Lues connata	**Säuglinge und Kleinkinder**	Penicillin G.	100.000–150.000 IU/kg KG/d i. v. in 3 Dosen	14 d	*oder*
		Ceftriaxon	75 mg/kg KG/d i. m. *oder* i. v.	14 d	
	Schulkinder	Penicillin G	200.000–300.000 IU/kg KG/d aufgeteilt auf 3 Dosen	14 d	*oder*
		Ceftriaxon	0,25–0,5 g/d i. m. *oder* i. v.	14 d	
Jarisch-Herxheimer-Reaktion		Eine Prophylaxe erfolgt mit einer einmaligen Gabe von 1 mg/Prednisolonäquivalent/kg/KG p. o. vor Beginn der Therapie			
Granulome		Vorbehandlung mit 25–50 mg Prednisolon/d für 1–2 Wochen			

* Ceftriaxon sollte während der (Früh-)Schwangerschaft nicht gegeben werden (Fachinformation und Kontraindikation sind zu beachten, welche in der deutschen Leitlinie nicht berücksichtigt werden).
** Clemizol-Penicillin G hat die beste Liquorgängigkeit aller Penicilline. Es ist in der Europäischen Union und Deutschland nicht verfügbar. Evtl. Bestellung über Internationale Apotheke (Schweiz).
*** Eine Erythromycin-Therapie wird aufgrund der Resistenzlage nicht mehr empfohlen.
**** Die früher gängige Tetracyclin-Therapie ist derzeit nicht möglich, da Tetracyclin in Europa außer Handel ist. Bei Bedarf sollte das ähnliche Doxycyclin genutzt werden oder ein Versuch des Bezugs über die Internationale Apotheke erfolgen.
***** Procain-Benzylpenicillin ist aufgrund der geringen Benzathin-Penicillinkonzentration für eine Behandlung der Syphilis nicht indiziert. Allerdings konnte eine Effektivität bei Verabreichung festgestellt werden (USA 1999). Entscheidend ist sowohl die Dauer als auch zeitliche Durchgängigkeit der Verabreichung.

Differenzialdiagnosen

Granuloma inguinale; Chlamydia trachomatis; Haemophilus ducreyi; HSV Typ I oder II.

Mögliche aber seltene Ursache von anogenitale Ulzerationen: HIV/AIDS

Prophylaxe und Bemerkungen

- Nach Infektion besteht keine Immunität gegenüber einer erneuten Infektion
- Verwendung von Kondomen stellt eine wirkungsvolle Prophylaxe dar
- Aufklärung über Prophylaxe, Sexualität und Sexualverhalten
- Partnerbehandlung ist obligat

Meldepflicht: § 7 IfSG Meldepflichtige Nachweise von Krankheitserregern: nichtnamentliche Meldung bei direktem oder indirektem Nachweis.

Eine antibiotische Behandlung kann zwar den Infektionserreger eliminieren, aber nicht bereits verursachte organische Schäden rückgängig machen.

4.3.2 Gonorrhö (Neisseria gonorrhoeae)

Definition und Bedeutung

- Infektionserkrankung, welche insbesondere Schleimhäute von Urogenitaltrakt, Rektum, Mundhöhle und Konjunktiven befällt
- Gonokokken (Neisseria gonorrhoeae) kommen ausschließlich beim Menschen vor
- Übertragung durch Geschlechtsverkehr, Autoinokulation sowie Schmierinfektionen unter der Geburt
- Häufige und weltweit verbreitete Erkrankung (vor allem in Entwicklungsländern)
- In Europa wurden im Jahr 2010 über 32.000 Infektionen aus 28 Ländern gemeldet
- Betroffen sind vorzugsweise junge Menschen im Alter zwischen 15 und 25 Jahren
- Deutschland: ca. 2,5–4,7 Fälle pro 100.000 Einwohner geschätzt. Aufgrund der hohen Dunkelziffer wird von einer Inzidenz von 25–40 Fällen pro 100.000 Einwohner ausgegangen

Mit mehr als 100 Millionen Erkrankungsfällen pro Jahr ist die Gonorrhö weltweit die dritthäufigste sexuell übertragbare Infektion (STI).

Klinik

Allgemein

Gonokokken können etliche Krankheiten verursachen:

- Urogenitale Manifestation
- Urethritis
- Zervizitis
- Endometritis
- Adnexitis

Extragenitale Manifestation:
- Konjunktivitis (Gonoblennorrhö)
- Proktitis
- Pharyngitis
- Disseminierte Infektionen (DGI)

Urogenitale Manifestation

Urethritis
- Leitsymptom: heftige, schmerzhafte eitrige Entzündung an der Urethra
- Nach Tagen bis Wochen erfolgte eine Eindämmung der Keimvermehrung mit Nachlassen der Beschwerden
- Allenfalls über Nacht kann eine Ansammlung von Eiter in der Urethra erfolgen mit einer (schmerzhaften) Entleerung am frühen Morgen vor dem Wasserlassen

Zervizitis
- Bei der Frau verläuft die Infektion häufig subklinisch
- Gonokokken sind Haupterreger der Zervizitis
- Die Bartholin-Drüse kann befallen sein (seltener aber charakteristischer Erreger)
- Cervix uteri (untere Gonorrhö)

Obere Gonorrhö
- Die Salpinx und das Peritoneum können ebenfalls betroffen sein
- Klinische Symptomatik einer Adnexitis

Extragenitale Manifestation

Konjunktivitis (Gonoblennorrhö)
Ophthalmoblennorrhoea adultorum: meistens nur ein Auge betroffen; akute eitrige Konjunktivitis mit Eiter und Juckreiz; bei ausgeprägtem Befall der Augen: Iridozyklitis, Skleritis oder Iritis; Bildung von kornealen Ulzerationen, welche unbehandelt zur Erblindung führen können.

Ophthalmoblennorrhoea neonatorum: Übertragung durch Schmierinfektion unter der Geburt (Risiko ca. 30–50 %); akute eitrige Konjunktivitis beider Augen; Erblindung ohne Behandlung durch starke Eiterbildung mit narbiger Defektheilung.

> Ophthalmoblennorrhoea adultorum häufig die erste Manifestation einer Gonokokkeninfektion.

Rektale Gonorrhö – Proktitis
- Bei entsprechender Exposition (Geschlechtsverkehr) Befall der Rektalschleimhaut
- Hämorrhoiden-ähnliche Symptome bis zur manifesten Proktitis
- Analer Juckreiz
- Rektale Schmerzen
- Durchfall mit Tenesmen
- Schmerzen beim Stuhlgang
- Völlegefühl bzw. Obstipation
- Mukopurulenter Ausfluss oder Auflagerung auf dem Stuhl

Die rektale Gonorrhö ist bei Frauen schwer von einer Adnexitis zu unterscheiden.

Pharyngitis

- Bei entsprechender Exposition (Geschlechtsverkehr) durch Schmierinfektion in den Pharynx
- Patientinnen klagen meistens über Schluckbeschwerden
- Rachen gerötet
- Mukopurulentes Exsudat
- Manchmal diffuse Schwellung der Rachenschleimhaut

Disseminierte Infektionen (DGI)

- Bei etwa 1–3 % der erwachsenen Patienten mit einer Gonorrhö
- Eine disseminierte Gonokokken-Infektion tritt nur bei etwa 0,5–3 % der Patienten mit einer lokalen Gonorrhö auf. Vorwiegend sind Frauen betroffen
- Erste Symptome treten meistens innerhalb von 8 Tagen nach der letzten Menstruation, Entbindung oder Abort auf

Disseminierte Gonokokkeninfektion manifestiert sich häufig durch folgende Trias:

- Akute Polyarthritis:
  - Manifestation meistens an Handgelenken und Fußknöcheln sowie Finger- und Zehengelenken
  - Beginn als akute Arthritis sowie Tendosynovialitis und Arthralgien
  - Oligo- oder monosymptomatische Arthritis (Monarthritis gonorrhoica) im Rahmen einer Polyarthritis
  - Vor allem große Gelenke betroffen (meistens das Kniegelenk)
- Hauteffloreszenzen:
  - Auftreten in der Nähe von Gelenken
  - Kleine Effloreszenzen, Bläschen und Pusteln
  - Bullae, Petechien oder zentrale nekrotische Läsionen möglich
- Fieberschübe (subfebrile bzw. febrile Temperaturen)

Weitere mögliche Manifestationen: bakterielle Endokarditis, Perihepatitis (Perihepatitis gonorrhoica), Osteomyelitis, Meningitis, Myokarditis.

Patientinnen mit disseminierter Gonorrhö haben meist keine urogenitalen Symptome.

Komplikationen

- Harnröhrenstriktur (insbesondere bei multiplen Infektionen)
- Sterilität des Mannes (nach Epididymitis)
- Sterilität der Frau (insbesondere nach einer *Pelvic Inflammatory Disease*, PID)
- Höhere Wahrscheinlichkeit einer Tubargravidität
- Bei nicht behandelter Gonorrhö: septische Arthritis

Schwangerschaft

▶ Kap. 3.4.3

Diagnostik

Bei Verdacht auf Infektion erfolgt die Abstrichentnahme (▶ Abb. 4.3):

- Anfertigung eines mikrobiologischen Abstrichs von Urethra und Zervix

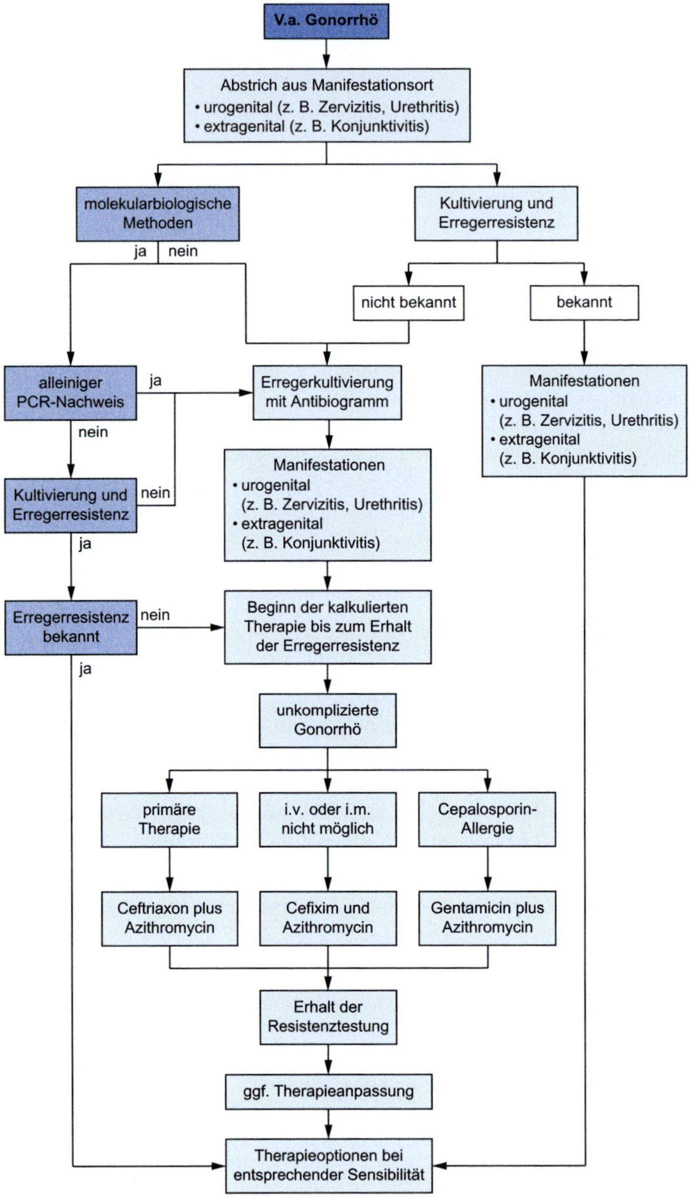

Abb. 4.3 Diagnostisches Vorgehen bei V. a. akute unkomplizierte Gonorrhö [L231]/[P780]

- Anfertigung eines Abstriches aus der infizierten Region:
  - Auge bzw. Konjunktivalsack
  - Bartholin-Drüse
  - Pharynx
  - Rektum
  - Evtl. Gelenkflüssigkeit
- Abstrich aus dem operativ gewonnenen Material (Peritonitis oder Adnexitis/Salpingitis)
- Mikroskopie: charakteristische Diplokokkenform mit Methylenblau-Färbung

Der mikroskopische Nachweis von intrazellulären, gramnegativen Gonokokken in der Methylenblau- und Gramfärbung macht die Diagnose einer Gonokokkeninfektion wahrscheinlich, ist aber nicht beweisend.

Beweisend für eine Gonokokkeninfektion ist der Erregernachweis.

Auch wenn ein molekularbiologischer Nachweis einer Gonokokkeninfektion erfolgte, **muss** eine mikrobiologische Kultivierung (zum Erhalt von möglichen Resistenzen gegen Antibiotika) erfolgen (▶ Abb. 4.3).

Es besteht ein negativer Nachweis von speziellen Antikörpern im Serum bei alleiniger Schleimhautinfektion.

Eine mikrobiologische Kultivierung ist zwingend erforderlich, um ein Antibiogramm mit den entsprechenden antibiotischen Empfindlichkeiten dieser Erreger zu erhalten.

Therapie

Wegen einer Zunahme von Penicillin-resistenten Stämmen werden vermehrt Cephalosporine der 2. *oder* 3. Generation in Kombination mit Azithromycin (▶ Tab. 4.10 und ▶ Abb. 4.3) empfohlen.[1]

Bei einer komplizierten Gonorrhö muss die Therapie abhängig von den Symptomen mindestens über 7–28 Tage erfolgen (▶ Tab. 4.11).

Frühzeitiger Beginn der Therapie, um Spätkomplikationen zu vermeiden.
Kalkulierte antibiotische Therapie immer sofort starten.

---

1 Seit 2014 besteht die Empfehlung, bei einer unkomplizierten Gonorrhö eine einmalige Therapie mit der gleichzeitigen Gabe von zwei Antibiotika durchzuführen, auch wenn nur ein Antibiotikum sensibel gegen den Erreger ist. Obwohl zu dem Zeitpunkt (und auch später) keine eindeutigen wissenschaftlichen Belege (und auch EBM) diesbezüglich bestehen, wurde diese Therapie auch in der deutschen Leitlinie übernommen. Eine zusätzliche prophylaktische Gabe eines Antibiotikums kann jedoch die Resistenzraten erhöhen. Innerhalb der letzten 5 Jahre haben sich erwartungsgemäß die Resistenzraten gegenüber Azithromycin signifikant erhöht, während diese gegenüber Ceftriaxon fast gleichgeblieben sind. Mittlerweile sind ebenfalls multiresistente Gonokokkenerreger und Krankheitsfälle, unter anderem in Europa (u. a. England, Österreich) aufgetreten, auf die kein verfügbares Antibiotikum eine Wirkung zeigt.

4

Tab. 4.10 Therapieoptionen einer unkomplizierten Gonokokkeninfektion

Indikation	Medikament	Dosierung	Dauer	
Empfehlung	Ceftriaxon	1 × 1 g i. m./i. v.	Einmalig	
	plus			
	Azithromycin	1 × 1,5 (–2) g p. o.	Einmalig	
Empfehlung – Alternative*	Cefixim	1 × 800 mg p. o.	Einmalig	
	plus			
	Azithromycin	1 × 1,5 (–2) g p. o.	Einmalig	
Alternativ**	Cefixim	1 × 400 mg p. o.	Einmalig	*oder*
	Ciprofloxacin	1 × 500 mg p. o.	Einmalig	*oder*
	Ofloxacin***	1 × 400 mg p. o.	Einmalig	*oder*
	Levofloxacin	1 × 500 mg p. o.	Einmalig	*oder*
	Azithromycin	1 × 1,5 (–2) g p. o.	Einmalig	
Cephalosporin-Allergie bzw. Cephalosporin-Resistenz****	Gentamicin	1 × 240 mg i. m./i. v.	Einmalig	
	plus			
	Azithromycin	1 × 2 g p. o.	Einmalig	
Makrolid-Allergien bzw. Makrolid-Resistenz****	Gentamicin	1 × 240 mg i. m./i. v.	Einmalig	
	Evtl. plus			
	Doxycyclin	2 × 100 mg p. o.	7 d	
Schema mit Fluorchinolonen****	Ciprofloxacin	1 × 500 mg p. o.	Einmalig	
	plus			
	Azithromycin	1 × 2 g p. o.	Einmalig	

* Wenn eine i. m.-Verabreichung kontraindiziert und eine i. v.-Verabreichung nicht möglich.
** Nur bei vorab nachgewiesener Empfindlichkeit.
*** Als Racemat generell nur geringere Wirkung. Als Alternative ist Levofloxacin (L-Racemat) zu bevorzugen.
**** Bei Allergie bzw. Resistenz und ohne weitere Alternativen.

Eine Ophthalmoblennorrhoea adultorum ist ein akuter Notfall! Eine kalkulierte antibiotische Therapie sollte sofort begonnen werden. Lavage mit reichlich 0,9 %-Kochsalzlösung. In den deutschen Empfehlungen und Leitlinien (aber auch der UISTI) werden therapeutische Optionen vorgeschlagen, die weltweit weder auf dem Markt sind noch eine Zulassung haben (z. B. Gemifloxacin). Leitlinien/Empfehlungen sollten kritisch betrachtet werden.

Differenzialdiagnosen

- Andere sexuell übertragene Infektionen (Chlamydia trachomatis, Syphilis, HIV)
- Weitere Erreger einer Zervizitis (Chlamydia trachomatis, Mykoplasmen, Ureaplasmen), nicht-gonorrhoische Urethritis (Chlamydia trachomatis, Mykoplasmen, Ureaplasmen)
- Andere Erreger einer Konjunktivitis, Pharyngitis, Proktitis
- Unterschiedliche infektiöse und nicht-infektiöse Hauterkrankungen

Tab. 4.11 Therapieoptionen einer komplizierten Gonokokkeninfektion

	Indikation	Medikament	Dosierung	Dauer	
Disseminierte Infektion	1. Wahl	Ceftriaxon*	1 × 1 g/d i. m. *oder* i. v.	2–3 d	
		gefolgt von			
		Cefixim	2 × 400 mg/d p. o.	7 d	*oder*
		Ciprofloxacin	2 × 500 mg/d p. o.	7 d	*oder*
		Levofloxacin	2 × 500 mg/d p. o.	7 d	
	Bei Meningitis	Ceftriaxon	2 × 1 g/d i. m./i. v.	14 d	
	Bei Endokarditis	Ceftriaxon	1 × 1 g/d i. m./i. v.	28 d	
Konjunktivitis beim Erwachsenen	1. Wahl	Ceftriaxon	1 × 1 g/d i. m.	3 d	
	Alternativ**	Azithromycin	1 × 1,5 g p. o.	Einmalig	
		plus			
		Doxycyclin	2 × 100 mg/d p. o.	7 d	
		plus			
		Ciprofloxacin	2 × 250 mg/d p. o.	3 d	
Pharyngeale Infektion	1. Wahl	Ceftriaxon	1 g i. m./i. v.	Einmalig	
		plus			
		Azithromycin	1,5 g p. o.	Einmalig	
	Alternativ***	Ciprofloxacin	1 × 500 mg p. o.	Einmalig	*oder*
		Ofloxacin****	1 × 400 mg p. o.	Einmalig	*oder*
		Azithromycin	1 × 1,5 g p. o.	Einmalig	

* Bis zum Erhalt des Antibiogramms.
** Bei Kontraindikation gegen Ceftriaxon (Allergie).
*** Nur bei vorab nachgewiesener Empfindlichkeit.
**** Als Racemat generell nur geringere Wirkung. Als Alternative ist das Levofloxacin (L-Racemat) zu bevorzugen.

Prophylaxe und Bemerkungen

Prophylaxe

- Die Verwendung von Kondomen stellt eine wirkungsvolle Prophylaxe dar
- Kein oder geschützter Geschlechtsverkehr für 1 Woche nach Therapiebeginn
- Aufklärung über Prophylaxe, Sexualität und Sexualverhalten
- Zur Prophylaxe der Ophthalmia neonatorum (Blennorrhö) kann die Credé-Prophylaxe (1 %-ige Lösung von Argentum nitricum, Silbernitrat) durchgeführt werden

Bei jenseits der Neugeborenenperiode auftretenden Gonokokkeninfektionen muss an sexuellen Missbrauch gedacht werden!

Partnerbehandlung

- Im Falle einer genitalen Gonorrhö sollten alle Sexualpartner innerhalb der **letzten 60 Tage** getestet und evtl. behandelt werden.
- Wenn der letzte Geschlechtsverkehr länger als 60 Tage zurückliegt, sollte der letzte Sexualpartner untersucht werden.

Eine Partnerbehandlung ist obligat!

Nachsorge

- Nach Therapie kann es zu einer post-gonorrhoischen Urethritis (Mischinfektionen) kommen
- Ausschluss weiterer sexuell übertragener Infektionen (Chlamydien, Syphilis, HIV) ist angeraten
- Möglicherweise leichtere Akquirierung des HIV bei einer unbehandelten Gonorrhö

Nachkontrolle

- Eine Wiedervorstellung nach einer Behandlung ist anzuraten, um die Therapie-Compliance und den Rückgang der Symptome zu überprüfen.
- Eine erneute Testung zum Therapieerfolg ist derzeit von den meisten internationalen Fachverbänden und Organisationen nicht empfohlen.

In Deutschland wird – im Gegensatz zu internationalen Empfehlungen – von einigen Fachgesellschaften sowie in der Praxis häufig eine mikrobiologische Kontrolluntersuchung bzw. eine PCR-Untersuchung angeraten und durchgeführt (häufig 1 Woche nach Therapiebeginn [sic!], mit unklarer Bedeutung, Hintergrund und Konsequenz).

Eine erneute Testung sollte eigentlich dann erfolgen, wenn:

- die Symptome persistieren,
- eine erneute Exposition stattgefunden hat,
- eine Resistenz gegen die verabreichte antibiotische Therapie festgestellt wurde,
- eine pharyngeale Gonorrhö vorliegt.

Meldepflicht: § 7 IfSG Meldepflichtige Nachweise von Krankheitserregern: nicht-namentliche Meldung bei direktem oder indirektem Nachweis bei verminderter Empfindlichkeit gegenüber Azithromycin, Cefixim oder Ceftriaxon.

4.3.3 Ulcus molle (Haemophilus ducreyi)

Definition und Bedeutung

- Erreger: Haemophilus ducreyi
- In manchen tropischen Ländern ist das Ulcus molle weit verbreitet. Inzidenz manchmal mehr als von Syphilis:
  - Vorwiegend in Ländern Südostasiens, tropischen Ländern Afrikas, einigen Ländern Südamerikas und im indischen Subkontinent
  - Europa: relativ seltene Manifestation der Erkrankung (manchmal Ferntourismus aus Südostasien)
- Männer sind ca. 10-fach häufiger infiziert als Frauen; Frauen sind oft symptomlose Träger
- Manifestation: notwendig sind vorexistierende Mikroläsionen der Haut und Schleimhaut

Das Ulkus kann durch die verursachte Gewebeschädigung als Eintrittspforte für andere Krankheitserreger dienen.

Klinik

Ulzerative Erkrankung:
- Schmerzhaft, weich (wichtige differenzialdiagnostische Kriterien)
- Fibrinös bedeckt, ovale Morphologie
- Unterminierte Ränder
- Simultanes Auftreten der Läsionen mit Tendenz zur Konfluenz: große Läsionen auf granulomatösem Grund

Die Größe, Zahl und Ausbreitung der Ulzera können sehr stark variieren:
- **Transitorisches Ulcus molle:** kleines und schnell wieder abheilendes Ulkus mit gleichzeitiger Entstehung einer Lymphadenopathie
- **Ulcus molle elevatum:** erhabenes Ulkus
- **Ulcus molle folliculare:** primär durch Autoinokulation verursacht, mit Tendenz zu Ulzerationen im anogenitalen Bereich (Rima ani bzw. große Schamlippen)
- **Ulcus molle gangraenosum:** bakterielle Mischinfektion mit raschem nekrotisierendem Verfall!
- **Ulcus molle serpiginosum:** schlangenähnliche Ausdehnung auf den Bauch
- **Ulcus mixtum:** gleichzeitige Infektion mit Haemophilus ducreyi und Treponema pallidum mit charakteristischer zunehmender Verhärtung des Ulcus molle innerhalb von 3–4 Wochen

Inguinale Lymphadenopathie (ca. 50 % der betroffenen Patientinnen):
- Entzündlich gerötet, mit Umgebung verschmolzen
- Nach Verschmelzung können die Ulzera aufbrechen und nach außen dränieren
- Ohne adäquate Therapie: Bubonen im inguinalen Bereich (einseitig)

Gelegentlich sind auch andere Stellen betroffen, z. B. Analregion oder Mundschleimhaut

Bedeutung während der Schwangerschaft unklar

Unbehandelt kommt es zu chronischem Verlauf mit Fistelnarben und Fistelbildung.

Diagnostik

- Charakteristisches klinisches Erscheinungsbild; allerdings Diagnostik relativ umständlich (▶ Abb. 4.4)
- Biopsie: heute keine wesentliche Rolle in der primären Diagnostik (eingeschränkte Erfahrung)
- Direkter mikroskopischer Nachweis häufig nicht möglich
- Molekularbiologische Methoden und Serologie: keine Bedeutung in der Diagnostik:
  - Antigennachweise keinen praktischen Wert
  - In Speziallabors ist eine PCR möglich
- Standard: mikrobiologische Erregerkultivierung möglich (bedarf geringer Transportwege und spezieller Medien):
  - Mit Methylenblau oder Giemsa-Färbung darstellbar
  - Mit einer Acridinorangefärbung ist die Ausbeute noch 10-fach höher!

Der kulturelle Nachweis ist der wichtigste und entscheidende Beleg.

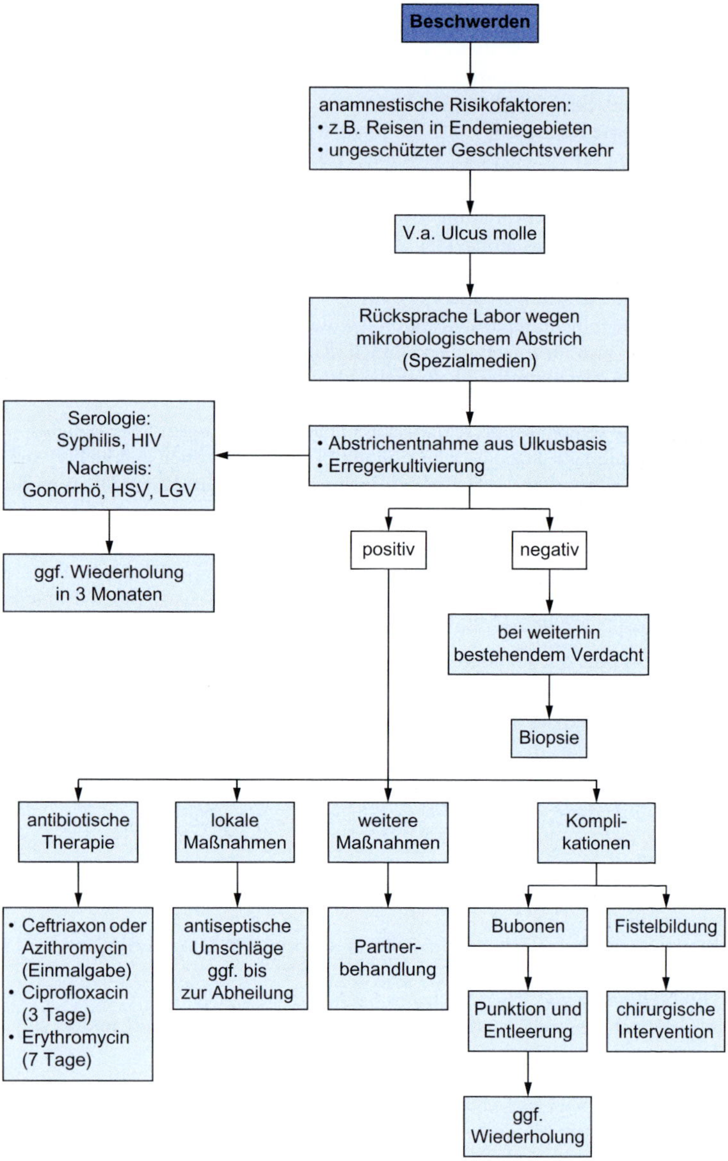

Abb. 4.4 Algorithmus der Diagnostik und Therapie eines Ulcus molle [L231]/[P780]

Therapie

- Die Therapie besteht primär in einer Behandlung mit Antibiotika (▶ Tab. 4.12).
- Bei gleichzeitiger HIV-Infektion kann eine längere Therapie erforderlich werden.
- Chirurgisches Abtragen ist möglich (**Ulcus molle elevatum**).

Bei Bubo führt zusätzlich eine Punktion und Entleerung des Eiters zu einer Entlastung der Patientin.

Differenzialdiagnosen

Balanitis erosiva (Männer); CMV-Infektion; EBV-Infektion; Follikulitis; Gonorrhö; Granuloma inguinale; Herpes genitalis; Lymphogranuloma venereum; Morbus Adamantiades-Behçet; Pyodermie; Syphilis.

Tab. 4.12 Therapieoptionen eines Ulcus molle

Therapie	Medikamente	Dosierung	Dauer	
Empfehlung	Ceftriaxon	1 × 250 mg i. m.	Einmalgabe	*oder*
	Azithromycin	1 × 1 g p. o.	Einmalgabe, evtl. Wiederholung	
Alternativ	Ciprofloxacin	2 × 500 mg/d p. o.	3 d	*oder*
	Erythromycin	4 × 500 mg/d p. o.	7 d bzw. bis Abheilung	
Ältere Medikamente	Cotrimoxazol	2 × 960 mg p. o.	7–10 d	
	Spectinomycin*	2 g i. m.	Einmalgabe	
Schwangerschaft**	Erythromycinethylsuccinat	4 × 400 mg/d p. o.	7 d	*oder*
	Erythromycinethylsuccinat	4 × 800 mg/d p. o.	14 d	
Bei Bubo	Punktion und Entleerung des Eiters unter antibiotische Therapie:			
	Azithromycin	1 g p. o.	Einmalgabe	*oder*
	Ceftriaxon	250 mg i. m.	Einmalgabe	*oder*
	Erythromycin	4 × 500 mg p. o. *oder* i. v.	7–14 d	
Lokale Behandlung	Syndets*** Waschgel	2–3 ×/d	Mehrere Wochen	
	Polihexanid (Umschläge)	1–2 ×/d lokal	7–10 d	*oder*
	Chlorhexidindigluconat 1 % Creme (NRF11.116.)	1–3 ×/d lokal	7–10 d	*oder*
	Chinolinolsulfat 0,1 % Lösung (NRF11.127.)	1–3 ×/d lokal	7–10 d	*oder*
	Triclosan 2 % Creme (NRF11.135.)	2 ×/d lokal	7–10 d	*oder*
	Kaliumpermanganat-Lösungskonzentrat 1 %	1–2 ×/d lokal	7–10 d	

* Die Verfügbarkeit von Spectinomycin sollte vor Verschreibung überprüft werden (derzeit nicht in Nordamerika und Deutschland verfügbar). Bestellung über Internationale Apotheke möglich.
** Die Wirkung von Erythromycinethylsuccinat sollte ähnlich wie Erythromycin sein, wobei spezielle Daten diesbezüglich ausstehen. Erythromycinethylsuccinat ist besser geeignet während der Schwangerschaft.
*** Die Geschwüre sollten zunächst durch regelmäßiges Waschen mit Seife trocken und sauber gehalten werden.

Prophylaxe und Bemerkungen

- Nach Infektion besteht keine Immunität.
- Eine Meldung ist nur dann verlangt, wenn die Erkrankung gehäuft auftritt und ein epidemiologischer Zusammenhang vermutet wird.
- Verwendung von Kondomen stellt eine wirkungsvolle Prophylaxe dar.
- Eine Aufklärung über sexuelle Hygiene, Sexualität und Sexualverhalten sowie die korrekte Verwendung von Kondomen sind entscheidende präventive Maßnahmen.
- Partnerbehandlung ist obligat.
- Eventuell prophylaktische Therapie von Frauen mit einem erkrankten Sexualpartner.

Bei Fortbestehen ohne antibiotische Therapie entwickelt sich ein Bubo in der dränierenden Lymphknotenregion (Inguinalregion).

4.3.4 Lymphogranuloma venereum (LGV)

Definition und Bedeutung

- Chlamydia trachomatis Serotyp L1–L3
- Endemiegebiete: Afrika, Lateinamerika, Indien, Südostasien
- In unseren Breiten sehr selten (1 Infektion auf 1 Million Einwohner)
- Ansteckung nahezu nur durch Geschlechtsverkehr
- 95 % der Betroffenen sind Männer, überwiegend MSM („*men who have sex with men*")

Klinik

Allgemein

- Allgemeinsymptomatik: Fieber, Unwohlsein, Anorexie, Erbrechen, Rückenschmerzen und Gelenkbeschwerden
- Infektion löst eine chronische eitrige Lymphangitis aus
- Verlegung der Lymphbahnen mit stärkerer Ödembildung
- Ulzerationen, Fistelbildung und schließlich Elephantiasis des Beins bzw. des betroffenen Gebiets

Stadium I

- Inkubation beträgt ca. 2–6 Wochen
- Läsionen sowohl an Vulva, Vagina als auch Portio
- Lokale kleine, bläschenartige, entzündliche Papel auf erythematösem Hintergrund
- Papulovesikale und papulopustuläre Effloreszenzen, die rasch ulzerieren
- Diese Primärläsion ist schmerzlos und kann in 10–14 Tagen spontan abheilen und wird demzufolge von der Patientin häufig nicht bemerkt
- Pharyngeale Symptomatik im Mund und Rachen möglich

Stadium II

- Ca. 2–3 Wochen nach der Primärläsion Verbreitung der Erkrankung über das Lymphgefäßsystem
- Schmerzhafte Vergrößerung der Leistenlymphknoten, meist einseitig
- Infizierte Leistenlymphknoten verschmelzen miteinander

- Häufig Entstehung eines Abszesses im Zentrum dieser Lymphpakete, welcher zur Perforation neigt
- Führt zur Fistelbildung mit der Entstehung von eingezogenen Narben
- Allgemeines Krankheitsgefühl, Appetitlosigkeit, Gewichtsverlust und subfebrile Temperaturen
- Rheumatoide Beschwerden sowie uncharakteristische Exantheme möglich
- Durch die Ausbreitung der Infektion durch die Lymphabflussgebiete kann auch eine Meningoenzephalitis, Hepatosplenomegalie, Arthralgie oder Konjunktivitis entstehen

Stadium III

- Unbehandelt kann es zu einer Elephantiasis, einer chronisch ulzerativen Erkrankung der äußeren weiblichen Genitalien (Esthiomene) und zu einem „Frozen pelvis"-Syndrom kommen
- **Elephantiasis genitoanorectalis ulcerosa:**
  - Anogenitale Ödembildung mit Fibrosen und Strikturen im genitoanalen Bereich
  - Bedeutung, ob sich diese Erkrankung im genitalen oder analen Bereich abspielt
- Strikturen an der Urethra
- Anogenitale und/oder urogenitale Fisteln
- Ulzerationen im Rektum; es entstehen perianale und perirektale Fisteln
- Nach längerem Verlauf:
  - Abnahme der Sekretion aus den Fistelgängen
  - Entstehung von Fistula sicca (keine Heilungstendenz)

Diagnostik

- Verdachtsdiagnose kann klinisch und anamnestisch gestellt werden (Aufenthalt in Endemiegebieten und/oder [ungeschützter] Sexualverkehr mit Personen in bzw. aus Endemiegebieten u. Ä.)
- Charakteristisches klinisches Erscheinungsbild

Diagnostisches Vorgehen (▶ Abb. 4.5):

- Allgemeine Serologie: Leukozytose; CRP-Erhöhung; IgG-Erhöhung; Kryoglobulinämie (gemischt = Typ 2); Rheumafaktoren positiv; unspezifisch reaktive Syphilis-Serologie (IgM-FTA-Abs, VDRL)
- Erregernachweis:
  - **Serologie:** KBR, ELISA, Fluoreszenztest (Kreuzreaktion mit anderen Chlamydien)
  - **Mikrobiologischer Nachweis (Kultivierung):** nur in wenigen Zentren möglich
  - **Molekularbiologie:** PCR mit Genotypbestimmung bzw. Differenzierung von LGV- und nicht-LGV-Stämmen (Material: Erststrahlurin, Abstrich, Gewebe, Punktat)
- Bei fehlendem Erregernachweis und weiter bestehendem Verdacht: Histologie eines vergrößerten Lymphknotens. Cave: aus fluktuierenden Bubonen; Inzision vermeiden; stattdessen Aspiration durch gesunde Haut

Diagnose über ein 2-Stufen-Verfahren:

- Molekularbiologische Untersuchung auf Chlamydia trachomatis mittels PCR kann als Screening-Untersuchung bei klinischem Verdacht durchgeführt werden.
- Wenn Chlamydia trachomatis nachgewiesen wird, folgt eine zweite PCR-Analyse, welche speziell die Serotypen L1 bis L3 beinhaltet.

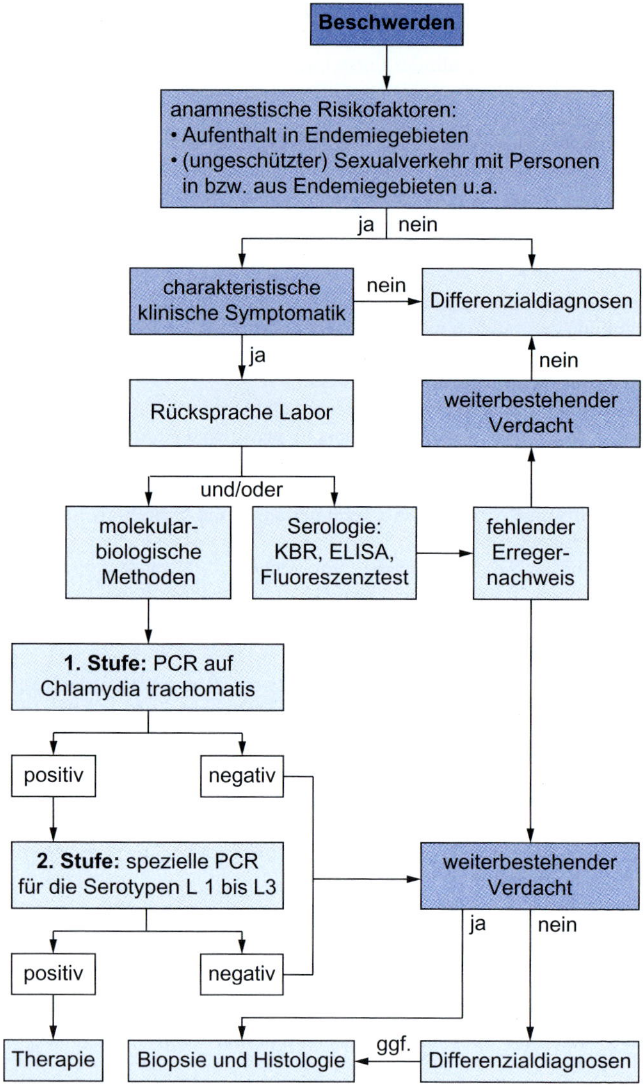

Abb. 4.5 Diagnostisches Vorgehen bei Verdacht eines Lymphogranuloma venereum [L231]/[P780]

Therapie

Doxycyclin bzw. Erythromycin:

- **Empfehlung (Standard):** Doxycyclin 2 × 100 mg/d p. o. über 21 d *oder* Erythromycin 4 × 500 mg/d p. o. über 21–28 d

- **Alternativ (ältere Therapiemöglichkeiten):** Cotrimoxazol 2 × 160/800 mg/d p. o. über 21–28 d *oder* Ciprofloxacin 2 × 500 mg/d p. o. über 21–28 d *oder* Azithromycin 1 × 1,5 g p. o. am Tag 1, 8, 15, evtl. 22
- **Schwangerschaft:** Erythromycin 4 × 500 mg/d p. o. über 21–28 d *oder* Erythromycinethylsuccinat 4 × 400 mg/d p. o. über 21–28 d *oder* Azithromycin 1 × 1,5 g p. o. am Tag 1, 8, 15, evtl. 22:
  - Erythromycinethylsuccinat wäre zu bevorzugen, wobei dessen Wirksamkeit anzunehmen ist, mit jedoch wenigen Studiendaten bei der Anwendung in der Schwangerschaft. Azithromycin hat eine strenge Indikationsstellung im Vergleich zu Erythromycin/Erythromycinethylsuccinat und sollte demzufolge primär nicht gegeben werden
- Wirksamkeit von Azithromycin ist anzunehmen, aber keine ausreichenden Daten vorhanden
- Im Spätstadium chirurgisch (z. B. persistierende rektovaginale Fistelbildung, große destruierende Verlaufsform)
- Tetracycline führen zu einer Besserung der klinischen Symptomatik (rascheres Abklingen des Fiebers und der Schmerzen), nicht jedoch zu einer signifikanten Rückbildung der Lymphadenopathie

Bei frühzeitiger Therapie Ausheilung. Bei abszedierenden Entzündungen oft chronische Verläufe.

Differenzialdiagnosen

Granuloma inguinale; Herpes genitalis; HIV/AIDS; Syphilis; Ulcus molle.

Prophylaxe und Bemerkungen

- Verwendung von Kondomen stellt eine wirkungsvolle Prophylaxe dar.
- Eine Aufklärung über sexuelle Hygiene, Sexualität und Sexualverhalten sowie die korrekte Verwendung von Kondomen sind entscheidende präventive Maßnahmen.
- Partneruntersuchung und -behandlung ist obligat: Sexuelle Kontakte der letzten 3 Monate sollten bis zum Ausschluss eines Lymphogranuloma venereum auf Verdacht behandelt werden.
- Wiedervorstellung nach einer Behandlung ist anzuraten:
  - Überprüfen der Therapie-Compliance
  - Rückgang der Symptome
- Eine erneute Testung zum Therapieerfolg ist derzeit von den meisten internationalen Fachverbänden nicht empfohlen, wenn die Therapie **über 21 Tage** mit einer **ausreichenden Dosierung** erfolgt ist.
- In Deutschland: generelle Kontrolle empfohlen.

Ausschluss weiterer sexuell übertragener Infektionen (Chlamydien, Syphilis, Hepatitis B und C, HIV) ist angeraten.

4.4 Andere sexuell übertragene Infektionen

4.4.1 Chlamydia trachomatis

Definition und Bedeutung

- Neuere Klassifikation/Name: Chlamydophila

- Bakterien der Gattung Chlamydia umfassen die humanpathogenen Erreger: Chlamydia trachomatis; Chlamydia pneumoniae; Chlamydia psittaci
- Chlamydia trachomatis ist ein obligat intrazellulärer Erreger mit insgesamt 18 Serotypen (A bis L mit B und Ba sowie L1 bis L3)
- Chlamydien stellen weltweit die häufigste infektiöse Ursache der Blindheit sowie der nicht-gonorrhoische Urethritis (NGU) dar
- Übertragung:
  - Schmierinfektion (auch okulogenital)
  - Geschlechtsverkehr
  - Indirekt durch Fliegen (Trachom)
- Schätzungen der WHO gehen von einer weltweiten jährlichen Neuinfektionsrate von ca. 110 Millionen Erwachsenen aus
- In Europa wird mit ca. 21.000.000 Infektionen pro Jahr gerechnet, wobei ca. 8,5 Millionen bei Frauen auftreten
- Für Deutschland existieren keine verlässlichen Daten. Es wird mit ca. **200.000 Neuerkrankungen** pro Jahr gerechnet

Die urogenitale Chlamydia trachomatis-Infektion zählt weltweit zu den häufigsten bakteriell bedingten, sexuell übertragbaren Erkrankungen. Die Inzidenz und Prävalenz einer genitalen Chlamydia trachomatis-Infektion variiert zwischen 1 und 40 %.

Klinik

Chlamydia trachomatis verursacht unterschiedliche Erkrankungen (▶ Tab. 4.13)

Ca. 70–80 % der Infektionen verlaufen ohne wesentliche klinische Symptome, sodass der klinische Verdacht auf eine Chlamydieninfektion häufig nicht besteht.

Schwangerschaft

▶ Kap. 3.3.3

Diagnostik

- Abstriche oder Spontanurin
- Erregeranzucht in der Zellkultur möglich (spezielle Fragestellungen und nur in wenigen Labore möglich)
- PCR ist heute die Standard-Nachweismethode

Bei Verdacht auf eine Infektion der Cervix uteri sollte der Nachweis aufgrund eines Zervixabstrichs erfolgen. Die Ausbeute bei Zervixabstrichen ist höher als bei einem alleinigen Urinnachweis.

Therapie

Tetracycline, Makrolide und Chinolone (▶ Tab. 4.14)[2]

[2] Während internationale Leitlinien die möglichen Therapieoptionen aufführen, ist in der deutschen Leitlinie nur von einer Therapie mittels Doxycyclin bzw. Azithromycin die Rede. Dadurch werden einschlägige pharmakodynamische und klinische Untersuchungen vernachlässigt.

Tab. 4.13 Durch Chlamydia trachomatis verursachte Erkrankungen

Erkrankung	Symptome
Zervizitis (▶ Kap. 4.2.3)	• Häufig nur unspezifische Symptomatik • Mukopurulenter Ausfluss aus der Zervix (geringer als bei einer Gonorrhö) • Häufig vermehrter und übelriechender Ausfluss, vor allem bei zusätzlicher Infektion weiterer pathogener Keime (z. B. bakterielle Vaginose) • Kontaktblutungen beim Geschlechtsverkehr • Häufig besteht nur eine unspezifische Symptomatik • Geht nur in einem geringen Anteil mit einer ausgeprägten Zervizitis einher
Nicht-gonorrhoische Urethritis (▶ Kap. 4.2.6)	• Eitrige, schmerzhafte Urethritis Komplikationen: Harnröhrenstriktur (insbesondere bei multiplen Infektionen); Sterilität des Mannes (nach Epididymitis); Sterilität der Frau (insbesondere nach *Pelvic Inflammatory Disease*); Pharyngitis (nach Oralverkehr möglich); Proktitis (nach Analverkehr oder als Schmierinfektion bei Frauen möglich)
Adnexitis/*Pelvic Inflammatory Disease* (PID) (▶ Kap. 4.2.4)	• Infertilität (ca. 20 %) • Chronische pelvine Schmerzen (ca. 18 %) • Extrauterine Gravidität (ca. 6 %) • Peritonitis und Perihepatitis (Fitz-Hugh-Curtis-Syndrom) • Aszites mit rechtsseitigen Oberbauchschmerzen, Übelkeit und Erbrechen
Trachom	• Trachom (Serotypen A bis C) • Häufigste Ursache einer Erblindung in den nicht-entwickelten Ländern • Bei Erstinfektion folgt binnen einer Woche die Bildung einer eitrigen Konjunktivitis; Bildung von Pannus und bei chronischen Infektionen führen Narbenbildungen zu Lidveränderung (Entropiumbildung), mechanischer Schädigungen der Hornhaut; Erblindung
Lymphogranuloma venereum (▶ Kap. 4.3.4)	• Serotypen L1 bis L3 • Beginn als schmerzfreies Ulkus in der Genitalregion • Schwellung der regionalen Lymphknoten
Reaktive Arthritis (Serotypen D bis K)	• Besonders bei Männern kann nach etwa 4 Wochen eine reaktive Arthritis auftreten • Begleitet von Urethritis und Konjunktivitis (Reiter-Syndrom)
Einschlusskörper-Konjunktivitis	• Gutartige Infektion nach Erregeraufnahme im Schwimmbad • Bei Neugeborenen Infektion unter der Geburt • Meist Spontanheilung innerhalb eines halben Jahres • In seltenen Fällen entstehen trachomartige Krankheitsbilder
Einschlusskörper-Konjunktivitis nach peripartaler Transmission	• Peripartale Übertragung bei ca. 36–60 % der infizierten Mütter • Inklusionskonjunktivitis bei ca. 18 % der infizierten Säuglinge • Lungenentzündung bei ca. 16 % der infizierten Säuglinge • Ca. 50 % Prävalenz einer bakteriellen Vaginose • Erhöhte peripartale Mortalität

Infektionen sollten grundsätzlich und in ausreichender Dosierung antibiotisch therapiert werden:

- Da die Erreger intrazellulär liegen und der Vermehrungszyklus 48–72 Stunden währt, sollte eine Therapie über mindestens 10–14 Tage erfolgen.

Tab. 4.14 Therapieoptionen einer Chlamydia trachomatis-Infektion

Indikation		Medikament	Dosierung	Dauer	
Unkomplizierte Infektion	Standard	Doxycyclin	2 × 100 mg/d p. o.	7–10 d	*oder*
		Azithromycin	1 × 1,5 g p. o.	Als Einmalgabe (evtl. Wiederholung nach 2–5 d)	
	Alternativ	Levofloxacin	1 × 500 mg/d p. o.	7–10 d	*oder*
		Moxifloxacin	1 × 400 mg/d p. o.	7–10 d	*oder*
		Erythromycin	4 × 500 mg/d p. o.	7–10 d	*oder*
		Erythromycinethylsuccinat	4 × 400 mg/d. p. o.	14 d	*oder*
		Erythromycinethylsuccinat	4 × 800 mg/d p. o.	7–10 d	
	Ältere Medikamente (aktuell nicht empfohlen)	Clindamycin	4 × 300 mg/d p. o.	14 d	
		Clarithromycin	2 × 500 mg/d p. o.	10 d	
		Amoxicillin	3 × 500 mg/d p. o.	10–14 d	
Schwangerschaft	Standard	Erythromycinethylsuccinat	4 × 400 mg/d p. o.	14 d	*oder*
		Erythromycinethylsuccinat	4 × 800 mg/d p. o.	7 d	
	Alternativ	Amoxicillin	3 × 1.000 mg/d p. o.	10–14 d	*oder*
		Erythromycin	4 × 500 mg/d p. o.	10–14 d	*oder*
		Azithromycin*	1,5 g p. o.	Als Einmalgabe (evtl. Wiederholung nach 2–5 d)	
Neugeborene/Kinder		Erythromycin	4 × 50 mg/kg KG/d	21 d	

* In den Empfehlungen der amerikanischen CDC wird eine Therapie mit Azithromycin empfohlen, welche auch in der deutschen Leitlinie erscheint. Allerdings hat dieses Makrolid, im Vergleich zu Erythromycin und Amoxicillin, gemäß den europäischen Zulassungsdaten eine sehr eingeschränkte Indikationsstellung. Ebenfalls gibt es glaubwürdige epidemiologische Hinweise, dass Azithromycin, im Gegensatz zu Erythromycinethylsuccinat bzw. Amoxicillin mit einem negativen Schwangerschaftsausgang assoziiert ist.

- Die Einmalgabe von Azithromycin ist möglich, da dieses eine sehr lange Halbwertszeit besitzt. Allerdings kann eine 2. Gabe frühestens 2–3 Tage nach der 1. nützlich sein.
- Hochwirksame Medikamente gegen Chlamydia trachomatis stellen Fluorchinolone der 3. und 4. Generation dar:
  - Durch aktuelle Erkenntnisse bezüglich der Nebenwirkungen ist in Deutschland eine äußerste Zurückhaltung in der Verabreichung zu beobachten.
  - Allerdings sollten diese bei entsprechender Indikation gegeben werden (z. B. Adnexitis), da sie, trotz potenzieller Nebenwirkungen, gut verträglich, bakterizid und äußerst wirksam gegen Chlamydien und anderen Erregern sind.
- Eine lokale medikamentöse Sanierung der Augen allein bringt keine Heilung: Reinfektionen durch Autoinokulation möglich.

- Ein Kontrollabstrich wird bei unkomplizierten genitalen Chlamydieninfektionen international (außer in Deutschland) nicht routinemäßig empfohlen, da die PCR noch 3–5 Wochen nach der Behandlung verbliebene, nicht lebensfähige Chlamydien-DNA nachweisen kann. Sie wird jedoch bei Schwangerschaft, Verdacht auf schlechte Compliance und bei persistierenden Symptomen empfohlen.
- Bis 2018 empfahlen die meisten Leitlinien eine Einzeldosis von 1 g Azithromycin oder 7 Tage Doxycyclin als Standardbehandlung für unkomplizierte urogenitale und orale Chlamydieninfektionen. Eine Metaanalyse von Rektalproben bei Frauen ergab signifikante Raten von begleitenden rektalen Infektionen bei Frauen mit urogenitalen Infektionen, ohne dass ein Zusammenhang zwischen berichtetem Analverkehr und rektalen Infektionen bestand. Somit könnte die rektale Chlamydieninfektion möglicherweise zu den Reinfektionsraten beitragen.
- Aufgrund seines Potenzials zur Selektion von Makrolidresistenz bei Mycoplasma genitalium und seiner Unzulänglichkeit bei der Behandlung rektaler Chlamydia trachomatis-Infektionen empfehlen einige Institutionen und Kommissionen (z. B. die englische BASHH), Azithromycin nicht mehr zur Behandlung unkomplizierter Chlamydieninfektionen einzusetzen, unabhängig vom Geschlecht der infizierten Person. Doxycyclin 100 mg 2 ×/d über 7 Tage wird nun als Erstbehandlung für unkomplizierte urogenitale, pharyngeale und rektale Chlamydieninfektionen empfohlen, mit einer Test-Nachbehandlung für diagnostizierte rektale Infektionen.

Es existieren Diskrepanzen zwischen therapeutischen Vorgaben in Studien, Leitlinien und Empfehlungen aufgrund der Vernachlässigung wesentlicher pharmakologischer Eigenschaften, epidemiologischer Daten und klinischer Untersuchungen. Die Wahl der entsprechenden Therapie sollte mit Vorsicht geprüft werden.

Differenzialdiagnosen

Abgrenzung der Zervizitis zur Gonorrhö; HSV; Mycoplasma genitalium; Trichomonas vaginalis; Erreger der nicht-gonorrhoischen Urethritis; Ureaplasma urealyticum.

Prophylaxe und Bemerkungen

- Eine jährliche Screening-Untersuchung bei allen sexuell aktiven Frauen bis zum abgeschlossenen 25. Lebensjahr ist gesetzlich vorgeschrieben.
- Ebenfalls ist ein routinemäßiges Screening in der Schwangerschaft national und international empfohlen und mit Wirkung 01.05.1995 in den Mutterschaftsrichtlinien verankert.

Eine Partnerbehandlung ist obligat.

- Nach Infektion besteht keine Immunität.
- Die Verwendung von Kondomen stellt eine wirkungsvolle Prophylaxe dar.
- Eine Aufklärung über sexuelle Hygiene, Sexualität und Sexualverhalten sowie die korrekte Verwendung von Kondomen sind entscheidende präventive Maßnahmen.

Die jährliche Screening-Untersuchung bei allen sexuell aktiven Frauen (bis zum 25. Lebensjahr) und die vorgeschriebene Testung in den Mutterschaftsrichtlinien stellen wichtige sekundärprophylaktische Maßnahmen dar.

4.4.2 Filzläuse (Phthirus pubis)

Definition und Bedeutung

Durch Läuse verursachte Epizoonose im Bereich der genitoanalen Region (Pediculosis pubis, Phthiriasis).

- Die wichtigsten Läuse für den Menschen sind:
  - Kopflaus (Pediculus humanus capitis)
  - Kleiderlaus (Pediculus humanus corporis)
  - Filzlaus (Phthirus pubis)
- Vermehrungszeit der Parasiten: ca. 3 Wochen
- Übertragung durch Geschlechtsverkehr oder kontaminierte Matratzen und Decken
- Filzläuse kommen in Mitteleuropa relativ häufig vor:
  - Vorwiegend unter schlechten hygienischen Bedingungen
  - Veränderte Körperpflege (Intimrasur) hat das Auftreten dieser Parasiten in der täglichen Praxis seltener gemacht
- Die medizinische Bedeutung der Läuse beruht in Mitteleuropa vor allem auf der direkten Wirkung und den Symptomen, die durch ihre Bisse hervorgerufen werden
- In anderen Regionen gelten Läuse eher als Vektoren verschiedener Erreger. Vor allem die Kleiderlaus kann bei der Nahrungsaufnahme Rickettsien und Borrelien aufnehmen

Klinik

- Abendlicher Juckreiz
- Schieferblaue oder rote, linsengroße Flecken (Maculae coeruleae)

Bei Juckreiz mehr vorne im Schamhaarbereich oder Juckreiz abends im Bett muss immer an einen Filzlausbefall gedacht werden.

Diagnostik

Klinisches Erscheinungsbild (▶ Abb. 4.6).

Charakteristisch sind:

- Kratzspuren im Schamhaarbereich
- Nachweis der blass-gelblichen Filzläuse zwischen den Schamhaaren
- Nachweis von Nissen, die 2–3 mm über dem Haaransatz mit einem wasserfesten Kitt fixiert sind
- Nachweis von Blutkrusten und Kotbällchen zwischen den Schamhaaren
- Gelegentlich Nachweis von ekzematösen Veränderungen (Bissspuren)

Therapie

Die Therapie erfolgt lokal bei Befallenen und Kontaktpersonen (▶ Tab. 4.15).

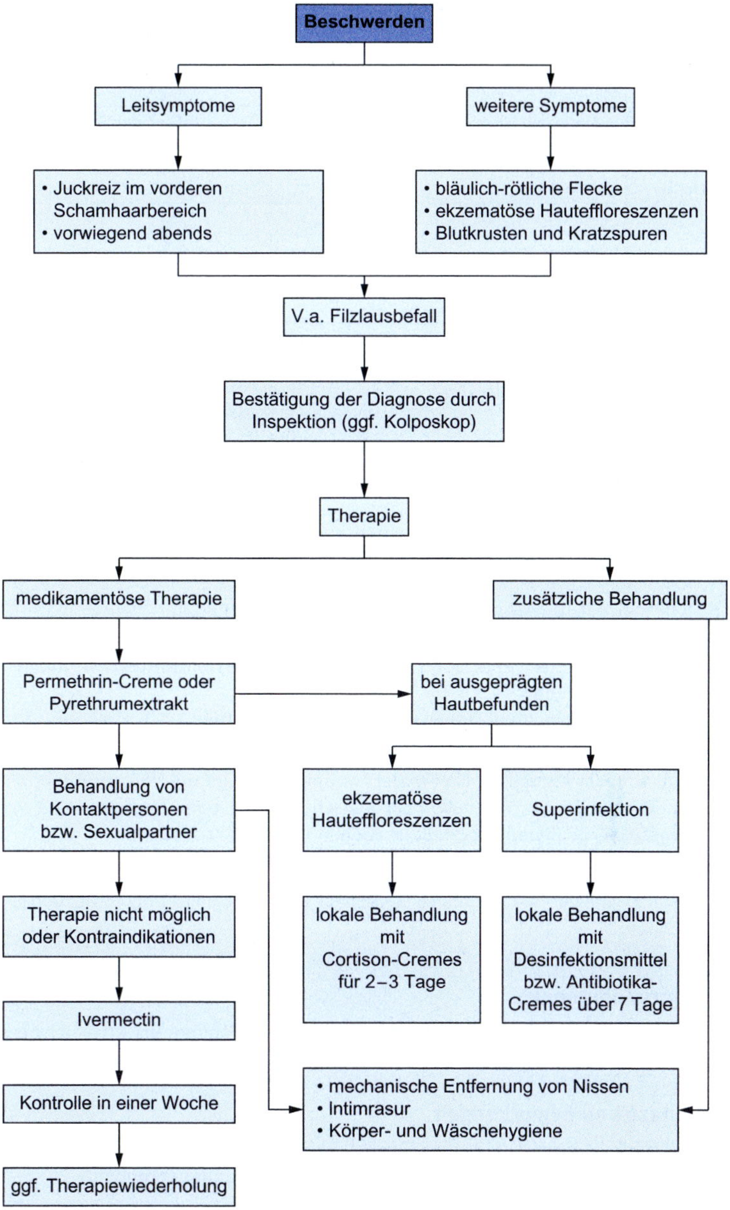

Abb. 4.6 Algorithmus zur Diagnostik und Therapie von Filzläusen [L231]/[P780]

Tab. 4.15 Therapieoptionen von Filzläusen

Indikation	Medikament	Dosierung	Dauer	
Empfehlung	Permethrin 5 % Creme	1 × für 8–12 h	Tag 1 und Tag 8	*oder*
	Allethrin und Piperonylbutoxid	1 × für 10 min	Tag 1 und Tag 8	*oder*
	Pyrethrumextrakt	1 × für 30 min	Tag 1 und Tag 8	
Alternativ	Ivermectin	1 × 0,2 mg/kg KG p. o.	Tag 1 und Tag 8	*oder*
	Phenothrin 0,2 % Lotion	1 × für 2 h	Tag 1	*oder*
	Malathion 0,5 %	1 × für 12 h	Tag 1	
Schwangerschaft	Pyrethrumextrakt	1 × für 30 min	Tag 1 und Tag 8	
	• Entfernung der Nissen durch Spülen mit Essigwasser sowie mechanisches Entfernen der Filzlausnissen mit Pinzette oder Kamm • Kontrolluntersuchung nach ca. 1 Woche und evtl. Therapiewiederholung • Untersuchung und evtl. Behandlung von Kontaktpersonen/Sexualpartner • Prophylaktische Körper- und Wäschehygiene			

Verfügbarkeit der Medikamente sollte überprüft werden.

- Therapieoptionen (▶ Abb. 4.6):
  - Permethrin 5 %, Allethrin oder Pyrethrumextrakt (auch während der Schwangerschaft)
  - Mechanische Entfernung der Nissen (bei leichtem Befall)
  - Intimrasur (bei ausgeprägtem Befall)
- Sekundäre bakterielle Superinfektion: lokale Desinfektionsmittel bzw. lokale antibiotische Salben
- Sekundäres Ekzem: lokale Glukokortikoide (kurzfristig)

Die Verfügbarkeit sollte vor Verschreibung überprüft werden (z. B. ist Malathion in Deutschland nicht verfügbar, aber in der Europäischen Union). Wenn nötig können Medikamente über die Apotheke (Europäische Union) bzw. Internationale Apotheke (weltweit) problemlos bestellt werden.

Schneller Beginn der Therapie zeigt einen schnellen Behandlungserfolg (Reduktion der Symptome).

Differenzialdiagnosen

Skabies; Ekzeme; Befall mit Kopflaus bzw. Kleiderlaus; andere Insektenstiche bzw. -bisse.

Prophylaxe und Bemerkungen

- Befall mit Filzläusen gilt als ungefährlich aber sehr unangenehm.
- Sorgfältige Körperhygiene kann eine Infestation der Läuse verhindern.

Allerdings schützt eine Intimrasur nicht hundertprozentig gegen einen Läusebefall.

4.4.3 Granuloma inguinale (Donovanosis)

Definition und Bedeutung

- Erreger: Calymmatobacterium granulomatis
- Synonyme: Donovanosis oder Granuloma venereum
- Wirtsreservoir außerhalb des Menschen ist nicht bekannt
- Inkubationszeit: ca. 1–12 Wochen
- Endemisch in Indien, der Karibik, Brasilien, der Westküste Afrikas, den südpazifischen Inseln; sporadisch auch in Europa, Nordamerika
- Männer sind ca. zehnmal häufiger betroffen als Frauen
- In Deutschland tritt schätzungsweise 1 Fall bei 1 Millionen Menschen auf

Eine Schwangerschaft begünstigt wahrscheinlich die Manifestation der Erkrankung. Die Erkrankung hat vermutlich keinen negativen Ausgang auf die Schwangerschaft.

Klinik

- Schmerzlose, juckende, vesikulopustulöse Hautveränderungen
- Zuerst als Rötung, dann als Knötchen mit kontinuierlicher Ausbreitung der schmerzlosen, beetartigen Vegetationen
- Ausbildung weicher, leicht blutender, feuchter, glatter und faulig riechender hypertrophischer Granulationen mit samtartiger, hellroter, später auch gelblich-schmierig bedeckter Oberfläche
- Ulzeration mit „gerolltem“ Rand (Granulationsgewebe)

Patientinnen präsentieren sich, aufgrund der fehlenden Beschwerden, meist erst in fortgeschrittenem Stadium mit Konfluenz und geschwürigem Zerfall.

- Selten Fluor vaginalis
- Geschwollene und druckdolente inguinale Lymphknoten: bei Erkrankungsbeginn häufig keine geschwollenen Lymphknoten tastbar
- Gelegentlich dominierende Manifestation im Rektum (palpable submuköse Masse)
- Selten systemische Ausbreitung (z. B. Adnexitis, Osteomyelitis)

Bei alleinigem Befall der Vagina oder der Zervix mit exophytischen Ulzera ist das dominierende Symptom die Blutung postkoital sowie außerhalb der Menstruation.

Diagnostik

- Anamnese und klinisches Krankheitsbild (▶ Abb. 4.7)
- Evtl. Palpation und Ultraschalluntersuchung

Entscheidende anamnestische Voraussetzung bei einem entsprechenden klinischen Befund stellt der ethnische Ursprung der Patientin oder des Sexualpartners bzw. ein Aufenthalt in den Endemiegebieten der Patientin oder des Sexualpartners dar.

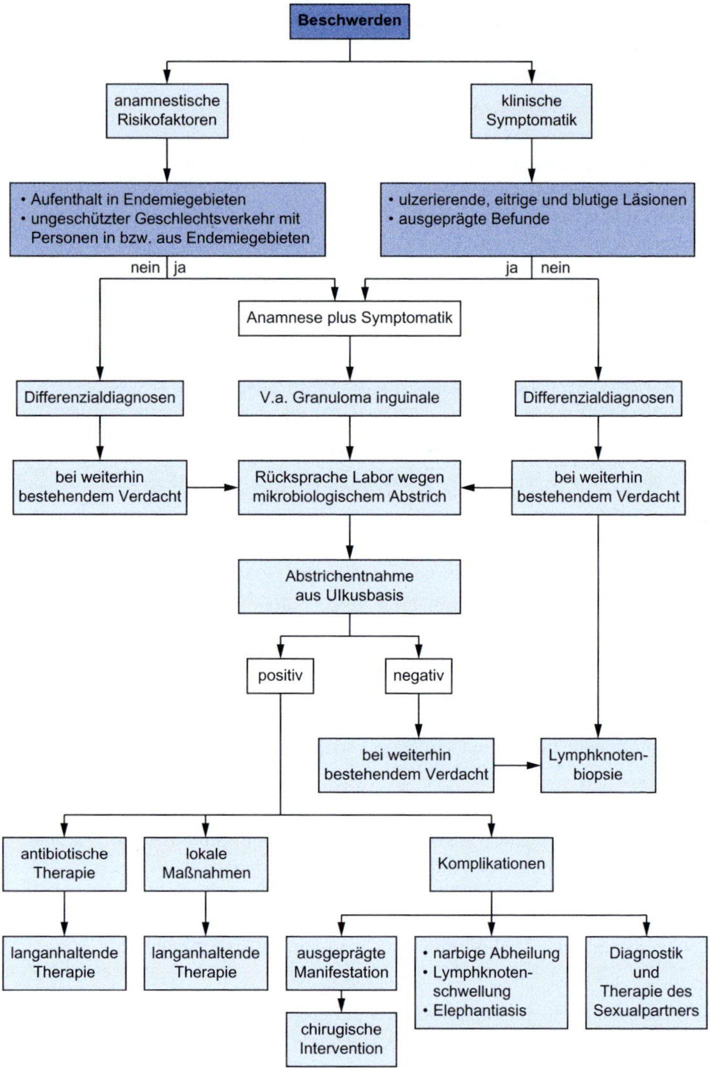

Abb. 4.7 Diagnostisches Vorgehen bei Verdacht auf ein Granuloma inguinale [L231]/[P780]

Die Bestätigung einer Infektion sollte durch den indirekten Nachweis von Donovan-Körper erfolgen:

- Erregernachweis (Mikroskopie) und aus Gewebsmaterial: In der Giemsa-, Leishman- oder Wright-Färbung sind sog. Donovan-Körper (mononukleäre Zellen mit intrazellulär gelegenen Bakterien) nachweisbar
- Darstellung ebenfalls mithilfe einer Giemsa- oder Warthin-Starr-Silberfärbung, z.B. im Papanicolaou-Abstrich

Sowohl molekularbiologische Methoden (z. B. PCR) als auch eine mikrobiologische Kultivierung sind zwar möglich, aber nur in sehr wenigen Laboratorien weltweit verfügbar.

Andere Bakterien können eine ulzerierende Wunde sekundär infizieren und somit fälschlicherweise als Erreger angesehen werden.

Therapie

- Makrolide, Tetracycline, TMP/SMX (Cotrimoxazol) (▶ Tab. 4.16)
- Ohne Behandlung erfolgt ein chronischer Verlauf – eine Spontanheilung ist nicht möglich

Tab. 4.16 Therapieoptionen eines Granuloma inguinale

Therapie	Medikamente	Dosierung	Dauer	
1. Wahl	Azithromycin	1 × 1 g/Woche p. o.	Tag 1, 8, 15	*oder*
	Azithromycin	1 × 500 mg/d p. o.	21 d bzw. bis Abheilung	
Alternativ	Cotrimoxazol	2 × 960 mg/d p. o.	21–28 d bzw. bis Abheilung	*oder*
	Doxycyclin	2 × 100 mg/d p. o.	21 d bzw. bis Abheilung	*oder*
	Ciprofloxacin	2 × 500 mg/d p. o.	21 d bzw. bis Abheilung	*oder*
	Erythromycin	4 × 500 mg/d p. o.	21 d bzw. bis Abheilung	*oder*
	Clarithromycin*	2 × 500 mg/d p. o.	14 d bzw. bis Abheilung	*oder*
	Roxithromycin*	1 × 300 mg/d p. o.	14 d bzw. bis Abheilung.	*oder*
	Chlorampheni-col***	4 × 500 mg/d p. o. *oder* i. v.	14 d bzw. bis Abheilung	
Schwanger-schaft	Erythromycin	4 × 500 mg p. o. *oder* i. v.	14–21 d bzw. bis Abheilung	*oder*
	Clarithromycin*, **	2 × 250 mg p. o.	14 d bzw. bis Abheilung	
Therapie-versagen****	Weiterverwendung des bereits angewendeten Antibiotikums *plus*		Zusätzlich bis Abheilung	
	Gentamicin	3 × 1 mg/kg KG/d i. v.		
Lokalbe-handlung	Umschläge mit: • Chinosol-Lösung (z. B. Chinolinolsulfat 0,1 % Lösung [NRF11.127.] 1–3 × unverdünnt für Umschläge von 30–60 min Dauer) *oder* • Kaliumpermanganat-Lösungskonzentrat 1 % (NRF 11.82.) 16 Tropfen auf 1 Liter verdünnt für Umschläge und Bäder *oder* • Polyvidon-Jod-Lösung *oder* • Polyvidon-Jod-Salbe oder Jod-Lösung			
Weitere Maßnahmen	Chirurgische Entfernung vegetierender Beete			

* Clarithromycin und Roxithromycin zeigen eine positive Wirkung, wobei z. Zt. nur wenige Wirksamkeitsdaten vorhanden sind.
** Clarithromycin in der Schwangerschaft sollte nur nach strenger Indikationsstellung angewandt werden.
*** Chloramphenicol wird aufgrund seiner Nebenwirkungen systemisch in Deutschland, bis auf sehr wenige Ausnahmen, nicht mehr verwendet.
**** Falls nach 7 d keine Wirkung, dann Hinzunahme von Gentamicin bis zur Abheilung.

- Die Therapie kann sich über Wochen bis Monate hinziehen
- Trotz rechtzeitiger antibiotischer Therapie entstehen narbige Veränderungen nach einer Abheilung
- Kontrolle und evtl. Mitbehandlung des Sexualpartners!

Manifestationen im Zervikalkanal, in den Eileitern und im kleinen Becken verlangen eine verlängerte Therapie von mehr als 3 Monaten.

Differenzialdiagnosen

Herpes genitalis; Lymphogranuloma venereum; Pemphigus vegetans; primäres oder metastasiertes Karzinom; Syphilis.

Prophylaxe und Bemerkungen

- Da vermutlich in den meisten Fällen die Übertragung beim Geschlechtsverkehr erfolgt, wäre die korrekte Verwendung von Kondomen eine entscheidende prophylaktische Maßnahme.
- Dennoch muss auch mit anderen Übertragungswegen gerechnet werden.
- Nach Ausheilung bleiben narbige Veränderungen zurück, die in Einzelfällen einen Lymphstau bis hin zur Elephantiasis führen.
- Jahrzehnte nach Infektion ist die Entwicklung eines spinozellulären Karzinoms möglich.
- Eine Aufklärung über sexuelle Hygiene, Sexualität und Sexualverhalten sowie die korrekte Verwendung von Kondomen sind entscheidende präventive Maßnahmen.
- Partnerbehandlung ist obligat.

Ausschluss weiterer sexuell übertragener Infektionen (Chlamydien, Syphilis, Hepatitis B und C, HIV) ist angeraten.

4.4.4 HSV Typ 1 und Typ 2

Definition und Bedeutung

Durch das HSV (Herpes-simplex-Virus) verursachte schmerzhafte Infektion der Haut und Schleimhäute.

- Zwei Serotypen: HSV-1 und HSV-2
- Durch Triggermechanismen kann es zur Reaktivierung der Viren kommen
- Präzipitierende Faktoren sind:
  - Erkältungen, Fieber, Haut- bzw. Schleimhautirritation (UV-Bestrahlung), Sonnenlicht, Stress, Veränderung der hormonellen Situation (z. B. Menstruation)
  - Veränderungen des Immunstatus: Bestrahlung, Chemotherapie, HIV/AIDS, Immunsuppressiva, maligne Tumore, systemische Kortikosteroide, Transplantation
- Bevorzugte Latenzorte:
  - HSV-1: Kopf- und Zervikalganglien (besonders das Ganglion Gasseri)
  - HSV-2: Sakralganglien
- Infektionen mit HSV-2 haben weltweit zugenommen

- Auch genitale Infektionen mit HSV-1 sind vermehrt nachzuweisen
- Hoher Durchseuchungsgrad:
  - Erwachsene mit HSV-1: ca. 90–95 %
  - Erwachsene mit HSV-2: Ca. 10–30 %; bis zu 60 % der Personen mit häufig wechselnden Sexualpartnern sind betroffen
- Die Inzidenz rezidivierender HSV-Infektionen beträgt ca. 10–20 %
- Die Übertragung erfolgt meistens durch:
  - Tröpfchen- und Schmierinfektion
  - Geschlechtsverkehr
  - Infektionsquellen sind erkrankte Personen und asymptomatische Virusausscheider
- Herpes genitalis:
  - Ansteckung erfolgt meistens durch Geschlechtsverkehr
  - Durchseuchung: HSV-1: ca. 40–90 % und HSV-2: ca. 25 %
  - Genitalrezidive sind häufiger bei HSV-2
  - Prädisponierende Faktoren: ungeschützter Geschlechtsverkehr mit einer infizierten Person; enger körperlicher Kontakt; Ernährung; fieberhafte Infektionserkrankungen; Haut-/Schleimhautverletzungen; hormonelle Veränderungen, z. B. Menstruation; immunsuppressive Medikamente; psychosoziale Situation; Sonnenexposition; Stress

Klinik

Allgemein

- Beginn: häufig Erythem gefolgt von gruppierten Bläschen, die sich zu Pusteln entwickeln können
- Beim Einreißen der Blasendecke entstehen Erosionen, aus denen sich Ulzera entwickeln können, die nässen oder verkrusten
- Abheilung der epithelialen Defekte innerhalb von 2–4 Wochen:
  - Oft mit einer postinflammatorischen Hyper- oder Hypopigmentation
  - Selten mit Narbenbildung
- Begleitsymptome: Fieber, Kopfschmerzen, Krankheitsgefühl, Muskelschmerzen
- Maximum 3–4 Tage nach Auftreten der Hautveränderungen
- Klingen innerhalb von 3–4 Tagen wieder ab

Prodromale Symptome, vor allem bei rezidivierendem Herpes, sind Kribbeln, Jucken oder Brennen, die den sichtbaren Hautveränderungen bis zu 24 Stunden vorausgehen. Systemische Symptome fehlen in der Regel.

Mukokutane Infektionen, Herpes facialis

Herpes labialis, Herpes facialis, Herpes integumentalis (vorwiegend durch HSV-1 verursacht).

- Heilung nach 10–20 Tagen
- Häufigste Form eines Herpes recurrens oder recidivans:
  - Ca. ein Drittel der Menschen mit Herpes labialis erleidet Rezidive
  - Bei ca. 50 % davon sind mindestens 2 Rezidive jährlich zu erwarten
- Stomatitis herpetica (primär HSV-1) bzw. Gingivostomatitis (primär HSV-1)
- Bei der symptomatischen primären Gingivostomatitis: oft Fieber; regionale Lymphknoten sind – meist unilateral – vergrößert, derb, druckschmerzhaft und fluktuieren nicht

- Rezidivierender Gingivostomatitis: Veränderungen sind ähnlich denen der primären Infektion, aber weniger ausgeprägt

Herpes genitalis (Vulvovaginitis, Balanitis)

- Vorwiegend durch HSV-2 verursacht
- Ca. in 3–25 % durch HSV-1 (Tendenz steigend)
- Heilung nach 10–20 Tagen
- Häufigste genital übertragene Kontaktinfektionen
- Tritt nach Primärinfektion und als rekurrierender Herpes auf

Bei ¾ aller Patientinnen mit genitalem Herpes (Erstinfektion oder rekurrierende Erkrankung) kann die Infektion asymptomatisch oder untypisch verlaufen.

Erstinfektion oft mit ausgeprägten Allgemeinsymptomen (Fieber, Abgeschlagenheit Kopfschmerzen, Muskel- und Kreuzschmerzen).

Charakteristisch sind:

- Kleine, schmerzhafte und gruppierte Bläschen (infektiös)
- Ulzera am Introitus
- Zusätzlich: Juckreiz; Brennen; Schmerzen; Fluor vaginalis; Dysurie; Schwellung der inguinalen Lymphknoten möglich

Cervix uteri ist in ca. 50 % mitbeteiligt.

Nach Erstinfektion (auch des jeweils anderen Virustyps) verläuft die Zweitinfektion sowie die rekurrierende Infektion milder und kürzer ab.

ZNS-Infektionen

Herpesenzephalitis:

- Symptome: Kopfschmerzen, Fieber, Nackensteifigkeit
- Häufigste nekrotisierende Enzephalitis in Mitteleuropa (ca. 50 %)
- 30 % nach Primärinfektionen und 70 % als rekurrierender Herpes
- Hohe Letalität (bis zu 70 %), wobei viele überlebende Patienten Residuen behalten

Die Herpesenzephalitis (ca. 95 % durch HSV-1, 5 % durch HSV-2) ist eine wichtige Differenzialdiagnose bei akuten Erkrankungen des ZNS, da HSV ca. 50 % aller Enzephalitiden im mitteleuropäischen Raum verursacht. Die Infektion verläuft bei Erwachsenen in der Regel schwer und bei Neugeborenen oft tödlich.

HSV-2 kann bei Erwachsenen häufiger eine Meningitis verursachen, während die Enzephalitis in der Mehrzahl der Fälle durch Typ 1 hervorgerufen wird.

Disseminierte Infektionen

- Eczema herpeticatum
- Beteiligung des Auges (primär HSV-1)
- Ösophagitis

- Hepatitis
- Streuung des Virus in inneren Organen (HSV-1 und HSV-2) mit oft tödlichem Verlauf

Schwangerschaft

▶ Kap. 3.4.5

Diagnose

- Anhand des klinischen Befundes: eine Herpesinfektion ist eine klassische Blickdiagnose
- Antikörpernachweis (▶ Tab. 4.17):
  - Versagt meist bei lokal begrenzten Rezidiven
  - Meist zu Beratungswecken

Tab. 4.17 Serologische Parameter einer HSV-Infektion

	HSV-Serologie				**Genomnachweis**		**Bewertung**
	Anti-HSV-1/2-IgG	Anti-HSV-1-IgG	Anti-HSV-2-IgG	Anti-HSV-1/2-IgM	HSV-1 PCR	HSV-2 PCR	Infektionsstatus
Negativ	–	–	–	–	–	–	Keine Infektion
HSV-1	–	–	–	– oder +	+	–	HSV-1-Primärinfektion
	+	–	+	– oder +	+	–	HSV-1-Primärinfektion bei HSV-2-Latenz
	+	+	–	– oder +	+	–	HSV-1-Infektion oder Rekurrenz
	+	+	–	–	–	–	Abgelaufene HSV-1-Infektion
	+	+	+	–	–	–	Abgelaufene HSV-1- und HSV-2-Infektion
HSV-2	–	–	–	– oder +	–	+	HSV-2-Primärinfektion
	+	+	–	– oder +	–	+	HSV-2-Primärinfektion bei HSV-1-Latenz
	+	–	+	– oder +	–	+	HSV-2-Infektion Rekurrenz
	+	–	+	–	–	–	Abgelaufene HSV-2-Infektion
	+	+	+	–	–	–	Abgelaufene HSV-2- und HSV-1-Infektion
Unklare Befunde	+	+	–	+	–	–	Klassifikation bei fehlendem Erregernachweis schwierig Klinische Befunde
	+	–	+	+	–	–	

– negativ
+ positiv

- HSV-DNA-Nachweis mit Hybridisierungsmethoden und PCR
- Tzanck-Test: Ausstrich von Exsudat aus einem intakten Bläschen und Färbung nach Wright oder Giemsa:
  - Der Befund ist positiv, wenn akantholytische Riesenzellen oder vielkernige Riesenkeratinozyten nachweisbar sind
  - Wird in Deutschland nicht angewendet

Therapie

Aciclovir, Famciclovir und Valaciclovir lokal, p. o. und i. v. (▶ Tab. 4.18).

Herpes labialis:
- Meistens keine bzw. nur lokale Therapie nötig
- Aciclovir-, Penciclovir- und Foscarnet-Natrium-haltige Cremes für lokale Läsionen
- Labiale HSV-Rezidive lassen sich durch antivirale Behandlung nicht verhindern aber attenuieren
- Bei Verabreichung zu Beginn der prodromalen Symptome oder Eruption kann das Rezidiv in Dauer und Schweregrad günstig beeinflusst werden

Herpes genitalis (▶ Abb. 4.8):
- Eine adäquate Behandlung eines Herpes genitalis bedarf ausführlicher Kenntnisse sowohl der Gesamtsituation der Patientin als auch grundlegende pharmakologische Kenntnisse der antiviralen Medikamente
- Eine alleinige lokale Behandlung *ist obsolet und **führt nicht*** zur Heilung
- Besondere Bedeutung während der Schwangerschaft

Hauptindikationen einer i. v.-Behandlung sind:
- Herpesenzephalitis
- Ausgedehnte mukokutane Herpesläsionen
- Starke Beschwerden
- Disseminierte Herpesinfektionen

Suppressive Therapie:
- Eine tägliche suppressive Behandlung verringert die Häufigkeit von Rezidiven bei Patienten mit häufigen Rezidiven um mindesten 75 %
- Behandlung unter monatlicher Nierenwertkontrolle
- Nach 6 Monaten bis zu einem Jahr kontinuierlicher täglicher Suppressionstherapie wird die Verabreichung unterbrochen, um die Rezidivhäufigkeit ohne Therapie beurteilen zu können.

> Die häufigsten Behandlungsschwierigkeiten liegen in der Wahl des Medikamentes, der kurzen Dauer und fehlerhaften Dosierung. Eine Behandlung erfordert Wissen über die Bioverfügbarkeit und pharmakodynamischen Daten der antiviralen Medikamente (z. B. beträgt die Halbwertszeit von Aciclovir ca. 3 Stunden!). Daher führen Dosierungen von 2 × 800 mg (z. B. in Leitlinien, CDC, IUSTI erwähnt) sehr häufig nicht zur effektiven therapeutischen Kontrolle der Erkrankung.

Differenzialdiagnosen

Andere bläschenbildende Dermatosen bzw. ZNS-Infektionen; Balanitis beim Mann; Herpes gestationis; Kontaktdermatitis; Lymphogranuloma venereum; Molluscum contagiosum; Morbus Adamantiades-Behçet; Pemphigus vulgaris;

Tab. 4.18 Therapieoptionen einer Herpes-simplex-Infektion

	Medikament	Dosierung	Dauer	
Herpes labialis*	Penciclovir Creme	5 ×/d	1–5 d	*oder*
	Aciclovir Creme	5 ×/d	1–5 d	*oder*
	Docosanol Creme	5 ×/d	1–5 d	*oder*
	Foscarnet Creme	5–6 ×/d	1–5 d	
	Valaciclovir	2 × 1000 mg/d p. o.	Eintagestherapie	*oder*
	Valaciclovir**	2 × 2000 mg/d p. o.	Eintagestherapie	*oder*
	Famciclovir	2 × 1500 mg/d p. o.	Eintagestherapie	
Primäre Infektion	Aciclovir	5 × 200 mg/d p. o.	7–10 d	*oder*
	Aciclovir	3 × 400 mg/d p. o.	7–10 d	*oder*
	Valaciclovir	2 × 1000 mg/d p. o.	7–10 d	*oder*
	Famciclovir	3 × 250 mg/d p. o.	5 d	
Rezidiv	Aciclovir	5 × 200 mg/d p. o.	5–7 d	*oder*
	Aciclovir	3 × 400 mg/d p. o.	5–7 d	*oder*
	Valaciclovir	2 × 500 mg/d p. o.	5–7 d	*oder*
	Famciclovir	2 × 125 mg/d p. o.	5 d	
Prophylaxe	Aciclovir	4 × 200 mg/d p. o.	6–12 Monate	*oder*
	Valaciclovir	2 × 250 mg/d p. o.	6–12 Monate	*oder*
	Valaciclovir	1 × 500 mg/d p. o.	6–12 Monate	*oder*
	Famciclovir	2 × 250 mg/d p. o.	6–12 Monate	*oder*
	Famciclovir	3 × 125 mg/d p. o.	6–12 Monate	
Immunsuppression	Aciclovir	3 × 400 mg/d p. o.	10 d	*oder*
	Valaciclovir	2 × 1000 mg/d p. o.	10 d	*oder*
	Famciclovir	2 × 500 mg/d p. o.	7 d	
	Famciclovir (Prophylaxe)	2 × 250 mg/d p. o.	6–12 Monate	*oder*
Intravenöse Therapie	Aciclovir	3 × 5 mg/kg KG/d i. v.	7–10 d	
Bei Aciclovir-Resistenz	Foscarnet	2–3 × 40 mg/kg KG/d i. v.	7–21 d	
Supportive und symptomatische Therapie	Zinksulfat-Hydrogel 0,1%	4 ×/d lokal	Bis Abheilung	
Sitzbäder bei Herpes genitalis	Tannolact® Sitzbäder	2–3 ×/d	Bis Abheilung	
	Kamilosan® Sitzbäder	2–3 ×/d	Bis Abheilung	
Bläschenstadium	• Keine fettenden Salben oder Cremes • Trockenpinselungen: Clioquinol-Creme 2 % oder Clioquinol-Lotio 2 % oder Pyokatanin-Lösung 0,5 %			
Krustenstadium	• Blande fettende Externa • 5 % Panthenol-Creme			

* Selbstmedikation – bei ersten Anzeichen
** Ausgeprägte Befunde

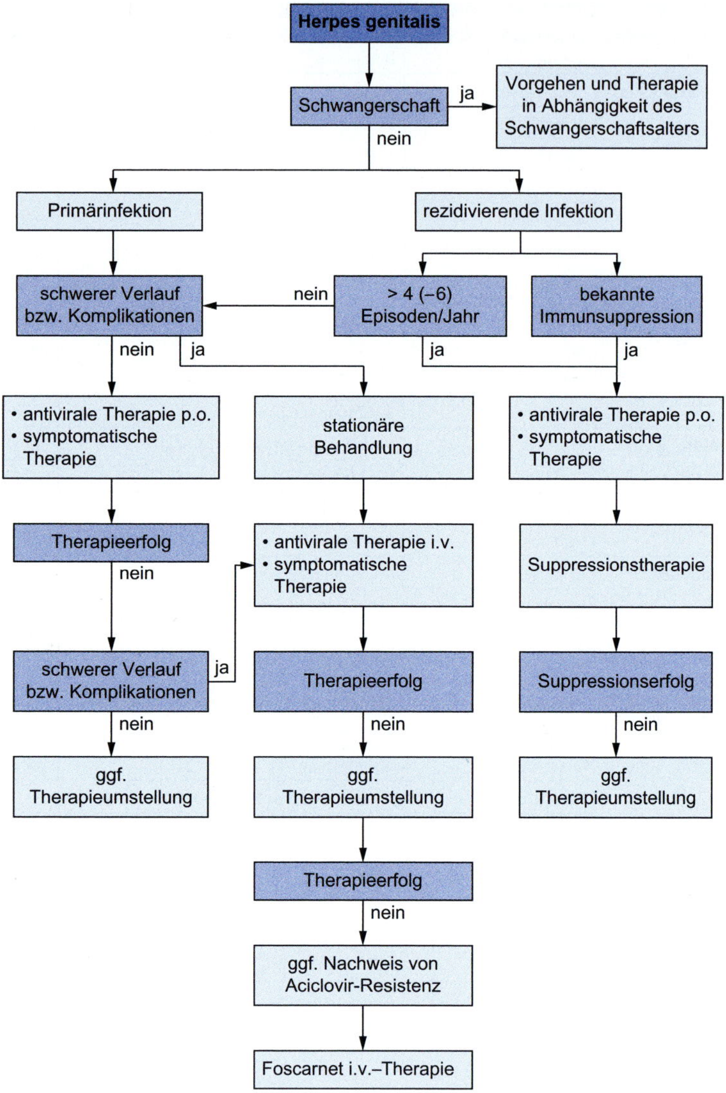

Abb. 4.8 Algorithmus der Therapie eines Herpes genitalis [L231]/[P780]

Syphilis; rezidivierende Zystitis; Trichomoniasis; Ulcus molle; Urethritis; VZV-Infektion und Herpes zoster; Vulvitis pustulosa; Vulvovaginalkandidose.

Prophylaxe und Bemerkungen

- Direkte Körperkontakte mit Erkrankten vermeiden

- Nach Primärinfektion kein Schutz vor Infektion mit dem heterologen Typ
- Meldepflicht der Herpesenzephalitis
- Bei einer vermehrten Inzidenz eines Herpes-genitalis-Rezidivs (mehr als 4–6 Episoden pro Jahr) kann eine suppressive Therapie in Erwägung gezogen werden. Eine tägliche suppressive Behandlung verringert die Häufigkeit von Rezidiven (mehr als 75 %)
- Kondome scheinen das Risiko einer sexuellen HSV-Übertragung in bis zu 50 % zu reduzieren und bieten diesbezüglich einen Transmissionsschutz
- Eine Aufklärung über sexuelle Hygiene, Sexualität und Sexualverhalten sowie die korrekte Verwendung von Kondomen sind entscheidende präventive Maßnahmen

Die häufig erwähnte neuere Definition eines rezidivierenden Herpes genitalis, bei welcher eine Aciclovir-Suppression nötig wäre – mehr als 6 Erkrankungsepisoden innerhalb von einem Jahr (!) – ist medizinisch und ethisch äußerst problematisch. Ärzte, die erkrankte Patientinnen behandeln, wissen wie belastend und einschränkend, vor allem bei jungen Frauen (vielleicht sogar mit Kinderwunsch), ein solches 6-maliges, symptomorientiertes therapeutisches und abwartendes Vorgehen tatsächlich ist. Der früher genutzte Richtwert von 4 Erkrankungsepisoden im Jahr scheint in diesem Zusammenhang sinnvoller.

4.4.5 Humanes Papillomavirus (HPV)

Definition und Bedeutung

Große Gattung von Viren mit mittlerweile mehr als 200 klassifizierten HPV-Typen:
- Etwa 40 HPV-Typen manifestieren sich primär im Genitaltrakt.
- Doppel- oder Mehrfachinfektionen mit verschiedenen Typen kommen vor.

HPV-Typen lassen sich in fünf große Gruppen unterteilen (α, β, γ, μ und ν):
- Die α-HPV werden bezüglich ihres onkogenen Potenzials in folgenden Gruppen unterschieden:
  - Low-risk-Typen (LR-Typen): Typ 6 und 11 finden sich so gut wie nur in spitzen Kondylomen.
  - High-risk-Typen (HR-Typen): Typ 16 und 18 (sind die häufigsten), 31, 33, 39, 45, 59 u. a.

HPV wird mit verschiedenen Tumoren und Warzen assoziiert (▶ Tab. 4.19 und ▶ Tab. 4.20):
- HPV gilt als Verursacher von Haut- und Schleimhautwarzen:
  - Einige HPV-Typen (HPV 1, 2, 3, 4, 10) verursachen harmlose Hautwarzen.
  - Anogenitale Warzen werden von Low-risk-HPV 6 und (seltener) 11 verursacht.
- Hochrisikotypen (Typ 16 und 18) sind bei der Entstehung von malignen Neoplasien beteiligt:
  - Nur bei einem Teil der chronisch Infizierten kommt es zur vermehrten Expression der viralen Onkogene (vor allem HR-Typen).
  - Das Risiko, an einem Zervixkarzinom zu erkranken, ist bei Nachweis von High-risk-Typen mehr als 70-fach erhöht.

Verbreitung: weltweit häufigste sexuell übertragbare Erkrankung

4

Tab. 4.19 HPV-assoziierte Erkrankungen

Erkrankung	Assoziierte HPV-Typen	Geschlecht	
		Männlich	Weiblich
Analkarzinom	16	+	+
Bowenoide Papulose	16, 18	+	+
Buschke-Löwenstein-Tumoren*	6, 11, 56	+	+
Condyloma planum	6, 11, 16, 18, 31, 33	+	+
Condylomata acuminata**	2, 6, 11, 16, 27, 30, 40–42, 44, 45, 54, 55, 57, 61, 70	+	+
Epidermodysplasia verruciformis	5, 8, 9, 12, 14, 15, 17, 19, 20, 21, 47	+	+
Filiforme Warzen	7	+	+
Fokale epitheliale Hyperplasie der Mundschleimhaut (Morbus Heck)	13, 32	+	+
Intraepitheliale Dysplasien***	16, 18, 31, 45, 52, 58	+	+
Konjunktivalpapillome	6, 11	+	+
Kopf-Hals-Karzinome	16, 18, 33	+	+
Larynxpapillome	6, 11	+	+
Mosaikwarzen (Zusammenfließen einzelner Verrucae plantares)	2	+	+
Peniskarzinom	16	+	
Vaginalkarzinom	16, 18, 31, 33		+
Verruca plana	3, 10, 28, 41	+	+
Verruca plana juvenilis	3, 10	+	+
Verruca plantaris	1, 2, 4, 10, 27, 57, 65	+	+
Verruca vulgares	1, 2, 3, 4	+	+
Vulvakarzinom	16, 18, 31, 33, 45		+
Zervixkarzinom****	16, 18, 26, 31, 33, 35, 39 45, 51, 52, 53, 56, 58, 59, 66, 68, 73, 81, 82 u. a.		+

* Riesenkondylome
** > 90 % werden durch Low-risk-Typen HPV 6 und HPV 11 verursacht
*** perianale, vulväre, zervikale Dysplasien
**** Typen 16, 18, 31, 33, 35, 52, 58 (High-risk HPV-Typen)

Übertragung:
- Geschlechtsverkehr
- Schmierinfektion
- Horizontale Übertragung während der Geburt
- Wahrscheinlich auch durch Kontakt mit kontaminierten Gegenständen
- **Transmissionsrate von Warzen:** ca. 65 %

Häufigkeitsgipfel: zwischen 20 und 25 Jahren; mit zunehmendem Alter sinkt die Häufigkeit:
- Frauen häufiger betroffen als Männer
- Prävalenz für Frauen bei 8–15 % (in Europa) und für Männer bei bis zu 12 %

Tab. 4.20 Gutartige Hauterkrankungen durch unterschiedliche HPV-Typen

	HPV-Erreger	Klinik
Verruca plana	3, 10, 28, 41	Flache, stecknadelkopfgroße weiße bis hellbraune, juckende Warzen mit glatter Oberfläche an Händen und im Gesicht bei Kindern und Jugendlichen Bei Immunsupprimierten häufig
Verruca vulgaris	1, 2, 3, 4	Stecknadelkopf- bis erbsgroße, graue, harte Warzen mit zerklüfteter, hyperkeratotischer Oberfläche an Hand- und Fußrücken, Handgelenken und im Gesicht
Verruca plantaris	1, 2, 4, 10, 27, 57, 65	Breite und flache, in die Tiefe reichende, schmerzhafte Warzen an Zehenballen und Ferse, weniger an Fußsohlen bei Kindern Übertragung in Badeanstalten
Epidermodysplasia verruciformis	5, 8, 9, 12, 14, 15, 17, 19, 20, 21, 47	Selten vorkommende, generalisierte, dysplastische, grauweißliche bis gelbbräunliche, schuppende Keratose Besonders an den Extremitäten bei Kindern mit genetischer Disposition Häufig mit Immundefekten verbunden Maligne Entartung nach 10–20 Jahren möglich
Genitalwarzen (Condylomata acuminata)	2, 6, 11, 16, 27, 30, 40–42, 44, 45, 54, 55, 57, 61, 70	Kranzförmig angeordnete, blasse bis rötliche, plane und spitze Kondylome an Penis, Vulva, Cervix uteri und in der Analregion Bei Immunsupprimierten und Graviden häufig Maligne Entartung selten

- Prävalenz für Frauen mit 2–44 % weltweit
- Ca. 30–80 % der erwachsenen Bevölkerung sind infiziert
- Nur bei 10–30 % der HPV-infizierten Frauen persistiert die Infektion

Inkubationszeit:

- Mindestens 4 Wochen
- Condylomata acuminata: durchschnittlich 3 Monate (von 3 Wochen bis 18 Monate)
- Zervixkarzinome: in der Regel 10–15 Jahren
- HPV-assoziierten Kopf-Hals-Tumoren: unbekannt

Risikofaktoren für eine HPV-Infektion sind: Drogenkonsum (Haschisch und Marihuana); früher erster Geschlechtsverkehr (Kohabitarche); hohe Anzahl an wechselnden Sexualpartnern; Immunsuppressiva und Immundefizienz (insbesondere HIV); kombinierte hormonelle Kontrazeptiva: wahrscheinlich leichtere Transmission und längere Persistenz; Männer, die Sex mit Männern haben (engl.: *men who have sex with men* [MSM]); praktizierter Oral- und Analverkehr; Prostitution; sexuelle Kontakte im Urlaubsland; sexuelle Praktiken mit hohem Risiko der Schleimhautverletzung (z. B. ungeschützter Analverkehr); Tabakkonsum; ungeschützter Koitus.

Im Laufe ihres Lebens infizieren sich über 80–90 % der sexuell aktiven Personen mit HPV.

Klinik

Bei immunkompetenten Personen verläuft die Infektion meistens transient und ohne Symptome:

- Spontane Abheilung innerhalb von Monaten bis eineinhalb Jahre ab (in 90 % der Fälle)
- Condylomata acuminata bilden sich in bis zu 30 % der Fälle spontan zurück, können aber rezidivieren (wiederkehren)
- Persistierende Infektion möglich
- Erhöhtes Risiko für eine maligne Erkrankung wie ein Zervixkarzinom
- Erkrankung wird von den dominierenden HPV-Typen bestimmt

Variables klinisches Erscheinungsbild. Mit verschiedenen Tumoren und Warzen assoziiert:

- **Warzen:**
  - Werden anhand ihres klinischen Erscheinungsbildes und der Lokalisation charakterisiert
  - Meistens asymptomatisch
  - Scharf abgegrenzte, raue, runde oder unregelmäßig geformte, feste, hellgraue, gelbe, braune oder grauschwarze Knötchen von 2–10 mm Durchmesser
  - Treten meist an Stellen auf, an denen es häufiger zu geringfügigen Verletzungen kommt (z. B. Finger, Gesicht)
  - Können überall auf dem Körper auftreten
  - Ungewöhnlich geformte Varianten (z. B. gestielt) kommen häufig an Kopf und Hals vor
- **Condylomata acuminata:**
  - Von kranzförmig angeordneten, blassen bis rötlichen, kleinen spitzen bis zu mittelgroßen (blumenkohlartigen) Kondylomen
  - Kondylome können zum Teil pigmentiert sein
  - Bevorzugte Stelle ist die hintere Kommissur bzw. der Perianalbereich

Mögliche Begleitsymptome: Blutungen; Brennen; Ekzem; Fluor genitalis; Pruritus

Komplikationen: Analkarzinom; anogenitale Karzinome; Bronchialkarzinom; Mundhöhlenkarzinom; Oropharynxkarzinom; Peniskarzinom; Plattenepithelkarzinome der Lunge; Plattenepithelkarzinome des Kopf-Hals-Bereiches; psychologische Belastung (u. a. Schuldgefühle, Krebsangst, Isolation); Vulvakarzinom; Zervixkarzinom.

Meistens keine Beschwerden; Juckreiz oder Brennen können auftreten. Kondylome und Warzen können allerdings störend und lästig durch Aussehen und durch ihre Größe sein.

Schwangerschaft

▶ Kap. 3.6.4

Diagnostik

- Klinisches Erscheinungsbild
- Betupfung der Vulva mit 3 % Essigsäure lässt auch **subklinische Infektionen** als weiße Flecken mit diskreter Punktierung sichtbar werden

- Nachweis von HPV-DNA oder HPV-Onkogen-mRNA oder mit einem HPV-DNA-Test in Zellabstrichen
- PCR-Untersuchung, bietet den Vorteil einer möglichen HPV-Typisierung
- Nachweis von HPV in der Zytologie (zusammen mit Papanicolaou-Abstrich)
- Nachweis von HPV in der Histologie mittels In-situ-Hybridisierung, die eine direkte Zuordnung zur Morphologie der infizierten Zelle erlaubt (Koilozyten, verlängerte Reteleisten, Akanthose, Para- oder Hyperkeratose, Dysplasien)
- Serologische Untersuchungen sind problematisch, da eine hohe Kreuzreaktivität zwischen den Typen besteht und Antikörper häufig nicht oder sehr spät auftreten

Therapie

In der Mehrzahl der Fälle kommt es (auch ohne Behandlung) zu einer spontanen Remission, sodass ein abwartendes Vorgehen möglich ist (▶ Abb. 4.9).

Kommt es nicht zur Spontanremission oder fühlt sich die Patientin stark belästigt, dann sollten die Kondylome beseitigt werden:

- Bei vereinzelten bzw. kleinen Condylomata acuminata können medikamentöse Therapiemöglichkeiten genutzt werden (▶ Tab. 4.21)
- Größere und ausgeprägtere Kondylome werden den meisten Fällen operativ therapiert (▶ Tab. 4.22)
- Analkanal: Kryotherapie mit flüssigem Stickstoff, Trichloressigsäure (nur bei kleinen Condylomata acuminata) oder chirurgische Verfahren (CO_2-/Nd-YAG-Laser oder Elektrokauter)
- Vagina: Kryotherapie (nur flüssiger Stickstoff, Kryoprobe kontraindiziert), Trichloressigsäure oder chirurgische Verfahren (CO_2-Laser oder Elektrokauter):
  - Nach chirurgischer Therapie zeigt sich häufig die Vulva sehr schmerzempfindlich und leicht gerötet. Ein Versuch mit einer prophylaktisch applizierten Clioquinol-Salbe kurz nach der Sanierung ist möglich
- Cervix uteri: CO_2-Laser

Therapie zervikaler intraepithelialer Neoplasien (▶ Tab. 4.23)

Bei Krebserkrankungen: häufig kombinierte Radiochemotherapie

Differenzialdiagnosen

Hämorrhoiden oder Marisken (bei perianalem Befall); Condylomata lata; Erythroplasia Queyrat (ältere Klassifikation); Fibrome; Herpes genitalis; heterotope Talgdrüsen; Lichen ruber planus; maligne Tumoren; Melanom; Molluscum contagiosum; Morbus Bowen (ältere Klassifikation); Nävus; papillomatöse pigmentierte Nävuszellnävi; verruköses Karzinom.

Prophylaxe und Bemerkungen

- Das Virus selbst wird durch therapeutische Maßnahmen nicht eliminiert:
  - Condylomata acuminata bilden in bis zu 30 % der Fälle spontan zurück
  - Trotz den derzeitigen Therapiemöglichkeiten besteht in 20–30 % das Risiko eines Rezidivs
- Frühzeitige Behandlung anstreben, vor Streuung bzw. Vergrößerung
- Hohe Rezidivgefahr, daher ausreichende Nachkontrollen

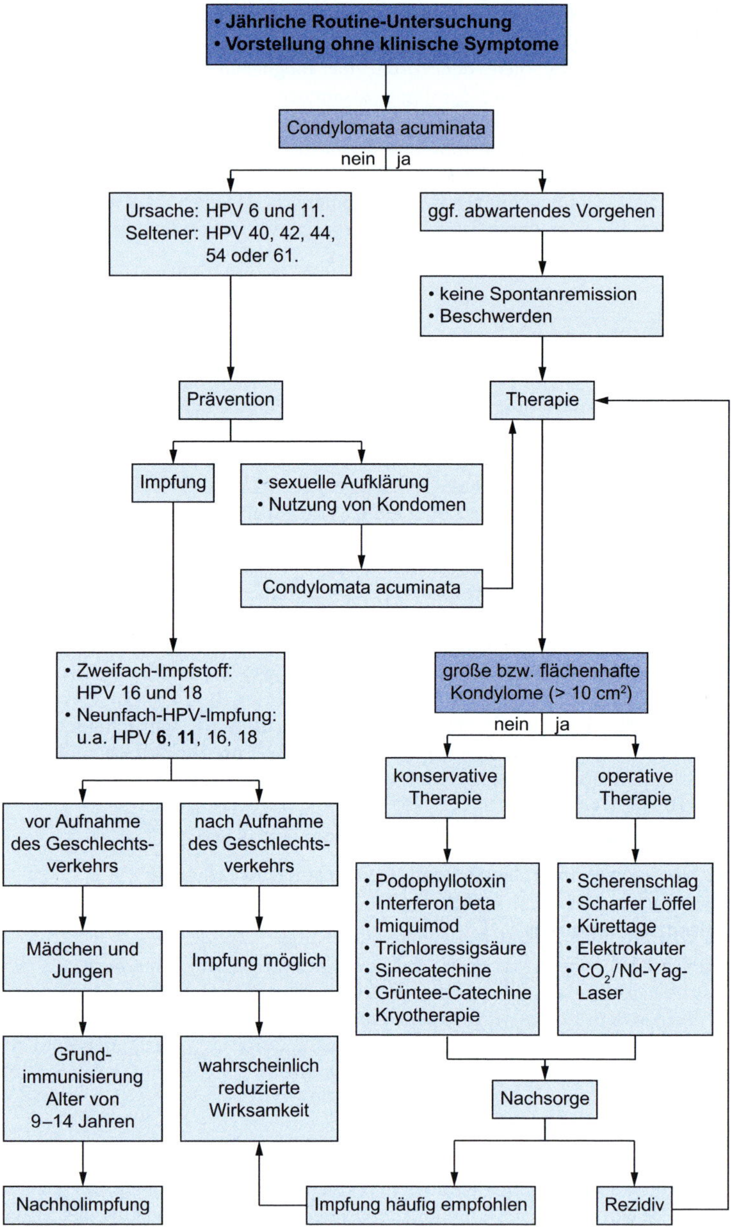

Abb. 4.9 Prophylaxe und Therapie von Condylomata acuminata [L231]/[P780]

Tab. 4.21 Therapeutische konservative Optionen bei vereinzelten Condylomata acuminata (maximal therapierbare Warzenfläche: 10 cm^2)

Medikament	Bemerkungen
Podophyllotoxin	• 0,5 % Lösung mittels Wattetupfer 2 ×/d über 3 Tage • 0,15 % Creme mit dem Finger 2 ×/d über 3 Tage auf die genitalen Warzen auftragen, gefolgt von 4 Tagen Pause • Wiederholung bis max. 4 Zyklen • Maximale Tagesdosis: 0,5 ml • Applikation nur durch den Arzt • Kontraindikation: Schwangerschaft, Immunsuppression • Cave: Bei Anwendung auf aufeinanderliegender Haut erhöhte toxische Wirkung wegen starker Resorption
Interferon β-Gel	• Lokaltherapie nach operativer Abtragung: 5 ×/d für 4 Wochen • Max. therapierbare Fläche: < 10 cm^2 • Kontraindikation: Schwangerschaft, Immunsuppression
Imiquimod (5 % Creme)	• 3 ×/Woche (nachts) bis max. 16 Wochen • Areal 6–10 Stunden später mit Wasser abwaschen • Nebenwirkung: grippeartige Symptome • Kontraindikation: Schwangerschaft, Immunsuppression
Trichloressigsäure 80–85 % (lokal)	• Sparsame Anwendung auf Läsionen • Trichloressigsäure wird vom Arzt mit einem Applikator auf die Warzen aufgebracht und verursacht Zellnekrosen • Wiederholung evtl. in 2 Wochen • Sehr gute Resultate werden bei kleinen, unverhornten Condylomata acuminata im Schleimhautbereich erzielt • Sichere Anwendung während der Schwangerschaft • Überdosierung: Neutralisation mit Natriumkarbonat • Nebenwirkung: Brennen und Schmerzen
Sinecatechine- oder Grüntee-Catechine (10–15 % Salbe)	• 3 ×/d bis zu 16 Wochen • Leichte lokale Hautreaktionen (Rötung, Juckreiz, Hautreizung, Schmerzen) • Kontraindikation: Schwangerschaft • Cave: Schädigung von Kondomen

Tab. 4.22 Therapeutische Optionen bei großen bzw. flächenhaften Condylomata acuminata

Optionen	Bemerkungen
Operative Therapie	Bei ausgedehnten bzw. rezidivierenden Warzen besteht die Indikation zur Therapie mit Elektrokauter oder Laser Abtragung der Condylomata acuminata mittels: • Scherenschlag • Scharfem Löffel • Kürettage • Elektrokauter • CO_2-/Nd-YAG-Laser • Anästhesie ist immer erforderlich
Flüssiger Stickstoff (Kryotherapie)	• Kälteanwendung mit flüssigem Stickstoff im offenen Verfahren (Sprayverfahren bzw. Wattetupfer) oder als Kontaktkryotherapie (geschlossenes Verfahren, Kryoprobe mit CO_2, N_2O, N_2) • Wiederholung der Therapie wöchentlich bis zweiwöchentlich • Initial lokale Komplikationen • Rezidive sind häufig (bis zu 75 %) • Cave: Kann zu tiefen Nekrosen führen; daher Kontraindikation für anale oder urethrale Anwendung

Tab. 4.23 Therapieoptionen zervikaler intraepithelialer Neoplasien (CIN)

	Management	OP-Verfahren	Konservatives Management
CIN 1	Kolposkopisch-zytologische Kontrolle alle 6 Monate (nur bei HPV-HR-Positivität)	Schlingenkonisation Laserkonisation/Vaporisation (bei Befundpersistenz, HPV-HR-Positivität und Wunsch der Patientin)	Bis zu 24 Monate (nur bei HPV-HR-Positivität relevant)
CIN 2	Kolposkopisch-zytologische Kontrolle alle Monate (nur bei HPV-HR-Positivität)	Schlingenkonisation Laserkonisation/Vaporisation (bei Befundpersistenz, HPV-HR-Positivität und Wunsch der Patientin)	Bis zu 12 Monate (nur bei HPV-HR-Positivität relevant)
CIN 3	Therapie	Konisation (Schlinge, Laser, Nadel, Messer)	In der Schwangerschaft
Ausdehnung in tiefe Endozervix	Kolposkopisch-zytologische Kontrolle	Konisation (Schlinge, Laser oder Messer)	Bei CIN 1 möglich (nur bei HPV-HR-Positivität relevant)

- Bei perianalem Befall immer proktologische Untersuchung anschließen (in ca. 50 % zusätzlich Befall des Rektums)
- Bei ausgedehntem Befall Möglichkeit einer HIV-Infektion bedenken
- Untersuchung und evtl. Mitbehandlung des Partners
- Ausschluss weiterer mit Fluor einhergehender Genitalinfektionen
- Kondome schützen zwar vor der Infektion, aber nur sehr bedingt (Reduktion des Infektionsrisikos um etwa 60–70 %)

Impfung (▶ Tab. 4.24):

- Prophylaktischer Impfstoff: Junge Mädchen – und mittlerweile auch Jungen – sollten vor Aufnahme des Geschlechtsverkehrs geimpft werden.
- Eine therapeutische Impfung steht noch nicht zur Verfügung.
- HPV-Impfung beinhaltet nicht alle onkogenen HPV-Subtypen, sodass regelmäßige Vorsorgeuntersuchungen auch bei geimpften Personen nötig sind.
- Versehentliche HPV-Impfung in der Schwangerschaft führt nach heutigem Wissen nicht zu vermehrten Fehlgeburten, Totgeburten, schweren Geburtsfehlern oder Frühgeburten.

Condylomata acuminata und Geburt:

- Bei ausgedehnten Condylomata acuminata im Geburtskanal kann es bei der Geburt zur Infektion des Neugeborenen mit Papillomaviren kommen (selten): Larynxpapillomatose, welche schwer zu behandeln ist.
- Eine Sectio caesarea ist daher nur sehr selten gerechtfertigt.

HPV und Zervixkarzinom:

- Eine maligne Entartung nach 10–20 Jahren ist möglich.
- HPV-Infektionen mit Viren vom High-risk-Typ werden bei:
  - gesunden Frauen (Alter über 30 Jahre) in 5 % der Fälle,
  - Frauen mit CIN 1 (zervikale intraepitheliale Neoplasie) in ca. 50 % der Fälle,
  - Frauen mit CIN 2 in ca. 75 % und bei Frauen mit CIN 3 in 95 % der Fälle und
  - Frauen mit Zervixkarzinomen in 98 % der Fälle nachgewiesen.

Tab. 4.24 HPV-Impfungen (Angaben in den Fachinformationen sollten beachtet werden)

Allgemein	• Standard(Regel-)impfung für Mädchen/Frauen und Jungen/Männer • HPV-Impfung ist gegen die beiden Hochrisikotypen 16 und 18 möglich: – Zweifach-Impfstoff: HPV-Typen 16 und 18 – Neunfach-HPV-Impfung: HPV Typen 6, 11, 16, 18, 31, 33, 45, 52, 58 • Die vollständige Impfserie sollte vor dem ersten Geschlechtsverkehr abgeschlossen sein • Frauen und Männer über 17 Jahre und nicht gegen HPV geimpft sind, können ebenfalls von einer Impfung gegen HPV profitieren • Die Wirksamkeit der Impfung bei nicht HPV-naiven Personen kann reduziert sein • Eine HPV-Testung vor einer Impfung ist nicht indiziert
Grundimmunisierung	• Mädchen: Alter von 9–14 Jahren (Zweifach-Impfstoff und Neunfach-HPV-Impfung) mit 2 Dosen im Abstand von 6 Monaten • Jungen: Alter von 9–14 Jahren mit 2 Dosen im Abstand von 6 Monaten
Nachholimpfung	• Mädchen: Alter von > 13 bzw. > 14 Jahren oder bei einem Impfabstand von < 6 bzw. < 5 Monaten zwischen der 1. und 2. Dosierung ist eine 3. Impfstoffdosis erforderlich • Jungen: Alter von 17 Jahren

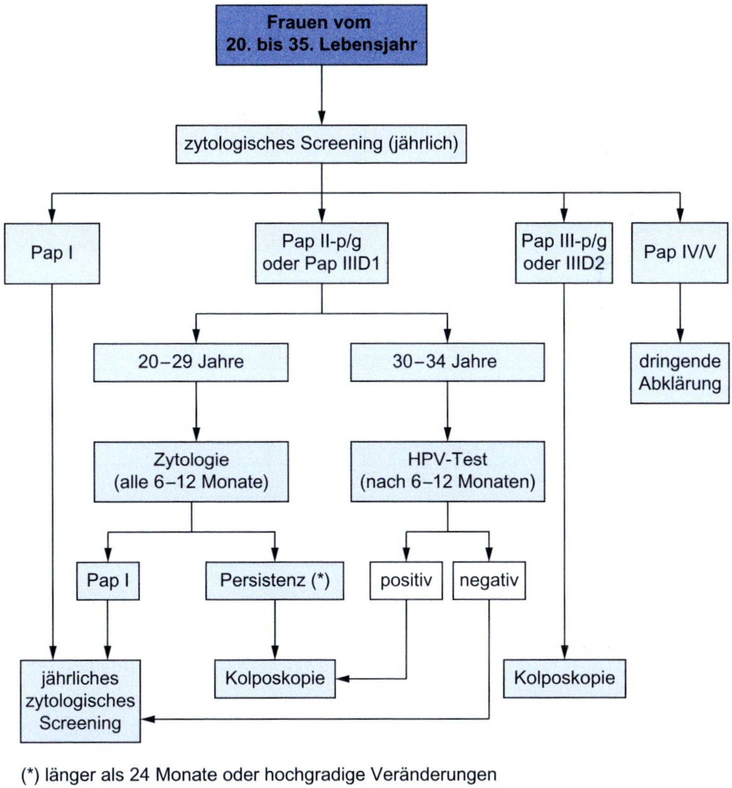

Abb. 4.10 Algorithmus der Zervixkarzinom-Früherkennung bei Frauen bis 35 Jahren; (*) länger als 24 Monate oder hochgradige Veränderungen [L231]/[P780]

Tab. 4.25 Einteilung des zytologischen Befundes in Deutschland gemäß der 5-stufigen Papanicolaou-Skala und der Münchner Nomenklatur III für die gynäkologische Zytodiagnostik

Gruppe	Untergruppe	Zytologischer Befund
0		Unzureichender Zellabstrich
I		Unauffälliger Befund, normales Zellbild
II		Befund mit eingeschränkt protektivem Wert
	IIa	Unauffälliger Befund bei auffälliger Anamnese
	IIp	Geringergradige Kernveränderungen im Plattenepithel als bei CIN 1
	IIg	Zervikale Drüsenzellen mit Anomalien, die über das übliche Spektrum reaktiver Veränderungen hinausgehen
	IIe	Endometriumzellen bei über 40-jährigen Frauen in der zweiten Zyklushälfte
III		Unklare und zweifelhafte Befunde
	IIIp	CIN 2/CIN 3/Plattenepithelkarzinom nicht auszuschließen
	IIIg	Atypische Ausprägungen des Drüsenepithels; Adenokarzinom ist nicht auszuschließen
	IIIe	Abnorme Endometriumzellen; insbesondere postmenopausal
	IIIx	Zweifelhafte Drüsenzellen ungewissen Ursprungs
	IIID	Dysplasiebefund mit größerer Regressionsneigung
	IIID1	Leichtgradige Dysplasie analog CIN 1
	IIID2	Mittelgradige Dysplasie analog CIN 2
IV		Unmittelbare Vorstadien eines Zervixkarzinoms
	IVa-p	Hochgradige Dysplasie bzw. Carcinoma in situ analog CIN 3
	IVa-g	Zellbild eines Adenokarzinoms in situ
	IVb-p	Zellbild einer CIN 3, Invasion nicht auszuschließen
	IVb-g	Zellbild eines Adenokarzinoms in situ, Invasion nicht auszuschließen
V		Zellbefund eines malignen Zervixkarzinoms
	V-p	Plattenepithelkarzinom
	V-g	Endozervikales Adenokarzinom
	V-e	Endometriales Adenokarzinom
	V-x	Andere Malignome, auch unklaren Ursprungs

p = plattenepithelial
g = glandulär
e = endometrial

- HPV ist zwar eine wichtige Voraussetzung für die Entstehung eines Karzinoms, aber es müssen zusätzliche endogene Faktoren (z. B. Immunsuppression, genetische Disposition) sowie exogene Faktoren (z. B. HIV, Chlamydieninfektion, Rauchen) einwirken.
- Diese Frauen müssen engmaschiger kolposkopisch, zytologisch und histologisch kontrolliert werden, um das Vor-/Frühstadium eines Zervixkarzinoms rechtzeitig erkennen und behandeln zu können.

Tab. 4.26 Befunde und Vorgehen ab PAP-III-Klassifikation

Befunde	Vorgehen
PAP-IIID1	Eine Überprüfung durch den HR-HPV-Test wird in einem Zeitraum von 6 Monaten empfohlen. Im Falle eines positiven Ergebnisses des HR-HPV-Tests sollte eine Kolposkopie innerhalb von 3 Monaten durchgeführt werden. Falls das Testergebnis jedoch negativ ausfällt, wird im Anschluss eine zytologische und HPV-Kontrolle nach 12 Monaten empfohlen.
PAP-IIID2	In dieser Phase wird eine unmittelbare zytologische Untersuchung unter Verwendung eines Kolposkops durchgeführt.
PAP IV	Bei einem PAP-IV-Befund ist eine genaue Untersuchung mittels Kolposkopie inklusive Biopsie und anschließender histologischer Diagnostik unbedingt notwendig. Je nach Ergebnis der Untersuchung kann es erforderlich sein, eine Konisation durchzuführen.
PAP V	Aufgrund der bestätigten Diagnose eines bösartigen Zervixkarzinoms ist es nach einer gründlichen Tumordiagnose unbedingt erforderlich, eine passende Therapie zu beginnen. Dazu gehören beispielsweise Konisation, Hysterektomie oder Strahlentherapie.

Neue Regelungen für die Früherkennung von Zervixkarzinomen („Screening-Programm für Gebärmutterhalskrebs“ ab 2020) wurden eingeführt. Ein organisiertes Programm mit Einladungsschreiben wird nun für 20–65-Jährige angeboten. Es gibt einen neuen Abklärungsalgorithmus und bei 30–34-Jährigen mit Befund Pap II-p/g oder Pap IIID1 wird ein HPV-Test durchgeführt (▶ Abb. 4.10). Der zytologische Befund wird gemäß der 5-stufigen Papanicolaou-Skala und der Münchner Nomenklatur III für die gynäkologische Zytodiagnostik eingeteilt (▶ Tab. 4.25).

Ab dem Alter von 35 Jahren erfolgt alle 3 Jahre eine HPV und Pap-Testung (▶ Abb. 4.11). Die Durchführung von HPV-Tests muss bestimmten Qualitätskriterien entsprechen und es gibt Zulassungskriterien für die Abklärungskolposkopie. Befunde ab Pap III sollten entsprechend den Vorgaben abgeklärt werden (▶ Tab. 4.26). Alle Untersuchungen müssen elektronisch dokumentiert werden. Die jährliche klinische Untersuchung ab dem 20. Lebensjahr ohne Altersbeschränkung bleibt unverändert, ebenso wie die jährliche Zytologie bei 20–34-Jährigen.

Es sterben mehr Menschen an HPV-assoziierten oropharyngealen Tumoren als an Zervixkarzinomen.

4.4.6 Molluscum contagiosum (MCV)

Definition und Bedeutung

- Erreger: Molluscum-contagiosum-Virus (MCV)
- Synonyme: Dellwarzen; Epithelioma contagiosum; Schwimmbadwarzen
- Weltweite Verbreitung:
  - Gehört weltweit zu den 50 häufigsten Erkrankungen
  - Steigende Inzidenz (0,1–1,2 % der Bevölkerung) und Endemien
  - Gehäuft in tropischen Gebieten

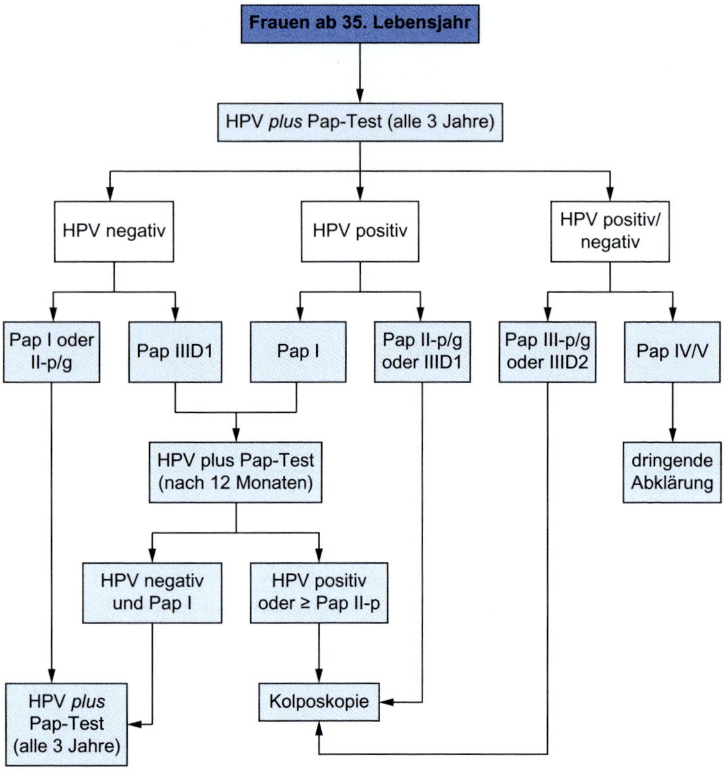

Abb. 4.11 Algorithmus der Zervixkarzinom-Früherkennung bei Frauen ab 35 Jahren [L231]/[P780]

- Ist sowohl nicht-sexuell als auch sexuell übertragbar
- Überwiegende Übertragung von Mensch zu Mensch durch Schmierinfektion über kleine Epitheldefekte:
  - Kleidung
  - Handtücher
  - Geschlechtsverkehr
- Angaben über Kontagiosität und Effizienz der Übertragung liegen nicht vor

Molluscum contagiosum ist eine gutartige Erkrankung, welche im Allgemeinen selbstlimitierend ist.

Klinik

- Typische hautfarbene, schmerzlose, ca. 2–5 mm große Läsionen
- Oberfläche erscheint wachsartig

- Teilweise zur Kuppel hin weißlich eingedellt (Dellwarzen)
- Lokalisation:
  - Überall an den Extremitäten
  - Im Gesicht oder im Stammbereich
  - Selten auf Handflächen oder Fußsohlen (nicht-sexuelle Übertragung)
  - Im genitalen oder unteren abdominalen Bereich (sexuelle Übertragung)
- Seltener treten kleinere, halbdurchsichtige Läsionen auf

Diagnostik

- Klinisches Erscheinungsbild
- Im Zweifelsfall:
  - Biopsie mit Inklusionskörper
  - Virionennachweis: Spezialuntersuchung (elektronenmikroskopisch)

Therapie

- Spezifische Therapie steht nicht zu Verfügung (▶ Abb. 4.12)
- Vielmehr werden destruierende Maßnahmen ergriffen (▶ Tab. 4.27):
  - Chirurgische Exzision oder oberflächendestruierende Maßnahmen möglich
  - Chirurgische Maßnahmen: Curettage, Elektrokoagulation, Lasertherapie
  - Physikalische Maßnahmen: Kryotherapie, photodynamische Therapie
  - Medikamentöse Maßnahmen

Differenzialdiagnosen

Condylomata lata; Herpes genitalis; humanes Papillomavirus (HPV); Candida-Infektion; Milien; Skabies; Syringom (meist im Lidbereich); Verrucae vulgares; Xanthelasma (meist im Lidbereich); Xanthom.

Prophylaxe und Bemerkungen

- Reinfektionen oder Rezidive möglich
- Präventionsempfehlungen liegen keine vor
- Direkter Hautkontakt mit sichtbaren Läsionen sollte vermieden werden
- Aufgrund fehlender Beschwerden ist vielfach von einem Verzicht eines Arztbesuchs auszugehen
- Aufklärung über Prophylaxe, Sexualität und Sexualverhalten

> Molluscum contagiosum zeigt eine größere Ausbreitung und längere Persistenz bei immunsuppressiven Patienten (z. B. HIV-Infektion).

4.4.7 Mycoplasma genitalium

Definition und Bedeutung

Der Erreger gilt als relativ neue Ursache einer sexuell übertragenen Infektion.

> M. genitalium konnte mit sexuellen Verhaltensweisen bei jungen Erwachsenen assoziiert werden und daher wird es mittlerweile als sexuell übertragbare Infektion eingestuft.

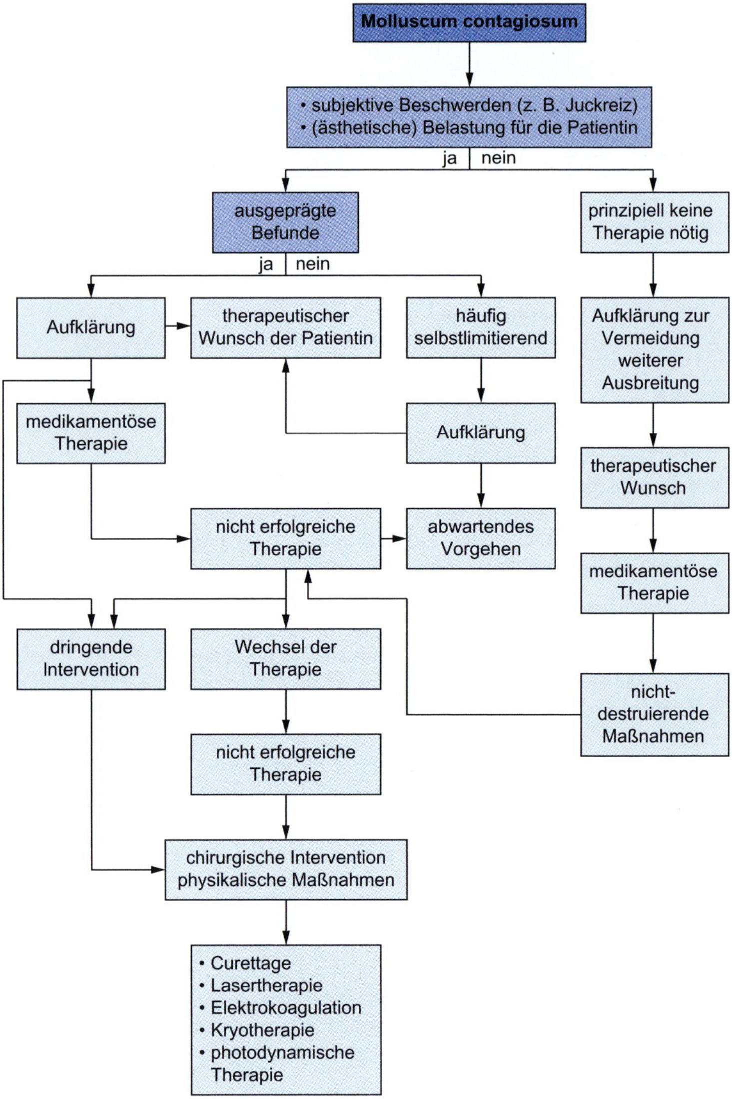

Abb. 4.12 Algorithmus der Therapie einer MCV-Infektion [L231]/[P780]

- Transmission erfolgt durch direkten Schleimhautkontakt
- Männer: 10–35 % „nicht-Gonokokken-nicht-Chlamydien"-Urethritis
- Frauen: Nachweis in bis zu 40 % im Vaginalsekret (je nach untersuchtem Kollektiv):
  - Infektion verläuft häufig asymptomatisch

Tab. 4.27 Medikamentöse Therapie einer Molluscum contagiosum Infektion

	Medikament/Verfahren	Dosierung	Dauer
Destruierende medikamentöse Maßnahmen	Trichloressigsäure 80–100 %	1 ×	• Einmalige Applikation • Evtl. Wiederholung in 2 Wochen
Nicht-destruierende Maßnahmen	Cantharidin 0,9 %	1 ×	• Einmalige Applikation • Evtl. Wiederholung in 3–4 Wochen
	Podophyllotoxin 0,3–0,5 % Lösung	2 ×/d	• Für 3 d • Wiederholung nach 1 Woche
	Podophyllotoxin 0,15 % Creme	2 ×/d	• Für 3 d • Wiederholung nach 1 Woche
	Salicylsäure Gel 12 %	1–2 × Woche	• 4 Wochen
	Benzoylperoxid 10 %	2 ×/d	• 4 Wochen
	Vitamin A 0,5 % Creme	2 ×/d	• 4 Wochen
Immunmodulatoren	Imiquimod 5 % Creme	3–5 × Woche	• Bis klinische Heilung *oder* • Max. 16 Woche
	Cimetidin	2 × 20 mg/kg/d	• 8 Wochen
Antivirale Mittel	Cidofovir Creme 1 %	1 ×/d	• 5 d pro Woche für 8 Wochen
	Cidofovir Creme 3 %	1 ×/d	• 5 d pro Woche über 2 Wochen • Evtl. Wiederholung in 4 Wochen
	Cidofovir i. v.	3–5 mg/kg pro Woche i. v.	• Über 2 Wochen • Dann jede 2. Woche • Gesamt: 4–9 Infusion

Überprüfung der Verfügbarkeit in der Europäischen Union/Deutschland.
Möglichkeit der Bestellung über Europa Apotheke (Europäische Union) bzw. Internationale Apotheke (weltweit).

- Kausaler Zusammenhang mit:
  - Zervizitis (in 10–30 %)
  - Adnexitis (PID) (2–22 %); womöglich 7-mal höheres relatives Risiko
- Infertilität gilt als wahrscheinlich; womöglich um das 5-Fache erhöht
- Frühgeburt gilt als wahrscheinlich

- Nachweis und Behandlungsindikation
- Männer:
  - Akute Epididymoorchitis bei Männern jünger als 50 Jahre
  - Personen mit STI-Risikoverhalten
  - Urethritis
- Frauen:
  - Akute Unterbauchbeschwerden
  - Intermenstruelle oder postkoitale Blutungen
  - Mukopurulente Zervizitis

- Adnexitis/PID
- STI-Risikoverhalten bzw. Risikofaktoren
- Zervikaler und vaginaler Fluor bei Risiko

Eine Behandlungsindikation besteht vor allem bei klinischer Symptomatik.

Klinik

Frauen:
- Abszesse und Septikämien
- Kolpitis
- Urethritis
- Zervizitis
- Adnexitis

Männer: Urethritis; Prostatitis

Diagnostik

- Kulturnachweis schwierig
- Molekularbiologischer Nachweis
- Optimalerweise gefolgt von einer Makrolid-Resistenztestung

Therapie

Tetracycline, Makrolide und Fluorchinolone stellen Therapieoptionen dar:
- Therapie kann, vor allem wegen zunehmender Resistenzen gegen Makrolide, sehr schwierig sein
- Therapieoptionen bei Urethritis

Auf die Dosierung und Therapiedauer ist zu achten (▶ Tab. 4.28).

Sollte in Abhängigkeit der Symptome und vor allem bei Resistenzen nach Konsultation mit einem gynäkologischen Infektiologen therapiert werden.

Differenzialdiagnosen

Da die Symptome unspezifisch sind, kommen zahlreiche Erreger mit ähnlicher Symptomatik differenzialdiagnostisch in Betracht.

Prophylaxe und Bemerkungen

- Testung mittels PCR mindestens 2 Wochen nach Beendigung der Therapie bzw. 4 Wochen nach Therapiebeginn
- Sexualverkehr nur mit Kondomen während der Behandlung bis 14 Tage nach Beendigung der Therapie
- Keinen Geschlechtsverkehr mit vorangegangenen, nicht getesteten Sexualpartnern
- Ein universelles Screening wird derzeit nicht empfohlen
- Mit zunehmenden Untersuchungen und klinischer Erfahrung werden sicherlich weitere Symptome in den Mittelpunkt rücken
- Könnte eine wichtige Rolle bei der Replikation und Pathogenität von HIV besitzen

Tab. 4.28 Therapieoptionen einer Infektion mit Mycoplasma genitalium

	Medikament	Dosierung	Dauer
Standard	Azithromycin*	Initial: 1 × 500 mg p. o. *Gefolgt von*	Tag 1
		1 × 250 mg p. o.	Tag 2–5
	Josamycin**	3 × 500 mg/d p. o.	14 d
	Roxithromycin**	1 × 300 mg/d p. o.	14 d
	Roxithromycin**	2 × 150 mg/d p. o.	14 d
1. Alternative	Moxifloxacin	1 × 400 mg/d. P. o.	14 d
2. Alternative	Doxycyclin***	2 × 100 mg/d p. o.	14 d
Bei Adnexitis	Moxifloxacin****	1 × 400 mg/d p. o./i. v.	14 d
Bei komplizierten Fällen ohne Makrolidresistenz	Doxycyclin	2 × 100 mg/d p. o.	7 d
	Gefolgt von		
	Azithromycin	Initial: 1 × 1.000 mg p. o. Gefolgt von	Tag 1
		1 × 500 mg p. o.	Tag 2 + 3.
Bei komplizierten Fällen mit Makrolidresistenz	Doxycyclin	2 × 100 mg/d p. o.	7 d
	Gefolgt von		
	Moxifloxacin	1 × 400 mg/d p. o.	14 d.
Bei komplizierten Fällen (nach Mylonas)*****	Moxifloxacin	1 × 400 mg/d p. o.	7 d
	Gefolgt von		
	Pristinamycin******	4 × 1.000 mg/d p. o.	10 d

* Schnell zunehmende Makrolidresistenzen: derzeit 10–50 % (in Abhängigkeit der untersuchten Population).
** Die meisten Erfahrungen liegen mit Josamycin gefolgt von Roxithromycin vor. Josamycin derzeit nicht in Deutschland erhältlich, kann aber über die Apotheke in der EU (z. B. Österreich) bestellt werden. Ältere Untersuchungen mit Erythromycin und Clarithromycin mit nur eingeschränkter Wirksamkeit.
*** Alleinige Therapie mit Doxycyclin ungünstig, da es in ca. ¾ der infizierten Fälle weltweit keine Effektivität aufweist. Allerdings kann dadurch eine Reduktion der bakteriellen Anzahl erreicht werden (daher die Kombinationstherapie).
**** Die Adnexitis-Therapie schließt eine Gabe von Metronidazol (3 × 500 mg) ein.
***** Evaluiert bei 12 Patienten ohne klinisches und mikrobiologisches Ansprechen entsprechend den Standardtherapien Azithromycin und Moxifloxacin (Publikation in Vorbereitung).
****** Pristinamycin ist nicht in Deutschland erhältlich. Kann aber über die Apotheke in der EU (z. B. Frankreich) bestellt werden.

- Zunehmende Resistenzen mit daraus resultierenden therapeutischen Schwierigkeiten

Partnertestung und Behandlung.

4.4.8 Skabies (Krätze)

Definition und Bedeutung

- Durch die Krätzmilbe (Sarcoptes scabei hominis) verursachte Epizoonose
- Milbenweibchen graben sich zur Eiablage in die Haut ein

- Übertragung durch engen körperlichen Kontakt (auch Geschlechtsverkehr)
- Inkubationszeit bis zu 8 Wochen
- Weitgehend harmlos sind Hausstaubmilben oder Haarbalgmilben (Demodex follicullaris)

Dauer und Intensität des körperlichen Kontaktes beeinflussen die Übertragung.

Klinik

- Juckende Knoten und stark juckende Hautveränderung
- Typische Hautveränderungen (Milbengänge, Kratzeffekte, Exantheme)
- Vermehrtes Auftreten während der Nacht
- Gleichzeitiger Befall von Kontaktpersonen
- Prädilektionsstellen:
  - Vulva, Unterbauch und Nabelbereich
  - U. a. Interdigitalräume der Hände, Handgelenke

Diagnostik

- Die Diagnose wird klinisch gestellt (▶ Abb. 4.13)
- Bei Unklarheiten: Biopsie möglich
- Wichtigstes diagnostisches Kriterium: Gangnachweis (mittels Auflichtmikroskopie bzw. Lupe)

Diagnosesicherung durch Nachweis von Kotballen, seltener der Milbe selbst.

Therapie

- Therapie bei befallenen Personen und Kontaktpersonen (▶ Tab. 4.29) und (▶ Abb. 4.13); auf systemische Toxizität und lokale Reizwirkung der angewandten Medikamente sollte geachtet werden
- Bei exsudativem Ekzem bzw. entzündlicher Haut: kurzfristige lokale Glukokortikoidtherapie (2–3 Tage) vor oder mit Beginn der Behandlung
- Abhängig vom Befund: lokale antiseptische Maßnahmen oder antibiotische Behandlung (systemisch möglich)
- Bei postskabiösen persistierenden Papeln: lokale Glukokortikoidtherapie (5–7 Tage)

Kontrolluntersuchungen sollten mindestens 4 Wochen nach Therapie durchgeführt werden.

Differenzialdiagnosen

Atopisches Ekzem (Neurodermitis); bullöses Pemphigoid; eosinophile pustulöse Follikulitis; Frambösie; Herpes-simplex-Infektion; Histiozytose/Langerhans-Zell-Histiozytose; Insektenbisse; Filzläuse; Insektenstiche; Kontaktekzem; bullöse und nicht-bullöse Impetigo; pruriginöses Ekzem; Pseudoskabies – durch Übertragung von Tiermilben; pustulöse Kandidose; Pyodermien; Scabies crustosa (Scabies norvegica; Borkenkrätze); Verletzungen oder Vergiftungen.

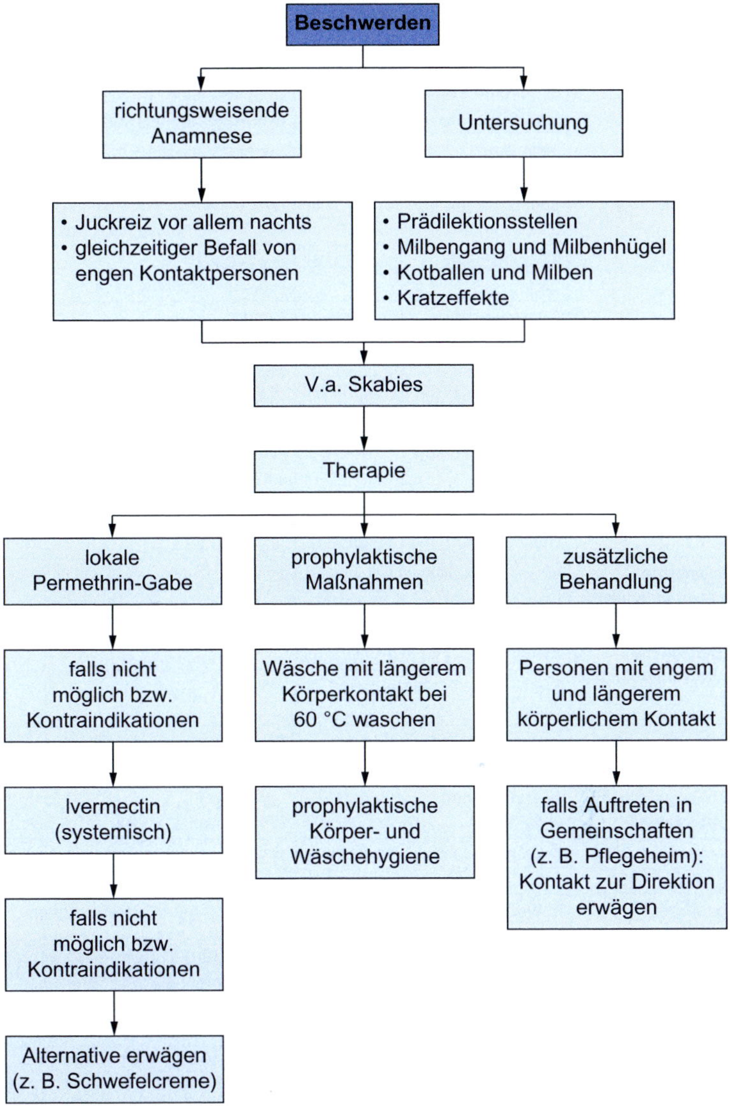

Abb. 4.13 Algorithmus zur Diagnostik und Therapie einer Skabies-Infestation [L231]/[P780]

Prophylaxe und Bemerkungen

- Komplikationen: postskabiöse Granulome
- Bettwäsche, Bekleidung, Handtücher sowie andere Gegenstände mit längerem Körperkontakt sollten bei 60 °C gewaschen werden:

Tab. 4.29 Therapie von Skabies

Indikation	Medikament	Dosierung	Dauer	
Empfehlung	Permethrin 5 % Creme	1 × für 8–12 h	Tag 1 und Tag 8 Evtl. Wiederholung nach 14 d	*oder*
	Ivermectin	1 × 0,2 mg/kg KG p. o.	Tag 1 und Tag 8	
Alternativ	Benzylbenzoat 25 %	1 × für 12 h	Tag 1 – Tag 3 Evtl. Wiederholung nach 7 d	*oder*
	Benzylbenzoat 10 %	1 × für 12 h	Tag 1–Tag 3 Evtl. Wiederholung nach 7 d	*oder*
	Crotamiton 10 % Creme/Lotion	1 × für 24 h	3–5 d Evtl. Wiederholung nach 7 d	*oder*
	Ivermectin 1 % Lotion	1 × für 12 h	Tag 1 und Tag 8	*oder*
	Schwefelcreme, -salbe oder Lotion 6–33 %	1 × für 12 h	Tag 1–Tag 4 Evtl. Wiederholung nach einer Woche	
Andere Medikamente	Malathion 0,5 %*	1 × für 12 h	Tag 1	
	Lindan 0,3 %**	1 × für 12 h	Tag 1–Tag 3	
Ekzematöse Hautveränderungen	Methylprednisolon Hydrocortison	1–2 × lokal	2–3 d	
Ausgeprägte entzündliche Hautveränderungen	Desinfektionsmittel	1–2 × lokal	5–7 d	
	Systemische antibiotische Therapie		7–10 d	
Schwangerschaft – Empfehlung	Permethrin 5 % Creme	1 × für 8–12 h	Tag 1 und Tag 8 Evtl. Wiederholung nach 14 d	
Schwangerschaft – Alternative	Benzylbenzoat 25 %***	1 × für 12 h	Tag 1–Tag 3 Evtl. Wiederholung nach 7 d	*oder*
	Crotamiton 10 % Creme/Lotion	1 × für 24 h	3–5 d Evtl. Wiederholung nach 7 d	
Sonstige Maßnahmen	• Wechsel von Kleidung und Bettwäsche während der Behandlungsphase • Untersuchung und simultane Behandlung von Kontaktpersonen • Körperhygiene kann den Verlauf modifizieren, die Infestation aber nicht verhindern • Schutzmaßnahmen (z. B. Handschuhe) bei behandelnden Personen			

* Medikament nicht in Deutschland, aber in Europa verfügbar. Bestellung über Internationale Apotheke.
** Medikament in Europäischen Union/Deutschland nicht mehr verfügbar. Bei Bedarf Bestellung über Internationale Apotheke erwägen.
*** In Nordamerika wegen „Gasping-Syndrome" verboten.

  - Falls nicht möglich: Lagerung über mindestens 4 Tage bei Temperaturen über 20 °C
  - Lagerung in Plastiksäcken (trocken)
  - Wechsel von Kleidung und Bettwäsche während der Behandlungsphase
- Schutzmaßnahmen (Handschuhe) bei behandelnden Personen

- Untersuchung aller Kontaktpersonen
- Bei einem Skabies-Ausbruch in Gemeinschaftseinrichtungen, Krankenhäusern, Pflegeheimen u. a.: Information an Gesundheitsamt bzw. Kontakt zum Leiter erwägen: Behandlung aller Mitarbeiter und Kontaktpersonen sollte am gleichen Tag erfolgen
- Körperhygiene kann den Verlauf modifizieren, die Infestation aber nicht verhindern

Prophylaxe gegen eine Skabies-Infestation kann nur durch die Vermeidung von Hautkontakt mit betroffenen Personen erfolgen.

4.4.9 Trichomoniasis (Trichomonas vaginalis)

Definition und Bedeutung

- Erreger: Trichomonas vaginalis:
  - Fakultativ-pathogener birnenförmiger Flagellat
  - Ca. 4-fach größer als Leukozyten
  - Ursache für ca. 10 % aller Kolpitiden
- 120 Mio. Fällen pro Jahr – weltweit häufigste STD-Erkrankung
- Häufiger bei Frauen (50–60 %) im Vergleich zu infizierten Männern
- Prävalenz in den USA: ca. 31 %
- Vermehrtes Auftreten mit ansteigendem Alter: Frauen > 40 Jahre: Prävalenz 11 %

Klinik

Die klinischen Anzeichen sind variabel und können folgende Symptome umfassen:

- Juckreiz
- Diffuse Vulvitis (lokale Rötung bzw. Schwellung)
- Ein brennendes Gefühl beim Wasserlassen (Dysurie) bzw. Ejakulation
- Vaginaler bzw. Urethraler vermehrter, schaumiger Ausfluss:
  - Häufig gelb-grünliche Farbe
  - Manchmal übelriechend
- Dyspareunie
- Irritation und Reibungsgefühl in der Scheide
- Klinische Befunde (auch mithilfe des Kolposkops):
  - In bis ⅓ der Fälle kleine Bläschenbildungen an der Portio
  - Reizungen und Blutungen im vaginalen Epithel im hinteren Fornixbereich der Vagina
  - Einblutungen auf der Portio als *Kolpitis granularis* („Erdbeerzervix“)
  - Fluor vaginalis mit Geruchsbelästigung
  - Seltene Komplikationen: Emphyseme in der vaginalen Mukosa
- Befall der Harnröhre mit den dort befindlichen Drüsen (Skene-Gänge)
- Urethritis
- Befall der Bartholin-Düsen bzw. Bartholin-Pseudoabszess
- Evtl. Nachweis der Begleitkeime einer bakteriellen Vaginose

Eine Trichomonaden-Infektion ist einen Risikofaktor für Frühgeburt, niedriges fetales Geburtsgewicht und Kinder mit niedrigem Geburtsgewicht.

4

Schwangerschaft

▶ Kap. 3.6.21

Diagnostik

Allgemein:

- Lokale Infektionszeichen: vor allem Rötung und Schwellung
- Typischer Fluor genitalis: gelblicher, manchmal gelblich-grünlicher schaumiger Fluor
- Erhöhter vaginaler pH-Wert (> 4,5)

Phasenkontrastmikroskopie des Nativpräparats:

- Akute Phase einer Infektion: massenhaft bewegliche Trichomonaden
- Typische birnenförmige Morphologie mit peitschenartigen Fortsätzen
- Sehr leichte Abgrenzung von Leukozyten, Sprosspilzen und Epithelzellen

Die einfachste, schnellste und beste Möglichkeit (in Abhängigkeit der Erfahrung des Untersuchers) zum Nachweis einer Trichomoniasis stellt die Beurteilung des Fluor vaginalis mittels Phasenkontrastmikroskopie dar.

- Begleitinfektionen: bakterielle Vaginose, Zervizitis, Vulvovaginalkandidose
- Serologische Untersuchungen keine Bedeutung
- Molekularbiologische Untersuchungen (PCR); Nachweis von Trichomonaden-DNA ist möglich:
  - Zahlreiche Labore bieten eine molekularbiologische Diagnostik an; allerdings existiert (noch) keine kommerzielle und zertifizierte Methode[3]
- Erregerkultivierung stellte die bislang beste Nachweismethode dar
- Allerdings sind kurze Transportwege und spezielle Kultivierungsmedien notwendig
- Bei der Notwendigkeit einer Erregerkultivierung sollte das entsprechende mikrobiologische Labor konsultiert werden

Therapie

Nitroimidazolderivate sind gut wirksam (▶ Tab. 4.30).

- Metronidazol nur in Deutschland auch in Konzentration von 400 mg erhältlich.
- Die Metronidazol-Konzentration von 500 mg sollte eingehalten werden!

Da meist gleichzeitig mit einer Kolpitis auch eine Affektion der Urethra besteht, muss systemisch behandelt werden.

Bei Therapieversagen sollte zunächst geklärt werden: Muss eine fehlende Compliance oder Reinfektion durch den Partner angenommen werden?

---

3 Leitlinien aus dem angloamerikanischen Raum favorisieren einen (früher als Standard-Nachweismethode angesehenen) kulturellen Nachweis oder PCR von Trichomoniasis, weil eine Phasenkontrastmikroskopie in den angloamerikanischen Ländern weder weit verbreitet noch üblich ist. Deutsche Leitlinien/Empfehlungen in Anlehnung an angloamerikanische Empfehlungen favorisieren den Nachweis über PCR (!), auch wenn zertifizierte und standardisierte Nachweismethoden ausstehen bzw. noch in Erprobung sind. Somit sind diese Leitlinien nicht unkritisch und ohne Weiteres anzuwenden.

Tab. 4.30 Therapieoptionen einer Trichomoniasis

Therapie	Medikamente	Dosierung	Dauer
Systemische Therapie	Metronidazol**	2 × 500 mg/d p. o.	7 d
	Metronidazol	3 × 250 mg/d p. o.	7 d
	Metronidazol	2 × 2 g p. o.	Einmaltherapie
	Tinidazol*	2 × 2 g p. o.	Einmaltherapie
	Tinidazol*	2 × 400 mg/d p. o.	5 d
Bei Therapie-versagern	Metronidazol	2 × 500 mg/d p. o.	7 d
	Metronidazol	1 × 2 g/d p. o.	5 d
	Tinidazol*	1 × 2 g/d p. o.	5 d
Schwangerschaft	Metronidazol	1–2 × 1 Vaginalovulum 500 mg/d	10 d
	Clotrimazol	100 mg intravaginal	7 d
	Metronidazol	2 × 500 mg/d p. o.	10 d

* Tinidazol derzeit in Europa nicht erhältlich. Bei Bedarf evtl. Bestellung über Internationale Apotheke.
** Metronidazol nur in Deutschland auch in Konzentration von 400 mg erhältlich. Die Konzentration von 500 mg wäre einzuhalten.

Vorgehen bei Therapieversagern (▶ Abb. 4.14):

- Bei Therapieversagen wird die Dauer bzw. die Dosierung von Metronidazol verlängert.
- Bei schwer zu behandelnder Infektion und Resistenzen muss ein zweiter Therapieversuch unternommen werden.
- Besteht die Trichomoniasis weiterhin, sollte Rücksprache mit dem entsprechenden Labor gehalten werden wegen:
  - Kultivierung des Erregers (Spezialmedien und schneller Transport sind nötig)
  - Möglichkeit der Resistenztestung (falls möglich)
- Eine Therapie während der Schwangerschaft kann (sicherheitshalber) ab dem 2. Trimenon mit Nitromidazolderivate erfolgen.
- Bei Infektion im 1. Trimenon und der Notwendigkeit einer Therapie kann Clotrimazol genutzt werden, was die Symptome verringert, aber nur in 20 % der Fälle zu einer Heilung führt.

Bei einer nachgewiesenen Trichomoniasis ist im Rahmen einer STD-Ausschlussdiagnostik nach Begleitinfektionen zu suchen:

- Gonokokken
- Chlamydien
- Syphilis
- HIV/AIDS
- Hepatitis B und Hepatitis C

Differenzialdiagnosen

Aerobe Vaginitis; bakterielle Vaginose; Herpes genitalis; Vulvovaginalkandidose.

Prophylaxe und Bemerkungen

- Metronidazol kann eine Leukopenie, Disulfiram-ähnliche Reaktionen auf Alkohol („Antabus“-Effekt) oder Superinfektionen durch Candida albicans hervorrufen.

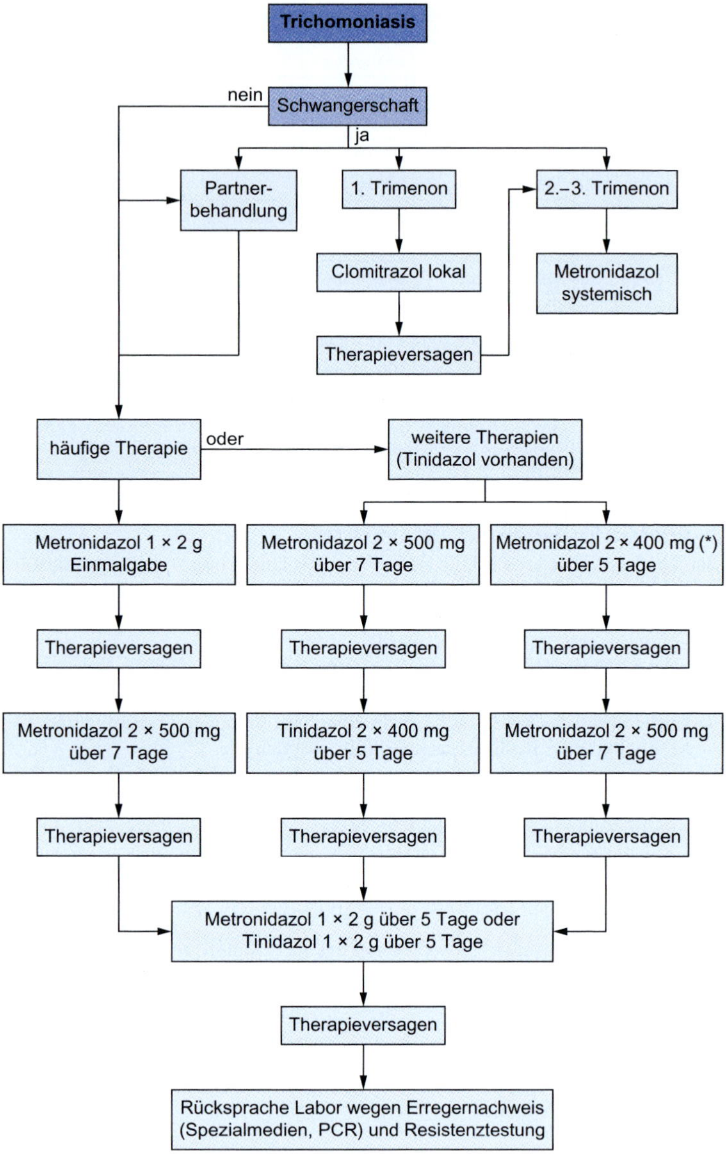

(*) Metronidazol derzeit nur in Deutschland erhältlich.

Abb. 4.14 Algorithmus zur Diagnostik und Therapie einer Trichomoniasis [L231]/[P780]

Strikte Vermeidung von Alkohol während der Therapie!

- Nach Infektion besteht keine Immunität gegenüber einer erneuten Infektion.
- Eine Aufklärung über sexuelle Hygiene, Sexualität und Sexualverhalten sowie die korrekte Verwendung von Kondomen sind entscheidende präventive Maßnahmen.
- Eine Infektion erhöht das Ansteckungsrisiko mit HIV und verstärkt die Ausbreitung des HI-Virus und evtl. von Herpes genitalis.

Bei der Geburt können Trichomonaden von der infizierten Mutter auf das Kind übertragen werden, wobei dann eine Urethritis und Kolpitis auftritt. Bei einer vaginalen Trichomonaden-Infektion im Kindesalter muss immer auch an sexuellen Missbrauch gedacht werden.
Partnerbehandlung ist obligat (auch ohne Nachweis einer Trichomoniasis).

4.5 Sexuell übertragbare Erkrankungen mit extragenitaler Manifestation

4.5.1 Hepatitis B-Virus-Infektion

Definition

- Die Hepatitis B wird durch das Hepatitis B-Virus (HBV) verursacht
- Mit weltweit 200–300 Millionen infizierter Menschen ist die Hepatitis B die häufigste Hepatitisform
- Die Prävalenz in Westafrika und Südostasien ist mit 30 % HBs-Ag-Trägern am höchsten
- Die HBV-Trägerrate in Deutschland beträgt ca. 0,8 %:
  - Ca. 2–5 % Antikörperträger in der Normalbevölkerung
  - Ca. 5–20 % ungeimpfte Krankenhausmitarbeitende u. a. Risikopersonen
  - Ca. 0,9–1,4 % der Schwangeren sind HBs-Ag-Träger
- Die perkutane Übertragungsrate bei Verletzungen beträgt 10–30 %
- Die Übertragung erfolgt primär:
  - Parenteral bei Bluttransfusionen, Nadelstichverletzungen, über verunreinigte Spritzen oder Kanülen (Drogenabhängige)
  - Permukös bei Schleimhautkontakten (z. B. Sexualverkehr)
  - Perinatal bei 70–90 % der Neugeborenen HBe-Ag- und/oder HBs-Ag-positiver Mütter

Klinik

- Eine HBV-Infektion verläuft meist asymptomatisch.
- Prodromalphase (2–8 Tage):
  - Unwohlsein
  - Subfebrile Temperaturen
  - Übelkeit und Erbrechen
  - Gelenkbeschwerden

- Ikterische Phase (2–6 Wochen):
  - Ikterus, evtl. Hepatomegalie, Splenomegalie, Lymphadenopathie
  - Dunkelfärbung des Urins
  - Stuhlentfärbung
  - Bei aktivem Verlauf tritt gelegentlich eine Pankreatitis oder eine Störung der Hämatopoese auf
  - In 1–2 % der Fälle kommt es zur fulminanten Hepatitis mit Coma hepaticum und hoher Letalität
- Die Wahrscheinlichkeit eines chronischen Verlaufs steigt, je jünger die Patienten zum Zeitpunkt der Infektion sind
- Eine Koinfektion mit HDV ist ebenso möglich
- In ca. 90 % der Fälle erfolgt eine spontane Ausheilung mit anhaltender Immunität
- Bei ca. 10 % der HBV-Infizierten zeigt sich eine Persistenz des Erregers (asymptomatische HBV-Träger) oder ein Übergang in:
  - Chronisch-persistierende Hepatitis mit relativ guter Prognose
  - Chronisch-aktive Hepatitis mit einem 50 %-Risiko zur Progression in eine Leberzirrhose
- Ca. 15 % der Patienten mit Leberzirrhose entwickeln nach 10–15 Jahren ein primäres Leberzellkarzinom

> Eine HBV-Infektion verläuft meist asymptomatisch.
> In nur ca. 30–40 % der Fälle tritt eine akute Hepatitis B auf. Hepatitis B tritt interessanterweise häufiger bei Patienten mit Polyarteriitis nodosa oder bei membranoproliferativer Glomerulonephritis (Immunkomplexerkrankungen) auf.

Schwangerschaft

▶ Kap. 3.5.1

Diagnose

- Die Kenntnis der HBV-spezifischen Antigene und Antikörper ist von entscheidender Bedeutung, um eine Infektion zu evaluieren (▶ Tab. 4.31).
- Aufgrund der Klinik und dem Auftreten spezifischer HBV-Antigene und Antikörper können unterschiedliche Stadien der Hepatitis B unterschieden werden.

Serologische und molekularbiologische Tests werden zur Diagnostik genutzt (▶ Tab. 4.32):

- Zu Beginn einer Infektion:
  - HBs-Antigen
  - HBc-Antikörper (IgM und später IgG)
- Es folgt HBe-Antigen.
- Normaler Verlauf: zunächst Anti-HBe und dann Anti-HBs.
- Nach Bildung der Antikörper ist das entsprechende Antigen in der Regel nicht mehr nachweisbar:
  - Im Verlauf der ausheilenden Infektion verschwindet:
    - zunächst Anti-HBe
    - später dann auch häufig Anti-HBs
- Bei einer alten ausgeheilten Infektion ist nur noch Anti-HBc nachweisbar.

Tab. 4.31 Serologische Marker einer HBV-Infektion

HBV	Bedeutung
HBs-Antigen-ELISA	Parameter für Infektiosität: • PCR positiv: hohe Infektiosität • PCR negativ: geringe Infektiosität • Bei Persistenz > 6 Monate: chronische Infektion 5–10 % der HBV-Infektionen sind HBs-Antigen-negativ
Anti-HBs-ELISA	Zusammen mit Anti-HBc Parameter für ausgeheilte Infektion Ohne vorhandenes Anti-HBc meist Parameter für Impfschutz: • ≤ 100 U/l: kein ausreichender Impfschutz, Auffrischung empfohlen • > 100 U/l: ausreichender Impfschutz
Anti-HBc-ELISA	Parameter für eine Infektion (frisch/chronisch/ausgeheilt) Nachweis 1 Wochen später als HBs-Antigen Langjährige/lebenslange Persistenz nach Impfung nicht positiv
Anti-HBc-IgM-ELISA	Parameter für akute Infektion Nachweis häufig schon vor Auftreten des HBs-Ag Persistenz bis zu 12 Monaten
PCR	Die DNA des Virus wird nachgewiesen Marker für Infektiosität

4

Tab. 4.32 Bewertung der diagnostischen Methoden bei einer HBV-Infektion

HBsAg	Anti-HBs	Anti-HBc	Anti-HBc-IgM	HBV-DNA	Infektionsstatus
Akute Infektion					
– oder +	–	–	–	+	Akute Infektion (sehr frühes Stadium)
+	–	+	+	+	Akute Infektion
+	–	+	+	–	Akute Infektion
–	–	+	+	– oder +	Akute Infektion (spätes Stadium)
–	+	+	+	– oder +	Postakute Infektion
Chronische Infektion					
+	–	+	–	– oder +	Chronische Infektion
–	–	+	–	+	Chronische Infektion („okkulte" Infektion)
Abgelaufene Infektion					
–	+	+	–	–	Abgelaufene, immunologisch kontrollierte Infektion
–	–	+	–	–	Abgelaufene Infektion
Immunität nach HBV-Impfung					
–	+	–	–	–	Immunität nach HBV-Impfung

– negativ
+ positiv

Diagnostische Grundlagen:
- Anti-HBe und HBe-Antigen werden zur Prüfung der Infektiosität und Verlaufs- oder Therapiekontrolle einer chronischen HBV-Infektion genutzt.
- Positives HBe-Antigen spricht für eine Virusreplikation mit entsprechender Infektiosität.
- HBe-Antikörper sprechen für eine beginnende Immunantwort gegen eine früher durchgemachte Hepatitis B-Infektion, auch wenn noch keine vollständige Immunität gegen HBs-Ag entwickelt wurde (HBs-AK negativ).
- Virus-DNA im Blut beweist eine aktive chronische Hepatitis.
- Geimpfte Personen bilden Anti-HBs, jedoch kein Anti-HBc.
- Nachweis von Anti-HBc beweisend für eine frühere Infektion.
- Nur Patienten mit Anti-HBs haben einen ausreichenden Impfschutz.

Diagnose der akuten HBV-Infektion (▶ Tab. 4.32):
- Serologische Marker der akuten Infektion sind HBs-Ag, HBe-Ag und Anti-HBc-IgM. Das HBe-Ag korreliert mit dem Grad der Virusreplikation (Replikationsmarker)
- Nachweis von HBs-Ag, Anti-HBc (erst Gesamtantikörper, falls positiv auch Anti-HBc-IgM)
- Bei negativen Werten für HBs-Ag trotz positivem Anti-HBc-Gesamtantikörper und Anti-HBc-IgM
- Zusätzlich HBV-DNA

Zurückliegende Infektion:
- Nachweis von Anti-HBc und Anti-HBs (Konzentration > 10 IU/l)
- Negatives HBs-Ag

Chronische Infektion: Kombination serologischer und molekularbiologischer Methoden im Sinne einer Stufendiagnostik.

Eine Ansteckungsfähigkeit besteht, solange serologisch HBs-Ag, HBe-Ag oder HBV-DNA nachgewiesen werden.

Differenzialdiagnosen

- Andere Untergruppen der viralen Hepatitis (HAV, HCV; HEV)
- Bakterielle Infektionen: Borrelien, Brucellen, Chlamydien, Gonokokken, Leptospiren, Mycobacterium tuberculosis, Rickettsien, Salmonellen, Shigellen, Treponema pallidum
- Helminthosen: Ascariasis, Bilharziose, Trichinen
- Intoxikationen: Alkohol, chlorierte Kohlenwasserstoffe, Medikamente (z. B. Paracetamol), Pilzvergiftung
- Protozoenkrankheit: Amöben, Leishmania, Plasmodien, Toxoplasmose
- Systemische Erkrankungen: Autoimmunhepatitis, Fettleberhepatitis; Hämochromatose, Alpha-1-Antitrypsinmangel, Morbus Wilson
- Virale Infektionen: Adenoviren, Coxsackie-Viren, Zytomegalievirus (CMV), Epstein-Barr-Virus (EBV), Gelbfiebervirus, HSV, Mumpsvirus, Rubellavirus, Varizella-zoster-Virus (VZV)

Therapie

- Aufgrund der hohen spontanen Heilungsrate ist eine antivirale Therapie bei akuter Hepatitis B (Ausnahme: fulminantem Verlauf der Hepatitis) derzeit nicht indiziert

- Supportive und symptomatische Therapie
- Die fulminante Hepatitis B mit Leberversagen sollte rechtzeitig mit antiviralen Medikamenten behandelt und zusätzlich durch ein Transplantationszentrum betreut werden
- Grundsätzlich können bei entsprechender Indikation die Medikamente Lamivudin, Telbivudin, Entecavir, Adefovir oder Tenofovir genutzt werden (▶ Tab. 4.33)

Behandlungsindikation einer chronischen Hepatitis B (positiver HBs-Ag > 6 Monate) besteht bei:

- Nachweis von HBV-DNA > 2.000 IU/ml und erhöhte Transaminasen
- Histologisch minimal entzündlicher Aktivität bzw. geringer Fibrose
- Höhergradiger Fibrose bzw. Leberzirrhose und positiver HBV-PCR

Bei der Auswahl der Medikamente zur Therapie der chronischen Hepatitis B:

- Prüfung einer Behandlung mit Interferon alpha bzw. pegyliertes Interferon alpha
- Einsatz von Nucleos(/t)id-Analoga
- Die Auswahl richtet sich nach dem Stadium der Lebererkrankung und der HBV-Virämie

Prophylaxe und Bemerkungen

- Prophylaktische Maßnahmen bestehen in einer Impfung von Risikogruppen.
- Blutkontakt sollte vermieden werden.
- Bei Infektiosität sollten die Patienten auf geschützten Geschlechtsverkehr hingewiesen werden sowie eine serologische Untersuchung des Geschlechtspartners evtl. mit anschließender aktiver Impfung erfolgen.

Tab. 4.33 Therapieoptionen einer Hepatitis B

Erkrankung		Medikamente	Bemerkungen
Akute Hepatitis B	**Akuter Verlauf**	Supportive und symptomatische Therapie	Antivirale Therapie nur bei fulminantem Verlauf mit Zeichen der Lebersyntheseeinschränkung, Quick < 50 % Engmaschige Kontrolle der Leberfunktion
	Fulminanter Verlauf	Lamivudin 1 × 100 mg/d	
		Telbivudin 1 × 100 mg/d	
		Entecavir 1 × 0,5–1 mg/d	
		Tenofovir 1 × 245 mg/d	
Chronische Hepatitis B	**Definition: positiver HBs-Ag > 6 Monate**	Pegyliertes Interferon-alpha-2a 180 µg s. c. für 48 Wochen	Behandlungsindikation: • Nachweis von HBV-DNA > 2.000 IU/ml und erhöhte Transaminasen *oder* • Bei histologisch minimal entzündlicher Aktivität bzw. geringer Fibrose *oder* • Höhergradige Fibrose bzw. Leberzirrhose und positiver HBV-PCR
		Lamivudin 1 × 100 mg/d	
		Telbivudin 1 × 100 mg/d	
		Entecavir 1 × 0,5–1 mg/d	
		Tenofovir 1 × 245 mg/d	

- Alle Neugeborenen von HBs-Ag-positiven Müttern sollten unmittelbar post partum, auf jeden Fall aber innerhalb von 12 h, eine simultane Immunprophylaxe mit Hepatitis-B-Immunglobulin und einer Hepatitis-B-Vakzine erhalten.

Meldepflicht: § 7 IfSG Meldepflichtige Nachweise von Krankheitserregern: namentliche Meldung bei direktem oder indirektem Nachweis, soweit die Nachweise auf eine akute Infektion hinweisen.

Die akute Infektion geht in 5–10 % der Fälle in eine chronische Verlaufsform über und ist mit einem hohen Risiko des Auftretens von Leberzirrhose und Leberzellkarzinom vergesellschaftet.

4.5.2 Hepatitis-C-Virus-Infektion

Definition

- Das Hepatitis-C-Virus (HCV) ist ein RNA-Virus und gehört zur Gattung Hepacivirus der Familie der Flaviviridae. Man unterscheidet sechs Genotypen und 30 Subtypen:
  - Deutschland: Genotypen 1 (78 %), 2 und 3 (18 %), 4 (3 %), 5 und 6 (1 %)
  - Europa und USA: Genotypen 1, 2 und 3
  - Afrika: Genotypen Typ 4
  - Weltweit: Genotypen 1a (60 %), 1b, 2 und 3
- Etwa 80 % der Infektionen sind klinisch inapparent.
- 60–85 % der Infektionen gehen in eine chronische Verlaufsform mit erhöhtem Risiko für eine Leberzirrhose und ein hepatozelluläres Karzinom über.
- Prävalenz:
  - Europa und USA: bei 0,2–2 %
  - Mittelmeerraum bei 1–5 %
  - Entwicklungsländern häufig über 10 % der Bevölkerung
  - Deutschland 0,3–0,5 %; Blutspender in Deutschland: 0,1 %
- Die chronischen HCV-Träger werden auf ca. 3 % der Weltbevölkerung geschätzt.
- Eine hohe Prävalenz einer HCV-Infektion wird bei folgenden Risikogruppen beobachtet:
  - Patienten mit Hämophilie (bis zu 90 %)
  - i. v.-Drogenabhängige (50–90 %)
  - Dialysepatienten (5–30 %)
- Eine Übertragung erfolgt meistens:
  - parenteral über Blut und Blutprodukte,
  - durch Nadelstichverletzungen, kontaminierte Injektionskanülen oder
  - durch sexuellen Kontakt.

Die C-Hepatitis ist die häufigste durch Blut oder Blutprodukte parenteral übertragene Krankheit.

Klinik

- In 70–80 % der Fälle verlaufen akute HCV-Infektionen asymptomatisch oder als anikterische Hepatitis.

- 20–30 % der HCV-Infizierten erkranken an einer akuten Hepatitis mit meist blandem Verlauf und spontaner Ausheilung innerhalb von 6 Monaten.
- **Symptome einer akuten Hepatitis C:**
  - Allgemeines Krankheitsgefühl
  - Müdigkeit
  - Druckgefühl im Oberbauch
  - Nausea
  - Ikterus
- **Symptome und Beschwerden einer chronischen Hepatitis C:**
  - Allgemeines Krankheitsgefühl
  - Müdigkeit, Leistungsminderung
  - Anorexie
  - Druckgefühl im Oberbauch
  - Nausea
  - Ikterus
  - Pruritus
  - Arthralgie
- Fulminante Hepatitiden sind die Ausnahme. Meist besteht eine langanhaltende Virämie.
- Bei 50 % der HCV-Infizierten entwickelt sich eine chronische Hepatitis, die in ca. ⅔ der Fälle als chronisch-persistierende Hepatitis mit relativ guter Prognose verläuft.
- Bei ⅓ der Patienten kommt es zur chronisch-aggressiven Hepatitis mit einem hohen Risiko der Entwicklung einer Leberzirrhose bzw. eines hepatozellulären Karzinoms.

Folgende Erkrankungen bzw. Komplikationen sind mit einer Hepatitis C assoziiert: akutes Leberversagen; Arthritis; chronische Hepatitis C; chronische Nierenerkrankung; Hashimoto-Thyreoiditis; hepatozelluläres Karzinom; Kryoglobulinämie; Leberzirrhose; membranoproliferative Glomerulonephritis (MPGN); Porphyria cutanea tarda; Proteinurie; Pruritus sine materia; Purpura; Reproduktionsstörungen der Frau; Sjögren-Syndrom (erhöhte Kariesanfälligkeit; gestörte Sexualfunktion; Heiserkeit und chronischer Hustenreiz; Keratokonjunktivitis sicca; Rhinitis sicca); ulzerative Keratitis aufgrund einer Hepatitis-C-assoziierten Kryoglobulinämie; weitere Malignome (Bronchialkarzinom; Nierenkarzinom; Non-Hodgkin-Lymphome [NHL]; Pankreaskarzinom; Rektumkarzinom).

Häufig ist die Erhöhung der Leberwerte (Transaminasen) das einzige Zeichen einer Hepatitis C.

Schwangerschaft

▶ Kap. 3.4.4 Hepatitis C

Diagnose

- Serologische und molekularbiologische Tests (▶ Tab. 4.34)
- Zum Nachweis der Virämie ist der HCV-RNA-Nachweis im Serum mittels PCR die Methode der Wahl
- Diagnose wird durch das Finden von positivem Anti-HCV und positiver HCV-RNA ≥ 6 Monate nach der ersten Infektion bestätigt

Tab. 4.34 Serologische Konstellationen bei einer HCV-Testung

HCV-RNA/Antigen	HCV-Antikörper (IgG+IgM)	Infektionsstatus
–	–	Keine Infektion
+	–	Akute Infektion
+	?	Akute Infektion
+	+	Akute oder chronische Infektion
–	+	Ausgeheilt (spontan oder mindestens 6 Monate nach Therapieende)

- Leberbiopsie:
  - Bewertung der inflammatorischen Aktivität
  - Fibrosestadium oder Fortschreiten der Krankheit (die manchmal helfen können festzulegen, welche Patienten behandelt werden und wann)
  - Ausschluss anderer Ursachen für Lebererkrankungen
  - Die Biopsie kann durch nichtinvasive Bildgebung und Serum-Marker für Fibrose sowie Scoring-Systeme für Fibrose basierend auf serologischen Markern ersetzt werden
- Der HCV-Genotyp wird vor der Behandlung bestimmt
- HCV-RNA qualitative Tests:
  - Diagnose von Hepatitis
  - Virologischen Reaktion (SVR)
- HCV-RNA Quantifizierung:
  - Diagnose einer Hepatitis C
  - Bewertung einer Behandlung
- Leberwerte (Serumtransaminasen, alkalische Phosphatase und Bilirubin)
- Serumalbumin, Thrombozytenzahl und Gerinnung
- Patienten mit chronischer HCV-Infektion und fortgeschrittener Fibrose oder Zirrhose: alle 6 Monate auf hepatozellulären Krebs untersuchen (Sonografie und Alpha-Fetoprotein)

Patienten sollten auf HIV und Hepatitis-B-Infektion getestet werden.

Therapie

- Die chronische Hepatitis C stellt grundsätzlich eine Indikation zur antiviralen Therapie:
  - PEG-Interferon alpha-2a 180 µg s. c. 1 × Woche oder PEG-Interferon alpha-2b 1,5 µg/kg s. c. 1 × Woche über 24 Wochen
  - Therapieansprechen: 85–98 %
  - Dauerhaftes Therapieansprechen (SVR5): HCV-PCR negativ 24 Wochen
  - Interferon-basierte Therapie bei einer akuten HCV-Infektion
- Eine Interferon-basierte Therapie wird bei einer chronischen HCV-Infektion nicht mehr als Standardtherapie empfohlen.
- Für die Behandlung einer chronischen Hepatitis C werden Medikamentenkombinationen (entweder aus fixen Kombinationen oder Einzelsubstanzen) genutzt (▶ Tab. 4.35).
- Indikationen für direkt wirkende antivirale Arzneimittel (DAA; engl. *direct-acting antivirals*), die keine Zugabe von Interferon benötigen:

Tab. 4.35 Therapieoptionen einer chronischen Hepatitis C

HCV-Gentyp	Medikament und Dosierung	Dauer
Genotyp 1	Elbasvir 50 mg/Grazoprevir 100 mg (Kombination) p. o. 1 × /d +/– Ribavirin 2 × 500–600 mg/d p. o.	12–16 Wochen*
	Glecaprevir 300 mg/Pibrentasvir 120 mg (Kombination) p. o. 1 × /d	8–16 Wochen
	Ledipasvir 90 mg/Sofosbuvir 400 mg (Kombination) p. o. 1 × /d	8–24 Wochen
	Paritaprevir 150 mg/Ritonavir 100 mg/Ombitasvir 25 mg (Kombination) p. o. 1 × /d *plus* Dasabuvir 250 mg p. o. 2 × /d *plus* Ribavirin 2 × 500–600 mg/d p. o.	12–24 Wochen
	Sofosbuvir 1 × 400 mg/d p. o. *plus* Simeprevir 150 mg p. o. 1 × /d +/– Ribavirin 2 × 500–600 mg/d p. o.	12–24 Wochen
	Sofosbuvir 1 × 400 mg/d p. o. *plus* Daclatasvir 60 mg 1 × /d +/– Ribavirin 2 × 500–600 mg/d p. o.	12–24 Wochen
	Velpatasvir 100 mg/Sofosbuvir 400 mg (Kombination) p. o. 1 × /d	12 Wochen
Genotyp 2	Glecaprevir 300 mg/Pibrentasvir 120 mg (Kombination) 1 × /d	8–16 Wochen
	Sofosbuvir 1 × 400 mg/d p. o. *plus* Daclatasvir 60 mg p. o. 1 × /d	12–24 Wochen
	Sofosbuvir 400 mg/Velpatasvir 100 mg (Kombination) 1 × /d	12 Wochen
Genotyp 3	Glecaprevir 300 mg/Pibrentasvir 120 mg (Kombination) 1 × /d	8–16 Wochen
	Sofosbuvir 1 × 400 mg/d p. o. *plus* Daclatasvir 1 × 60 mg/d p. o. +/– Ribavirin 2 × 500–600 mg/d p. o.	12–24 Wochen
	Sofosbuvir 400 mg/Velpatasvir 100 mg (Kombination) 1 × /d	12 Wochen
Genotyp 4	Elbasvir 50 mg/Grazoprevir 100 mg (Kombination) p. o. 1 × /d	12 Wochen
	Glecaprevir 300 mg/Pibrentasvir 120 mg (Kombination) p. o. 1 × /d	8–16 Wochen
	Ledipasvir 90 mg/Sofosbuvir 400 mg (Kombination) p. o. 1 × /d	12 Wochen
	Paritaprevir 150 mg/Ritonavir 100 mg/Ombitasvir 25 mg (Kombination) p. o. 1 × /d *plus* Ribavirin 2 × 500–600 mg/d p. o.	12 Wochen
	Velpatasvir 100 mg/Sofosbuvir 400 mg (Kombination) p. o. 1 × /d	12 Wochen
Genotypen 5 und 6	Glecaprevir 300 mg/Pibrentasvir 120 mg (Kombination) p. o. 1 × /d	8–16 Wochen
	Ledipasvir 90 mg/Sofosbuvir 400 mg (Kombination) p. o. 1 × /d	12 Wochen
	Velpatasvir 100 mg/Sofosbuvir 400 mg (Kombination) p. o. 1 × /d	12 Wochen

Anmerkungen:
– Die Therapiedauer ist abhängig von dem jeweiligen Genotyp, Medikament/Kombination, vorangegangenen Therapien, Viruslast und dem Grad der Leberfibrose.
– Weil sich immer mehr DAAs entwickeln, entstehen schnell neue und aktuelle Empfehlungen für die HCV-Behandlung.
* Patienten mit Genotyp 1a bei Vorhandensein oder Fehlen von Basis NS5A-Resistenz-assoziierten Varianten von Elbasvir

  - Patienten mit höhergradiger Fibrose/Zirrhose
  - Extrahepatische Manifestationen der HCV-Infektion:
    - Fatigue-Syndrom
    - Insulinresistenz
    - Kryoglobulinämie
    - Lymphome
    - Membranoproliferative Glomerulonephritis (MPGN)
- Surrogatmarker einer Heilung: dauerhafte virologische Ansprechen (SVR, engl. *sustained virologic response*); fehlender Nachweis von HCV-RNA im Blut 6 Monate nach Therapieende.
- Die Therapiedauer ist abhängig von dem jeweiligen Genotyp, Medikament/Kombination, vorangegangenen Therapien, Viruslast und dem Grad der Leberfibrose (▶ Tab. 4.35).

Weil immer mehr neue antivirale Medikamente (DAA) entwickelt werden, entstehen schnell neue und aktuelle Empfehlungen für die HCV-Behandlung.

Durch die hohe Chronifizierungstendenz, die nur geringe klinische Apparenz der Erkrankung und das schlechte Ansprechen auf eine antivirale Therapie ist eine rechtzeitige Diagnose und Überwachung wichtig.

Differenzialdiagnosen

- Andere Untergruppen der viralen Hepatitis (HAV; HCV; HEV)
- Bakterielle Infektionen: Borrelien, Brucellen, Chlamydien, Gonokokken, Leptospiren, Mycobacterium tuberculosis, Rickettsien, Salmonellen, Shigellen, Treponema pallidum
- Helminthosen: Ascariasis, Bilharziose, Trichinen
- Intoxikationen: Pilzvergiftung, Medikamente (z. B. Paracetamol), Alkohol, chlorierte Kohlenwasserstoffe
- Protozoenkrankheit: Amöben, Leishmania, Plasmodien, Toxoplasmose
- Systemische Erkrankungen: Autoimmunhepatitis, Fettleberhepatitis; Hämochromatose, Alpha-1-Antitrypsinmangel, Morbus Wilson
- Virale Infektionen: Adenoviren, Coxsackie-Viren, Zytomegalievirus (CMV), Epstein-Barr-Virus (EBV), Gelbfieber-Virus, HSV (HSV), Mumps-Virus, Rubella-Virus, Varizella-zoster-Virus (VZV)

Prophylaxe und Bemerkungen

- Es existiert keine Postexpositionsprophylaxe
- Reduktion der verhaltensbedingten Risikofaktoren:
  - Genussmittelkonsum (Alkohol, Nikotin usw.)
  - Drogenkonsum
  - Sexuelle Übertragung
  - Promiskuität (Prostitution; Männer, die Sex mit Männern haben [engl. *men who have sex with men* (MSM)]; sexuelle Kontakte im Urlaubsland; ungeschützter Geschlechtsverkehr; sexuelle Praktiken mit hohem Risiko der Schleimhautverletzung)
- Blutprodukte: Untersuchung aller Blut- und Organspender

- Vermeiden von Blutkontakten
- Allgemeine hygienische Prophylaxe, z. B. Desinfektion
- Es besteht Immunität gegen den homologen Typ
- Superinfektionen mit heterologen Typen möglich

Meldepflicht: §7 IfSG Meldepflichtige Nachweise von Krankheitserregern mit namentlicher Meldung bei direktem oder indirektem Nachweis, soweit diese Nachweise auf eine akute Infektion hindeuten.

Obwohl eine Übertragung von HCV über die Muttermilch möglich ist, sehen viele Organisationen weltweit eine HCV-Infektion nicht als Kontraindikation zum Stillen an.

4.5.3 HIV-Infektion und AIDS

Definition

- Das HI-Virus gehört zu den Retroviridae und verursacht das erworbene Immundefienzsyndrom (AIDS).
- Vor allem in der Dritten Welt hat HIV den Status einer Pandemie erreicht.

Übertragung:
- Sexualkontakte (ca. 75 % aller HIV-Infektionen).
- Kontaminierte Spritzen und Kanülen (i. v.-Drogenabhängige).
- Blut- und Blutprodukte (Restrisiko nach Einführung der Anti-HIV-Testung < 1 : 50.000).

Vertikale Transmission:
- Am häufigsten werden HIV-Infektionen gegen Ende der Schwangerschaft sowie unter der Geburt (AIDS im 1.–5. Lebensjahr) erworben.
- Die Prognose ist bei Erkrankung im 1. Lebensjahr am schlechtesten.

Häufigkeit:
- Erkrankung tritt vorwiegend im Alter zwischen 25 und 40 Jahren auf.
- In Europa infizieren sich immer häufiger ältere Menschen.

Die Inzidenz beträgt ca. 3,5 Fälle pro 100.000 Einwohner pro Jahr.

AIDS nimmt weltweit gesehen Platz 4 der Todesursachenstatistik ein.

Klinik

Die Klassifikation erfolgt nach der Centers for Disease Control (CDC)-Klassifikation der HIV-Krankheit von 1993, welche die tiefste je gemessene CD4-Zellzahl berücksichtigt (▶ Tab. 4.36).

Klinische Einteilung A bis C: erfolgt gemäß der Indikatorkrankheit bei Patienten mit einer HIV-Infektion:

- **Kategorie A:** akute HIV-Infektion: Einordnung nur zulässig, wenn zuvor weder Kategorie B noch C aufgetreten waren:
  - Asymptomatische HIV-Infektion; akute, symptomatische (primäre) HIV-Infektion/akutes HIV-Syndrom (Mononukleose-ähnliches Krankheitsbild mit kurzfristiger Lymphadenopathie); Fieber; Splenomegalie
  - Persistierende generalisierte Lymphadenopathie (LAS) > 3 Monate, keine Allgemeinsymptome

Tab. 4.36 Centers for Disease Control (CDC)-Klassifikation

		A	B	C
		Asymptomatisch Akute (primäre) HIV-Infektion Generalisierte Lymphadenopathie	Symptomatisch Nicht A oder C	AIDS-Indikator-Erkrankungen
CD4+ Helferzellen	> 500/ml	A1	B1	C1
	200–499/ml	A2	B2	C2
	< 200/ml	A3	B3	C3

AIDS in Europa: C1-C3; AIDS in den USA:A3, B3 und C1–C3

  - Latenzphase: klinisch gesund, aber infektiös (Dauer: im Mittel etwa 10 Jahre); abhängig von Immunstatus, Ernährungszustand und Alter
- **Kategorie B:** symptomatische HIV-Infektion: symptomatische Erkrankungen, die nicht zu Kategorie C zählen. Allgemeinsymptome (sofern diese nicht einer bestimmten Krankheit zugeordnet werden können und während mehr als 1 Monat persistieren [Fieber > 38,5 °C; > 4 Wochen bestehende Diarrhö]); HIV-assoziierte Neuropathie; idiopathische thrombozytopenische Purpura (ITP); orale Haarzellleukoplakie; zervikale Dysplasie (mäßig oder schwer); Carcinoma in situ der Zervix; opportunistische Infektionen:
  - Bazilläre Angiomatose (Bartonella); Herpes zoster; (mindestens Befall von 2 Dermatomen; Rezidive in einem Dermatom); Listeriose; *Pelvic Inflammatory Disease;* therapierefraktäre oropharyngeale Kandidose; therapierefraktäre vulvovaginale Kandidose (persistierend oder rezidivierend; entweder chronisch [> 1 Monat] oder nur schlecht therapierbar sind)
- **Kategorie C:** AIDS-definierende Erkrankungen (chronische Diarrhö verursacht durch Kryptosporidien oder Isospora belli); CMV-Retinitis/Ösophagitis/Colitis; disseminierte Infektionen mit atypischen Mykobakterien; extrapulmonale Histoplasmose oder Kokzidioidomykose; HIV-Enzephalopathie; Kaposi-Sarkom; Kryptokokken-Meningitis; Non-Hodgkin-Lymphom; persistierende Herpes-simplex-Läsionen; Pneumocystis-jirovecii-(früher: carinii-)Pneumonie; primäres ZNS-Lymphom; progressive multifokale Leukenzephalopathie; rezidivierende bakterielle Pneumonien; Soor-Ösophagitis; Tuberkulose; Zervixkarzinom; ZNS-Toxoplasmose; Wasting-Syndrom (ungewollte Gewichtsabnahme von > 10 % über einen Zeitraum von 6 Monaten, bei gleichzeitig chronischer Diarrhö ohne Erregernachweis, und/oder Fieber)

Alternative Einteilung:
- **Stadium I:** akute HIV-Infektion: eine Woche bis einige Monate nach der Infektion kann bei etwa 10 % der Infizierten ein Mononukleose-ähnliches Krankheitsbild auftreten, das sich innerhalb von 4 Wochen zurückbildet
- **Stadium II:** asymptomatische HIV-Infektion: Dauer 5 bis mehr als 12 Jahre
- **Stadium III:** Lymphadenopathie-Syndrom: über 3 Monate persistierende Lymphknotenschwellungen ohne weitere Symptome
- **Stadium IV:** symptomatische HIV-Infektion:
  - Stadium IVA: Fieber, Gewichtsverlust, Diarrhö, Nachtschweiß, Leistungsminderung
  - Stadium IVB: Symptomatik der voll ausgebildeten Erkrankung AIDS; Infektionen mit opportunistischen und obligat pathogenen Erregern

Weitere Einteilung:
- Akute HIV-Krankheit:
  - Wenige Tage bis Wochen nach der Infektion
  - Fieber
  - Lymphadenopathie
  - Weitere Mononukleose-ähnliche Symptome
  - Symptome verschwinden spontan nach 3–4 Wochen
- Symptomfreies Stadium:
  - Wenige Monate bis viele Jahre dauern (im Mittel etwa 10 Jahre)
  - Übergang in die dritte Phase durch allmähliche Verschlechterung des Gesundheitszustandes
- Symptomatisches Stadium: Auftreten AIDS-definierender Erkrankungen (Vollbild)

Schwangerschaft

▶ Kap. 3.3.4

Diagnose

- Zweistufendiagnostik (gemäß den Empfehlungen der DVV); Bewertung in Abhängigkeit der Labordiagnostik (▶ Tab. 4.37):
  - Serologisches Screening (HIV-Suchtest [Ag-Ak-Kombinationstest])
  - Mit nachfolgender Bestätigungsdiagnostik durch antikörperbasierte Testsysteme wie Western-Blot und/oder durch HIV-PCR
- HIV-Resistenztests – Empfindlichkeit der Viren auf die verschiedenen Medikamente
- Alle serologischen Tests werden erst 3–12 Wochen (selten später) positiv
- Regelmäßige weitere Laboruntersuchungen (▶ Tab. 4.38):
  - Lymphozytendifferenzierung: CD4-Absolutzahl; CD4/CD8-Ratio
  - Weitere funktionelle Parameter
  - Evtl. Opportunistische Infektionen

> Bei Verdacht auf eine HIV-Infektion sollte eine wiederholte Diagnose nach ca. 2–4 Wochen erfolgen.

Therapie

Ziele der antiretroviralen Therapie (ART):
- Möglichst vollständige Suppression der HIV-Replikation in allen Bereichen des Organismus (Serum < 50 Kopien/ml)

Tab. 4.37 Konstellationen der Labordiagnostik

Virusnachweis HIV-RNA/-Antigen	HIV-Antikörpernachweis	Infektionsstatus
+	–	Akute Infektion
+	Fraglich	Akute Infektion
+	–	Akute oder chronische Infektion
–	+	Chronische Infektion (meist unter antiretroviraler Therapie)

Tab. 4.38 Laboruntersuchungen (Erst- und Folgeuntersuchung) und Diagnostik für opportunistische Erreger

Laboruntersuchungen (Erstuntersuchung)	Folgeuntersuchungen	Opportunistische Infektionen
Kleines Blutbild und Differenzialblutbild CRP (bzw. BSG) Neopterin Elektrolyte: • Kalzium, Chlorid, Kalium, Magnesium, Natrium, Phosphat Gesamteiweiß Elektrophorese Iga, IgG, IgM, ige Leberparameter: • Transaminasen • Glutamat-Dehydrogenase (GLDH) • Gamma-GT • Alkalische Phosphatase • Bilirubin Nierenparameter: • Harnstoff • Kreatinin (Kreatinin-Clearance) B-2-Mikroglobulin Lymphozyten-Differenzierung: • CD4-Absolutzahl • CD4/CD8-Ratio HIV-RNA-PCR (quantitativ) Hepatitis-Serologie (HBV und HCV) Lues-Serologie Kryptokokkose-Antigen im Serum CMV-Serologie	Intervalle: • Geringer Immundefekt: halbjährlich • Mäßiger Immundefekt: alle 2–4 Monate • Schwerer Immundefekt: monatlich Wie Erstuntersuchung: *ohne* CMV-Serologie Hepatitis-Serologie (HBV und HCV) Lues-Serologie Kryptokokkose-Antigen im Serum *plus* Lymphozyten-Differenzierung: • CD4-Absolutzahl • CD4/CD8-Ratio Falls (CD4-positive)-T-Helfer-Zellen < 100/µl zusätzlich: • CMV-PCR • Kryptokokkose-Antigen *und* Evtl. Abklärung opportunistischer Infektionen	Serologie: • Amöbenruhr • Aspergillose • Kokzidioidomykose • CMV • EBV • Hepatitis B und C • HSV • Histoplasmose • Legionellen • Syphilis (Lues) • Toxoplasmose • VZV Bakteriologie: • Sputum und Urin: – Allgemeine Erreger – Mykobakterien • Stuhl: – Salmonellen – Shigellen – Campylobacter – Yersinien Direktnachweise: • Bronchoalveolären Lavage evtl. Sputum: – Aspergillus – Pneumocystis carinii – Legionellen • Serum und Liquor: – Amöben – Cryptococcus neoformans • Stuhl: – Candida – Cryptosporidien – Isoporen – Lamblien – Weitere Parasiten

- Rückführung der CD4-Zellzahl auf ein normales Niveau (immune Restoration oder Rekonstitution)

Mittlerweile stehen zahlreiche Medikamentenkategorien zur Verfügung (▶ Tab. 4.39):

- Nukleosidische Reverse-Transkriptase-Inhibitoren (NRTI): Antimetabolite in Form von Dideoxynukleotiden mit modifizierter Seitenkette
- Nukleotidanaloge Reverse-Transkriptase-Inhibitoren (NNRTI oder NRTI): Inhibition des Enzyms Reverse-Transkriptase von HIV, wie die NRTI kompetitiv, benötigen jedoch eine initiale Phosphorylierung weniger als die Nukleosidananaloga

Tab. 4.39 HIV-Medikamente

Bezeichnung	Medikament	Abkürzung
Fixkombinationen – STR (*single tablet regimen*)	Abacavir/Lamivudin/Dolutegravir	ABC/3TC/DTG
	Azidothymidin/Abacavir/Lamivudin	AZT/ABC/3TC
	Bictegravir/Tenofovir Alafenamid/Emtricitabin	FTC/TAF/BIC
	Darunavir/Cobicistat/Emtricitabin/Tenofovir Alafenamid	FTC/TAF/DRV/c
	Dolutegravir/Rilpivirin	DTG/RPV
	Dolutegravir/Lamivudin	DTG/3TC
	Doravirin/Tenofovirdisoproxil/Lamivudin	DOR/TDF/3TC
	Efavirenz/Tenofovir/Emtricitabin	EFV/TDF/FTC
	Elvitegravir/Cobicistat/Tenofovir/Emtricitabin	TDF/FTC/EVG/c
	Emtricitabin/Tenofovir Alafenamid/ Elvitegravir/Cobicistat	FTC/TAF/EVG/c
	Emtricitabin/Tenofovir Alafenamid/Rilpivirin	FTC/TAF/RPV
	Emtricitabin/Tenofovir Diproxil	TDF/FTC
	Tenofovir/Emtricitabine/Rilpivirin	TDF/FTC/RPV
NRTI – nukleosidische Reverse-Transkriptase-Inhibitoren	Abacavir	ABC
	Abacavir/Lamivudin	ABC/3TC
	Azidothymidin/Lamivudin	AZT/3TC
	Azidothymidin/Zidovudin	AZT/ZDV
	Didanosin	DDI
	Emtricitabin	FTC
	Emtricitabin/Tenofovir Alafenamid	FTC/TAF
	Emtricitabin/Tenofovir Diproxil	TDF/FTC
	Lamivudin	3TC
	Stavudin	D4T
	Tenofovir Diproxil	TDF
NNRTI – nicht-nukleosidische Reverse-Transkriptasehemmer	Doravirin	DOR
	Efavirenz	EFV
	Etravirin	ETV
	Nevirapin	NVP
	Rilpivirin	RPV
Proteasehemmer	Atazanavir	ATV
	Darunavir	DRV
	Fos-Amprenavir	Fapv
	Indinavir	IDV
	Lopinavir	LPV
	Nelfinavir	NLV
	Saquinavir	SQV
	Tipranavir	TPV

4

Tab. 4.39 HIV-Medikamente *(Forts.)*

Bezeichnung	Medikament	Abkürzung
Booster Substanzen	Cobicistat	/c
	Ritonavir	/r
Entry Inhibitoren	Enfuvirtid	ENF, (T-20)
	Maraviroc	MRV
Integrasehemmer	Dolutegravir	DTG
	Elvitegravir	EVG
	Raltegravir	RAL

- Nicht-nukleosidische Reverse-Transkriptase-Inhibitoren (NNRTI): direkte Bindung an das Enzym (nicht-kompetitive Hemmung)
- Protease-Inhibitoren (PI): Hemmung der Spaltung des gag-Proteins durch die virale Protease
- Fusionshemmer/Entry Inhibitor (EIS): Blockade des Andockens des HI-Virus an die Haftungsstelle (gp 41) der Zielzelle
- Integrase-Inhibitoren: Schutz vor der HIV-DNA, in die menschliche DNA integriert zu werden
- Weitere Medikamente: monoklonaler Antikörper gegen CD4 (Ibalizumab)

Behandlungsindikation:

- **WHO-Empfehlungen:**
  - Jeder HIV-Positive (einschl. Kinder und Jugendliche) sollte – unabhängig von der CD4 Zellzahl – von Anfang an antiretrovirale Medikamente einnehmen.
  - HIV-negative Partner aus serodiskordanten Paaren sowie Männer, die Sex mit Männern haben (MSM), sollten eine Präexpositionsprophylaxe betreiben (Tenofovir *plus* Emtricitabin).
- **Therapieindikation und -beginn (ART):** gemäß den Deutsch-Österreichischen Leitlinien zur antiretroviralen Therapie der HIV-Infektion (▶ Tab. 4.40).

Grundlagen medikamentöse Therapie:

- Der Therapiestandard umfasst derzeit 2–4 verschiedene antiretrovirale Substanzen aus mindestens 2 Substanzklassen (▶ Tab. 4.41).
- Eine Monotherapie mit NRTI oder NNRTI oder Zweifachkombinationen dieser Substanzen sind wegen kurzer Wirksamkeit und rascher Resistenzentwicklung nicht angezeigt.
- Die Kombinationstherapie (meist 3er-Kombination) hat die Prognose mit einer Reduktion der Mortalität von ca. 85 % gegenüber keiner Therapie drastisch verbessert.
- Tabletten, die feste Kombinationen aus ≥ 2 Medikamenten enthalten, werden häufiger eingesetzt.

Initialtherapie: Kombinationsmöglichkeiten:

- Zwei Nukleosid-Analoga und ein Protease-Inhibitor *oder*
- Zwei Nukleosid-Analoga und ein nicht-nukleosidischer Reverse-Transkriptase-Inhibitor
- Ist dies nicht erfolgreich, kann eine Kombination aus drei Nukleosid-Analoga erfolgen (allerdings suboptimale Option)
- Die International Antiviral Society-USA empfiehlt dafür Integrase-Inhibitoren (Elvitegravir, Dolutegravir, Raltegravir)

Tab. 4.40 Therapieindikation und -beginn (ART) gemäß den Deutsch-Österreichischen Leitlinien zur antiretroviralen Therapie der HIV-Infektion (DAIG, AWMF Reg.NR. 055-001)

Klinik	CD4+T-Lymphozyten/µl	ART
Asymptomatische Patienten	< 500	Soll erfolgen
	> 500	Sollte erfolgen
Asymptomatische/gering symptomatische Serokonversion	Alle Werte	Sollte erfolgen
Akutes retrovirales Syndrom mit schwerer/lang dauernder Symptomatik	Alle Werte	Soll erfolgen
HIV-assoziierte Symptome und Erkrankungen*	Alle Werte	Soll erfolgen

* CDC: C, B; HIV-Nephropathie; HAND

Tab. 4.41 Kombinationsmöglichkeiten gemäß den Deutsch-Österreichischen Leitlinien zur antiretroviralen Therapie der HIV-Infektion (DAIG, AWMF Reg.NR. 055-001)

Kombination	Medikamentengruppe		Medikamente	
Medikament 1	Nukleosid-/Nukleotidkombinationen	Empfohlen	TAF/FTC[1]	*oder*
			TDF/FTC[2]	*oder*
			ABC/3TC[3]	*oder*
			TDF/3TC (+Doravirin)	*oder*
		Alternativ	TDF+3TC	
Plus				
Medikament 2	INI	Empfohlen	Dolutegravir	*oder*
			Bictegravir (+TAF/FTC)	*oder*
			Raltegravir	*oder*
	NNRTI	Empfohlen	Doravirin	*oder*
			Rilpivirin[4] (+TAF/FTC)	*oder*
	PI	Empfohlen	Darunavir/r oder Darunavir/c (+TAF/FTC oder ABC/3TC)	*oder*
		Alternativ	Dolutegravir/3TC bzw. Dolutegravir+3TC	*oder*
			Elvitegravir/c (+TAF/FTC)	*oder*
			Atazanavir/r oder Atazanavir/c	*oder*
			Darunavir/r oder Darunavir/c + TDF/FTC	

[1] Kein Einsatz bei Schwangerschaft und Tuberkulose
[2] Nicht mit Ritonavir, Cobicistat oder ATV bei erhöhtem Risiko für Osteoporose oder Niereninsuffizienz/Nierenversagen
[3] Einsatz nach negativem Screening auf HLA-B*5701, Einsatz mit Vorsicht bei Virämie > 100.000 Kopien/ml oder hohem kardiovaskulärem Risiko
[4] Nicht bei HIV-RNA > 100.000 Kopien/ml (keine Zulassung)

Aufgrund von schnellen Erkenntnisfortschritten sind bei Fragen zur Indikation und zu medikamentösen Kombinationen die regelmäßig aktualisierten Leitlinien zur antiretroviralen Therapie der HIV-Infektion zu konsultieren.

Auswahl Medikamente anhand folgender Kriterien:
- Nebenwirkungen
- Vereinfachung der Therapie
- Erhöhung der Compliance
- Voraussetzungen (z. B. Leber- oder Nierenfunktionsstörungen)
- Weitere Medikamente (um Wechselwirkungen zu vermeiden)

Spiegelbestimmung von NNRTI bzw. PI kann in folgenden Situationen sinnvoll sein: ART bei Kindern; Compliance; erheblich unter- oder übergewichtige Patienten; inkorrekte Medikamenteneinnahme; intestinale Resorptionsstörungen; Kombinationen mit neuen Substanzen; komplexe Booster-Therapien; Leberfunktionsstörungen; medikamentöse Interaktionen; medikamentöse Nebenwirkungen; Once daily-Regime (z. B. PI/r); Resistenzen; Therapie in der Schwangerschaft; Therapieversagen.

Bei virologischem Therapieversagen:
- Genotypische Resistenzanalyse aller für die Therapieentscheidung relevanten viralen Genomabschnitte
- Standardverfahren: genotypische Testung

Medikamente bei Therapieversagen:
- Kombinationsmöglichkeiten:
  - Mindestens zwei neue, in der Resistenztestung als aktiv beurteilte Substanzen enthalten bevorzugt aus Substanzklassen, gegenüber denen das Virus noch nicht exponiert war
  - Auswahl nach aktuellen Resistenztestung
- Vorangegangene Resistenztestungen und ART-Regime sollten mitberücksichtigt werden

Multiresistente (MDR) HIV-Infektion:
- Ibalizumab (monoklonaler Antikörper) wurde als erstes Medikament zur Behandlung von MDR-HIV in den USA und in Europa zugelassen
- Kombination mit anderen antiretroviralen Substanzen
- Dosierung von 200 mg alle 2 Wochen i. v.

Therapieeinleitung und Therapiewechsel sollten von einem Spezialisten erfolgen.

Sekundärerkrankungen (▶ Tab. 4.42):
- Infektionen: konsequente Behandlung, z. B. sollte eine Infektion mit dem Herpesvirus (HSV) ausreichend behandelt werden, HSV-Therapie kann wahrscheinlich die HIV-Viren ebenfalls eindämmt
- Opportunistischer Infektionen: Prophylaxe vorteilhaft
- Tumore: entsprechende onkologische Therapie

Differenzialdiagnosen

Andere Infektionen; andere Erkrankungen.

Prophylaxe und Bemerkungen

Aufklärung:
- **Aufklärung über die Infektionsmöglichkeiten mit HIV sowie über Schutzmaßnahmen** zur Vermeidung der Ansteckung:

Tab. 4.42 Sekundärkrankheiten mit Erregern bei AIDS

Organsysteme	Erkrankungen
Fieber unklarer Genese	Zytomegalievirus; Mykobakterien; Pneumocystis jirovecii; Toxoplasma gondii
Augen	Cryptococcus neoformans; Zytomegalieviren; Toxoplasma gondii
Haut und Schleimhäute	HSV; Molluscum-contagiosum-Virus; orale Haarzellleukoplakie (Ursache EBV?); Varizella-zoster-Virus
Knochenmarks-depression	Cryptococcus neoformans; Zytomegalieviren; Histoplasma capsulatum; Mykobakterien
Leber	Atypische Mykobakterien; Zytomegalieviren; Epstein-Barr-Virus; Hepatitisviren
Lunge	Cryptococcus neoformans; Zytomegalieviren; Mykobakterien; Pneumocystis carinii
Lymphknoten	Cryptococcus neoformans; Zytomegalievirus; Epstein-Barr-Virus; humanes Herpesvirus; Lymphoide interstitielle Pneumonie (Erreger?); Mykobakterien
Magen-Darm-Trakt	Candida albicans; Zytomegalieviren; Giardia lamblia; HSV; Isospora belli; Kokzidioidomykose; Kryptosporidien; Mykobakterien; Salmonellen; Shigellen
ZNS (Enzephalitis, Meningitis, Demenz)	Cryptococcus neoformans; Zytomegalievirus; HSV; Mykobakterien; Papovaviren; Toxoplasma gondii
Tumoren	Analkarzinom; Burkitt-Lymphom; hochmalignes B-Zell-Non-Hodgekin-Lymphom; Kaposi-Sarkom; Non-Hodgekin-Lymphome; primäres Lymphom des Gehirns; Zervixkarzinom

  - Zur Prävention einer HIV-Infektion ist ebenfalls eine entsprechende Aufklärung von Kindern und Jugendlichen über Geschlechtserkrankungen sowie Sexualhygiene wünschenswert.
  - Einen Schutz vor Ansteckung durch Geschlechtsverkehr bietet die Nutzung von Kondomen.

Impfungen: Bei HIV-positiven Personen sollten folgende Schutzimpfungen durchgeführt werden:

- Grippe-Impfung
- Hepatitis A und B
- Herpes zoster (Personen ≥ 50)
- Pneumokokken

Präexpositionsprophylaxe (PrEP):

- Medizinische Präventionsmaßnahme zum Schutz vor Infektion bei zu erwartendem Infektionsrisiko
- Meist Emtricitabin in Kombination mit Tenofovir (Truvada); Einnahme: täglich *oder* intermittierend (vor und nach Risikoexposition)
- Weiteren PrEP-Schemata: Tenofovir oder Maraviroc allein:
  - PrEP erfordert eine regelmäßige Betreuung
  - Vor Verschreiben muss ein negativer HIV-Test vorliegen
  - PrEP bietet keinen Schutz vor anderen sexuell übertragbaren Krankheiten (STD)
  - Kontrolle in 3 Monate auf STD und HIV-Test
  - Kontrolle der Nierenfunktion (Kreatinin) alle 6–12 Monate

- Seit dem 22. August 2016 ist Truvada zur PrEP in der EU zugelassen
- Seit dem 24. Mai 2018 ist die Leitlinie zur Präexpositionsprophylaxe veröffentlicht

Postexpositionsprophylaxe (PEP):

- Verringerung des Risikos einer Infektion von Mitarbeitern des Gesundheitswesens
- Indikationen für eine vorbeugende Behandlung:
  - Eindringende Verletzungen mit HIV-infiziertem Blut (in der Regel Nadelstiche)
  - Ausgedehnter Kontakt mit Schleimhäuten (Auge oder Mund) oder infizierten Körperflüssigkeiten, wie etwa Sperma, Vaginalflüssigkeit oder anderen Körperflüssigkeiten, die Blut enthalten (z. B. Fruchtwasser)
  - Körperflüssigkeiten wie Speichel, Urin, Tränen, Nasensekret, Erbrochenes oder Schweiß werden nicht als potenziell infektiös betrachtet (Ausnahme: sichtbar blutig)
- Prävention des Feten bzw. Neugeborenen von HIV-infizierten Müttern
- Unterbringung bzw. Isolierungsmaßnahmen beachten

Meldepflicht: § 7 IfSG Meldepflichtige Nachweise von Krankheitserregern: nichtnamentliche Meldung bei direktem oder indirektem Nachweis.

4.5.4 Human-T-cell-lymphotropic-virus (HTLV)

Definition und Bedeutung

- Synonyme: HTLV, humanes T-lymphotropes Virus; engl.: *human T-cell lymphoma virus, human T-cell lymphotropic virus*
- Retroviridae
- 20 Millionen infizierte Menschen weltweit
- Endemisches Vorkommen:
  - HTLV-1 in Japan (> 10 %), Neuguinea, Zentralafrika und Karibik
  - HTLV-2 primär in den USA
  - HTLV-3 und HTLV-4 wurden erstmals 2005 im zentralafrikanischen Kamerun nachgewiesen (Bedeutung noch unklar)
  - Sporadisches Vorkommen weltweit
- Risiko einer adulten T-Zell-Leukämie (ATL): ca. 2–4 %
- Übertragung durch Körperflüssigkeiten (nur über lebende Zellen, nicht über zellfreie Körperflüssigkeiten):
  - Bluttransfusionen
  - Benutzung kontaminierter Spritzen und Kanülen (i. v.-Drogenabhängige)
  - Sexualkontakte (Übertragung von Mann zu Frau ist häufiger)
  - Intrauterine Infektion
- Inkubationszeit: 10–20 Jahre

Klinik

- Es können gehäuft opportunistische und neurologische Störungen sowie Infektionen unterschiedlicher Schweregrade auftreten (▶ Tab. 4.43).
- Zur Auslösung der Erkrankung bedarf es wahrscheinlich weiterer Kofaktoren.

Schwangerschaft: Eine maternofetale Transmission ist möglich, aber scheint eher selten zu sein. Die Transmission des Virus auf das Neugeborene über die Muttermilch ist als gesichert anzusehen.

Tab. 4.43 HTLV ätiologischer Zusammenhang mit verschiedenen Erkrankungen

HTLV-1	• T-Zellleukämie vom Erwachsenentyp (ATL) • Tropische spastische Paraparese (TSP): – Paraparesen – Harn- und Stuhlinkontinenz – Rückenschmerzen – Weitere Symptome: Psoriasis, Uveitis, Keratokonjunktivitis sicca, Arthritis und Polymyositis • HTLV-I-assoziierte Myelopathie (HAM) • B-Zell-Leukämie • Chronisch persistierende Oligoarthritis • Lymphozytäre Uveitis • Bronchioalveoläre Lymphozytose
HTLV-2	Assoziation wahrscheinlich: • Haarzell-Leukämie • Tropische spastische Paraparese-(TSP-)ähnliches Krankheitsbild • Mycosis fungoides • Kutanes $CD8^+$-Zell-Lymphom • Chronische Lungeninfektionen (Pneumonie, Bronchitis, u. a.) • COPD • Sensorische Neuropathien • Motorische Symptome
HTLV-3 und HTLV-4	Ähnliche Erkrankungen wie HTLV-1 möglich, aber noch nicht erwiesen

Diagnose

- ELISA und PAA (partiell agonistische Aktivität) und Bestätigung durch Immunoblot; falsch positive Ergebnisse sind relativ häufig
- Erregernachweis mit Hilfe von PCR

Differenzialdiagnosen

Leukämien; Lymphome; lymphatische Leukämie (T-Zell-Typ); amyotrophe Lateralsklerose (ALS); funikuläre Spinalerkrankung; Multiple Sklerose; Kollagenosen; HIV; Intoxikation.

Therapie

- Antiretrovirale Therapie lässt die Viruslast sinken: Kombinationstherapie z. B. Zidovudin oder Lamivudin mit Interferon-alpha für 6–12 Monate
- Bei akuten Leukämien: Chemotherapie

Der Nutzen der antiretroviralen Therapie ist noch weitgehend unbekannt. Ausnahme: Sie führt zu einer Verringerung der Übertragung.

Prophylaxe und Bemerkungen

- Nur bei 5 % der infizierten Personen zeigen sich klinische Symptome.
- Nach der Infektion werden humorale Antikörper gebildet, welche Jahrzehnte lang persistieren.
- Das Virus persistiert nach der Ansteckung lebenslang im Organismus.

- Blutspender werden in Deutschland nicht auf HTLV-1 getestet (Seltenheit der Infektion).
- Übertragung erfolgt hauptsächlich durch ungeschützten Geschlechtsverkehr und durch Blut.
- Präventive Maßnahmen und Aufklärung:
  - Aufklärung über allgemeine hygienische Maßnahmen, Prävention sexuell übertragener Erkrankungen und Hygiene des Genitalbereichs.
  - Aufklärung über Sexualhygiene, Sexualität und Sexualverhalten.
  - Verwendung von Kondomen stellt eine wirkungsvolle Prophylaxe dar.
  - Neugeborene von HTLV-1 infizierten Müttern sollten nicht gestillt werden.

4.5.5 Zikavirus-Infektion

▶ Kap. 3.6.22

4.5.6 Zytomegalievirus-Infektion (CMV)

Definition

- Zytomegalie (Speicheldrüsenkrankheit, *Cytomegalic Inclusion Body Disease*)
- Häufigste Ursache von konnatalen Infektionen mit kindlicher Erkrankung bei Geburt und Spätschäden
- Außerhalb der Schwangerschaft hat die CMV-Infektion eine große klinische Bedeutung für immunsupprimierte Patienten, z. B. nach Transplantation, bei Tumoren oder mit HIV-Infektion
- Endogene Reaktivierungen und exogene Reinfektionen sind möglich
- Durchseuchungsrate in Industrieländern: ca. 40–80 %
- Schlechte sozioökonomische Bedingungen: Durchseuchungsrate bis zu 90 %
- Übertragung:
  - Tröpfcheninfektion genital und oral
  - Kontaktinfektion über Speichel, Urin, Zervix- und Vaginalsekret, Sperma, Muttermilch
  - Bluttransfusion, Austauschtransfusion
  - Organtransplantation (Niere, Knochenmark, Leber)
  - Pränatal und perinatal (Zervixsekret)

CMV-Infektionen haben eine große klinische Bedeutung für immunsupprimierte Patienten.

Klinik

Immunkompetente Personen:

- Meistens asymptomatischer Verlauf oder nur Unwohlsein, Müdigkeit und uncharakteristisches Fieber
- **Mononukleose-ähnliche Krankheitsbilder (Lymphadenopathie):** Fieber; Pharyngitis; Lymphadenopathie; Unwohlsein; Müdigkeit; Splenomegalie und/oder Hepatomegalie (weniger häufig)
- **Exanthem:** makulopapulöser, morbilliformer oder skarlatiniformer Ausschlag (ungewöhnlich)
- **CMV-Enterokolitis:** Fieber; Gewichtsverlust; Diarrhö; abdominelle Krämpfe

- **CMV-Enzephalitis:** diffuse ZNS-Symptomatik; Apathie; Antriebsminderung; Zephalgien; psychomotorische Verlangsamung; epileptische Anfälle; Gedächtnis- und Konzentrationsstörungen
- **CMV-Ösophagitis:** Schluckbeschwerden; retrosternales Brennen; Ulzerationen; submuköse Blutungen
- **CMV-Pneumonie:** Dyspnoe; trockener Reizhusten; radiologisch interstitielle Infiltrate der gesamten Lunge; weitere pulmonale Manifestationen sind Pleuraerguss, Lungenödem und akutes Atemnotsyndrom
- **CMV-Polyradikulitis:** Harnverhalt; erschwerte Defäkation; „Reithosenanästhesie"; motorische Ausfälle; Sensibilitätsstörungen; Erektionsstörung (Partner)
- **CMV-Retinitis:** Auge ist schmerzlos und nicht gerötet; Punkte-Sehen und Lichtblitze; Gesichtsfeldausfälle; eingeschränkte Sehschärfe und verschwommenes Sehen („Nebelsehen")
- **Hämolytische Anämien:** bei einigen Patienten verminderte Produktion roter Blutkörperchen (RBC) durch das Knochenmark
- **Myokarditis und Perikarditis:** kann zu Herzversagen oder Herzrhythmusstörungen führen; Myokarditis bei Kindern häufiger als bei Erwachsenen, häufigste Todesursache bei jungen Menschen mit CMV-Infektion
- **Hepatitis:** häufiger bei Erwachsenen als bei Kindern, kann aber bei beiden Bevölkerungsgruppen auftreten; Symptome: Fieber, Übelkeit, Erbrechen, Bauchschmerzen, dunkler Urin, lehmfarbener Stuhl und Gelbsucht (Gelbfärbung von Haut und Augen); in schweren Fällen Leberversagen, das tödlich sein kann
- **Magen-Darm-Trakt:** neben der Enterokolitis auch Pankreatitis und Gastritis
- **Nieren:** Glomerulonephritis; nephrotisches Syndrom (Nierenerkrankung, die durch Proteinurie – übermäßige Proteinausscheidung mit dem Urin – und Ödeme, Schwellungen gekennzeichnet ist)
- **Meningoenzephalitis:** Entzündung der Hirnhäute (Membranen, die das Gehirn und das Rückenmark umgeben) und/oder des Gehirns selbst; Symptome: Kopfschmerzen, Fieber, Nackensteifigkeit, veränderter Geisteszustand (Verwirrung), Krampfanfälle und Koma
- **Mononeuritis multiplex:** Sensibilitätsstörungen; meist einseitige Paresen; isolierte Paresen an Arm oder Bein; rasche Progredienz der Symptome; Entwicklung der Symptome meist innerhalb eines Tages
- **Pharyngitis:** Entzündung des Rachens; Symptome: Halsschmerzen, Fieber und geschwollene Lymphknoten im Hals
- **Guillain-Barré-Syndrom:** akute aufsteigende Lähmung (selten), 7–8 % aller Patienten mit CMV-Infektion

Bei Immunsupprimierten (z. B. Organtransplantation, AIDS):

- Hohe Inzidenz manifester CMV-Infektionen
- Interstitielle Pneumonie, Retinitis, gastrointestinale Ulzerationen, Enzephalitis, Hepatitis mit Transplantatabstoßung

Schwangerschaft

▶ Kap. 3.4.11

Diagnose

- Serologische Diagnostik von CMV-Antikörpern
- Nachweis von viralen Antigenen

- Nachweis von CMV-DNA (PCR)
- Isolierung des CMV aus peripherem Blut, Kultivierung und Darstellung virusspezifischer Frühantigene (monoklonale Antikörper) möglich
- Die CMV-Isolierung gelingt in der Zellkultur (humane Vorhautfibroblasten)
- Zum CMV-Antigen-Nachweis mithilfe der Immunfluoreszenztest kann eine Kurzzeit-Mikrokultur erfolgen
- Spezialdiagnostik, nur in wenigen Laboren verfügbar
- Direkter Nachweis von pp65 als Schnelltest möglich
- Pathologie: typische zytomorphologische Veränderungen („Eulenaugen“)

Therapie

- Meist keine Behandlung nötig
- Therapie bei Indikation und immungeschwächten Patienten mit Virustatika (▶ Tab. 4.44)

Tab. 4.44 Therapieoptionen einer Zytomegalie-Infektion

		Medikament	Dosierung	Dauer
Konnatale Infektion	1. Wahl	Ganciclovir	2 × 5 mg/kg KG/d i. v.	für 3 Wochen
	2. Wahl	Foscarnet	3 × 40–60 mg/kg KG i. v.	für 3 Wochen
	Alternativ	Cidofovir	1 × 5 mg/kg KG i. v. alle 7 d*	Woche 1 und 2
Transplantierte Patienten	1. Wahl	Ganciclovir	2 × 5 mg/kg KG/d i. v.	für 3 Wochen
	2. Wahl	Foscarnet	3 × 40–60 mg/kg KG i. v.	für 3 Wochen
	Alternativ	Cidofovir	1 × 5 mg/kg KG i. v. alle 7 d*	Woche 1 und 2
	Evtl. plus	CMV-Hyperimmunglobulin**		für 3 Wochen
AIDS	1. Wahl	Ganciclovir	2 × 5 mg/kg KG/d i. v.**	für 3 Wochen
	2. Wahl	Foscarnet	3 × 40–60 mg/kg KG i. v.**	für 3 Wochen
	Alternativ	Cidofovir	1 × 5 mg/kg KG i. v. alle 7 d*, **	Woche 1 und 2
Uveitis, Retinitis	1. Wahl	Ganciclovir	2 × 5 mg/kg KG/d i. v. **	für 3 Wochen
	2. Wahl	Foscarnet	3 × 40–60 mg/kg KG i. v.**	für 3 Wochen
	Alternativ	Cidofovir	1 × 5 mg/kg KG i. v. alle 7 d*	Woche 1 und 2
		Valganciclovir	Initialtherapie: 2 × 900 mg p. o.**	
CMV-Pneumonie	1. Wahl	Ganciclovir	2 × 5 mg/kg KG/d i. v.	für 3 Wochen
	2. Wahl	Foscarnet	3 × 40–60 mg/kg KG i. v.	für 3 Wochen
	Alternativ	Cidofovir	1 × 5 mg/kg KG i. v. alle 7 d*	Woche 1 und 2
	Evtl. plus	CMV-Hyperimmunglobulin		
Suppressionstherapie		Ganciclovir	1 × 5 mg/kg KG/d i. v.	
		Cidofovir	1 × 5 mg/kg KG i. v.	Alle 14 d
		Valganciclovir	Initialtherapie: 2 × 900 mg p. o. Erhaltungstherapie: 1 × 900 mg p. o.	

* Nach 2. Woche: 1 × 5 mg/kg KG alle 14 Tage als Erhaltungstherapie
** Danach evtl. Suppressionstherapie

Differenzialdiagnosen

Epstein-Barr-Virus (EBV); HSV; Infektion mit Enteroviren; Listeriose; Pneumocystis carinii (bei immunsupprimierten Patienten); Röteln; Sepsis; Syphilis; Toxoplasmose.

Schwierige differenzialdiagnostische Beurteilung. CMV-Erkrankungen können sehr vielfältig verlaufen.

Prophylaxe und Bemerkungen

Passive Immunisierung:
- Passive Immunisierung: verschiedene Immunglobulinpräparate; prophylaktische Maßnahme (in Kombination mit Ganciclovir) bei immunsupprimierten Patienten, in der Transplantationsmedizin und bei Frühgeborenen mit CMV-Symptomatik
- Die Gabe von Hyperimmunoglobulin kann bei seronegativen Schwangeren mit CMV-Kontakt bzw. Primärinfektion in Erwägung gezogen werden

Expositionsprophylaxe:
- Die Expositionsprophylaxe ist aufgrund der etlichen Übertragungswege äußerst schwierig und nicht immer erfolgreich, da Kleinkinder bis zum 3. Lebensjahr die häufigsten Virusausscheider darstellen
- Die Nutzung von Kondomen wäre anzuraten
- Aufklärung über Prophylaxe, Sexualität und Sexualverhalten

Hygienemaßnahmen (z. B. Waschen der Hände):
- Verwendung seronegativer Blutkonserven für Transfusionen bei Risikopatienten (z. B. Organ- und Knochenmarktransplantat-Empfänger)
- Bei AIDS-Patienten lebenslange Rezidivprophylaxe
- Impfstoffe seit Jahrzehnten in Entwicklung

5 Infektionserkrankungen in der gynäkologischen Chirurgie

5.1 Clostridium-difficile-assoziierte Kolitis

Definition und Bedeutung

- Erreger meist Clostridium difficile (neuere Nomenklatur: Clostridioides difficile)
- Ursachen: Überwucherung des Darms mit Clostridium difficile nach Zerstörung der physiologischen Darmflora meistens im Rahmen einer Therapie mit Breitbandantibiotika oder Zytostatika (z. B. Taxane)
- Prävalenz hat durch das Auftreten neuer hypervirulenter Varianten (v. a. Ribotyp 027/NAP-1) drastisch zugenommen
- Zahl schwerer Verläufe und Therapieversagern drastisch erhöht. Rückfallquote von mindestens 20–25 %

Abschätzung des Schweregrades einer Clostridium-difficile-Infektion: Alter > 65 Jahre; Fieber > 38,5 °C; Leukozytose > 15.000 × 109/l; Linksverschiebung > 20 % stabkernige Granulozyten; Hypoalbuminämie < 30 g/l; Kreatinin-Anstieg > 50 % des Ausgangswertes; Laktaterhöhung ≥ 5 mmol/l

Risikofaktoren für eine Clostridium-difficile-Infektion: Alter > 65 Jahre; Fortsetzung oder erneute antibiotische Therapie; aktuelle oder stattgefundene antibiotische Therapie innerhalb der letzten 3 Monate; Hospitalisierung bzw. stattgefundene Hospitalisierung innerhalb der letzten 3 Monate; 2 oder mehr Komorbiditäten; stattgefundene C.-difficile-Infektion; evtl. Niereninsuffizienz; evtl. Immunsuppression.

Risiko einer Clostridium-difficile-Infektion für verschiedene Antibiotika (absteigend):

- 3. Generation-Cephalosporine
- Clindamycin
- 2. Generation Cephalosporine
- 4. Generation-Cephalosporine
- Carbapeneme
- Trimethoprim/Sulfamethoxazol
- Fluorchinolone
- Penicillin-Kombinationen

Klinik

- Durchfälle mit wässrig-schleimig-blutigen Stühlen
- Übelkeit und Erbrechen
- Fieber
- Schwerste Form: pseudomembranöse Kolitis
- Komplikationen: Darmperforation mit Peritonitis, Sepsis, toxisches Megakolon

Diagnostik

- Abklärung der Diarrhö (▶ Abb. 5.1)
- Anamnese: vor allem ist eine kurz vorangegangene oder laufende antibiotische Therapie zu erfragen
- Klinische Symptomatik
- Nachweis von Clostridium-difficile-Toxin im Stuhl und entsprechendes weiteres Prozedere

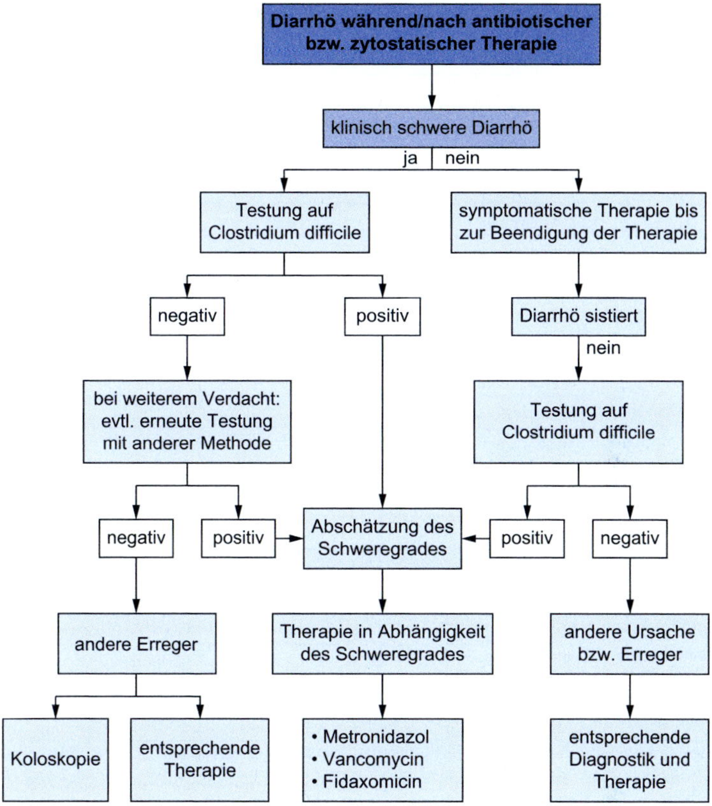

Abb. 5.1 Diarrhö während oder nach antibiotischer Therapie

- Koloskopie: Schleimhautrötung, pseudomembranöse Läsionen v. a. im linken Hemikolon

Therapie

- Verursachendes Antibiotikum absetzen
- Allgemeine symptomatische Behandlung
- Antibiotische Therapie mit Metronidazol, Vancomycin oder Fidaxomicin (▶ Tab. 5.1)
- Neue Medikamente: Bezlotoxumab:
  - Passive Immunisierung durch einen Antikörper gegen Zytotoxin B
  - Zugelassen zur Rezidivprophylaxe bei Erwachsenen mit hohem Rezidivrisiko
  - Kann ab der 1. Episode zusätzlich zur antibiotischen Therapie eingesetzt werden
  - Nebenwirkungen: Übelkeit, Fieber, Kopfschmerzen, Infusionsreaktionen
- Die Anwendung von Probiotika wird kontrovers diskutiert

Tab. 5.1 Therapieoptionen einer Clostridium-difficile-Infektion

Indikation	Medikament	Dosierung	Dauer	
Leicht	Metronidazol	3 × 500 mg/d p. o.	10–14 d	*oder*
	Vancomycin	4 × 125 mg/d p. o.	10–14 d	*oder*
	Fidaxomicin	2 × 200 mg/d p. o.	10 d	
Schwer	Vancomycin	4 × 500 mg/d p. o.	10–14 d	*oder*
	Fidaxomicin	2 × 200 mg/d p. o.	10 d	
	Evtl. plus			
	Bezlotoxumab*, **	1 × 10 mg/kg KG i. v.	Als Einmalgabe	
Schwer mit Komplikation	Vancomycin	4 × 500 mg/d p. o.	10–14 d	
	Evtl. plus			
	Metronidazol	3 × 500 mg/d i. v.	10–14 d	
	Evtl. plus			
	Vancomycin-Rektaleinläufe***	4 ×/d	10 d	
	Evtl. plus			
	Bezlotoxumab*, **	1 × 10 mg/kg KG i. v.	Als Einmalgabe	
Erstes Rezidiv	Vancomycin	4 × 500 mg/d p. o.	10–14 d	*oder*
	Fidaxomicin	2 × 200 mg/d p. o.	10 d	
Multiple Rezidive	Vancomycin****	4 × 500 mg/d p. o.	10 d	*oder*
	Fidaxomicin	2 × 200 mg/d p. o.	10–14 d	
	Evtl. plus			
	Bezlotoxumab*, **	1 × 10 mg/kg KG i. v.	Als Einmalgabe	

* Zugelassen zur Rezidivprophylaxe der C.-difficile-Infektion bei Erwachsenen mit hohem Rezidivrisiko. Kann in besonderen Fällen ab der 1. Episode zusätzlich zur antibiotischen Therapie gegeben werden.
** Immer in Kombination mit Antibiotikatherapie.
*** Vancomycin-Rektaleinläufe (Vancomycin 500 mg ad 100 ml NaCl-Lösung) 4 × tgl. über 10 Tage.
**** Anschließendes Ausschleichschema für mindestens 3 Wochen: 1 × 500 mg p. o. Alle 2–3 Tage über 5–7 Wochen.

Ein fäkaler Mikrobiomtransfer (FMT) als Standardtherapie bei rezidivierender Clostridium-difficile-assoziierter Diarrhö ist aktuell in Deutschland – im Gegensatz zu europäischen Empfehlungen – noch nicht gegeben. Eine generelle Empfehlung für die klinische Praxis ist derzeit nicht möglich, obwohl es in Einzelsituationen evtl. sinnvoll sein kann.

Differenzialdiagnosen

Antibiotika-Nebenwirkung ohne Clostridium-difficile-Infektion (häufiger); Shigellen-Ruhr; Amöbenruhr; andere Durchfallerkrankungen.

Prophylaxe und Bemerkungen

- Prognose: hohe Rezidivneigung
- Bei Komplikationen letale Verläufe möglich

Hygienemaßnahmen sind von entscheidender Bedeutung!

Hygienemaßnahmen bei einer Clostridium-difficile-Infektion:

- **Isolierung:** Standardisolierung; Kohortenisolierung möglich
- **Hygienische Händedesinfektion:** immer notwendig; wegen Sporenbildung des Erregers Händewaschen zusätzlich zur hygienischen Händedesinfektion!
- **Schutzkleidung:** Schutzkittel; Mundschutz; Handschuhe; Einmalschürze
- **Desinfektionsmaßnahmen:** Flächendesinfektion; sporozide Desinfektionsmittel!
- **Entsorgung:** Material, Abfall und Wäsche werden im Zimmer abgeworfen; Patiententransport; Transporte minimieren
- **Entwarnung:** Maßnahmen bis 48 h nach dem Sistieren der Symptome
- **Schlussdesinfektion:** Wischdesinfektion aller Flächen und des Sanitärbereiches; sporozide Desinfektionsmittel; Zimmer darf erst nach Ablauf der Einwirkzeit wieder belegt werden

Erst Händewaschen, dann desinfizieren (Alkohol kann Sporen nicht abtöten).

5.2 Endokarditis-Prophylaxe

Definition und Bedeutung

- Endokarditis ist eine gefährliche und schwer zu behandelnde Krankheit
- Personen mit einem höheren Risiko für diese Erkrankung sollten mit einer Endokarditis-Prophylaxe geschützt werden
- Häufige Erreger:
  - Aus dem Oropharynx: Viridans-Streptokokken
  - Aus dem Intestinal- und Urogenital-Trakt: Enterokokken
  - Andere Lokalisation: Staphylokokken

Risikogruppen

Risikogruppen nach Vorerkrankungen

- Herzklappenprothesen
- Überstandene Endokarditis
- Angeborene Herzfehler:
  - Unkorrigierte zyanotische Vitien sowie mit palliativem aortopulmonalem Shunt/Conduit
  - Korrigierte Vitien 6 Monate postoperativ, wenn Fremdmaterial verwendet wurde
  - Korrigierte Vitien mit Residualdefekt nahe Patch/Prothese
  - Ventrikelseptumdefekt und persistierender Ductus arteriosus
- Nicht therapierte Herzfehler
- Therapierte Herzfehler mit residualen Defekten
- Herzfehler mit prothetischem Material repariert
- Vorangegangene Herztransplantation und Valvulopathie

Risikogruppen nach geplantem Eingriff

Mund und Rachen:

- Zahnärztliche Eingriffe, bei denen das Zahnfleisch verletzt wird, z. B. Zahnsteinentfernung, Ziehen eines Zahns und Zahnimplantation
- Kieferchirurgische Eingriffe

Respirationstrakt:

- Operationen an den oberen Luftwegen, bei denen die Schleimhaut verletzt wird, z. B. Tonsillektomie, Adenoidektomie, Bronchoskopie mit starrem Rohr

Gastrointestinaltrakt, Urogenitaltrakt und Haut:

- Bei Eingriffen im Magen-Darm-Trakt, an den Harnwegen oder der Haut ist eine Prophylaxe nur dann erforderlich, wenn es sich um folgende Maßnahmen handelt:
  - Ösophagusvarizen-Sklerosierung
  - Ösophagus-Bougierung
  - Cholezystektomie
  - Zystoskopie
  - Harnkatheter
  - Vaginale Hysterektomie
  - Vaginale Entbindung bei lokaler Infektion
  - Inzision bzw. Drainage von infiziertem Gewebe

Es gibt keine Empfehlungen, dass bei Schwangeren oder im Rahmen einer Geburt eine Endokarditis-Prophylaxe erforderlich ist. Allerdings ist – laut Deutscher Gesellschaft für Kardiologie (DGK) – zu empfehlen, dass bei Schwangeren mit entsprechenden Risikokonstellationen eine Prophylaxe nützlich sein könnte.

Therapie – Durchführung der Prophylaxe

- Prophylaxe sollte 30–60 min vor der Operation gegeben werden (▶ Tab. 5.2):
  - p. o.-Therapie 60 min vor Operation
  - i. v.-Therapie 30 min vor Operation
  - Ausnahme: Vancomycin i. v. ca. 1,5–2 h vor Intervention (über 60 min, da bei zu rascher i. v.-Gabe Histaminfreisetzung mit sog. „*red man syndrome*" auftreten kann)
- Bei Penicillinallergie kann Clindamycin gegeben werden
- Für den Fall, dass eine Patientin keine Prophylaxe vor einem Eingriff erhalten hat, erscheint diese bis zu 2 h nach dem Eingriff noch sinnvoll.

Die Empfehlungen zur Endokarditis-Prophylaxe sind international nicht einheitlich. Es besteht die Möglichkeit einer individuellen Abwägung.

Prophylaxe und Bemerkungen

- Das Prinzip der Prophylaxe der infektiösen Endokarditis beruht auf Beobachtungen.
- Die Effektivität und Effizienz stützt sich auf uneinheitliche Expertenmeinungen, Fallberichte bzw. tierexperimentelle Daten.

Tab. 5.2 Endokarditis-Prophylaxe

Zähne und Kiefer	1. Wahl	Amoxicillin	1 × 2 g p. o.	*oder*
		Amoxicillin	1 × 2 g i. v.	
	Alternative	Cefuroximaxetil	1 × 1 g p. o.	*oder*
		Clindamycin	1 × 600 mg p. o.	*oder*
		Cefazolin	1 × 1 g i. v.	*oder*
		Clindamycin	1 × 600 mg i. v.	*oder*
		Vancomycin*	1 × 1 g i. v.	
Respirationstrakt	1. Wahl	Amoxicillin	1 × 2 g p. o.	*oder*
		Amoxicillin	1 × 2 g i. v.	
	Alternative	Cefuroximaxetil	1 × 1 g p. o.	*oder*
		Clindamycin	1 × 600 mg p. o.	*oder*
		Cefazolin	1 × 1 g i. v.	*oder*
		Clindamycin	1 × 600 mg i. v.	*oder*
		Vancomycin	1 × 1 g i. v.	
Gastrointestinaltrakt	1. Wahl	Amoxicillin/Clavulansäure	1 × 2,2 g i. v.	*oder*
		Piperacillin/Tazobactam	1 × 4,5 g i. v.	
	Alternative	Vancomycin*	1 × 1 g i. v.	
		plus		
		Gentamicin**	120 mg i. v.	
Urogenitaltrakt	1. Wahl	Amoxicillin/Clavulansäure	1 × 2,2 g i. v.	*oder*
		Piperacillin/Tazobactam	1 × 4,5 g i. v.	
	Alternative	Vancomycin	1 × 1 g i. v.	
		plus		
		Gentamicin**	120 mg i. v.	
Haut	1. Wahl	Amoxicillin/Clavulansäure	1 × 2 g p. o.	*oder*
		Amoxicillin/Clavulansäure	1 × 2,2 g i. v.	
	Alternative	Cefuroximaxetil	1 × 1 g p. o.	*oder*
		Clindamycin	1 × 600 mg p. o.	*oder*
		Cefazolin	1 × 2 g i. v.	*oder*
		Clindamycin	1 × 600 mg i. v.	*oder*
		Vancomycin	1 × 1 g i. v.	

Gabe der Endokarditis-Prophylaxe:
- Prophylaxe sollte 30–60 min vor der Operation gegeben werden
- p. o.-Therapie 60 min vor Operation
- i. v.-Therapie 30 min vor Operation
- Cefalexin, Cefazolin, Ceftriaxon sollte nicht bei Z. n. Anaphylaxie, Urtikaria bei Penicillintherapie (-allergie) gegeben werden

* Vancomycin-Dosierung häufig als 1 g i. v. – allerdings Einmalgabe empfohlen. Allerdings wird ebenfalls 20 mg/kg KG i. v. erwähnt.

** Gentamicin-Dosierung häufig als 120 mg Einmalgabe i. v. Allerdings wird ebenfalls 1,5 mg/kg KG i. v. erwähnt.

- Placebo-kontrollierte und randomisierte Studien existieren nicht und sind auch aus ethischen Gründen nicht durchführbar.

Die American Heart Association (AHA) hat in ihren Guidelines 2007 den Kreis der möglichen Indikationen eingeengt und empfiehlt eine Endokarditis-Prophylaxe nur für Hochrisikopatienten. Die Deutsche Gesellschaft für Kardiologie (DGK) hat sich erwartungsgemäß diesen Empfehlungen angeschlossen. Die europäischen Leitlinien empfehlen zusätzlich eine Endokarditis-Prophylaxe bei allen Herzklappenfehlern.
Dieses Vorgehen ist, trotz zahlreicher gegenteiliger Meinungen und fehlender Placebo-kontrollierter randomisierter Studien, durchaus gerechtfertigt, da z.B. in Großbritannien, wo die Indikation der Endokarditis-Prophylaxe aus unterschiedlichen Gründen (monetäre Ursachen und fehlende Placebo-kontrollierte randomisierte Studien) seit dem Jahr 2008 eingeschränkt wurde, mittlerweile sehr stark ausgeprägte negative Effekte zu vermerken sind.

5.3 Erysipel

Definition und Bedeutung

- Akute und schmerzhafte Infektion der Haut mit invasiver Ausbreitung entlang der Lymphbahnen
- Meist durch Beta-hämolysierende Streptokokken der Gruppe A – seltener Gruppe C oder G – verursacht
- Allerdings können auch andere Erreger ein Erysipel verursachen (einschließlich MRSA, Klebsiella pneumoniae, Haemophilus influenzae, Escherichia coli, Streptococcus pneumoniae oder Moraxella)

Unterteilung:
- Bullöses Erysipel
- Hämorrhagisches Erysipel
- Gangräneszierendes Erysipel

Klinik

- Prädilektionsstellen: Extremitäten (meist Unterschenkel) oder Gesicht
- Ausgeprägtes Krankheitsgefühl
- Fieber und Schüttelfrost
- Charakteristisch ist eine flächenhafte, umschriebene und schmerzhafte Hautrötung mit flammenzungenartigen Ausläufern
- Schwellung regionaler Lymphknoten

Die klassischen Entzündungszeichen sind: Rubor, Calor, Dolor, Tumor, Functio laesa.

Diagnostik

- Diagnose anhand des klinischen Befundes
- Entzündungsparameter: Leukozytose, CRP erhöht, BSG (falls noch durchgeführt) erhöht
- Serologie in unklaren Fällen: Antistreptolysin (ASL)-Titer bzw. Anti-Streptodornase-B (ADB)-Titer erhöht

- Abstriche im Bereich der *potenziellen* Eintrittspforte
- Erregernachweis aus der Haut des Erythems nicht möglich

Erregernachweis aus der Haut des Erythems ist nicht möglich. Der Nachweis von A-Streptokokken aus dem Nasen-Rachen-Raum oder Genitalbereich kann in unklaren Fällen hilfreich sein.

Therapie

Krankenhauseinweisung und i. v.-Therapie abhängig von:
- **Schweregrad der Erkrankung:** z. B. Sepsis, Hypotonie, Verwirrtheit
- **Lokalbefund:** Ausdehnung, kutane Blasen bzw. Nekrosen, schnelle Progredienz
- **Begleiterkrankungen:** Niereninsuffizienz, Diabetes mellitus, Immunsuppression

Therapeutische Maßnahmen:
- Ruhigstellung und Kühlung des betroffenen Hautareals
- Lokale Behandlung der möglichen Eintrittspforte mit Antiseptika (▶ Tab. 5.3)
- Lokale Behandlung des Erythems mit antiphlogistischen Salben (z. B. Antibiotika *plus* Kortison) (▶ Tab. 5.3)
- Systemische antiphlogistische und analgetische Therapie: Metamizol 3–4 × 30 Tropfen max. 7 Tage *oder* Ibuprofen 2–3 × 800 mg/d p. o. max. 7 Tage
- Systemische antibiotische Therapie (▶ Tab. 5.3)

Begleitmaßnahmen:
- Kühlung des betroffenen Areals
- Ruhigstellung evtl. Hochlagerung der betroffenen Extremität
- Lokale feuchte Umschläge, evtl. antiseptische Umschläge
- Sanierung der Eintrittspforte (z. B. bei bestehender Tinea)
- Bei Lymphödem nach Erysipel: Kompressionsbehandlung und Lymphdrainage
- Bettlägerigkeit: Low-dose-Heparinisierung

Überprüfung und Behandlung prädisponierender Faktoren (z. B. Diabetes, Lymphödem, Durchblutungsstörung)

Rezidivprophylaxe, falls ein Auftreten 2 × im Jahr:
- Benzathin-Benzylpenicillin 1 × 1,2 Mega IU/pro Monat i. m. für 6 Monate *oder*
- Penicillin V 2 × 0,25 Mega IU/d p. o. für 6 Monate *oder*
- Erythromycin 2 × 250 mg/d p. o. für 6 Monate *oder*
- Penicillin G 2 × 5 Mega IU/d i. v. für 10 d/alle 3 Monate über 1 Jahr *oder*
- Erythromycin 2 × 1 g/d i. v. für 10 d/alle 3 Monate über 1 Jahr *oder*
- Erythromycin 4 × 250 mg/d p. o. 5 d/Monat über 1 Jahr

Behandlungsindikation ist mit der Diagnosestellung gegeben.

Differenzialdiagnosen

Akute Dermatitis; Erysipelas carcinomatosum; Erysipeloid; Herpes zoster; Hypodermitis; Kontaktdermatitis; Lymphangitis acuta; oberflächliche Thrombophlebitis; Quincke-Ödem; Tibialis-anterior-Syndrom.

Prophylaxe und Bemerkungen

- Unbehandelt kann das Erysipel zu schwerwiegenden Komplikationen führen: Lymphödem, Phlegmone, Glomerulonephritis, nekrotisierende Fasziitis, Sepsis.

Tab. 5.3 Therapie des Erysipels

		Medikament	**Dosierung**	**Dauer**	
Lokale Behandlung	Lokale Behandlung (Eintrittspforte)	Polihexanid*	1–2 ×/d lokal	7–10 d	*oder*
		Chlorhexidindigluconat 1 % Creme (NRF11.116.)	1–3 ×/d lokal	7–10 d	*oder*
		Chinolinolsulfat 0,1 % Lösung (NRF11.127.)**	1–3 ×/d lokal	7–10 d	*oder*
		Clioquinol 2 % Creme	2 ×/d lokal	7–10 d	*oder*
		Triclosan 2 % Creme (NRF11.135.)	2 ×/d lokal	7–10 d	
	Lokale Behandlung Alternative	Ammoniumbituminosulfonat 20 % Salbe	1 ×/d lokal	7 d	*oder*
		Natriumbituminosulfonat 20 % Salbe	1 ×/d lokal	7 d	
	Lokale Behandlung des Erythems	Gentamicin 0,1 %/ Flupredniden 0,05 % Creme	2–3 ×/d lokal	7–10 d	*oder*
		Fusidinsäure 2 %/ Betamethasonvalerat 0,1 % Creme	2–3 ×/d lokal	7–10 d	*oder*
		Polihexanid*	1–2 ×/d lokal	7–10 d	*oder*
		Chlorhexidindigluconat 1 % Creme (NRF11.116.)	1–3 ×/d lokal	Bis Abheilung	*oder*
		Chinolinolsulfat 0,1 % Lösung (NRF11.127.)**	1–3 ×/d lokal	Bis Abheilung	
Systemische antibiotische Therapie	Häufig genutzt	Penicillin G	3 × 10 Mega IU/d i. v.	10–14 d	*oder*
		Penicillin V	2 × 1,5 Mega IU/d p. o.	10–14 d	*oder*
		Amoxicillin/Clavulansäure	3 × 2,2 g/d i. v.	7–10 d	*oder*
		Ampicillin/Sulbactam	3 × 3 g/d i. v.	7–10 d	
	Alternative	Cefotaxim	3 × 2 g/d i. v.	10 d	*oder*
		Clindamycin	3 × 600 mg/d i. v.	7 d	*oder*
		Moxifloxacin	1 × 400 mg/d p. o./i. v.	7–21 d	*oder*
		Levofloxacin	2 × 500 mg/d p. o./i. v.	10–14 d	*oder*
		Erythromycin	3 × 1 g/d i. v.	7–14 d	*oder*
		Erythromycin	4 × 500 mg/d p. o.	10–14 d	*oder*
		Clarithromycin	2 × 500 mg/d p. o./i. v.	7–10 d	*oder*
		Doxycyclin	1 × 100 mg/d i. v.	14 d	
	Beteiligung Staphylokokken	Flucloxacillin	3 × 1 g/d p. o./i. v.	10–14 d	*oder*
		Dicloxacillin	4 × 1 g/d p. o.	7–10 d	

* Umschläge
** Unverdünnt zu Umschlägen von 30–60 min Dauer lokal anwenden

- Das Erysipel war bis vor einigen Jahren eine häufige Komplikation in der gynäkologischen Onkologie, bedingt durch die radikalen Operationen.
- Mit der Etablierung von schonenden onkologischen operativen Maßnahmen (Laparoskopie, Sentinel-Entfernung u. a.) ist das Auftreten eines Erysipels seltener geworden.

Wichtigster prädisponierender Faktor ist das Lymphödem (hohe Rezidivneigung).

5.4 Multiresistente Erreger (MRE)

5.4.1 Allgemein

- Infektionen mit multiresistenten Erregern (MRE) gewinnen zunehmend an Bedeutung
- Antibiotisch nur noch sehr eingeschränkt bzw. gar nicht mehr therapierbar

Erreger mit besonderen Resistenzen:

- Staphylococcus aureus: Methicillin/Oxacillin (MRSA)
- Enterococcus faecium: Vancomycin
- Gramnegative Bakterien:
  - Enterobakterien (K. pneumoniae, E. coli u. a.): Cephalosporine, Carbapeneme
  - Acinetobacter baumannii: Carbapeneme
  - Pseudomonas aeruginosa: Acylureidopenicilline, Cephalosporine, Carbapeneme

Die WHO hat im Jahr 2017 eine Liste von Antibiotika-resistenten Erregern vorgestellt, welche immer mehr ein gesundheitliches Risiko darstellen.

- **Prioritätenliste nach WHO (2017):**
  - **Priorität 1: kritisch:**
    - Acinetobacter baumannii: Resistenz gegen Carbapeneme
    - Pseudomonas aeruginosa: Resistenz gegen Carbapeneme
    - Enterobacteriaceae: Resistenz gegen Carbapeneme
  - **Priorität 2: hoch:**
    - Enterococcus faecium: Resistenz gegen Vancomycin
    - Staphylococcus aureus: Resistenz gegen Methicillin bzw. Vancomycin
    - Helicobacter pylori: Resistenz gegen Clarithromycin
    - Campylobacter spp.: Resistenz gegen Fluorchinolone
    - Salmonellae: Resistenz gegen Fluorchinolone
    - Neisseria gonorrhoeae: Resistenz gegen Cephalosporine bzw. Fluorchinolone
  - **Priorität 3: mittel:**
    - Streptococcus pneumoniae: Resistenz gegen Penicilline
    - Haemophilus influenzae: Resistenz gegen Ampicillin
    - Shigella spp.: Resistenz gegen Fluorchinolone

Seit 2010 wurden mehrere neue Antibiotika zugelassen, die zunächst gegen MRSA und später auch gegen multiresistente gramnegative Bakterien eingesetzt werden können (▶ Tab. 5.4).

Allerdings ist die Anzahl der neu entwickelten Antibiotika äußerst gering.

Die neuen Antibiotika sind weiterhin teuer, sodass sie nur sehr eingeschränkt eingesetzt werden. Interessanterweise wurde sogar ein Medikament, aufgrund von fehlender Nachfrage, freiwillig vom Markt genommen!

5

Tab. 5.4 Zugelassene neue Antibiotika (in der EU; abweichende Zulassungen/Indikationen in den U. S. A., Indien oder Japan möglich)

Jahr	Medikament	Bemerkungen/Indikationen
2012	Ceftarolin (Cephalosprin)	Grampositive Bakterien (auch MRSA)
2013	Fidaxomicin	Clostridium difficile
2014	Bedaquilin	Tuberkulose
2014	Delamanid	Tuberkulose
2014	Ceftobiprol (Cephalosprin)	Grampositive Bakterien (auch MRSA) Nicht-multiresistente gramnegative Bakterien
2014	Telavancin*	Grampositive Bakterien (auch MRSA)
2015	Ceftolozan/Tazobactam	Multiresistente gramnegative Bakterien
2015	Tedizolid (Oxazolidinon),	Grampositive Bakterien (auch MRSA)
2016	Dalbavancin (Lipoglycopeptid)	Grampositive Bakterien (auch MRSA)
2016	Oritavancin (Lipoglycopeptid)	Grampositive Bakterien (auch MRSA)
2017	Ceftazidim/Avibactam (Cephalosprin/neuer Betalactamase-Inhibitor)	Gramnegative Bakterien Gramnegative Bakterien mit bestimmten Beta-Lactamase-Resistenzen (oder mit Klebsiella pneumoniae-Carbapenemase) einschl. Pseudomonas
2018	Bezlotoxumab (monoklonaler Antikörper)	Clostridium difficile
2018	Eravacyclin (Tetracyclin)**	Multiresistente gramnegative Bakterien Enterobakterien (WHO 1)
2018	Meropenem/Vaborbactam (Carbapenem/neuer Betalactamase-Inhibitor)**	Gramnegative Bakterien Gramnegative Bakterien mit bestimmten Beta-Lactamase-Resistenzen (u. a. Enterobakterien) (WHO 1)
2019	Delafloxacin (Fluorchinolon)**	Inkl. Gonorrhö; inkl. MRSA (WHO 2)
2019	Lefamulin (Pleuromutilin)	Gramnegative Bakterien
2019	Temocillin (Penicillin-Derivat)***	Einige gramnegative Bakterien ESBL-produzierende Enterobakterien
2020	Pretomanid (Nitroimidazooxazine)	Multiresistente Tuberkulose
2021	Cefiderocol (Cephalosprin)**	Aerobe gramnegative Bakterien bei begrenzten anderen Therapiemöglichkeiten

* 2018 Marktrücknahme wegen zu geringen finanziellen Absatzes
** Wird derzeit nicht vermarktet
*** Antibiotikum mehr als 30 Jahre alt

5.4.2 Methicillin-resistenter Staphylococcus aureus (MRSA)

Übertragung

Hauptsächlich über Kontakt mit den Händen des ärztlichen und des pflegerischen Personals von einem Patienten zum anderen.

Risikofaktoren:
- Lange stationäre Aufenthalte
- Mehrfach-Antibiotikatherapie

- Multiple invasive Eingriffe
- Maschinelle Beatmung
- Liegende Zugänge (z. B. ZVK, Drainagen)

Klinik

Erkrankungen wie bei Staphylococcus aureus.

Diagnostik

Erregernachweis je nach Infektion und Infektionsort z. B.:
- Wundabstrich (chirurgische Wundinfektion)
- Trachealsekret (Pneumonie)
- Venenkatheterspitze (Kathetersepsis)

Zusätzlich Screening auf MRSA-Besiedlung im Nasen-Rachen-Raum, dabei Abstrichtupfer mehrmals in der vorderen Nasenöffnung rotieren, zusätzlich Rachenabstrich.

Therapie

- Abhängig vom Infektionsort sollten etliche allgemeinen Maßnahmen ergriffen werden (▶ Tab. 5.5)
- Therapie nach Antibiogramm (gegebenenfalls Kombinationstherapie)

Tab. 5.5 Maßnahmen bei Infektion mit Methicillin-resistentem Staphylococcus aureus (MRSA)

Isolierung	• Standardisolierung • Kohortenisolierung möglich
Hygienische Händedesinfektion	• Immer notwendig
Schutzkleidung	• Schutzkittel • Mundschutz • Handschuhe • Einmalschürze
Desinfektionsmaßnahmen	• Wischdesinfektion
Entsorgung	• Material, Abfall und Wäsche werden im Zimmer abgeworfen
Patiententransport	• Transporte minimieren • Läsionen dicht verbinden • Mundschutz
MRSA-Screening	• Obligat (Nase, Wunden)
MRSA-Sanierungsmaßnahmen	• 1 ×/d Waschungen mit zugelassenen antiseptischen Lösungen über 5–10 Tage • Täglicher Wechsel von Bett- und Körperwäsche • Bei nasalem MRSA: Mupirocin-Nasensalbe 3 ×/d über 5–10 Tage • Keine systemischen Antibiotika bei symptomloser Kolonisierung!
MRSA-Entwarnung	• Beginn der Kontrollabstriche erst nach Therapieende • 3 MRSA-negative Abstriche an 3 aufeinanderfolgenden Tagen
Schlussdesinfektion	• Gründliche Wisch-Desinfektion aller Flächen und des Sanitärbereiches • Zimmer darf erst nach Ablauf der Einwirkzeit wieder belegt werden

- Bei Besiedlung des Nasen-Rachen-Raumes z. B. Mupirocin-Salbe 3 ×/d über 5 Tage in den vorderen Bereich der Nase applizieren
- Stationspersonal und (ehemalige) Mitpatienten im Zimmer: Screening auf MRSA Besiedelung:
  - Bei nachgewiesener Besiedelung Mupirocin-Salbe

Differenzialdiagnosen

Andere infektiöse Erkrankungen.

Prophylaxe und Bemerkungen

- Risikofaktoren minimieren
- Strikte Händedesinfektion
- Infizierte so bald wie möglich entlassen
- Bei Wiederaufnahme früher MRSA-besiedelter Patienten mit erneuter MRSA-Besiedelung rechnen
- Hygienemaßnahmen und Hygieneprotokolle (z. B. Isolation) dringend beachten!
  - Isolation (Einzelzimmer) und hygienische Maßnahmen
  - Aufhebung der Isolation nach 3 negativen Abstrichen (meist Wund- und Nasenabstriche)

Antibiotikatherapie nur bei Infektion, nicht bei alleiniger Besiedelung.

5.4.3 Grampositive Kokken

Methicillin-resistenter Staphylococcus aureus (MRSA)

- Synonym: Oxacillin-resistenter Staphylococcus aureus (ORSA)
- Staphylococcus aureus gegen Methicillin bzw. Oxacillin und somit allen Beta-Lactam-Antibiotika resistent
- Weltweite Verbreitung
- Reservoir: symptomlose, mit dem Erreger kolonisierte Patienten
- Gehäuftes Vorkommen bei hospitalisierten Patienten bzw. in Alten- oder Pflegeheimen
- Häufiger Verursacher nosokomialer Infektionen
- Prädilektionsstellen: Nase, Rachen, Perineum, Leiste
- Übertragung: erfolgt meistens im Krankenhaus durch ärztliches bzw. pflegerisches Personal
- Nachweis einer Kolonisation mit MRSA sollte zu einer Elimination dieses Keimes beim Patienten führen:
  - Meist antiseptische bzw. antibakterielle wirksame Substanzen genutzt
  - Besiedelung des Nasen-Rachen-Raumes: z. B. Mupirocin-Salbe 3 x/d über 5 Tage
- Hygienemaßnahmen und Hygieneprotokolle (z. B. Isolation) dringend beachten!
- Unterbringung bzw. Isolierungsmaßnahmen beachten

Hygieneprotokolle empfehlen die Testung aller Patienten, welche in ein Krankenhaus eingewiesen werden. Allerdings wird dies in Deutschland in fast allen Fällen nicht durchgeführt (u. a. Arbeitsaufwand, Kostenübernahme, Laboraufwand, Personal).

Community acquired Methicillin-resistenter Staphylococcus aureus (cMRSA)

- Methicillin-resistenter Staphylococcus aureus:
  - Auftreten unabhängig von Krankenhäusern
  - Bei kolonisierten Patienten fehlen üblicherweise bekannte Risikofaktoren
- Erreger verfügt über besondere Pathogenitätsfaktoren (z. B. Panton-Valentine-Leukozidin)
- Verursacht rezidivierende und multiple Abszesse (ohne erkennbare Eintrittspforte) oder schwer verlaufende nekrotisierende Pneumonien
- Hygienemaßnahmen und Hygieneprotokolle (z. B. Isolation) dringend beachten!
- Unterbringung bzw. Isolierungsmaßnahmen beachten

Methicillin-resistenter Staphylococcus epidermidis (MRSE)

- Häufiger Erreger an der menschlichen Haut:
  - Physiologisches Vorkommen auf normaler Haut
  - Opportunistischer Erreger
  - Ohne Hautschädigung bzw. -risse keine Entzündung
  - Häufig multiresistent gegenüber den meisten Antibiotika
- Häufiger Erreger bei Wundinfektionen
- Therapie nach Antibiogramm anstreben
- Hygienemaßnahmen und Hygieneprotokolle (z. B. Isolation) dringend beachten!
  - Vor und während Eingriffen und Operationen
  - Adäquate Wundbehandlung nach Eingriffen und Operationen

Penicillinresistente Pneumokokken (DRSP)

- Resistenter Streptococcus pneumoniae
- Nachweis bisher v. a. in Südeuropa, den USA und Südamerika
- Erkrankungen wie bei Pneumokokken
- Therapie nach Antibiogramm anstreben
- Häufig kalkulierte antibiotische Therapie:
  - Moxifloxacin 1 × 400 mg/d
  - Glykopeptide: wie Vancomycin 1 × 2 g/d *plus* Rifampicin 600 mg/d
- Evtl. Streptogramine oder Oxazolidinone in Abhängigkeit von Infektionsort, Erkrankung und Zustand des Patienten
- Hygienemaßnahmen und Hygieneprotokolle (z. B. Isolation) dringend beachten!
- Unterbringung bzw. Isolierungsmaßnahmen beachten

Vancomycin-resistente Enterokokken (VRE)

- Enterokokken:
  - Grampositive anaerobe, kokkenförmige Bakterien
  - Frühere Bezeichnung: Streptokokken der Serogruppe D
- Häufig auch als GRE (Glykopeptid-resistente Enterokokken) bezeichnet:
  - Resistenz auf Vancomycin und auch Teicoplanin
- In der Regel Enterococcus faecium (seltener Enterococcus faecalis)
- Vancomycinresistenz ist meist plasmidvermittelt

- Regelmäßig auch noch weitere erworbene Resistenzen (z. B. Aminopenicilline oder Aminoglykoside)
- Therapie nach Antibiogramm
- Hygienemaßnahmen und Hygieneprotokolle (z. B. Isolation) dringend beachten!
- Unterbringung bzw. Isolierungsmaßnahmen beachten

Vancomycin-intermediär-resistente Staphylokokken (VISA)

- Neben einer Methicillinresistenz auch intermediäre Resistenz gegen Vancomycin
- Sehr eingeschränkte therapeutische Möglichkeiten!
- Hohe Glykopeptidspiegel (Vancomycin) können noch Wirksamkeit zeigen
- Therapie nach Antibiogramm anstreben
- Hygienemaßnahmen und Hygieneprotokolle (z. B. Isolation) dringend beachten!
- Unterbringung bzw. Isolierungsmaßnahmen beachten

Vancomycin-resistente Staphylokokken (VRSA)

- Neben einer Methicillinresistenz auch Resistenz gegen Vancomycin
- Sehr eingeschränkte therapeutische Möglichkeiten!
- Therapie nach Antibiogramm anstreben
- Hygienemaßnahmen und Hygieneprotokolle (z. B. Isolation) dringend beachten!
- Unterbringung bzw. Isolierungsmaßnahmen beachten

5.4.4 Gramnegative Stäbchen

ESBL (extended spectrum betalactamase) bildende Enterobakterien

- Nur in Deutschland und Österreich als MRGN (multiresistente gramnegative Stäbchen) bezeichnet
- Resistenz gegen zumeist alle Penicilline und Cephalosporine
- Therapie nach Antibiogramm:
  - Meistens noch Wirkung von Imipenem/Cilastatin oder Meropenem
- Hygienemaßnahmen und Hygieneprotokolle (z. B. Isolation) dringend beachten!
- Unterbringung bzw. Isolierungsmaßnahmen beachten

MRGN-Einteilung (multiresistente gramnegative Stäbchen)

MRGN: multiresistente gramnegative Stäbchen (seltenere Abkürzung MRGNE [r])

KRINKO (Deutschland) eine Einteilung der MRGN aufgrund der Neudefinition der Antibiotikabewertung nach neuen EUCAST Breakpoints:

- Neue Definition: I = empfindlich bei erhöhter Exposition/Dosierung
- Neue EUCAST Breakpoints: I (= empfindlich bei erhöhter Exposition/Dosierung) wie S zu werten
- Ältere EUCAST Breakpoints oder CLSI-Grenzwerte: wird I (= intermediär) wie R (= resistent) gewertet

Einteilung der Multiresistenz anhand Resistenzen gegenüber den 4 wichtigsten Antibiotikaklassen.

- Leitsubstanzen:
  - Acylureidopenicilline (Piperacillin)
  - Cephalosporine der 3. und 4. Generation (Cefotaxim/Ceftazidim)
  - Carbapeneme (Imipenem/Meropenem)
  - Fluorchinolone (Ciprofloxacin)
- Beurteilung:
  - Enterobakterien (z. B. E. coli) sowie A. baumanii: die Antibiotikagruppe wird als resistent gewertet, sobald ein einziges Antibiotikum aus dieser Gruppe als resistent (R) getestet wurde
  - Pseudomonas aeruginosa: Antibiotikagruppe wird als resistent gewertet, sobald alle Antibiotika aus dieser Gruppe als resistent (R) getestet wurden
  - Nachweis von Carbapenemase: immer als 4MRGN gewertet (Panresistenz)
- Einteilung:
  - 3MRGN: 3 von 4 bakteriziden Antibiotikagruppen sind resistent
  - 4MRGN: 4 von 4 bakteriziden Antibiotikagruppen sind resistent (auch panresistente Keime)
  - 2MRGN neopäd: zusätzliche Kategorie für intensivmedizinisch behandelte Früh- und Neugeborene

5

Die MRGN-Einteilung wird nur in Deutschland und Österreich genutzt.
International kommen unterschiedliche Unterteilungen zur Anwendung. Meistens werden in diesem Zusammenhang zugrundeliegende Resistenzmechanismen der Bakterien für eine Unterteilung genutzt.
Die unterschiedlichen Unterteilungen und Bewertungen von multiresistenten Erregern unterliegen somit sowohl zeitlichen als auch regionalen Unterschieden und ändern sich innerhalb kürzester Zeit.

Multiresistente Salmonella spp. (DRST)

- Multiresistente S. typhi (DRST = drug-resistant S. typhimurium)
- S.-typhi-Resistenz auf dem indischen Subkontinent und in den USA zunehmend beobachtet
- Resistenzen gegen Beta-Laktame, Cotrimoxazol und Chloramphenicol häufig. Auch Chinolon- und selten Aminoglykosid-resistent
- Therapie nach Antibiogramm (immer Kombinationstherapie)
- Hygienemaßnahmen und Hygieneprotokolle (z. B. Isolation) dringend beachten!

5.5 Nadelstichverletzung bzw. berufliche Exposition

Definition und Bedeutung

Jeden Tag stechen sich rund 1 % der ärztlichen Mitarbeiter und des Pflegepersonals mit Nadeln.

Infektionsgefahr besteht nach:

- Nadelstichverletzungen
- Schnittverletzungen

- „Sekretspritzern" (Blut oder andere Körperflüssigkeiten) auf Schleimhäute (Mund, Nase, Augen), intakte oder geschädigte Haut

Von Nadelstichverletzungen betroffene Personengruppen: medizinisches Personal; Auszubildende, Medizinstudenten; Reinigungs- und Küchenpersonal; Personal bei Wäsche- und Abfallentsorgung; Beschäftigte im Rettungsdienst; Laborpersonal; Funktionspersonal wie z. B. MTA/BTA; Reinigungspersonal (auch von Dienstleistern); Hilfspersonal (z. B. Pflegehilfen).

Das Übertragungsrisiko ist für Hepatitis B und C wesentlich höher als für HIV: HIV = 0,3 %, HCV = 3,0 %, HBV = 30 %.

Maßnahmen (Sofortmaßnahmen)

Intakte Haut:
- Waschen der Haut mit Wasser und Seife
- Anschließend Desinfektion mit einem viruzid wirksamen Hautantiseptikum (Abreibung der Haut mit einem getränkten Tupfer)

Geschädigte/entzündete Haut:
- Großzügiges Spülen mit einem viruziden Hautantiseptikum

Stich-/Schnittwunde:
- Spontanen Blutfluss nicht unterbinden
- Blutung der Wunde anregen durch Druck auf das *direkt umgebende* Gewebe
- Kein Quetschen oder Ausdrücken im Einstichbereich
- Anschließend mindestens 10 Minuten mit einem viruziden Hautantiseptikum spülen

Auge:
- Sofortige Spülung mit PVP-Jod-Lösung 2,5 % über mindestens 10 Minuten
- Falls PVP-Jod-Lösung nicht vorhanden oder bekannte Allergie gegen Jod, Spülung mit reichlich Wasser oder physiologischer Kochsalzlösung

Mundschleimhaut/Mundhöhle:
- Mehrmals Spülen mit 80%-igem Alkohol
- Falls nicht vorhanden, mit PVP-Jod-Lösung 2,5 % oder – bei bekannter Allergie gegen Jod – mit reichlich Wasser

Unmittelbare und unverzügliche Vorstellung beim Durchgangsarzt („D-Arzt") der entsprechenden Institution bzw. dem nächsten ambulant tätigen und zugelassenen Durchgangsarzt.

Keine Sofortmaßnahme kann eine Ansteckung sicher verhindern. Die Nadelstichverletzung ist eine „Notfallsituation". Eine unmittelbare und unverzügliche Vorstellung beim Durchgangsarzt („D-Arzt") ist unabdingbar.

Indikation zur Postexpositionsprophylaxe

Verletzungsart:
- Hohes Risiko: tiefe Stichverletzung, die geblutet hat, v. a. mit Hohlnadel
- Geringes Risiko:
  - Kontakt von Haut (Abrasionen, Ekzeme, Verletzungen)
  - Schleimhautexposition (Auge, Mund) mit Blut

Körperflüssigkeit:
- Blut (höchstes Risiko)
- Geringes aber potenzielles Risiko
- Fruchtwasser
- Liquor
- Pleural-, Peritoneal- und Perikardflüssigkeit
- Synovialflüssigkeit

Merkmale des Indexpatienten:
- Symptome: Fieber, Exanthem, Lymphadenopathie u. a.
- i. v.-Drogengebrauch
- Aus Ländern mit hoher HIV-Prävalenz
- Bei bekannter HIV-Infektion: aktuelle Behandlung (Virämie, Virussuppression)

Blutentnahme bei umgehender Vorstellung

Indexpatient:
- HBsAg: Bei fehlendem/inkomplettem Impfschutz der verletzten Person
- Anti-HCV: falls positiv: HCV-PCR
- HIV-Test: falls positiv: HIV-PCR

Exponierte Person:
- Falls Indexpatient HIV-, HBV-, HCV-**seronegativ:**
  - Nullserum einfrieren
  - Vorerst keine Blutuntersuchung
- Falls Indexpatient HIV-, HBV- oder HCV-**seropositiv, nicht auffindbar** oder **Verweigerung** der Blutuntersuchung:
  - Anti-HIV-1/2 und weitere Untersuchungen:
    – Bei geplanter PEP: Blutbild, Leberwerte (Gamma-GT, Transaminasen), Glukose, Kreatinin, Cholesterin, Triglyceride nach 2 und 4 Wochen
    – Bei fehlender Indikation einer PEP: Kontrolle Anti-HIV, Anti-HCV und evtl. HBV nach 6 Wochen, 3 und 6 Monaten
- Bei Impfung: Anti-HBs
- Fehlende Impfung: Anti-HBc
- Unbekannter Impfstatus: Anti-HBs und Anti-HBc
- Anti-HCV und weitere Untersuchung nach 2–4 Wochen

Hepatitis B-Exposition

- Ist die exponierte Person geimpft, sollte der Impfschutz überprüft werden (▶ Abb. 5.2)
- Bei ungenügendem Impfschutz:
  - Passive Impfung innerhalb von 24 h (Hyperimmunglobulin); allerdings u. U. auch noch 24 h später sinnvoll
  - Zusätzlich erneute aktive Impfung
- Ist die exponierte Person nicht geimpft: postexpositionelle Prophylaxe mittels simultaner Gabe von Hepatitis-B-Immunglobulin und Hepatitis-B-Impfstoff (z. B. Tag 0–6 Wochen – 6 Monate)
- Heutzutage sollte jede in der Klinik tätige Person gegen Hepatitis B geimpft sein

> Eine postexpositionelle Hepatitis-B-Immunprophylaxe sollte bei Exposition möglichst schnell nach dem Expositionsereignis erfolgen.

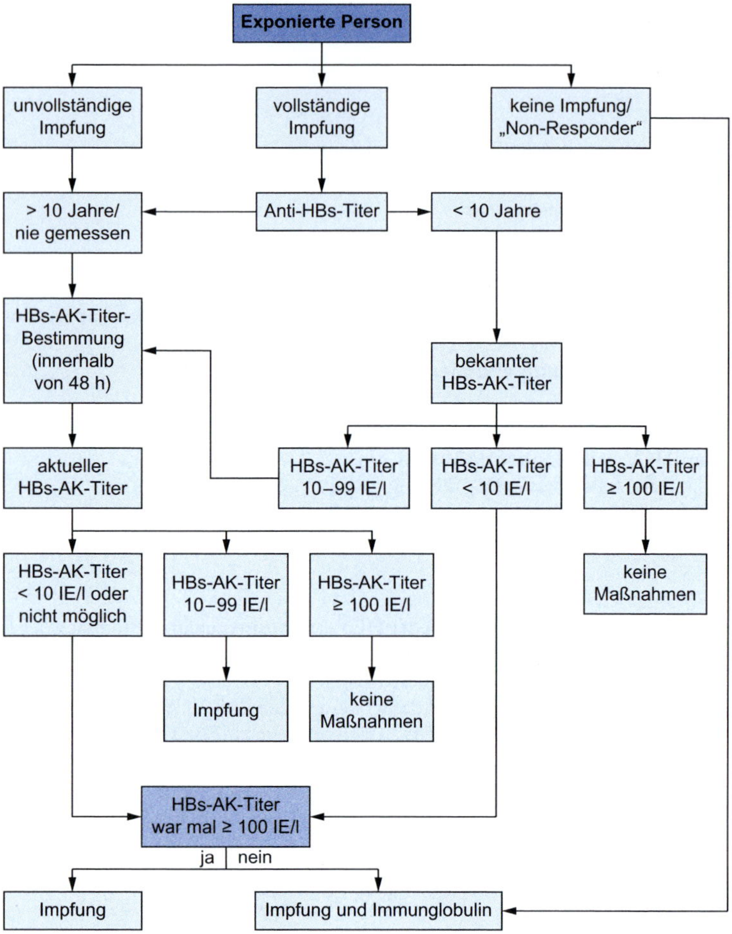

Abb. 5.2 Algorithmus bei einer Nadelstichverletzung/Exposition – HBV-Infektion

Hepatitis C-Exposition

- Sofortmaßnahmen
- Verlaufskontrollen
- Bestimmung des Ausgangswerts von HCV-Antikörper und Leberwerte (vor allem ALT) bei der exponierten Person:
  - Nach 2 Wochen: PCR-Nachweis
  - Falls negativ: Wiederholung der Untersuchung nach 6 Wochen
  - Anti-HCV-Nachweis wird bis zu 26 Wochen nach Exposition – aufgrund der variablen Inkubationszeit des HCV – empfohlen

Das Ziel der Überwachung ist die rechtzeitige Diagnose und evtl. Therapie einer akuten HCV-Infektion.

HIV-Exposition

Allgemeine Maßnahmen und systematisches Vorgehen (▶ Abb. 5.3).

Indikation zu Postexpositionsprophylaxe (PEP) überprüfen (▶ Tab. 5.6) und evtl. durchführen:

- Tenofovirdisoproxil-Emtricitabin 1 × 200/245 mg p. o. *plus* Raltegravir (INI RAL) 2 × 400 mg p. o. *oder* Raltegravir (RAL) 1 × 600 mg p. o. *oder* Dolutegravir (DTG) 1 × 150 mg p. o.
- Alternative zu Tenofovirdisoproxil-Emtricitabin: Lamivudin/Zidovudin (Combivir ®) 2 × 300/150 mg

Unabhängig von einer PEP nach einer HIV-Exposition muss der Betroffene über die Notwendigkeit des geschützten Geschlechtsverkehrs während mindestens 3 Monaten informiert werden (eine Person ist während einer eventuellen Serokonversionsphase hochkontagiös).

- Bei geplanter PEP: Blutbild, Leberwerte (Gamma-GT, Transaminasen), Glukose, Kreatinin sowie Cholesterin, Triglyzeride nach 2 und 4 Wochen
- Bei fehlender Indikation einer PEP: Kontrolle Anti-HIV, Anti-HCV und evtl. HBV nach 6 Wochen, 3 und 6 Monaten

Tab. 5.6 Indikationen zur HIV-Postexpositionsprophylaxe (PEP)

Verletzung	Viruslast bei Indexperson		
	Unbekannt	< 50 Kopie/ml	> 50 Kopien/ml
• Inokulation (> 1 ml) von Blut oder anderer (Körper-)Flüssigkeit • Potenziell hohe Viruskonzentration	Empfehlung	Empfehlung	Empfehlung
• Perkutane Stichverletzung mit Injektionsnadel (oder anderer Hohlraumnadel) • Schnittverletzung mit kontaminiertem Skalpell, Messer o. Ä.	Empfehlung	Anbieten	Empfehlung
• Oberflächliche Verletzung ohne Blutfluss (z. B. mit chirurgischer Nadel) • Kontakt von Schleimhaut oder verletzter/geschädigter Haut mit Flüssigkeit mit potenziell hoher Viruskonzentration	Anbieten	Nicht indiziert	Anbieten
• Perkutaner Kontakt mit anderen Körperflüssigkeiten als Blut (z. B. Urin oder Speichel) • Kontakt von intakter Haut mit Blut (auch bei hoher Viruskonzentration) • Haut- oder Schleimhautkontakt mit Körperflüssigkeiten wie Urin und Speichel	Nicht indiziert	Nicht indiziert	Nicht indiziert

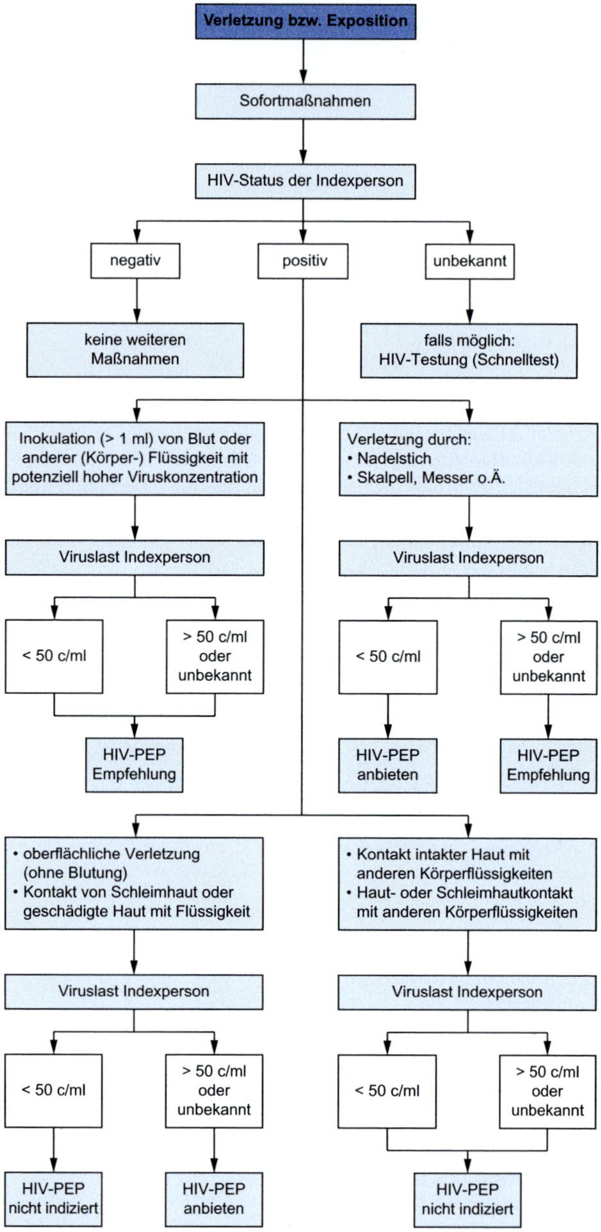

Abb. 5.3 Algorithmus bei einer Nadelstichverletzung/Exposition – HIV-Infektion

5.6 Perioperative Antibiotikaprophylaxe (PAP)

Definition und Bedeutung

Einteilung nach Kontaminationsgrad:

- **Aseptisch:** Schleimhäute werden nicht verletzt. Häufigste Erreger: Staphylokokken.
- **Kontaminiert:** Schleimhäute werden verletzt. Häufigste Erreger sind Streptokokken, Staphylokokken, Enterobakterien, Enterokokken und Anaerobier.
- **Septisch:** Eingriffe in Körperregionen mit deutlicher bakterieller Kontamination (z. B. Traumata mit starker Verschmutzung). Meistens polymikrobielle Infektionen: häufig gramnegative Stäbchen und Anaerobier.

Durch die perioperative Antibiotikaprophylaxe wird die Infektionsrate gesenkt:

- In keimreichen Gebieten: von 10–45 % auf unter 10 %
- In „sauberen Gebieten": von ca. 3 % auf unter 1 %

Prophylaktische Antibiotikagabe vor der Einnistung eines Bakterien-Inokulums im Organismus, z. B. bei Hysterektomie.

Das Antibiotikum wird vor dem chirurgischen Schnitt (< 30 min), d. h. bevor Bakterien die Wunde kontaminiert haben, im Allgemeinen mit der Prämedikation oder nach Einleitung der Narkose verabreicht.

Bei vorhandener Infektion: Therapie – keine Prophylaxe!

Risikofaktoren

Präoperative Risikofaktoren: 3 Wochen präoperativer Krankenhausaufenthalt; Fremdkörperimplantationen; Hochrisiko-Eingriffe; kontaminierte Wunden; Notfalleingriffe; OP innerhalb 4 Wochen nach akuter Aufnahme.

Perioperative Risikofaktoren: ausgedehnte Blutungen sowie Notwendigkeit von Bluttransfusionen; ausgedehnte Diathermie; Erfahrungsstand des OP-Teams; mehrere operative Eingriffe; OP-Dauer > 2 h; OP-Komplikationen; Sauerstoffabfall; Unterkühlung.

Postoperative Risikofaktoren: Drainagedauer > 3 Tage; Katheter; Nachweis von Enterokokken, Enterobakterien oder Anaerobiern in der Wunde; Sepsis; Unterkühlung; zentraler Venenkatheter.

Patientenspezifische Risikofaktoren für postoperative Infektionen: hohes Lebensalter (> 70 Jahre); reduzierter Allgemeinzustand; Adipositas; arterielle Minderdurchblutung; Diabetes mellitus; Dialyse; Drogenabusus; Immuninkompetenz; Infektionen bzw. Fieber vor Operation; Leberinsuffizienz; Lymphangitis; Mangelernährung; MRSA-Besiedlung; Neuropathie; periphere Ödeme.

Grundlagen der perioperativen Antibiotikaprophylaxe

- So kurz wie möglich
- Präoperative Applikation (ca. 30 min vor Hautschnitt)
- Je nach Operationsart sollte eine perioperative Antibiotikaprophylaxe (PAP) erfolgen:
  - Gynäkologie – abdominale Eingriffe (▶ Tab. 5.7)
  - Gynäkologie – vaginale Eingriffe (▶ Tab. 5.8)
  - Gynäkologie – urogynäkologische Eingriffe (▶ Tab. 5.9)
  - Brustchirurgie (▶ Tab. 5.10)
  - Schwangerschaft – Geburtshilfe (▶ Tab. 5.11)
  - Chirurgische Eingriffe in der Gynäkologie (▶ Tab. 5.12)

5

5

Tab. 5.7 Perioperative Antibiotikaprophylaxe (PAP): Gynäkologie – abdominale Eingriffe

	Abdominale Hysterektomie	Abdominelle Tumoreingriffe	Wertheim-Operation
PAP-Empfehlung	+	+	+
Aminopenicillin plus. BLI	+	+	+
II. Ceph. plus Metronidazol	+	+	+
Antibiotikaallergie	• Häufig genutzte Alternativen: Clindamycin (+/– Metronidazol) bzw. Ciprofloxacin + Metronidazol • Seltener genutzte Alternativen: Levofloxacin + Metronidazol		

BLI = Beta-Lactam-Inhibitor
II. Ceph.: Cephalosporine 2. Generation

Tab. 5.8 Perioperative Antibiotikaprophylaxe (PAP): Gynäkologie – vaginale Eingriffe

	Diagnostische Hysteroskopie	Fraktionierte Abrasio	Hysteroskopische Eingriffe	Vaginale Hysterektomie	Vaginale Tumoroperationen
PAP-Empfehlung				+	+
Risikopatientinnen	+	+	+		
Keine primäre Indikation	+	+			
Aminopenicillin plus BLI	+	+	+	+	+
II. Ceph. plus Metronidazol	+	+	+	+	+
Antibiotikaallergien	• Häufig genutzte Alternativen: Clindamycin (+/– Metronidazol) bzw. Ciprofloxacin + Metronidazol • Seltener genutzte Alternativen: Levofloxacin + Metronidazol				

BLI = Beta-Lactam-Inhibitor
II. Ceph.: Cephalosporine 2. Generation

Tab. 5.9 Perioperative Antibiotikaprophylaxe (PAP): urogynäkologische Eingriffe

	Urogynäkologische Eingriffe*	Urogynäkologische Eingriffe**	Urogynäkologische Eingriffe***	Zystektomie
PAP-Empfehlung		+	+	+
Risikopatientinnen	+		+	
Keine primäre Indikation				
Aminopenicillin plus BLI	+	+	+	+
II. Ceph. plus Metronidazol	+	+	+	+
Chinolon				+
Antibiotikaallergien	• Häufig genutzte Alternativen: Clindamycin (+/– Metronidazol) bzw. Ciprofloxacin + Metronidazol • Seltener genutzte Alternativen: Levofloxacin + Metronidazol			

BLI = Beta-Lactam-Inhibitor
II. Ceph.: Cephalosporine 2. Generation
* Bandeinlage
** Senkungsoperationen, vordere/hintere Plastik
*** Abdominaler Zugangsweg

Tab. 5.10 Perioperative Antibiotikaprophylaxe (PAP): Brustchirurgie

	Mammachirurgie	Tumoroperation	Mammaplastiken
PAP-Empfehlung	+	+	+
I. Ceph.	+	+	+
Aminopenicillin plus BLI	–	(+)	(+)
Antibiotikaallergien	• Häufig genutzte Alternativen: Clindamycin bzw. Ciprofloxacin • Seltener genutzte Alternativen: Levofloxacin		

BLI = Beta-Lactam-Inhibitor
I. Ceph.: Cephalosporine 1. Generation

Tab. 5.11 Perioperative Antibiotikaprophylaxe (PAP): Schwangerschaft – Geburtshilfe

	Abort (septischer)	Forceps-Entbindung	Kürettage	Sectio caesarea	Vakuum-Entbindung
PAP-Empfehlung	+			+	
Risikopatientinnen			+		
Keine primäre Indikation		+	+		+
Aminopenicillin plus BLI	+	+	+	+	+
I. Ceph.		+			+
II. Ceph.		+		+	+
II. Ceph plus Metronidazol	+		+		
Antibiotikaallergien	• Häufig genutzte Alternativen: Clindamycin, Chinolone *plus* Metronidazol (septischer Abort) • Häufig genutzte Alternativen: Erythromycin				

BLI = Betalactaminhibitor
I. Ceph.: Cephalosporine 1. Generation
II. Ceph.: Cephalosporine 2. Generation

Tab. 5.12 Perioperative Antibiotikaprophylaxe (PAP): chirurgische und urologische Eingriffe in der Gynäkologie

	APE	Dünn-darm-OP	Gallen-wegs-OP	Gefäß-OP	Hernien-OP	Kolorektale OP
Dringende PAP-Empfehlung	+		+	+		+
Risikopatientinnen		+			+	
Keine primäre Indikation			+		+	
Aminopenicillin plus BLI	+	+	+			+
I. Ceph.				+	+	
II. Ceph.		+	+			
II. Ceph. plus Metronidazol	+	+	+			+
Chinolon						
Antibiotikaallergien	• Häufig genutzte Alternativen: Clindamycin (+/– Metronidazol) bzw. Ciprofloxacin + Metronidazol • Seltener genutzte Alternativen: Levofloxacin + Metronidazol					

BLI = Beta-Lactam-Inhibitor; I. Ceph.: Cephalosporine 1. Generation; II. Ceph.: Cephalosporine 2. Generation; APE = Appendektomie

- Je nach Operationsdauer, Volumensubstitution und Halbwertszeit des Antibiotikums muss evtl. nachdosiert werden.
- Möglichkeiten einer perioperativen Antibiotikaprophylaxe bei multiresistenten Erregern:
  - ESBL E. coli (3MRGN): Ertapenem 1 g *oder* Tigecyclin 100 mg
  - ESBL Klebsiella spp. (3MRGN): Ertapenem 1 g *oder* Tigecyclin 100 mg
  - Carbapenem-resistente Klebsiella spp. (4MRGN): Tigecyclin 100 mg
- Die perioperative Antibiotikaprophylaxe ersetzt nicht Hygienemaßnahmen!

- Meist genügt eine Einmalgabe bei OP-Dauer < 3 h
- Falls OP-Dauer > 3 h: alle 6–8 h (max. 24 h)
- Bei Blutverlust > 1,5 l: zweite Antibiotikaapplikation
- Bei Blutverdünnung > 15 ml/kg: zweite Antibiotikagabe

5.7 Postoperative Wundinfektion

Definition und Bedeutung

Postoperative Wundinfektionen sind die dritthäufigste nosokomiale Infektionsart.

Die Wundinfektionsrate steigt mit dem Grad der bakteriellen Kontamination im Operationsgebiet:
- Sauber (0,5–3 %)
- Sauber-kontaminiert (3–7 %)
- Kontaminiert (15 %)
- Schmutzig (bis 45 %)

Risikofaktoren:
- Allgemein: Adipositas; Alter; Anämie, Leukopenie; Arteriosklerose; bakterielle Infektionen an anderen Körperstellen; Besiedelung des Operationspersonals mit pathogenen Keimen, z. B. Staphylococcus aureus; Diabetes mellitus; Immunsuppression (HIV, Organtransplantation, Kortikoidbehandlung, Zytostatikabehandlung); lange Operationsdauer (jede Operationsstunde verdoppelt die Infektionswahrscheinlichkeit); langer präoperativer Krankenhausaufenthalt; Rauchen; Tumorerkrankungen; Vitamin-C-Mangel
- Lokal: Fremdkörper; Hämatom; mangelnde Ruhigstellung; Minderdurchblutung; Ödem; Spannung der Wundränder; vorgeschädigtes Gewebe (Bestrahlung, Voroperation)

Erreger:
- 80 % Staphylococcus aureus (meist Abszess)
- B-hämolysierende Streptokokken (Phlegmone, Erysipel)
- Seltener: Enterobakterien; Pseudomonaden; Anaerobier

Bei Bauchoperationen bzw. gynäkologischen Eingriffen meist aerobe/anaerobe Mischinfektionen.

Klinik

- Die Symptome einer Wundinfektion sind dieselben wie die anderer Entzündungen: Tumor (Schwellung); Rubor (Rötung); Calor (Überwärmung); Dolor (Schmerz); Functio laesa (Funktionseinschränkung)
- Sekretion von Eiter
- Evtl. Lymphangitis
- Fieber mit Leukozytose

Diagnostik

- Klinische Symptomatik
- Erregernachweis (mikroskopisch und kulturell) im Wundabstrich, Punktat; bei Fieber zusätzlich Blutkulturen
- Evtl. Bildgebende Verfahren (Sonografie, Röntgen, CT)

Therapie

Bei Verhalt oder Abszess gilt der Grundsatz „ubi pus, ibi evacua".

- Systematisches Vorgehen bei V. a. Wundinfektionen (▶ Abb. 5.4)
- Chirurgische Intervention: Abtragen von devitalisiertem Gewebe (Débridement)
- Sekundäre Wundheilung
- Bei großen und tiefen Wunden: Vakuumsystem
- Bei sauberen Wunden: Sekundärverschluss
- Antibiotika bei Infiltration in Weichteile, Lymphangitis, allgemeinen Infektionszeichen
- Kalkulierte antibiotische Therapie (▶ Tab. 5.13)

Lokale Punktion führt meist nicht zum gewünschten Heilungserfolg.

Differenzialdiagnosen

Gangrän bei Atherosklerose, Diabetes mellitus und bei sonstigen peripheren Gefäßkrankheiten; Gewebereaktion; Hämatom; Pyoderma gangraenosum; Serom; Wundheilungsstörungen.

Prophylaxe und Bemerkungen

Zahlreiche Maßnahmen wurden mittlerweile postuliert, um postoperative Wundinfektionen zu minimieren.

- **Allgemein:** Surveillance; Checklisten; Compliance-Überprüfungen und Beobachtungen; Schulungen/Training; Händedesinfektion
- **Präoperativ:** möglichst kurzer präoperativer Krankenhausaufenthalt; MRSA Screening; Haarkürzung/Haarentfernung
- **Perioperativ:** Antibiotikaprophylaxe; Antiseptika; Blutglukose-Kontrolle; Körpertemperatur-Kontrolle; Handschuhwechsel/doppelte Handschuhe; möglichst kurze Operationsdauer und schonende Technik
- **Postoperativ:** kurze Drainagendauer; Verbandwechsel

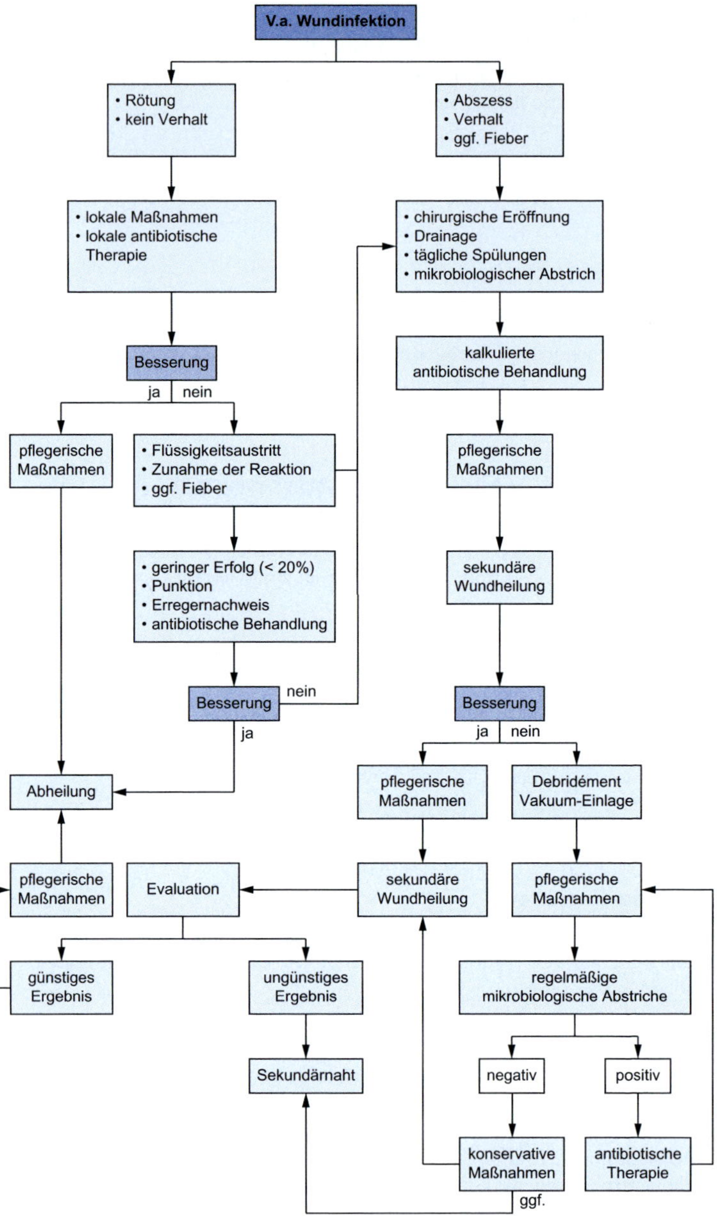

Abb. 5.4 Algorithmus bei dem Verdacht auf operative Wundinfektionen

Tab. 5.13 Kalkulierte antibiotische Therapie postoperativer Wundinfektionen

	Medikament	Dosierung	Dauer	
Leichte Wundinfektion	Amoxicillin/Clavulansäure	2 × 875/125 mg/d p.o.	10–14 d	*oder*
	Clindamycin	3 × 600 mg/d p.o.	7–10 d	*oder*
	Clindamycin	4 × 300 mg/d p.o.	7–10 d	*oder*
	Ciprofloxacin	2 × 500 mg/d p.o.	7–10 d	*oder*
	Cefuroximaxetil	2 × 500 mg/d p.o.	10–14 d	*oder*
	plus			
	Metronidazol	3 × 500 mg/d p.o.	10–14 d	*oder*
Mittelgradige Infektion	Amoxicillin/Clavulansäure	3 × 2,2 g/d i.v.	10–14 d	*oder*
	Ampicillin/Sulbactam	3 × 3 g/d i.v.	10–14 d	*oder*
	Piperacillin/Tazobactam	3 × 4,5 g/d i.v.	10–14 d	*oder*
	Ceftriaxon	1 × 2 g/d i.v.	10–14 d	*oder*
	Cefotaxim	3 × 2 g/d i.v.	7–10 d	*oder*
	Clindamycin + Moxiflocaxin/Ciprofloxacin*			
	plus			
	Metronidazol	3 × 500 mg/d p.o/i.v.	10–14 d	
Schwere Infektionen	Piperacillin/Tazobactam	4 × 4,5 g/d i.v.	10–14 d	*oder*
	Imipenem/Cilastatin	3 × 1 g/d i.v.	10–14 d	*oder*
	Meropenem	3 × 1 g/d i.v.	10–14 d	*oder*
	Cefepim	2 × 2 g/d i.v.	10–14 d	*oder*
	Ceftazidim	3 × 2 g/d i.v.	10–14 d	*oder*
	*Evtl. plus***			
	Metronidazol	3 × 500 mg/d p.o/i.v.	10–14 d	
Bei V.a. MRSA	*Zusätzlich*			
	Linezolid	2 × 600 mg/d p.o.	7 d	*oder*
	Vancomycin	1 × 35 mg/kg KG/d i.v.	7–10 d	*oder*
	Vancomycin	2 × 20 mg/kg KG/d i.v.	7–10 d	

Therapie bis zum Erhalt des Erregers und Antibiogramms mit evtl. Umstellung des Antibiotikums
* Clindamycin 3 × 600 mg für 7 Tage + Moxifloxacin 1 × 400 mg/d *oder* Ciprofloxacin 2 × 400 mg/d i.v. über 10–14 Tage
** Bei Bauchoperation bzw. gynäkologischen Eingriffen

Trotz dieser zahlreichen Maßnahmen bleiben postoperative Wundinfektionen in Deutschland weiterhin die dritthäufigste nosokomiale Infektionsart.

Ob die bürokratischen Maßnahmen zur Minimierung von Wundinfektionen tatsächlich eine Wirkung zeigen, ist derzeit unklar.

Eine unbestrittene, auch nachweislich dokumentierte Wirkung besteht allerdings bei den Hygienemaßnahmen und deren strikte Einhaltung und Verbesserung (z. B. Händedesinfektion, aseptisches Arbeiten, perioperative Antibiotikaprophylaxe).

5.8 Phlegmone

Definition und Bedeutung

- Häufige eitrige Entzündung mit Gewebseinschmelzung
- Lymphangitis und schmerzhafte Lymphadenitis
- Flächenhafte Ausbreitung in Gewebsspalten (subkutan, subfaszial, intramuskulär)
- Oft nach banalen Verletzungen oder chirurgischen Eingriffen
- Fistelbildung möglich
- Prädisponierende Faktoren: Abwehrschwäche; Diabetes mellitus; Immunsuppression; operative Eingriffe; arterielle Verschlusskrankheit
- Die Bakterien können durch kleine Verletzungen, Wunden, Geschwüre (auch Dekubitus) oder Spritzen eintreten:
  - Meistens Streptokokken und Staphylokokken
  - Mischinfektion mit Proteus mirabilis, Enterobacter, E. coli möglich
- Häufig Folge eines Erysipels oder einer Operation

Im angloamerikanischen Bereich wird die Phlegmone als *Cellulitis* definiert und benannt.

Klinik

- Hohes Fieber
- Reduzierter Allgemeinzustand
- Flächenhafte Überwärmung
- Livide Rötung (am Rand verblassend)
- Schmerzhafte, teigige Schwellung von Haut und Subkutis
- Lymphknotenschwellung

Diagnose

- Klinisches Erscheinungsbild
- Blutbild: geringe Leukozytose
- Erhöhtes CRP
- Bakteriologische Abstriche

Therapie

- Stationäre Aufnahme
- Ruhigstellung
- Hochlagerung und Kühlung des betroffenen Körperteils
- Beginn der kalkulierten antibiotischen Therapie (▶ Tab. 5.14)
- Breite chirurgische Eröffnung unter kalkulierter antibiotischer Therapie
- Weitere antibiotische Therapie: nach Antibiogramm

Differenzialdiagnosen

Erysipeloid; Erysipel; nekrotisierende Fasziitis; Insektenstiche; Beinvenenthrombose; Lymphödeme; Lymphadenitis andere Ursache.

Tab. 5.14 Kalkulierte antibiotische Therapie einer Phlegmone

	Medikament	Dosierung	Dauer	
Leichte Infektion	Clindamycin	3 × 600 mg/d p. o./i. v.	7–10 d	
Mittelschwere Infektion oder kritische Lokalisation	Cefuroxim	2 × 1,5 mg/d i. v.	10–14 d	*oder*
	Amoxicillin/Clavulansäure	3 × 2,2 g/d i. v.	10–14 d	
	Evtl. plus			
	Metronidazol	3 × 500 mg i. v.	10–14 d	
Komplizierte Infektion	Amoxicillin/Clavulansäure	3 × 2,2 g/d i. v.	10–14 d	*oder*
	Piperacillin/Tazobactam	3 × 4,5 g/d i. v.	10–14 d	*oder*
	Ampicillin/Sulbactam	3 × 3 g i. v.	10–14 d	*oder*
	Levofloxacin	2 × 500 mg i. v.	10–14 d	*oder*
	Moxifloxacin	1 × 400 mg i. v.	10–14 d	
	plus			
	Clindamycin	3 × 600 mg i. v.	7–10 d	
	Evtl. plus			
	Metronidazol	3 × 500 mg i. v.	10–14 d	
Gramnegative Erreger	Cefotaxim	3 × 2 g/d i. v.	10–14 d	*oder*
	Ceftriaxon	2 × 2 g/d i. v.	10–14 d	
	plus			
	Gentamicin oder Tobramycin*			*oder*
	Levofloxacin oder Moxifloxacin**			*oder*
	Aztreonam***	3 × 2 g i. v.	10–14 d	
Septisches Krankheitsbild	Imipenem/Cilastatin	3 × 1 g i. v.	10–14 d	*oder*
	Meropenem	3 × 1 g i. v.	10–14 d	*oder*
	Piperacillin/Tazobactam	3 × 4,5 g/d i. v.	10–14 d	
	plus			
	Metronidazol	3 × 500 mg i. v.	10–14 d	
Lokale Maßnahmen	• Fusidinsäure Creme, Salbe, Gaze 2,0 % • Sulfadiazin-Silber Creme 1 % • Chinolinolsulfat Crème • Clioquinol Creme 0,5–1 % • Dequaliniumchlorid Creme 0,4 % • Di-Silber-2-Aminoethylphosphat Salbe, Gel, Puder 3–5 % • PVP-Jod Salbe 0,5–10 %			

* Gentamicin 3–5 mg/kg Tagesdosis oder Tobramycin 3–5 mg/kg Tagesdosis für 10–14 d
** Levofloxacin 2 × 500 mg i. v. *oder* Moxifloxacin 1 × 400 mg i. v. für 10–14 d
*** In Deutschland nicht verfügbar. Bei Bedarf ist eine Bestellung über Europa oder Internationale Apotheke möglich.

Prophylaxe und Bemerkungen

- Allgemeine hygienische Maßnahmen beachten
- Mögliche prädisponierende Ursachen abklären bzw. besser einstellen (wie z. B. Diabetes mellitus, Immunsuppression, chronische Medikamenteneinnahme)

5.9 Tetanus-Prophylaxe

5.9.1 Aktive Immunisierung

Grundimmunisierung

Beginn idealerweise im Säuglingsalter (ab dem 2. Lebensmonat).

Impfungen entsprechend den STIKO-Empfehlungen:
- Von drei Injektionen Adsorbatimpfstoff mit einem Tetanustoxoidgehalt von ≥ 40 IU pro Dosierung in 4-wöchigen Abständen
- 4. Injektion im 2. Lebensjahr

Mittlerweile werden fast ausschließlich Kombinationsimpfstoffe verwendet:
- DTPa-HepB-IPV + Hib-Impfstoff (Diphtherie-Tetanus-Pertussis-Hepatitis-B-Poliomyelitis-Haemophilus Typ b) ab einem Lebensalter von 6 Wochen bzw. ab 2. Lebensmonat
- DTPw-HepB-Impfstoff (Diphtherie–Tetanus–Pertussis–Hepatitis-B) ab einem Lebensalter von 6 Wochen
- DTPa-IPV+ Hib-Impfstoff (Diphtherie–Tetanus–Pertussis–Poliomyelitis-Haemophilus Typ b) ab 2. Lebensmonat
- DTPa-IPV-Impfstoff (Diphtherie–Tetanus–Pertussis–Poliomyelitis) ab dem 2. Lebensmonat
- DTPa-Impfstoff (Diphtherie–Tetanus–Pertussis) ab dem 3. bzw. 4. Lebensjahr
- DTPa-IPV Impfstoff (Diphtherie–Tetanus–Pertussis–Poliomyelitis) ab dem 3. bzw. 4. Lebensjahr
- DT-IPV-Impfstoff (Diphtherie–Tetanus–Poliomyelitis) ab dem 5. Lebensjahr
- DT-Impfstoff (Diphtherie–Tetanus) ab dem 5. Lebensjahr
- Tetanus-Impfstoff ab dem 5. Lebensjahr

Auffrischimpfung

Durch die Gabe des Tetanustoxid (TTX-Td) kann eine Boosterung der Immunreaktion erfolgen.

Auch hier stehen fast ausschließlich nur Kombinationsimpfstoffe zur Verfügung:
- Die 1. Boosterung erfolgt meistens im Alter von 5–6 Jahren (Einschulung)
- Die 2. Boosterung nach 5 Jahren
- Weitere Auffrischimpfung sollten alle 10 Jahre erfolgen

5.9.2 Tetanus-Prophylaxe nach Verletzungen

Allgemein

Nach Verletzungen bei fehlendem oder unsicherem Impfschutz simultane aktive und passive Immunisierung (▶ Tab. 5.15), auch in Abhängigkeit vom Alter (▶ Tab. 5.16).

Nicht zu sauberen Wunden zählen:
- Tiefe und/oder verschmutze Verletzungen u. a. mit Staub, Erde, Speichel, Stuhl
- Verletzungen mit Gewebszertrümmerung und reduzierter Sauerstoffversorgung
- Verletzungen mit Eindringen von Fremdkörpern, z. B. Quetsch-, Riss-, Stich- und Schusswunden
- Schwere Verbrennungen oder Erfrierungen

Tab. 5.15 Tetanus-Prophylaxe in Abhängigkeit der Grundimmunisierung

Impfstatus	Saubere Wunden		Andere Wunden	
	Td-Impfstoff	hTIG	Td-Impfstoff	hTIG
Unbekannt	+	–	+	+
1 Impfung	+	–	+	+
2 Impfungen	+	–	+	– (< 24 h nach Verletzung)
				+ (> 24 h nach Verletzung)
≥ 3 Impfungen	–	–	–	–

hTIG = Tetanus-Immunglobulin
Td-Impfstoff = Diphtherie-Tetanus-Impfung

Tab. 5.16 Tetanus-Prophylaxe in Abhängigkeit vom Alter

	Impfstatus	Saubere Wunden		Alle anderen Wunden	
		Impfung	**hTIG**	**Impfung**	**hTIG**
Kinder < 8 Jahre	Unbekannt	DTPa-IPV	Nein	DTPa-IPV	Ja
	< 3 Impfungen	DTPa-IPV	Nein	DTPa-IPV	Ja
	≥ 3 Impfungen	–	Nein	–	Nein
8–25 Jahre	Unbekannt	DT	Nein	DT	Ja
	< 3 Impfungen	DT	Nein	DT	Ja
	≥ 3 Impfungen	DT (falls letzte Dt vor > 10 Jahren)	Nein	DT (falls letzte DT vor > 5 Jahren)	Nein
25–65 Jahre	Unbekannt	DT	Nein	DT	Ja
	< 3 Impfungen	DT	Nein	DT	Ja
	≥ 3 Impfungen	DT (falls letzte DT vor > 20 Jahren)	Nein	DT (falls letzte DT vor > 10 Jahren)	Nein
> 65 Jahre	Unbekannt	DT	Nein	DT	Ja
	< 3 Impfungen	DT	Nein	DT	Ja
	≥ 3 Impfungen	DT (falls letzte DT vor > 10 Jahren)	Nein	DT (falls letzte DT vor > 5 Jahren)	Nein

hTIG = Tetanus-Immunglobulin
Td-Impfstoff = Diphtherie-Tetanus Impfung
DTPa-IPV = Diphtherie, Tetanus, Pertussis, Poliomyelitis

- Gewebsnekrosen
- Septische Aborte

Abhängig der Erreger in der Wunde und kann die Toxinwirkung 4–12 Wochen anhalten.

Eine Antibiotikaprophylaxe ist **keine** praktikable Alternative.

Passive Immunisierung

Gabe von humanem Tetanus-Immunglobulin (hTIG):

- Einmalgabe von 250–3000 IU i. m.:
  - Häufig verwendete Dosierung: 250 IU i. m. (1. Amp.)
  - Ventrogluteale Injektion
  - Auch während der Schwangerschaft und Stillperiode möglich
- Häufig verwendete höhere Dosierungen (z. B. 500 IU i. m.) bei:
  - Ausgedehnten Nekrosen
  - Verbrennungen
  - Adipositas per magna (BMI > 40)

Im Rahmen einer chirurgischen Versorgung evtl. zirkuläre Injektion in die Wundränder.

Aktive Immunisierung

- Erfolgt mit einmaliger Applikation von Tetanus-Toxoid (TTX-Td)
- Gabe in der Postakutphase
- Immunisierung sollte zusätzlich zur hTIG erfolgen, aber in der kontralateralen Extremität verabreicht werden

6 Infektionserkrankungen in der gynäkologischen Onkologie

6.1 Infektionserkrankungen bei Tumorpatientinnen unter Behandlung

6.1.1 Risikofaktoren

- Neutropenie ist der wichtigste Risikofaktor (vor allem bei schwerwiegender Neutropenie, die lang andauert [7–10 Tage])
- Bestehende Mukositis
- Art und Ausdehnung der Tumorerkrankung
- Charakteristika der Chemotherapie
- Verwendung von Biologika, Immunmodulatoren oder monoklonalen Antikörpern (z. B. Rituximab oder Alemtuzumab)
- Grunderkrankungen und weitere Prädispositionen (z. B. Genetik) der Patientinnen
- Eingeschränkte Therapiemöglichkeiten bei zunehmend multiresistenten gramnegativen Erregern
- Zunehmende Infektionen mit gramnegativen Erregern
- Zunehmende Rate von resistenten Erregern wie ESBL-gramnegative Erreger, MRSA, MRSE oder VRE
- Invasive Pilzinfektionen:
  - Solide Tumoren: vermehrt Kandidämien
  - Hämatologische Tumore: vermehrt Aspergillosen

6.1.2 Prävention

Entsprechende präventive Maßnahmen richten sich nach der Art der Grunderkrankungen/des Tumors, der verabreichten Chemotherapie und nach den Charakteristika der Patientinnen (z. B. Allergien). Eine Prävention von Infektionen bei Tumorpatientinnen schließt folgende Maßnahmen mit ein:

- Antibakterielle, antimykotische und antivirale Medikamentengabe:
  - Fluorchinolone werden meistens für Patientinnen mit längerer Neutropenie (7–10 Tage) in Abhängigkeit des applizierten Chemotherapieschemas empfohlen.
  - Primäre Antimykotika-Prophylaxe wird meistens empfohlen, wenn die Inzidenz invasiver Pilzinfektionen mehr als 15 % beträgt. Bei einigen aggressiven Chemotherapieschemata und erhöhtem Risiko kann ebenfalls eine antimykotische Prophylaxe erfolgen. Meistens wird Fluconazol oder Posaconazol genutzt.
  - Prophylaxe gegen Pneumocystis jirovecii ist in speziellen Situationen bzw. in Abhängigkeit der Chemotherapie indiziert (i. d. R. mit Trimethoprim-Sulfamethoxazol 3 ×/Woche).
  - Antivirale Prophylaxe gegen Herpesviren wird bei Patientinnen mit akuter Leukämie bzw. Behandlung mit Alemtuzumab empfohlen (Aciclovir oder Valaciclovir).
  - Bei bekannter chronisch inaktiver Hepatitis B-Infektion mit aggressiver Chemotherapie (z. B. Hochdosis-Chemotherapie, Gabe von Rituximab) bzw. in Einzelfällen von ausgeheilten Hepatitis B-Infektionen kann eine Gabe von Lamivudin in Erwägung gezogen werden.
  - Aktive und passive Impfungen: Maßnahmen können sowohl für die Patientinnen, Familienmitglieder als auch für die Mitarbeiter im Gesundheitswesen mögliche Optionen darstellen:

  - Influenza- und Pneumokokkenimpfung von Patientinnen (während nicht aggressiver Behandlungsphasen).
  - Influenza- und Varizellenimpfung von Haushalts- und Familienmitgliedern sowie medizinischem und pflegerischem Personal.
  - Postexpositionsprophylaxe (PEP) gegen Varizellen: Gabe von Immunglobulinen (oder Aciclovir) bei Hochrisikopatientinnen nach VZV-Exposition, die empfindlich gegen eine VZV-Infektion sind.
- Gabe von Wachstumsfaktoren zur Prävention einer ausgeprägten Neutropenie. Dies wird häufig gemäß dem verwendeten chemotherapeutischen Schema empfohlen und angewandt.
- Strikte Einhaltung der allgemeinen Hygienemaßnahmen.

6.2 Febrile Neutropenie (neutropenisches Fieber)

Definition und Bedeutung

- Neutropenische Patientinnen sind insbesondere gefährdet durch generalisierte Infektionen mit Bakterien oder Pilzen
- Patientinnen mit Störungen des Abwehrsystems bzw. Immunsystemerkrankungen sind besonders infektionsgefährdet
- Auftreten von neutropenischem Fieber:
  - Bei onkologischen Patientinnen unter einer Chemotherapie
  - Eintrittspforten sind häufig Medizinprodukte wie Gefäßkatheter, Portkatheter u. Ä., aber auch die – durch Chemotherapie häufig vorgeschädigte – Mukosa des Gastrointestinaltrakts
  - Patientinnen mit Immunsuppression und Immunsystemerkrankungen
- Mortalitätsrisiko: ca. 11 %

Lebensbedrohliche Infektionen auch bei gering pathogenen opportunistischen Erregern.

Definition Neutropenie (Granulozytopenie):

- Neutrophile Granulozyten (segment- und stabkernige):
  - $< 500/mm^3$ *oder*
  - $< 1\,000/mm^3$ mit erwartetem Abfall $< 500/mm^3$ innerhalb der nächsten beiden Tage

Infektionsrisiko nimmt sowohl mit dem Schweregrad (Granulozytenzahl) als auch mit der Dauer der Neutropenie zu.

Risikozuordnung:

- Neuere Klassifikation:
  - Standardrisiko: vermutliche Dauer der Neutropenie ≤ 7 Tage
  - Hochrisiko: vermutliche Dauer der Neutropenie > 8 Tage
- Ältere Klassifikation:
  - Niedrigrisiko-Patientin: Neutropeniedauer 5 Tage ohne Risiken
  - Standardrisiko-Patientin: Neutropeniedauer 6–9 Tage
  - Hochrisiko-Patientin: Neutropeniedauer 2–10 Tage

Tab. 6.1 MASCC-Score zur Risikoevaluation (MASCC = Multinational Association of Supportive Care in Cancer)

Parameter	Beurteilung der einzelnen Parameter: 5 Punkte: außer Fieber keine Symptome 3 Punkte: mäßige Symptomatik 0 Punkte: schwere Symptomatik
Keine Hypotonie (systolischer Blutdruck > 90 mmHg)	5 Punkte
Keine chronisch obstruktive Lungenerkrankung	4 Punkte
Solider Tumor oder hämatologische Neoplasie ohne vorhergehende Pilzinfektion	4 Punkte
Keine schwere Dehydratation – keine Indikation zur parenteralen Substitution von Flüssigkeit	3 Punkte
Beginn des Fiebers außerhalb des Krankenhauses	3 Punkte
Alter < 60 Jahre	2 Punkte
Maximale Punkte-Score: 26 Standardrisiko: Score ≥ 21 Orale Therapie möglich: Score > 21 Stationäre Therapie: Score ≤ 21	

- Patientenstratifikation: MASCC-Score der Patientinnen (Standardrisiko bzw. Hochrisiko, ▶ Tab. 6.1)

Definition Fieber[1]:

- Einmalig ≥ 38,5 °C
- Mehrmalig ≥ 38,0 °C:
  - Mindestens 1 h lang
  - Zweimal innerhalb von 12 h gemessen

Fieber unklarer Genese (*fever of unknown origin,* FUO): Als unerklärtes Fieber wird neu aufgetretenes Fieber ohne richtungweisende klinische oder mikrobiologische Befunde gewertet.

Wichtigste Infektionserreger:

- Gramnegative Stäbchen: Enterobakterien (insbesondere Escherichia coli), Klebsiellen, Pseudomonaden
- Grampositive Kokken: Staphylokokken, Staphylococcus aureus, Koagulase-negative Staphylokokken, MRSA, Enterokokken, vergrünende Streptokokken
- Pilze: Candida, Aspergillus
- Virusinfektionen können reaktiviert werden: CMV, HSV, VZV

Häufige Erreger bei neutropenischem Fieber (das Erregerspektrum hängt von der Eintrittspforte ab):

- Entzündung an der Einstichstelle eines Venenkatheters: Koagulase-negative Staphylokokken, Staphylococcus aureus
- Pulmonale Infiltrate: Staphylococcus aureus, Enterobakterien, Pseudomonaden, Candida, Aspergillus

[1] Sowohl neue elektronische Messgeräte als auch die unkonzentrierte Anwendung können zu fehlerhaften Temperaturangaben führen.

- Infektionen des oberen und unteren Respirationstrakts: Pneumokokken, Haemophilus influenzae, Moraxella catarrhalis, Enterobakterien, Pseudomonaden, Candida, Aspergillus
- Schleimhautulzera: Streptokokken, Anaerobier, Herpes simplex, Candida
- Diarrhö: Streptokokken, Salmonellen, Campylobacter, Yersinien, Clostridium difficile
- Einzelne, punktförmige Hautläsionen: Streptokokken, Staphylokokken, Candida spp.
- Nekrotisierende Hautläsionen: Pseudomonas aeruginosa, Tinea, Streptokokken, Staphylokokken

Klinik

- Fieber mit oder ohne Organsymptomatik: häufigste Organmanifestationen in Lunge, Gastrointestinaltrakt, Urogenitaltrakt und Haut
- Fieber in Verbindung mit diagnostisch wegweisendem, lokalisiertem Befund, z. B. Haut- bzw. Katheterinfektion
- Häufig heterogen mit interindividuellen Unterschieden:
  - Abfall des Körpertonus
  - Krankheits- bzw. Schwächegefühl
  - Zittern bis Schüttelfrost
  - Erhöhung der Herzfrequenz
  - Hypotonie
  - Starkes Schwitzen
- Abgeschwächte Immunreaktion
- Spätere klinische Apparenz und rasch-progredienter Verlauf

Diagnostik

Allgemein

Es sollte ein abteilungsspezifisches bzw. standardisiertes Schema für die Evaluation eines neutropenischen Fiebers bestehen.

Prinzipiell erfolgt bei Vorstellung der Patientin:

- Adäquate Fiebermessung mit den entsprechenden Instrumenten: bei ungenügender bzw. nicht-plausibler Instrumentenanzeige und klinischem Verdacht erneute Wiederholung mit anderem Thermometer
- Klinische Evaluation
- Klinisch-chemische Diagnostik
- Identifikation von möglichen Erreger-Eintrittspforten und Infektionssymptomatik
- Mikrobiologische Untersuchungen
- Bildgebende Verfahren

> Diagnostische Maßnahmen dürfen den Beginn einer antibiotischen Therapie nicht verzögern.

Initiales Vorgehen beim Auftreten von Fieber und Neutropenie

Allgemein

- Das diagnostische Vorgehen bei einer febrilen Neutropenie richtet sich primär an den vorhandenen Symptomen aus (▶ Abb. 6.1).

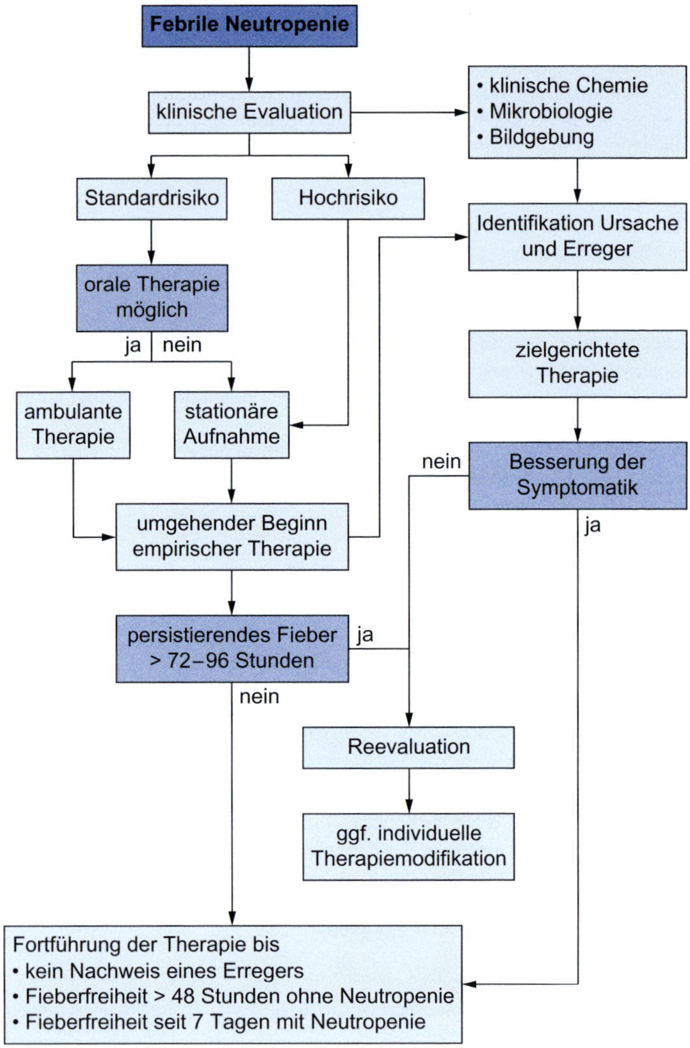

Abb. 6.1 Vorgehen bei neutropenem Fieber

- Ein individuelles Vorgehen ist, aufgrund der Situation und Symptomatik, anzustreben.

Klinische Diagnostik bei Therapiebeginn
- Sorgfältige klinische Untersuchung
- Besonders Haut/Schleimhäute sollten gründlich evaluiert werden
- Auskultation und Perkussion von Thorax und Abdomen

- Inspektion von potenziellen Eintrittspforten:
  - Oropharynx
  - Perianalregion
  - Hände (Finger) und Füße (Zehen)
  - Evtl. Vagina
- Punktionsstellen zentraler oder peripherer Venenzugänge

Die sorgfältige klinische Untersuchung soll bei stationären und febrilen Patientinnen täglich wiederholt werden.

Klinisch-chemische Diagnostik

Vor und während der Therapie; mindestens 2 × wöchentlich:

- Blutbild mit Differenzialblutbild; CRP; Elektrolyte; Kreatinin; direktes und indirektes Bilirubin; Gamma-GT, GOT, GPT

Bei instabilen Patientinnen oder Hinweisen auf Sepsis:

- Laktat; D-Dimere quantitativ

Prokalzitonin oder Interleukin-6:

- Können bei der Identifikation von Patientinnen mit schwerem Verlauf helfen
- Sollten nicht alleinige Grundlage klinischer Entscheidungen sein

Mikrobiologische Untersuchungen

Mikrobiologisches Vorgehen

Zentrale oder periphere Venenzugänge:

- Mindestens zwei separate Paare venöser Blutkulturen aus peripherer Vene für die Blutkultur-Untersuchung (aerob/anaerob):
  - Sofort nach Fieberanstieg
  - Vor Beginn der antibiotischen Therapie
- Zusätzlich bei liegendem ZVK/Katheter: ein weiteres Paar Blutkulturen (aerob/anaerob) aus dem Katheter oder aber je ein Paar zentral/peripher
- Die Erfolgsrate der Blutkulturen kann durch Entnahme von drei Paaren von Blutkulturen gesteigert werden

Weitere mikrobiologische Diagnostik nur bei entsprechender Infektionssymptomatik:

- Kultureller Nachweis von Bakterien oder Pilzen:
  - Blutkulturen
  - Symptomabhängige Untersuchungen: Sputum, BAL, Urin
  - Bei liegendem Venenkatheter: Abstriche oder Punktate von infektionsverdächtigen Stellen
- Bei Diarrhö:
  - Stuhlkultur
  - Inklusive Nachweis von Clostridium-difficile-Toxin
  - Evtl. Überwachungskulturen von Mund, Rachen, Haut
- Evtl. DNA-Nachweis (PCR):
  - Herpes-simplex-Viren (aus Bläscheninhalt)
  - HHV-6, HHV-8 oder VZV: aus Serum oder evtl. aus dem sichtbaren Befund
  - CMV: Aus Serum, evtl. BAL, evtl. Sputum
- Bei atypischer Pneumonie:
  - Nachweis von Legionellen oder Pneumocystis jirovecii in BAL *bzw.*
  - Legionellenantigennachweis im Urin
  - Aspergillusantigen im Serum

Mikrobiologisch als gesichert geltende Infektion

- Mikrobiologisch als gesichert geltende Infektionen sind abhängig von der genutzten Nachweismethode und der Probe.
- Multiplex-PCR-basierte Methoden sind kein Ersatz für Standard-Verfahren der Mikrobiologie.

Ätiologisch unbedeutend für die Beurteilung

- Enterokokken:
  - Häufig werden Enterokokken erst im Verlauf einer Therapie nachgewiesen
  - Eine Therapieindikation besteht, sobald diese den Infekt verschlechtern (!)
- Koagulase-negative Staphylokokken:
  - Indikation zur Therapie bei Nachweis in mehreren der vier initialen Blutkulturflaschen
  - Erneuter Nachweis an Folgetagen
  - Wenn keine klinische Verschlechterung: Resistogramm abwarten
- Corynebacterium spp.
- Candida:
  - Nachweis in Abstriche, Speichel, Sputum
  - Häufig kommensale Erreger

6

> Klinische Evaluation dringend notwendig: Es kann dennoch eine kausale Relevanz dieser „irrelevanten" Keimnachweise für Infektionen vorliegen.

Nachweis von Candida albicans

- Normalerweise kein Nachweis in Hautabstrichen, Speichel, Sputum:
  - Falls Nachweis → klinische Evaluation
- Bei Hautembolien oder persistierendem Fieber sollte eine Echokardiografie zum Ausschluss einer Endokarditis erfolgen.
- Bei Kandidämie muss eine Organbeteiligung ausgeschlossen werden.
- Mit MRT oder Sonografie können Abszesse in Leber, Milz und/oder Nieren dargestellt werden.
- Augenhintergrundspiegelung obligat!

Bildgebende Verfahren

- Röntgen (Thorax): wird in Deutschland nicht mehr empfohlen und selten durchgeführt
- CT-Thorax: nur im Falle einer respiratorischen Symptomatik bei Auftreten von Fieber empfohlen
- CT-Nasennebenhöhlen: bei verstopfter Nase und Symptomen einer Sinusitis
- Sonografie Abdomen: gastrointestinale Symptome oder Laborauffälligkeiten
- CT-Abdomen: Alternative bei Verdacht auf Enterokolitis
- Spiegelung des Augenhintergrundes bei Augenbeteiligung (z. B. Candida, Toxoplasmose, CMV)

Vorgehen bei anhaltendem Fieber und Neutropenie

- Das diagnostische Vorgehen bei einer anhaltenden febrilen Neutropenie richtet sich an den vorhandenen Symptomen und den bislang erhobenen Befunden aus (▶ Tab. 6.2).
- Ein individuelles Vorgehen ist, aufgrund der Situation und Symptomatik, anzustreben.

Tab. 6.2 Vorschlag des diagnostischen Vorgehens bei febriler Neutropenie

Klinik		**Umgehende Diagnostik**	**Diagnostik bei Fieber > 72–96 h**
Fokusunabhängig	Fieber und Neutropenie	Blutkulturen peripher (evtl. auch zentral)	Blutkulturen zentral und peripher
		Blutbild und Entzündungsparameter	Blutbild, Entzündungsparameter und PCT
			Echokardiografie zum Ausschluss einer Endokarditis
Respirationstrakt	Dyspnoe, Husten, Auskultationsbefund	CT-Thorax, Legionellen-Antigen im Urin	Nach Ablauf einer Woche erneut: CT-Thorax nativ
	Verstopfte Nase und Sinusitis-Symptome	CT-Nasennebenhöhlen	
Gastrointestinaltrakt	Mukositis	Abstrich der Mundschleimhaut	
	Diarrhö	Stuhlprobe	Stuhlprobe
		Nachweis von Clostridium-difficile-Toxin	Evtl. Sonografie Abdomen
		Evtl. Sonografie Abdomen	Alternative: CT-Abdomen bei V. a. Enteritis (falls noch nicht erfolgt)
		Alternative: CT-Abdomen bei V. a. Enteritis	
	Schmerzen, Tast- oder Auskultationsbefund	Sonografie Abdomen	Sonografie Abdomen
		Evtl. CT-Abdomen	Evtl. CT-Abdomen
	Obstipation > 3 Tage	Sonografie Abdomen	Sonografie Abdomen
			Röntgen-Abdomen in 2 Ebenen
Harnwegsystem	Schmerzen im Nierenlager, Pollakisurie, Algurie	Urinstatus	Urinstatus
		Evtl. Nieren-Sonografie	Evtl. Nieren-Sonografie
Haut	Hautembolien	Echokardiografie zum Ausschluss einer Endokarditis	Echokardiografie zum Ausschluss einer Endokarditis

Indikation für eine Wiederholung der mikrobiologischen Diagnostik und einen Wechsel der antimikrobiellen Therapie:

- Verschlechterung des klinischen Zustands
- Persistierendes Fieber
- Fortschreitende oder neu auftretende Lungeninfiltrate
- Entzündungsparameter nach 7 Tagen der antimikrobiellen Therapie

Therapie

Allgemein

- Bei Auftreten von Fieber und Neutropenie ist eine empirische antibiotische Therapie unverzüglich zu beginnen
- Gabe < 2 h nach Fieber in Neutropenie
- Evaluation, ob eine Therapie ambulant oder stationär erfolgen sollte:
  - **Orale Therapie möglich:** MASCC-Score >21 *und* erwartete Neutropeniedauer < 10 Tage *und* keine Fluorchinolon-Prophylaxe oder -Therapie in den letzten 7 Tagen erhalten *und* keine ESBL- oder MRSA-Kolonisierung.
  - **Ambulante Therapie möglich:** keine i. v.-Therapie nötig – stabil in erster Stunde nach Fieberbeginn – Patientin lebt nicht allein – Klinik in < 60 Minuten erreichbar – Patientin kennt und versteht die Risiken
  - **Stationäre Therapie:** MASCC-Score ≤ 21 oder ausgeprägte Neutropenie oder erneutes Fieber oder erneute klinische Verschlechterung
- Engmaschige Beobachtung
- Therapieanpassung
- Antibiogramm-adaptierte Umstellung auf gezielte Therapie bei Erregernachweis

6

Kalkulierte Erstlinientherapie bei Standardrisiko-Patientinnen

Standardrisiko-Patientinnen ohne Komplikationen:

- Ambulante, orale antibiotische Therapie
- Alternative: stationäre Behandlung über 2 Tage
- Wechsel zur ambulanten Betreuung bei Abklingen des Fiebers und Stabilisierung

Kalkulierte orale Erstlinientherapie:

- Amoxicillin/Clavulansäure 2 × 875/125 mg/d p. o. *plus* Ciprofloxacin 2 × 500 mg/d p. o.
- Moxifloxacin 1 × 400 mg/d p. o.

Kalkulierte orale Erstlinientherapie bei bestätigter Penicillinallergie:

- Clindamycin 3 × 900 mg/d p. o. *plus* Ciprofloxacin 2 × 500 mg/d p. o.
- Cefuroximaxetil 2 × 500 mg/d p. o. *plus* Ciprofloxacin 2 × 500 mg/d p. o.

Kalkulierte intravenöse Erstlinientherapie:

- Ceftazidim 3 × 2 g/d i. v. *oder*
- Cefepim 3 × 2 g/d i. v. *oder*
- Piperacillin/Tazobactam 3 × 4,5 g/d i. v.

Bei erhöhter Rate multiresistenter gramnegativer Bakterien:

- Cefuroxim 3 × 2 g/d i. v. *oder* Ceftazidim 3 × 2 g/d i. v. *oder* Ceftriaxon 1 × 2 g/d i. v. *oder* Cefepim 3 × 2 g/d i. v. *plus*
- Gentamicin 1 × 3–5 mg/kg KG/d i. v. *oder* Tobramycin 1 × 3–5 mg/kg KG/d i. v.

Dauer der kalkulierten Therapie:

- Bei persistierender Neutropenie: nicht früher beenden als 7 Tage nach stabiler Entfieberung
- Bei Neutrophilen > 500/μl: Fieberfreiheit seit 7 Tagen (häufig wird als Mindestvoraussetzung Granulozyten > 1.000/mm^3 angegeben)

> Bei Fieber und Neutropenie ist der sofortige Beginn einer kalkulierten Therapie indiziert.

Kalkulierte Erstlinientherapie bei Hochrisiko-Patientinnen

Allgemein:

- Die Behandlung soll umgehend (innerhalb von 2 h) nach Beginn des Fiebers begonnen werden
- Eine orale Fluorchinolon-Prophylaxe soll nicht fortgeführt werden

Kalkulierte Erstlinientherapie:

- Piperacillin/Tazobactam 3 × 4,5 g/d i. v. *oder*
- Imipenem/Cilastatin 3 × 1 g/d i. v. *oder*
- Meropenem 3 × 1 g/d i. v. *oder*
- Cefepim 3 × 2 g/d i. v. *oder*
- Ceftazidim 3 × 2 g/d i. v.

Alternative bei Allergie:

- *Ohne* Wirkung gegen grampositive Bakterien – Monotherapie: Aztreonam[2] 3 × 2 g/d i. v.
- *Mit* Wirkung gegen grampositive Bakterien – Kombinationstherapie:
  - Aztreonam 3 × 2 g/d i. v. *plus* Vancomycin 2 × 1 g/d i. v.
  - Aztreonam 3 × 2 g/d i. v. *plus* Teicoplanin i. v./i. m.:
    - Teicoplanin: Startdosis: 6 mg/kg KG alle 12 h für 3 Anwendungen (Ziel-Serumtalspiegel an Tag 3–5: > 15 mg/l)
    - Teicoplanin: Erhaltungsdosis: 1 × 6 mg/kg KG i. v./i. m./d (Ziel-Serumtalspiegel 1 × wöchentlich: > 15 mg/l)

Klinisch dokumentierte Infektion (z. B. schwere Mukositis, Haut- oder Weichteilinfektionen):

- Piperacillin/Tazobactam 3 × 4,5 g/d i. v. *oder* Imipenem/Cilastatin 3 × 1 g/d i. v. *oder* Meropenem 3 × 1 g/d i. v. *oder* Cefepim 3 × 2 g/d i. v. *oder* Ceftazidim 3 × 2 g/d i. v. *plus*
- Vancomycin 2 × 1 g/d i. v. *oder* Linezolid 2 × 600 mg/d p. o./i. v. *oder* Teicoplanin i. v./i. m.:
  - Teicoplanin: Startdosis: 6 mg/kg KG alle 12 h für 3 Anwendungen (Ziel-Serumtalspiegel an Tag 3–5: > 15 mg/l)
  - Teicoplanin: Erhaltungsdosis: 1 × 6 mg/kg KG i. v./i. m./d (Ziel-Serumtalspiegel 1 × wöchentlich: > 15 mg/l)

Monitoring und Reevaluation

- Entscheidung ist vom klinischen Verlauf abhängig
- Bei schwerer Sepsis und/oder Hinweisen auf ein kritisches Organversagen:
  - Modifikation der antimikrobiellen Therapie
  - Intensivmedizinische Behandlung
- Bei persistierendem oder rezidivierendem Fieber ≥ 96 h:
  - Mehrschicht-CT der Lunge – unabhängig von Symptomen einer Atemwegserkrankung
  - Weitere bildgebende Untersuchungen: in Abhängigkeit von klinischen Symptomen
  - Wiederholung von Blutkulturen aus peripheren Venen und zentralvenösen Kathetern

---

[2] In Deutschland derzeit nicht verfügbar. Bei Bedarf ist eine Bestellung über Europa- oder Internationale Apotheke möglich.

Antimykotische Therapie

Standardrisiko-Patientinnen:
- Keine *kalkulierte antimykotische Therapie*

Hochrisiko-Patientinnen:
- Bei persistierendem Fieber über > 96 h
- Kalkulierte antimykotische Therapie bei:
  - Patientinnen ohne vorherige antimykotische Prophylaxe
  - Patientinnen mit vorheriger Itraconazol-Therapie (ohne ausreichendem Serum- oder Plasma-Spiegel)
  - Patientinnen mit vorheriger Fluconazol-Therapie (kein Schimmelpilz-wirksames Antimykotikum)

Kalkulierte antimykotische Therapie:
- Amphotericin B – liposomal 1 mg/kg KG bis 3–5 mg/kg KG i. v. *oder*
- Caspofungin 1 × 70 mg/d; bei Patientinnen < 80 kg ab 2. Tag 50 mg/d *oder*
- Itraconazol 2 × 200 mg/d i. v. *oder*
- Voriconazol i. v.:
  - Tag 1: Loading dose 2 × 6 mg/kg KG/d
  - Ab 2. Tag: 2 × 4 mg/kg KG

6

Therapiemodifikation

Wechsel der kalkulierten Therapie:
- Generell kein Wechsel der antibiotischen Therapie

Wechsel jedoch bei persistierendem Fieber im Zusammenhang mit klinischer Verschlechterung, Instabilität oder Hinweise einer progredienten Infektion.

Bei Indikation zum Wechsel der kalkulierten Therapie:
- Standardrisiko-Patientinnen mit primärer Cephalosporin + Aminoglykosid-Therapie:
  - Umstellung auf Piperacillin/Tazobactam 3 × 4,5 g/d i. v. *oder* Imipenem/Cilastatin 3 × 1 g/d i. v. *oder* Meropenem 3 × 1 g/d i. v.
- Bei Verdacht auf Katheterinfektion: evtl. Vancomycin zusätzlich geben
- Bei Gingivitis, Mukositis oder perianalen Läsionen:
  - Antimykotikum *plus* anaerobierwirksame Substanzen (z. B. Metronidazol, Clindamycin) zusätzlich geben
  - Bei Verdacht auf Herpes: Aciclovir
- Bei abdominellen Symptomen:
  - Antibiotika-assoziierte Kolitis (Clostridium difficile) ausschließen
  - Evtl. oral Vancomycin oder Metronidazol geben
- Bei aplastischer Anämie:
  - Nachweis von Parvovirus B19 (PCR)
  - Evtl. Immunglobulin verabreichen
- Wissen der lokalen Prävalenz von Erregern nützlich für eine kalkulierte Anpassung der antibiotischen Therapie:
  - Vancomycin-resistente Enterokokken
  - Methicillin-resistenter Staphylococcus aureus
  - Beta-Lactamase-produzierende gramnegative Bakterien

Mittlerweile existieren etliche neue antibiotische Therapiemöglichkeiten gegenüber resistenten Erregern. Die Konsultation mit einem Infektiologen bzw. gynäkologischen Infektiologen wäre anzustreben.

Exemplarische Vorschläge zur Therapieänderung bei pulmonalen Infiltraten:
- Piperacillin-Tazobactam oder Cephalosporin Gruppe 3–4 (Ceftriaxon, Ceftazidim, Cefepim) kombiniert mit liposomalem Amphotericin B oder Voriconazol, sekundär mit Caspofungin
- Primäre oder sekundäre Therapieversager: Modifikation: Carbapenem mit primär liposomalem Amphotericin B oder Voriconazol, sekundär mit Caspofungin

Erneute Therapieversager:
- Modifikation: Fluorchinolon, Aminoglykoside mit primär liposomalem Amphotericin B oder Voriconazol, sekundär mit Caspofungin

Bei Identifikation kausaler Erreger soll von der kalkulierten zu einer gezielten Therapie gewechselt werden.

Weitere medikamentöse Therapie
- Antipyretische Mittel (z. B. Paracetamol)
- Bei Bedarf Schmerzmedikation
- Anwendung von G-CSF wird nicht empfohlen:
  - Allerdings sollte die Applikation (z. B. bei Infektionen mit zusätzlichen Risikofaktoren, bei progredienter Infektion, Pneumonie oder invasiver Pilzinfektion) individuell getroffen werden
- Die Gabe von Immunglobulinen wird nicht empfohlen:
  - Ausnahme: Patientinnen mit nachgewiesenem Immunglobulinmangel
  - Gabe von spezifischem Immunglobulin kann bei Zytomegalievirus-Pneumonie (in Kombination mit Ganciclovir) bei ausgeprägtem Antikörpermangel in Erwägung gezogen werden
- Verzichtbare Katheter sollten entfernt werden:
  - Bei persistierendem Fieber (ohne Erregernachweis) kann die Entfernung bzw. ein Wechsel (z. B. ZVK) nützlich sein

Therapieende
Fortführung der Therapie bis:
- Kein Nachweis eines Erregers mehr vorhanden:
  - Es sollte die therapeutische medikamentöse Applikationsdauer erfolgt sein
  - Fortführung der antiinfektiven Therapie bis zum Erreichen der Mindesttherapiezeit
- Klinische Besserung
- Fieberfreiheit > 48 h ohne Neutropenie
- Fieberfreiheit seit 7 Tagen (auch mit Neutropenie, häufig wird als Mindestvoraussetzung Granulozyten > 1.000/mm^3 gegeben)

Die Therapiedauer richtet sich in der Praxis nach vorhandenen Protokollen bzw. auch nach monetären Gründen. Klinische Untersuchungen sind in diesem Zusammenhang sehr kritisch zu bewerten!

Differenzialdiagnosen

Andere Fiebererkrankungen; andere Ursachen einer Neutropenie; „*Cytokine Release Syndrome*" (schwerwiegende Nebenwirkung einer gezielten Therapie mit Immunmodulatoren bzw. Biologika [*Targeted Therapy*]).

Prophylaxe und Bemerkungen

- Isolierung: Schutz vor exogenen Infektionen:
  - Patientinnen mit Leukozyten < 500/mm^3 sollten im Einzelzimmer mit vorgeschalteter Schleuse untergebracht werden
  - Raum (Fußboden, Möbel, sanitäre Einrichtungen) vorher durch Wischdesinfektion desinfizieren
  - Personal (und Besucher) müssen die Hände desinfizieren, Mundschutz und bei Arbeiten an der Patientin Extrakittel tragen
  - Patientinnen sollten keine ungekochten Speisen essen, keine Blumen im Zimmer haben, tägl. Handtücher wechseln und Einmalwaschlappen verwenden
- Reduktion der Mundflora:
  - Durch lokale Antibiotika oder desinfizierende Lösungen (mehrmals tägl. spülen mit Chlorhexamed oder Jodlösung, verdünnt mit abgekochtem oder sterilem Wasser)
  - Zusätzlich Amphotericin-B-Suspension oder Lutschen von Tabletten vor jeder Schlafphase
- Reduktion der Hautflora:
  - Durch Desinfektion (z. B. Waschen oder Duschen mit desinfizierenden Lösungen)
  - Beim Duschen: 5 min heißes Wasser vorlaufen lassen, dann erst duschen
- Antivirale Prophylaxe bei Indikation: z. B. mit Aciclovir
- Pneumozystisprophylaxe erwägen: oral Cotrimoxazol, wenn Therapie mit Glukokortikoiden > 21 Tage, Alemtuzumab oder Purinanaloga
- Aplastische Anämie

6.3 Gingivitis

Definition und Bedeutung

Gingivitis ist eine Entzündung des Zahnfleisches (Gingiva).

- Das Parodont ist nicht betroffen.
- Eine Gingivitis kann die Vorstufe einer Parodontitis (Entzündung des Zahnhalteapparates) darstellen.

Hauptsächlich durch schlechte Mundhygiene bedingt.

Hauptgruppen:

- **Plaque-induzierte Gingivitis:** durch Zahnbelag ausgelöste Gingivitis
- **Nicht Plaque-induzierte Gingivitis:** genetisch oder durch Viren, Bakterien oder Pilze ausgelöste Zahnfleischentzündung (selten)

Hormonelle Veränderungen:

- **Gingivitis gravidarum (Schwangerschaftsgingivitis):** häufig tritt eine Schwellung der Interdentalpapillen auf mit weichen, rötlichen Gingivavergrößerungen. Diese können während der gesamten Schwangerschaft vorhanden sein und sich nach der Geburt zurückbilden. Diese Vergrößerungen werden manchmal als Schwangerschaftstumore bezeichnet und sind pyogene Granulome.

- **Desquamative Gingivitis in der Menopause:** tiefrote Gingiva, die schmerzhaft ist und leicht blutet. Die Gingiva ist meistens weich. Zu Beginn können Bläschen auftreten, die dann in eine Desquamation übergehen. Ähnliche Läsionen können mit Pemphigus vulgaris, bullösem Pemphigoid, benignem Schleimhautpemphigoid oder atrophischem Lichen ruber planus einhergehen.

Sonderform: Akute nekrotisierende ulzerierende Gingivitis:
- Systemische Erkrankungen (z. B. Leukämie, Diabetes mellitus, AIDS)
- Medikamente, Intoxikation bzw. Gifte

Eine akute Gingivitis kann sich in eine chronische Form weiterentwickeln, welche eine schwere Entzündung darstellt. Eine Gingivitis kann zu einer Parodontitis führen.

Klinik

Unspezifische Gingivitis:
- Bläulich rote Verfärbung
- Schwellung und Verdickung des Zahnfleischrandes entlang eines oder mehrerer Zähne
- Leicht auszulösendes Zahnfleischbluten
- Mögliche Ausdehnung auf gesamte Mundschleimhaut möglich

Akute nekrotisierende ulzeröse Gingivitis: akuter Beginn; Entstehung von Nekrosen; primär interdental; später die gesamte Gingiva erfassend; sehr schmerzhaft; Mundgeruch, fauliger Geschmack; Lymphadenopathie; Fieber (manchmal)

Verstärkung der Symptome durch Veränderungen im Hormonhaushalt (Schwangerschaftsgingivitis; desquamative Gingivitis bei Menopause u. a.) bzw. Medikamenteneinnahme.

Diagnostik

- Klinische Beurteilung
- Manchmal wird die Tiefe der Taschen und um die einzelnen Zähne gemessen (< 3 mm gilt als normal)

Therapie

Unspezifische Gingivitis:
- Konsequente Zahnpflege
- Professionelle Zahnreinigung (u. a. Zahnsteinentfernung)
- Fluorid-Präparate
- Antiseptische Spülungen: Chlorhexidinspülungen (keine Langzeitanwendung, hoher Remanenzeffekt) und Octenisept
- Bei ausgeprägter Hyperplasie: Entfernung von überschüssigem Gingivagewebe möglich
- Schwangerschaftstumore der Gingiva sollten ebenfalls entfernt werden
- Bei einer durch Medikamente induzierten Gingivitis evtl. Absetzen dieser Medikamente
- Falls dies nicht möglich ist: gründliche häusliche Zahnpflege und häufigere professionelle Zahnreinigung (alle 3 Monate)

- Bei schweren Infektion Antibiotikagabe möglich: Amoxicillin 3 × 500 mg/d p. o. *oder* Erythromycin 4 × 250 mg/d p. o. *oder* Clindamycin 3 × 300 mg/d p. o.

Akute nekrotisierende ulzeröse Gingivitis:
- Débridement
- Spülungen (z. B. Wasserstoffperoxid, Chlorhexidin): stündliche Spülungen mit warmer normaler Kochsalzlösung oder Wasserstoffperoxid 1,5 % 2 ×/d oder Chlorhexidin 2 ×/d
- Verbesserte Mundhygiene
- Schmerzmedikation und evtl. Antipyretika
- Vermeidung äußerer Reize (z. B. Rauchen)
- Antibiotische Therapie möglich:
  - Zur Besserung der Symptome, falls ein umgehendes Débridement hinausgezögert werden muss
  - Therapiedauer ca. 7–10 Tage
  - Beginn einen Tag vor Eingriff, Dauer meistens bis zum 3. Tag nach Abklingen aller Entzündungspunkte: Amoxicillin 3 × 500 mg/d p. o. *oder* Erythromycin 4 × 250 mg/d p. o. *oder* Clindamycin 3 × 300 mg/d p. o.

Differenzialdiagnosen

Diabetes mellitus; Epstein-Barr-Virus; Folsäure-Mangel (bei Schwangeren); Herpesviren; Leukämie; Lymphom; Medikamente (Anabolika, Kalziumantagonisten, Hydantoine, Immunsuppressiva); Mykosen; Streptokokken; Syphilis; Vitamin C-Mangel (Skorbut); Zytomegalievirus.

Prophylaxe und Bemerkungen

- Tägliche Zahnhygiene (Entfernung von Plaque mit Zahnseide und Zahnbürste)
- Regelmäßige Reinigung durch einen Zahnarzt oder Dentalhygieniker:
  - Bei bestehender Gingivitis: in Intervallen von 6–12 Monaten
  - Patientinnen mit systemischen Erkrankungen: häufigere professionelle Zahnreinigungen (alle 2 Wochen bis alle 3 Monate)

Die Gingivitis gehört zu den häufigsten Erkrankungen des Menschen.

6.4 Herpes zoster

Klinik

Prodromalstadium:
- 2–5 Tage andauerndes uncharakteristisches Stadium mit gering erhöhter Temperatur, selten Fieber (sog. Zoster-Fieber), Brennen und stechende Schmerzen
- Einseitige, segmentale neuralgiforme Schmerzen im Vulvabereich
- Lanzinierende Schmerzen können schon vor den Hauterscheinungen auftreten

Manifestation:
- Schmerzhafte und gruppierte Bläschen auf erythematös verändertem Grund
- Bläschenbildung nach zwei Tagen
- Stecknadelgroße, klare Bläschen auf erythematösem Grund
- Die Effloreszenzen sind in Gruppen und segmental angeordnet

- Bestehen über einen längeren Zeitraum (infektiöser Bläscheninhalt)

Auch Einblutungen (hämorrhagischer Zoster), umschriebene oder nekrotisierende Verläufe (Zoster gangraenosus) sind möglich.

Im Vergleich zum Herpes genitalis persistieren die Bläschen ohne Therapie über viele Tage und Wochen.

Diagnostik

- Die Diagnose erfolgt anhand des klinischen Befundes
- Akute VZV-Infektion oder VZV-Rekurrenz (Herpes zoster): Erregernachweis mit PCR aus dem Bläscheninhalt bzw. Bläschenabstrich möglich
- Virusisolierung zwar möglich, aber in der klinischen Praxis keine Bedeutung (Spezialuntersuchung, welche nicht in allen Laboratorien möglich ist)

Therapie

Indikation zur Therapie eines Herpes zoster:

- Prinzipiell besteht die Indikation einer antiviralen Therapie bei **jeder Form eines Herpes zoster,** um mögliche Nebenwirkungen und Komplikationen (vor allem wegen der Zoster-Neuralgie) entgegenzuwirken
- Vor allem sollten die therapeutische Dringlichkeit und medikamentöse Wahl anhand des klinischen Bildes aber auch der anamnestischen Risikofaktoren bedacht werden
- Einige klinische Situationen, die evtl. eine *intravenöse hochdosierte Therapie* bzw. engmaschige Kontrollen erfordern, wären:
  - Patientinnen jeden Alters mit Zoster im Kopf-Hals-Bereich (Cave: Zoster ophthalmicus, Zoster im Verlauf der Trigeminusnerven u. a.)
  - Schwerer und ausgeprägter Zoster am Stamm und an den Extremitäten
- Immunsupprimierte Patientinnen (Chemotherapie, Kortikosteroidtherapie, AIDS/HIV, medikamentöse Immunsuppression nach Transplantationen)
- Patientinnen mit akuter atopischer Dermatitis und ausgeprägten Ekzemen

Medikamentöse Therapie (▶ Tab. 6.3):

- Hochdosiertes Aciclovir, da nekrotisierende Verläufe nicht vorhersehbar sind
- Rascher Therapiebeginn mit antiviralen Mitteln nach Beginn des Exanthems zur Minimierung der Zoster-Neuralgie
- Die orale Therapie mit Famciclovir (vor allem bei Zoster ophthalmicus und immunkompetenten Personen über 25 Jahre) oder Valaciclovir (bei immunkompetenten Personen) können genutzt werden
- Brivudin ist ein relativ neues Medikament gegen Herpes zoster. Es unterliegt einer sehr strengen Indikationsstellung bzw. klar definierten Kontraindikationen:
  - Schwangerschaft, Stillzeit, Immunsuppression, Therapie mit 5-Fluoruracil, topisch anzuwendender 5-FU-Zubereitungen bzw. 5-FU-Prodrugs
  - Kombinationsarzneimittel mit diesen Wirkstoffen oder anderen 5-Fluoropyrimidine sowie dem Antimykotikum Flucytosin sind streng kontraindiziert
  - Sicherheitsabstand von 4 Wochen sollte eingehalten werden
- Ausreichende und rechtzeitige Schmerzbekämpfung (▶ Tab. 6.3). Die postzosterische Neuralgie kann durch Gabe von Koanalgetika (z. B. Antikonvulsiva, trizyklische Antidepressiva) beeinflusst werden

- Bei sehr schweren Verläufen (z. B. schwerer Immunsuppression, Organtransplantation, Multimorbidität) können zusätzlich Hyperimmunglobulin und Interferon-beta eingesetzt werden

Der Zoster gilt als früher Marker einer HIV-Infektion. Daher sollte bei gesunden Patienten unter 50 Jahren mit VZV-Infektion und Zoster-Manifestation eine HIV-Serologie durchgeführt werden.

Tab. 6.3 Therapieoptionen eines Herpes zoster

	Medikament	**Dosierung**	**Dauer**	
Orale Therapie	Aciclovir	5 × 800 mg/d p. o.	7 d	*oder*
	Valaciclovir	3 × 1000 mg/d p. o.	7 d	*oder*
	Famciclovir	3 × 500 mg/d p. o.	7 d	*oder*
	Brivudin*	1 × 125 mg/d p. o.	7 d	
Intravenöse Therapie	Aciclovir	3 × 5 mg/kg KG i. v.	5–7 d	*oder*
	Aciclovir	1 × 10 mg/kg KG i. v.	Als Einmalgabe	
Bläschenstadium	Zinksulfat-Hydrogel 0,1%**	2 x/d lokal	Bis Abheilung	*oder*
	Clioquinol 2% Creme**	2 x/d lokal	Bis Abheilung	*oder*
	Franzbrandwein	2 x/d lokal	Bis Abheilung	
Krustenstadium (infiziert)	Gentamicinsulfat 0,1% Salbe***	2 x/d lokal	7–14 d	*oder*
	Fusidinsäure 2% Gel***	2 x/d lokal	7–14 d	
Schmerzmedikation				
Geringe Schmerzen	Ibuprofen	4–6 × 400 mg/d p. o.	Ca. 7–10 d****	
Starke Schmerzen	Kodein und Paracetamol	3 × 1 Kps./d p. o.	Ca. 7–10 d****	
	Tramadol	Max. 4 × 40 Tr./d p. o.	Ca. 7–10 d****	
Schwere Schmerzen	Orales Morphinsulfat	2 × 10–20 mg/d p. o.	Ca. 7–10 d****	
Schmerzmedikation und Sedativum	Bereits genutzte Schmerzmedikation *plus* z. B. Nitrazepam 5 mg/d zur Nacht			
Postzosterische Neuralgie	Kann durch Gabe von Koanalgetika (z. B. Antikonvulsiva, trizyklische Antidepressiva) beeinflusst werden			
Sonstige Maßnahmen	Im akuten Stadium Bettruhe			

* Brivudin Kontraindikationen: Schwangerschaft, Stillzeit, Immunsuppression, gleichzeitige Einnahme des Zytostatikums 5-Fluoruracil oder seiner Prodrugs (z. B. Capecitabin, Floxuridin, Tegafur) sowie des Antimykotikums Flucytosin (Sicherheitsabstand von 4 Wochen sollte eingehalten werden)
** Rezepturen
*** Lokale Therapeutika ohne Kortison sollten genutzt werden
**** Behandlung solange Schmerzen bestehen (vor allem bei Neuralgie)

Definition und Bedeutung

- Auf bestimmte Dermatome beschränkte Erkrankung durch die Reaktivierung des Varizella-zoster-Virus (VZV) nach einer durchgemachten Windpockenerkrankung
- Reaktivierung des Virus bei Abwehrschwäche, hämatologischen Erkrankungen, AIDS, Immunsuppression u. a.
- Kontagiosität besteht nur gegenüber seronegativen Personen, welche primär dann an Windpocken erkranken
- Betroffen sind vor allem ältere Menschen (Erkrankungsgipfel zwischen 50. und 70. Lebensjahr)

Differenzialdiagnosen

Coxsackie-Viren; Erysipel; Herpes-simplex-Virus (HSV); Neuritiden; Pilzinfektionen (z. B. Candida albicans); Pyodermia fistulans; Radikulitiden.

Prophylaxe und Bemerkungen

Impfung:

- Seit Dezember 2018 empfiehlt die STIKO zum Schutz vor Herpes zoster, seinen Komplikationen und Spätfolgen die Impfung mit dem adjuvantierten Herpes-zoster-subunit-(HZ/su) Totimpfstoff:
  - Standardimpfung: allen Personen ab dem Alter von 60 Jahren.
  - Die Impfung besteht aus zwei Impfdosen, die im Abstand von mindestens 2 bis maximal 6 Monaten zu verabreichen sind.
- Eine Zoster-Impfung ist vor allem bei multimorbiden Patienten empfehlenswert, da Schmerzen (auch postzosterische Neuralgien) und psychosoziale Folgen vermieden werden können.

Expositionsprophylaxe:

- Die Übertragung von Windpocken kann durch direkten oder indirekten Kontakt mit infiziertem Bläscheninhalt erfolgen, aber die Wahrscheinlichkeit kann reduziert werden, wenn man sich strikt an die Basishygienemaßnahmen hält und die Läsionen komplett abdeckt.
- Bei Hospitalisierung wäre eine Isolierung im Einzelzimmer der Patientin bis zur vollständigen Verkrustung aller Läsionen sinnvoll oder eine gemeinsame Unterbringung mit Patientinnen mit dokumentierter VZV-Immunität.
- Auch sollten diese Patientinnen ausgiebig informiert werden, dass durch den Herpes zoster auch Kontaktpersonen ohne eine Varizellen-Schutzimpfung bzw. nicht durchgemachte Windpocken angesteckt werden können und dann das Bild einer Varizellenerkrankung bekommen (mit dem entsprechenden höhere Komplikationsraten bei älteren Kindern, Jugendlichen und Erwachsenen).

6.5 Katheter-assoziierte Infektionen

Definition und Bedeutung

Wichtige Katheterformen:

- **Blasenkatheter:** Einmal-Katheter, (transurethraler) Dauer- oder Verweilkatheter, suprapubischer Dauer- oder Verweilkatheter
- **Venen- bzw. Arterienkatheter:** periphere venöse Verweilkatheter, zentrale venöse Katheter (ZVK), Portkatheter/Portsystem

- **Drainagen:** Redon-Drainage, Robinson-Drainage, Penrose-Drainage
- **Schmerztherapie:** Periduralkatheter (PDK)

Infektionshäufigkeit variiert je nach Katheterart und Lokalisation und steigt mit der Liegedauer des Katheters.

Erreger:

- 80–90 % koagulasenegative Staphylokokken, Staphylococcus aureus, Enterokokken
- Seltener: gramnegative Keime oder Candida
- Infektionen mit gramnegativen Stäbchen sind häufiger bei kontaminierten Infusionslösungen und bei Kathetern im Hals- und Brustbereich (V. jugularis, V. subclavia)

Der Umgang mit Kathetern erfordert eine soweit wie möglich keimfreie Handhabung. Die Hygienemaßnahmen verhindern, dass Infektionen durch Bakterien auftreten.

Klinik

- Die entsprechenden Symptome richten sich nach der jeweiligen Katheterart (▶ Abb. 6.2)
- Fieber mit oder ohne Leukozytose
- Lokale Entzündungszeichen: Rötung und Schwellung
- Bei ZVK-Infektionen sind nur selten lokale Entzündungszeichen vorhanden
- Schüttelfrost
- Tachykardie
- Druckempfindlichkeit an der Kathetereinstichstelle
- Eitrige Sekretion an der Eintrittspforte (ca. 50 % der Fälle)
- Blasenkatheter: Schmerzen und Zeichen einer Zystitis

Eine gute Hygiene und die regelmäßige Katheterpflege sind wichtig!

Diagnostik

- Klinische Zeichen und Symptome
- Fieberabfall nach Entfernung des Katheters
- Quantitativer Erregernachweis an der Katheterspitze
- In Abhängigkeit des Katheters sollte eine Blutkultur bzw. periphere Kulturen erfolgen (z. B. bei Portkatheter; ZVK)

In Blutkulturflaschen, die über Katheter entnommen wurden, müssen Bakterien in wesentlich höherer Konzentration enthalten sein als in gleichzeitig durch Venenpunktion gewonnenen Kulturen.

Therapie

- Die Therapie richtet sich nach dem jeweiligen Katheter und den klinischen Symptomen
- Nach Möglichkeit Katheter entfernen:
  - Bei lokaler Entzündung, Druckschmerz oder Sekretaustritt an Einstichstellen, Thrombophlebitis oder unklarem Fieber

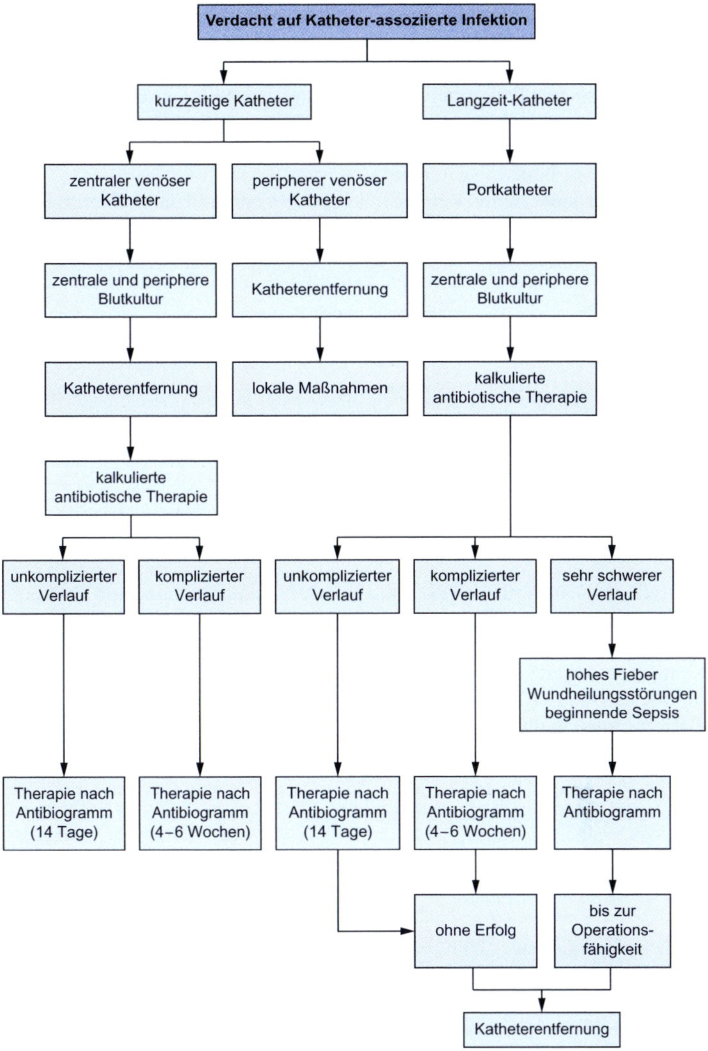

Abb. 6.2 Verdacht auf Katheter-assoziierte Infektion

– Vor allem bei Staphylococcus aureus- (hohe Komplikationsrate, Gefahr der Endokarditis), Candida- oder Pseudomonadennachweis

Vor allem gynäkologische Onkologen ignorieren häufig erste Infektionszeichen bei liegenden Port-Systemen und setzen damit onkologische Patientinnen einem erhöhten Risiko aus, auch weil diese eine Weiterführung einer Chemotherapie vorantreiben.

- Bei **koagulasenegativen Staphylokokken mit protrahiertem Infektionsverlauf** und bei implantierten Kathetern kann der Versuch einer Sanierung durch Antibiotika unternommen werden. Allerdings hohe Rezidivrate (ca. 20 %)
- **Immunkompetente Patientinnen mit unkomplizierten Infektionen:** Entfernung des Katheters meist ausreichend
- **Immunsupprimierte Patientinnen:** Entfernung des Katheters und zusätzlich systemische antibiotische Therapie
- Die **Therapiedauer** richtet sich nach der Immunsituation der Patientin: leichte Fälle 7 Tage lang, wobei bei Neutropenie oder nach Knochenmarktransplantation die Therapie bis zu 4 Wochen dauern sollte
- **Grampositive Keime:** Vancomycin, Teicoplanin, nach Testung Flucloxacillin, Clindamycin
- **Gramnegative Keime und Pilze:** möglichst nach Erregernachweis

Bei Katheterinfektionen ist nach Möglichkeit der Katheter zu entfernen.
Eine alleinige antibiotische Therapie ist mit einer hohen Rezidivrate verbunden.

Komplikationen

Einmal-Katheter (Blasenkatheter): Blutung, Harnwegsinfektion, Verletzung der Harnröhre, Via falsa.

Transurethrale Dauerkatheter (Blasenkatheter): Biofilmentstehung und Verstopfung, Blockadeverhalt: Salzausfällung, Beschädigung des Blockadekanals/Ventils, Harnblasensteine, Harnröhrenstrikturen:

- Keimaszension und Infektionen: Rate an Bakteriurie steigt mit jedem Katheterisierungstag um 3–10 %
- Plattenepithelkarzinom bei sehr langer Dauerkatheterisierung
- Verletzung der Harnröhre

Peripherer Venenzugang: Lymphangitis, Paravasate, Thrombosen, Venenentzündung. selten neurologische Läsion bei Fehlpunktion

Eine gute Pflege des Zugangs verringert die Risiken signifikant.

Zentrale venöse Katheter (ZVK):

- **Bei ZVK-Anlage:** arterielle Punktion, Hämato-/Chylothorax, Herzrhythmusstörungen durch Katheterfehllage, Luftembolie, Pneumothorax, Verletzung des Plexus brachialis
- **Spätkomplikationen:** Katheterentzündung, Luftembolie, Paravasate, Sepsis, Thrombosen

Portsystem:

- **Bei Portimplantation:** arterielle Punktion, Blutungen, Hämothorax, Herzrhythmusstörungen, Pneumothorax, Serom und Hämatom, Wundheilungsstörung, Wundinfektion
- **Spätkomplikationen:** Katheterbruch, Katheterdislokation, Katheterentzündung, Kathetersepsis, Katheterverschluss, Medikamenten-Extravasation, Portkatheter-Diskonnektion, Thrombose

Eine gute Patientenschulung und eine gute Katheterpflege mit sauberen Händen, sterilem Material und sorgfältiger Nachspülung vermindern die Risiken deutlich.

Differenzialdiagnosen

Andere Infektionen.

Prophylaxe und Bemerkungen

- Einhaltung *strenger Hygienemaßnahmen*
- Kathetereintrittsstelle trocken halten
- Entfernung des Katheters bei lokaler Entzündung, Druckschmerz oder Sekretaustritt an Einstichstellen, Thrombophlebitis oder unklarem Fieber

Zeitdruck und Leichtfertigkeit im Klinikalltag führen mitunter zu einer Vernachlässigung von Hygiene und Sorgfalt.

6.6 Multiresistente Erreger (MRE)

▶ Abschn. 5.4

6.7 Mukositis

Definition und Bedeutung

- Zytotoxische Wirkung der Chemotherapeutika führt zu einer Epithelschädigung:
  - Gesamte Schleimhaut des Magen-Darm-Trakts kann betroffen sein
  - Häufiger Erreger: Candida albicans
- Besonders stark schleimhautschädigend sind: 5-Fluorouracil, Methotrexat, Anthrazykline, Taxane und auch Vincaalkaloide
- Sekundärinfektionen, die zu lokalisierten aber auch septischen Infektionen führen können: Pseudomonas aeruginosa; Staphylococcus aureus; Escherichia coli; Streptococcus viridans; Candida albicans
- Weitere Infektionen v. a. bei immunsupprimierten Patienten: HSV Typ I- und VZV-Infektionen

Klinik

- Wundgefühl im Mund
- Brennen und Schluckbeschwerden
- Aphthen
- Erosionen und Ulzera
- Bei ausgeprägten Formen: starke Schmerzen mit breitflächigen Erosionen und Ulzera
- Unterteilung:
  - Grad 0: keine Veränderung
  - Grad I: geringes Erythem, Beläge oder geringe Schmerzen
  - Grad II: schmerzhafte fleckförmige Mukositis, blutige Beläge

- Grad III: konfluierende, fibrinöse Mukositis, starke Schmerzen
- Grad IV: tiefe Ulzera, Hämorrhagie

Diagnostik

- Anamnese und klinisches Erscheinungsbild
- Bei systemischen Infektionszeichen bzw. unklaren Befunden: Erregerkultur mit Antibiogramm

Therapie

- Mundspülungen (▶ Tab. 6.4)

Tab. 6.4 Therapieoptionen einer Mukositis

	Medikament	Dosierung	Dauer
Mundspülungen	Frisch gekochter Salbei- und Kamillentee	5–10 ×/d	Bis Abheilung
	Salviathymol	5–10 ×/d	Bis Abheilung
	PVP-Jod-Lösung	5–10 ×/d	Bis Abheilung
	Panthenol	5–10 ×/d	Bis Abheilung
	Kamillenextrakt	5–10 ×/d	Bis Abheilung
	Chlorhexidin	4 ×/d	Bis Abheilung
Mundspüllösungen mit lokalanästhetischer Wirkung	Mod. Bonner-Lösung*	2–4 ×/d	Bis Abheilung
	Jenaer Mundspülung**	2–4 ×/d	Bis Abheilung
	Xylocain viskös 2 %	2–4 ×/d	Bis Abheilung
	Mod. Spüllösung***	2–4 ×/d	Bis Abheilung
	Krister-Lösung****	2–4 ×/d	Bis Abheilung
Mundspülungen mit Antimykotika	Nystatin	5–10 ×/d	Bis Abheilung
	Amphotericin	5–10 ×/d	Bis Abheilung
Lokaltherapie	Amphotericin B	5 × 100 mg/d Lösung/Tabletten	Bis Abheilung
	Nystatin	6 × 100.000 IU/d Lösung/Tabletten	Bis Abheilung
Systemische Therapie	Fluconazol	2 × 100 mg/d p. o.	Bis Abheilung
Sonstige Maßnahmen	• Mund häufig kontrollieren • Einhaltung bestimmter Diätvorschriften • Kein Nikotin, kein Alkohol, keine zu heißen oder kalten, säurehaltigen oder zu scharf gewürzten Speisen • Gebrauch weicher Zahnbürsten • Großzügige Schmerztherapie		

* Mod. Bonner-Lösung: Magaldrat Susp. 50,0 g + Xylocain 2 % viskös 6,0 g + Dexpanthenol 20 % 60,0 g + Aqua purificata ad 300,00 g
** Jenaer – Mundspülung: Lidocain-HCl 0,5 % 1,25 g + Dexpanthenol 2 % 5,00 g + Prednisolut 250 0,10 % 1 Ampulle + Propylenglycol 41,00 g + Aqua purificata ad 250,00 g
*** Mod. Mundspüllösung (nach Mylonas): Dexpanthenol 60,0 g + Lidocain-HCl 1 % 3,0 g + Natriumbenzoat 0,45 g + Citronensäure 0,3 g + Glycerol 85 % 9,0 g + Kamilosan 15,0 g + Aqua purificata ad 300,00 g
**** Krister-Lösung: Dexpanthenol 5,0 % + Tetracain 0,5 % + Propylenglycol 20,0 % + Aqua purificata ad 200,0 g

- Evtl. Mundspüllösungen mit lokalanästhetischer Wirkung:
  - Häufig Anwendung von lokalen Magistralrezepturen: z. B. Bonner-Lösung, Jenaer Mundspülung
  - Wirkung häufig, aufgrund der geringen Wirkungskonzentration, umstritten
- Bei wirkungslosen lokalen Therapien: Erregerisolierung und evtl. systemische antimykotische Therapie
- Bei unklaren Befunden oder Therapieresistenz: antibiotische Therapie nach Erregerisolierung mit Antibiogramm
- Adäquate Schmerztherapie

Differenzialdiagnosen

Akute oder chronische Pharyngitis; akute Tonsillitis; Angina agranulocytotica; Candida-Mykose; Diphtherie; Gonorrhö; Herpangina; HIV; infektiöse Mononukleose; Lemierre-Syndrom; Milzbrand (Anthrax); Morbus Adamantiades-Behçet; oropharyngeale Aphthen; Peritonsillitis; Plummer-Vinson-Syndrom; Scharlach; Sjögren-Syndrom; Syphilis (Angina specifica); ulzeröse Schleimhauttuberkulose.

Prophylaxe und Bemerkungen

- Strahlentherapie: möglichst kleine Schleimhautflächen mit möglichst geringen Dosen belasten
- Häufige Mundhygiene: Spülungen mit Wasser oder antiphlogistischen Präparaten
- Bei systemischen Infektionszeichen: Erregerkultur mit Antibiogramm
- Diätetische Maßnahmen: wenig Salz, keine Gewürze
- Prothesenkarenz
- Symptomatische Schmerzbehandlung
- Verzicht auf Alkohol- oder Zigarettenkonsum

6.8 Parodontitis (Periodontitis)

Definition und Bedeutung

- Chronisch-entzündliche Erkrankung des Zahnfleisches verursacht durch eine opportunistische Infektion, welche zu einem entzündlichen Abbau des Parodonts (Zahnhalteapparat) führt:
  - In der Regel manifestiert diese sich als eine Verschlechterung der Gingivitis
  - Verläuft in der Mehrheit der Fälle chronisch und schubweise
  - Die Erkrankung wird häufig nicht bemerkt
  - Nach Jahren Lockerung der Zähne
  - Unbehandelt führt die Parodontitis zum Zahnverlust
- Vorwiegend zwischen dem 40. und 50. Lebensjahr
- **Zwei Formen:**
  - **Apikale Parodontitis:** von der Wurzelspitze ausgehend; meist durch eine Infektion der Pulpa
  - **Marginale Parodontitis:** vom Zahnfleischsaum ausgehend

Unterteilung:
  - Chronische Periodontitis: früher Erwachsenen-Parodontose
  - Aggressive Periodontitis: Oberbegriff für Formen, die früher als „früh beginnende Parodontitis“, „Parodontitis marginalis profunda“ oder „rasch progrediente Parodontitis“ bezeichnet wurden

- Parodontitis als eine Manifestation von systemischen Erkrankungen
- Nekrotisierende ulzerative Parodontose (früher bekannt als HIV-Parodontose)
- Prävalenz im Erwachsenenalter bei über 80 %
- Prävalenz der aggressiven Parodontitis beträgt ca. 1 %
- Schwere Parodontitis: die sechsthäufigste Erkrankung mit einer Prävalenz von ca. 11 %

Sowohl die Prävalenz als auch der Schweregrad der Parodontitis steigen mit zunehmendem Alter. Dies ist fast immer auf jahrelange falsche Mundhygiene zurückzuführen.

Parodontitis als Risikofaktor:
- Für einen Myokardinfarkt
- Für Abszesse und Schädigungen der inneren Organe
- In der Schwangerschaft (Erhöhung des Abortrisikos/Fehl- bzw. Frühgeburtsrisikos)
- Bei Diabetes mellitus

6

Erkrankungen mit Parodontitis assoziiert: Agranulozytose; chronisch-entzündliche Darmerkrankungen (Morbus Crohn, Colitis ulcerosa); Diabetes mellitus; Down-Syndrom; Ehlers-Danlos-Syndrom (Typen IV und VIII); erworbene Neutropenie; Glykogenspeicherkrankheit; Hypogammaglobulinämie; Leukämien; Löffler-Syndrom; Morbus Crohn; neurodegenerative Erkrankungen (Morbus Alzheimer, Morbus Parkinson); Osteoporose.

Klinik

Allgemein: Entzündete Zahnfleischtaschen; Schmerzen beim Zähneputzen; süßlicher Mundgeruch – Indiz für Taschenbildung und Bakterienvermehrung; Taschenbildung; Zahnfleischbluten; Zahnfleischrückgang; Zahnlockerung; Zahnverlust; Zahnbeweglichkeit.

Manifestation an der Gingiva:
- Abszessbildung: in Zahnfleischtaschen durch Invasion der Parodontitis-Erreger in das Gewebe
- Akute, eitrige Prozesse
- Hyperplasien
- Keine homogene Oberfläche
- Rötliche, geschwollene, leicht blutende Schleimhautareale
- Süßlicher Mundgeruch
- Zahnfleischschwund

Diagnostik

- Klinisches Erkrankungsbild
- Inspektion von Zähnen und Gingiva
- Evtl. Sondierung der Taschen und Messung ihrer Tiefen
- Evtl. Röntgenaufnahmen der Zähne, zeigt die klinische Bewertung

Therapie

- Behandlung von modifizierbaren Risikofaktoren, wie schlechte Mundhygiene, Diabetes und Rauchen, verbessert die Ergebnisse
- Konsequente Zahnpflege und professionelle Zahnreinigung (u. a. Zahnsteinentfernung)

- Scaling und Wurzelglättung
- Operativer Eingriff oder Extraktion
- Manchmal Gabe lokaler bzw./und oraler Antibiotika:
  - Metronidazol 25 % Gel subgingival, 2 Applikationen in wöchentlichem Abstand
  - Amoxicillin 3 × 500 mg/d p. o. für 14 Tage *oder* Amoxicillin/Clavulansäure 3 × 625 mg/d p. o. für 14 Tage *oder* Metronidazol 3 × 250 mg/d p. o. für 14 Tage *oder* Erythromycin 4 × 250 mg/d p. o. für 14 Tage *oder* Clindamycin 3 × 300 mg/d p. o. für 14 Tage

Nekrotisierende ulzerierende Parodontitis: kombinierte Therapie aus Scaling und Wurzelglättung, Spülung des Sulkus mit Povidon-Jod, regelmäßige Anwendung von Chlorhexidin-Mundspülungen und systemische antibiotische Therapie (meistens Metronidazol 3 × 250 mg/d p. o. für 14 Tage *oder* Clindamycin 4 × 300 mg/d p. o. für 14 Tage)

Lokalisierte aggressive Parodontitis: parodontalchirurgischer Eingriff *plus* antibiotische Therapie (z. B. Amoxicillin 500 mg 4 ×/d *oder* Metronidazol 250 mg 3 ×/d für 14 Tage)

6

Differenzialdiagnosen

Pulpitis; Gingivitis; systemische Erkrankungen.

Prophylaxe und Bemerkungen

- Reduktion individueller Risikofaktoren:
  - Verhaltensbedingte Risikofaktoren:
    - Ernährung/Mangelernährung, Genussmittelkonsum, Tabak (Rauchen)
    - Drogenkonsum (Amphetamine, Cannabis)
    - Unzureichende Mundhygiene
  - Medikamente: Cyclosporin; hormonelle Kontrazeptiva; Hydantoin-Derivate; Phenytoin; Dihydropyridin; Nifedipin
  - Umweltbelastung – Intoxikationen (u. a. Blei)
- Tägliche Zahnhygiene (Entfernung von Plaque mit Zahnseide und Zahnbürste)
- Regelmäßige Reinigung durch einen Zahnarzt oder Dentalhygieniker

7 Anhang: Pharmakologie

7.1 Antiinfektiva

7.1.1 Übersicht der derzeitig klinisch relevanten Antibiotika

Tab. 7.1 Übersicht der derzeitig klinisch relevanten Antibiotika

Gruppe	Substanzen
Penicilline	Penicillin G, Penicillin V, Amoxicillin, Ampicillin, Temocillin, Mecillinam, Pivmecillinam, Dicloxacillin, Flucloxacillin, Mezlocillin, Piperacillin, Sulbactam, Amoxicillin/Clavulansäure, Ampicillin/Sulbactam, Piperacillin/Tazobactam
Cephalosporine (oral)	Cefaclor, Cefadroxil, Cefalexin, Cefprozil, Cefuroximaxetil, Loracarbef, Cefetamet, Cefixim, Cefpodoximproxetil, Ceftibuten
Cephalosporine (parenteral)	Cefazolin, Cefamandol, Cefotiam, Cefuroxim, Cefotaxim, Ceftriaxon, Ceftazidim, Cefepim, Cefoxitin, Cefotetan, Ceftarolin, Ceftobiprol, Ceftazidim/Avibactam, Ceftolozan/Tazobactam
Carbapeneme	Imipenem/Cilastatin, Meropenem, Ertapenem, Doripenem, Imipenem/Cilastatin/Relebactam, Meropenem/Vaborbactam
Monobactame	Aztreonam
Makrolide	Clarithromycin, Erythromycin, Josamycin, Roxithromycin, Spiramycin
Azalide	Azithromycin
Ketolide	Telithromycin
Streptogramine	Quinopristin/Dalfopristin, Pristinamycin
Lincosamide	Clindamycin
Aminoglykoside	Gentamicin, Tobramycin, Netilmicin, Amikacin, Isepamicin
Tetracycline	Tetracyclin, Doxycyclin, Tigecyclin, Minocyclin, Eravacyclin
Trimethoprim	Trimethoprim, Trimethoprim+ Sulfamethoxazol
Nitrofurane	Nitrofurantoin
Fluorchinolone	Norfloxacin, Ciprofloxacin, Ofloxacin, Levofloxacin, Moxifloxacin, Prulifloxacin, Delafloxacin
Glykopeptide	Vancomycin, Teicoplanin, Fidaxomicin, Dalbavancin, Oritavancin, Telavancin
Oxazolidinone	Linezolid, Tedizolid
Lipopeptide	Daptomycin
Rifamycine	Rifabutin, Rifampicin (Rifampin), Rifamycin (Rifamycin SV), Rifaximin, Rifamycin B, Rifapentin
Fusidinsäure	Fusidinsäure
Epoxyd-Antibiotikum	Fosfomycin, Fosfomycin/Trometamol
Chloramphenicol-Gruppe	Chloramphenicol
Nitroimidazole	Metronidazol
Polymyxine	Colistin
Pleuromutliline	Lefamulin
Lokalantibiotika	Mupirocin, Bacitracin/Neomycin

7

7.1.2 Antivirale Substanzen

Tab. 7.2 Antivirale Substanzen

	Medikamentengruppe	**Wirkstoffe**
Adhäsion	Entry-Inhibitoren	Enfuvirtid (HIV), Maraviroc (HIV)
Eindringen (Uncoating)	Penetrationsinhibitoren	Amantadin (Influenza A), Rimantadin (Influenza A)**
Nukleinsäure-synthese, Proteinbio-synthese	Antisense-Oligonukleotide	Fomivirsen (CMV)**
	Cyclophilin-Inhibitoren	Alisporivir (HCV)*
	DNA/RNA-Polymerase-Inhibitoren	Favipiravir (Influenza A, Alphavirus, Arenaviren, Bunyaviren, Ebolavirus, Flavivirus, Gelbfieber-Virus, Rifttalfieber-Virus, West-Nil-Virus), Ribavirin (Arenaviren, Adenoviren, Herpesviren, Influenzaviren, RSV, HCV)
	DNA-Polymerase-Inhibitoren	Aciclovir (HSV, VZV), Brivudin (HSV, VZV), Cidofovir (CMV), Famciclovir (HSV, VZV), Foscarnet (HSV, CMV), Ganciclovir (CMV), Valaciclovir (HSV, VZV), Valganciclovir (CMV)
	Helikase-Primase-Inhibitoren	Amenamevir (HSV, VZV)**
	Inosinmonophosphat-Dehydrogenase-Hemmer	Merimepodib (HCV)*
	Integraseinhibitoren	Dolutegravir (HIV), Raltegravir (HIV)
	Proteaseinhibitoren	Amprenavir (HIV), Asunaprevir (HCV), Atazanavir (HIV), Boceprevir (HCV), Darunavir (HIV), Fosamprenavir (HIV), Glecaprevir (HCV), Grazoprevir (HCV), Indinavir (HIV), Lopinavir (HIV), Nelfinavir (HIV)***, Ritonavir (HIV), Saquinavir (HIV), Telaprevir (HCV), Tipranavir (HIV), Voxilaprevir (HCV)
	Reverse-Transkriptase-Inhibitoren	Abacavir (HIV), Adefovir (HBV), Delavirdin (HIV), Didanosin (HIV), Efavirenz (HIV), Entecavir (HBV), Etravirin (HIV), Fosalvudintidoxil (HIV), Lamivudin (HIV, HBV), Nevirapin (HIV), Rilpivirin (HIV), Stavudin (HIV), Telbivudin (HBV), Tenofovir (HIV, HBV), Zalcitabin (HIV), Zidovudin (HIV)
Assemblierung	Maturationsinhibitoren	Bevirimat (HIV)*
	Terminaseinhibitoren	Letemlovir (CMV)
Freisetzung	Neuraminidase-Hemmer	Oseltamivir (Influenzaviren), Peramivir (Influenzaviren), Zanamivir (Influenzaviren)

* Experimentelle Substanz, evtl. z.Zt. in klinischer Evaluation
** Zulassung derzeit nur außerhalb der EU/Deutschland
*** Nicht mehr im Handel

7.1.3 Klassifikation der FDA (seit 2014 nicht mehr verwendet)

FDA = Food and Drug Administration. Die Klassifikation der FDA wird seit 2014 nicht mehr verwendet. Aufgrund der weiten Verbreitung und Praktikabilität wird diese noch aufgeführt.

Kategorien:

- A = kein Risiko für den Fetus.
- B = Tierversuche haben kein Risiko für den Fetus ergeben, jedoch nur unzureichende oder keine Studien zum fetalen Risiko beim Menschen.
- C = Nebenwirkungen auf den Fetus (Tierversuch), jedoch unzureichende Untersuchungen beim Menschen. Der potenzielle Nutzen des Arzneistoffes rechtfertigt jedoch möglicherweise die Anwendung während der Schwangerschaft.
- D = Hinweise auf ein Risiko für den menschlichen Fetus konnten gesichert werden. Der potenzielle Nutzen des Arzneistoffes rechtfertigt jedoch möglicherweise die Anwendung während der Schwangerschaft trotz möglicher Risiken.
- X = Hinweise auf ein Risiko oder Fehlbildungen beim menschlichen Fetus gesichert. Die Risiken durch eine Anwendung in der Schwangerschaft überwiegen eindeutig den möglichen Nutzen

7.1.4 Beta-Lactam-Antibiotika

Tab. 7.3 Beta-Lactam-Antibiotika

Penicilline	Benzylpenicilline	Penicillin G
	Phenoxypenicilline	Penicillin V
	Amino(benzyl)penicilline	Amoxicillin, Ampicillin
	Amidinopenicilline	Mecillinam, Pivmecillinam
	Isoxazolylpenicilline	Dicloxacillin, Flucloxacillin
	Acylamino-(Ureido-) penicilline	Piperacillin
	Kombinationen mit Beta-Lactamase-Inhibitoren	Amoxicillin/Clavulansäure, Ampicillin/Sulbactam, Piperacillin/Tazobactam
	Carboxypenicilline	Carbenicillin, Ticarcillin, Temocillin
Cephalosporine	Gruppe 1	Cefazolin
	Gruppe 2	Cefamandol, Cefotiam, Cefuroxim
	Gruppe 3a	Cefotaxim, Ceftriaxon
	Gruppe 3b	Ceftazidim
	Gruppe 4	Cefepim
	Gruppe 5	Cefoxitin
	Cephamycine	Cefotetan
	MRSA-Cephalosporine	Ceftarolin, Ceftobiprol
	Cephalosporin-Kombinationen	Ceftazidim/Avibactam, Ceftolozan/Tazobactam
Oralcephalosporine	Gruppe 1	Cefaclor, Cefadroxil, Cefalexin, Cefprozil
	Gruppe 2	Cefuroximaxetil, Loracarbef
	Gruppe 3	Cefetamet, Cefixim, Cefpodoximproxetil, Ceftibuten
Carbapeneme	Gruppe 1	Imipenem/Cilastatin, Meropenem
	Gruppe 2	Ertapenem
Monobactame		Aztreonam
Beta-Lactamase-Inhibitoren		Avibactam, Clavulansäure, Sulbactam, Tazobactam

7.1.5 Dosierungsempfehlungen von Antibiotika

Tab. 7.4 Dosierungsempfehlungen von Antibiotika

	Antibiotika	Dosierung		
		Niedrigere Dosierung	Häufige verwendete Dosierung in der Gynäkologie und Geburtshilfe	Höhere Dosierung
Penicilline	Penicillin G (i. v.)	4 × 1 Mio. IE i. v.	4 × 1 Mio. IE i. v.	4–6 × 2–5 Mio. IE i. v.
	Penicillin V (oral)	3–4 × 0,5–2 Mio. IE p. o.	3 × 1 Mio. IE p. o.	Keine
	Flucloxacillin (i. v.)	4 × 2 g i. v.	4 × 2 g i. v.	3 × 4 g i. v.
	Flucloxacillin (oral)	3 × 1 g p. o.	3 × 1 g p. o.	4 × 1 g p. o.
	Ampicillin (i. v.)	3 × 2 g i. v.	3 × 2 g i. v.	4 × 2 g i. v.
	Ampicillin/ Sulbactam (i. v.)	3 × 3 i. v.	3 × 3 i. v.	4 × 3 i. v.
	Sultamicillin (oral)	2 × 375 mg p. o.	2 × 375 mg p. o.	2 × 750 mg p. o.
	Amoxicillin (oral)	3 × 500 mg	3 × 750 mg p. o.	3 × 1000 mg
	Amoxicillin/ Clavulansäure (oral)	3 × 500/125 mg p. o.	2 × 875/125 mg p. o.	3 × 875/125 mg
	Amoxicillin/ Clavulansäure (i. v.)	3 × 2,2 g p. o.	3 × 2,2 g p. o.	4 × 2,2 g p. o.
	Piperacillin/ Tazobactam (i. v.)	3 × 4,5 g i. v.	3 × 4,5 g i. v.	4 × 4,5 g i. v.
	Pivmecillinam (oral)	3 × 200 mg p. o.	3 × 200 mg p. o.	3 × 400 mg p. o.
Cephalosporine 1. Generation	Cefazolin (i. v.)	3 × 2 g i. v.	3 × 2 g i. v.	Keine
Cephalosporine 2. Generation	Cefaclor (oral)	3 × 250–500 mg p. o.	3 × 500 mg p. o.	3 × 1 g p. o.
	Cefuroxim (i. v.)	3 × 750 mg i. v.	3 × 750 mg i. v.	3 × 1,5 g i. v.
	Cefuroxim (oral)	2 × 250–500 mg p. o.	2 × 500 mg p. o.	Keine
Cephalosporine 3. Generation	Cefixim (oral)	2 × 200–400 mg p. o.	2 × 400 mg p. o.	Keine
	Cefotaxim (i. v.)	3 × 1 g i. v.	3 × 1 g i. v.	3 × 2 g i. v.
	Cefpodoxim (oral)	2 × 200 mg p. o.	2 × 200 mg p. o.	Keine
	Ceftriaxon (i. v.)	1 × 2 g i. v.	2 × 1 g i. v.	2 × 2 g i. v.
	Ceftazidim (i. v.)	3 × 1 g i. v.	3 × 1 g i. v.	3 × 2 g i. v.
Cephalosporine 4. Generation	Cefepim (i. v.)	3 × 1 g i. v.	3 × 1 g i. v.	3 × 2 g i. v.
Cephalosporin/ Beta-Lactamase-Inhibitor-Kombinationen	Ceftazidim/ Avibactam (i. v.)	3 × 2,5 g i. v.	3 × 2,5 g i. v.	Keine
	Ceftolozan/ Tazobactam (i. v.)	3 × 1,5 g i. v.	3 × 1,5 g i. v.	3 × 1,5 g i. v.

Tab. 7.4 Dosierungsempfehlungen von Antibiotika *(Forts.)*

	Antibiotika	**Dosierung**		
		Niedrigere Dosierung	Häufige verwendete Dosierung in der Gynäkologie und Geburtshilfe	Höhere Dosierung
Carbapeneme	Ertapenem (i.v.)	1 × 1 g	1 × 1 g i.v.	Keine
	Imipenem (i.v.)	4 × 500 mg	3 × 1 g i.v.	4 × 1 g
	Meropenem (i.v.)	3 × 1 g	3 × 1 g i.v.	3 × 2 g
Monobactame	Aztreonam (i.v.)	3 × 1 g i.v.	3 × 1 g i.v.	4 × 2 g i.v.
Fluorchinolone	Ciprofloxacin (i.v.)	2 × 400 mg i.v.	2 × 400 mg i.v.	3 × 400 mg i.v.
	Ciprofloxacin (oral)	2 × 250–500 mg p.o.	2 × 500 mg p.o.	2 × 750 mg p.o.
	Levofloxacin (i.v./oral)	1 × 250–500 i.v./p.o.	1 × 500 i.v./p.o.	2 × 500 mg i.v./p.o.
	Moxifloxacin (i.v./oral)	1 × 400 mg i.v./p.o.	1 × 400 mg i.v./p.o.	Keine
Aminoglykoside	Amikacin (i.v.)	1 × 20 mg/kg KG i.v.	1 × 20 mg/kg KG i.v.	1 × 30 mg/kg KG i.v.
	Gentamicin (i.v.)	1 × 5 mg/kg KG i.v.	1 × 5 mg/kg KG i.v.	1 × 7 mg/kg KG i.v.
	Tobramycin (i.v.)	1 × 5 mg/kg KG i.v.	1 × 5 mg/kg KG i.v.	1 × 7 mg/kg KG i.v.
Glykopeptide	Vancomycin (i.v.)	2 × 1 g i.v.	2 × 1 g i.v.	Nach Serum-Talspiegel
	Vancomycin (oral)	4 × 125 mg p.o.	4 × 125 mg p.o.	4 × 500 mg p.o.
	Teicoplanin (i.v.)	1 × 400 mg i.v.	1 × 400 mg i.v.	1 × 800 mg i.v.
Makrolide und Lincosamide	Azithromycin (i.v./oral)	1 × 500 mg i.v./p.o.	1 × 500 mg i.v./p.o.	Keine
	Clarithromycin (i.v./oral)	2 × 250 mg i.v./p.o.	2 × 500 mg i.v./p.o.	2 × 500 mg i.v./p.o.
	Erythromycin (i.v./oral)	2–4 × 500 mg i.v./p.o.	4 × 500 mg i.v./p.o.	4 × 1 g i.v./p.o.
	Roxithromycin (oral)	2 × 150 mg p.o.	1 × 300 mg p.o.	Keine
	Clindamycin (i.v.)	3 × 600 mg i.v.	3 × 600 mg i.v.	3 × 900 mg i.v.
	Clindamycin (oral)	2 × 300 mg p.o.	4 × 300 mg p.o.	3 × 600 mg p.o.
Tetracycline	Doxycyclin (oral)	1 × 100 mg p.o.	2 × 100 mg p.o.	1 × 200 mg p.o.
	Minocyclin (oral)	2 × 100 mg p.o.	2 × 100 mg p.o.	Keine
	Tigecyclin (i.v.)	2 × 50 mg i.v.	2 × 50 mg i.v.	2 × 100 mg i.v.
Oxazolidinone	Linezolid (i.v./oral)	2 × 600 mg p.o./i.v.	2 × 600 mg p.o./i.v.	Keine

Tab. 7.4 Dosierungsempfehlungen von Antibiotika *(Forts.)*

	Antibiotika	Dosierung		
		Niedrigere Dosierung	Häufige verwendete Dosierung in der Gynäkologie und Geburtshilfe	Höhere Dosierung
Verschiedene Wirkstoffe	Chloramphenicol (i.v.)	4 × 1 g i.v.	4 × 1 g i.v.	4 × 2 g i.v.
	Colistin (i.v.)	2 × 4,5 Mio. IE i.v.	2 × 4,5 Mio. IE i.v. nach einer Loading dose von 9 Mio. IE	3 × 4,5 Mio. IE i.v.
	Cotrimoxazol (i.v./oral; Trimethoprim/Sulfamethoxazol)	2 × 960 mg i.v./p.o.	2 × 960 mg i.v./p.o.	2 × 1440 mg i.v./p.o.
	Daptomycin (i.v.)	1 × 4 mg/kg KG i.v.	1 × 4 mg/kg KG i.v.	1 × 6–10 mg/kg KG i.v.
	Fosfomycin (i.v.)	3 × 4 g i.v.	3 × 4 g i.v.	Bis zu 3 × 8 g i.v.
	Fosfomycin (oral)	1 × 3 g als Einzeldosis	1 × 3 g als Einzeldosis	Keine
	Metronidazol (i.v.)	3 × 500 mg i.v.	3 × 500 mg i.v.	3 × 750 mg i.v.
	Metronidazol (oral)	3 × 500 mg p.o.	3 × 500 mg p.o.	4 × 500 mg p.o.
	Nitrofurantoin (oral)	4 × 50 mg p.o. (Nitrofurantoin) oder 2 × 100 mg p.o. (Nitrofurantoin RT = Retardform)	4 × 50 mg p.o. (Nitrofurantoin) oder 2 × 100 mg p.o. (Nitrofurantoin RT = Retardform)	Keine
	Nitrofurantoin RT (oral)	2 × 100 mg p.o.	2 × 100 mg p.o.	Keine
	Nitroxolin (oral)	3 × 250 mg p.o.	3 × 250 mg p.o.	Keine
	Rifampicin (i.v./oral)	2 × 300 mg oder 1 × 600 mg i.v./p.o.	2 × 300 mg oder 1 × 600 mg i.v./p.o.	Bis zu 2 × 600 mg i.v./p.o.

Die Dosierungsempfehlungen sind keine Empfehlungen für bestimmte Krankheitsbilder. Anpassungen an Organdysfunktionen (z. B. Nieren- oder Leberinsuffizienz) notwendig.

7.1.6 Antibiotika in Schwangerschaft und Stillzeit

Tab. 7.5 Antibiotika in Schwangerschaft und Stillzeit

Antibiotikum	Schwangerschaft		Stillzeit
	FDA***	Rote Liste	Rote Liste
Amikacin	C/D	–	–
Amoxicillin	B	+	+/–
Amoxicillin/Clavulansäure	B	+	+/–
Ampicillin	B	+	+/–
Ampicillin/Sulbactam	B	+/–	+/–

Tab. 7.5 Antibiotika in Schwangerschaft und Stillzeit *(Forts.)*

Antibiotikum	Schwangerschaft		Stillzeit
	FDA***	Rote Liste	Rote Liste
Azithromycin	B	+/–	+/–
Aztreonam	B	–	–
Cefaclor	B	+/–	+/–
Cefadroxil	B	+/–	+/–
Cefalexin	B	+/–	+/–
Cefazolin	B	+/–	+/–
Cefepim	B	+/–	+/–
Cefixim	B	+/–	+/–
Cefotaxim	B	+/–	+/–
Cefotiam	–	+/–	+/–
Cefoxitin*	B	+/–	+/–
Cefpodoxim-Proxetil	B	+/–	+/–
Ceftarolin**	–	–	–
Ceftazidim	B	+/–	+/–
Ceftazidim/Avibactam**	–	–	–
Ceftibuten*	B	+/–	+/–
Ceftobiprol**	–	–	–
Ceftolozan/Tazobactam**	–	–	–
Ceftriaxon	B	+/–	+/–
Cefuroxim	B	+/–	+/–
Cefuroximaxetil	B	+/–	+/–
Chloramphenicol	C	–	–
Ciprofloxacin	C	–	–
Clarithromycin	C	+/–	+/–
Clindamycin	B	–	–
Colistin	C	–	–
Cotrimoxazol	C	+/–	+/–
Dalbavancin**	–	–	–
Daptomycin	B	+/–	–
Doxycyclin	D	–	–
Ertapenem	B	+/–	–
Erythromycin	B	+/–	+/–
Ethambutol	B	+/–	+/–
Fidaxomicin**	–	–	–
Flucloxacillin	B	+	+/–
Fosfomycin	B	+/–	+/–
Gentamicin	C	–	–
Imipenem/Cilastatin	C	–	–
Isoniazid	B/C	+/–	+/–

Tab. 7.5 **Antibiotika in Schwangerschaft und Stillzeit** *(Forts.)*

Antibiotikum	**Schwangerschaft**		**Stillzeit**
	FDA***	Rote Liste	Rote Liste
Josamycin*	–	+/–	+/–
Levofloxacin	C	–	–
Linezolid	C	–	+/–
Loracarbef*	B	+/–	+/–
Meropenem	B	+/–	+/–
Metronidazol	B	–/+/–	–/+/–
Mezlocillin*	B	+	+/–
Minocyclin	D	–	–
Moxifloxacin	C	–	–
Netilmicin*	C/D	–	–
Norfloxacin	–	–	–
Ofloxacin	C	–	–
Oritavancin**	–	–	–
Oxacillin*	B	+	+/–
Penicillin G	B	+	+/–
Penicillin V	B	+	+/–
Piperacillin	B	+	+/–
Piperacillin/Tazobactam	B	+/–	+/–
Pyrazinamid	C	+/–	+/–
Quinupristin/Dalfopristin*	B	+/–	–
Rifabutin	C	+/–	+/–
Rifampicin	B/C	–	+/–
Roxithromycin	B	+/–	+/–
Tedizolid**	–	–	–
Teicoplanin	C	–	–
Telithromycin	–	–	–
Temocillin**	–	–	–
Tetracyclin*	D	–	–
Tigecyclin	D	–	–
Tobramycin	C/D	–	–
Trimethoprin	C	–	–
Vancomycin	C	+/–	+/–

+ = erlaubt
+/– = strenge Indikationsstellung
– = kontraindiziert
* Medikamente werden zurzeit (in Deutschland) nicht vermarktet. Evtl. Bestellung über Internationale Apotheke möglich.
** Neuere Antibiotika. Keine ausreichenden Daten bei der Anwendung während der Schwangerschaft oder Stillzeit. Aus Sicherheitsgründen wird eine Verwendung nicht (oder nur in lebensbedrohlichen Situationen der Mutter ohne weitere Alternativen) empfohlen.
*** FDA = Food and Drug Administration. Die Klassifikation der FDA wird seit 2014 nicht mehr verwendet. Aufgrund der weiten Verbreitung und Praktikabilität wird diese noch aufgeführt (▸ Kap. 7.1.3).

7

7.1.7 Virustatika

Tab. 7.6 Virustatika

Medikament	Veränderung der Aufnahme mit Nahrung	Schwangerschaft (FDA)	Nebenwirkungen
Abacavir	Unverändert	C	Fieber, Hautausschlag, Anaphylaxie, Nausea, Überempfindlichkeitsreaktion mit Myalgien
Abacavir/ Lamivudin	Unverändert	C	Siehe einzelne Arzneimittel
Aciclovir	Unverändert	C	Exanthem, Kopfschmerzen, Nierentoxizität
Amantadin	–	C	ZNS-Symptome (selten)
Amprenavir	Erniedrigt mit fettreichem Essen	–	Lethargie, Livedo reticularis, Schlaflosigkeit, Vertigo, Ödeme
Atazanavir	Erhöht	B	Diarrhö, Exanthem, Nausea
Boceprevir	Erhöht	B	Exanthem, Hyperbilirubinämie
Cidofovir	–	C	Anämie, Neutropenie, Überempfindlichkeit
Darunavir	Erhöht	B	Brechreiz, Dysgeusie, Reaktionen
Didanosine	Erniedrigt	B	Neutropenie, Niereninsuffizienz, Proteinurie
Efavirenz	Unverändert	D	Erythema multiforme, Neutropenie
Emtricitabine	Unverändert	B	Diarrhö, Erbrechen, Nausea, Pankreatitis, periphere Neuropathie
Enfuvirtide	–	B	Exanthem, Schläfrigkeit, ZNS-Nebenwirkungen
Entecavir	Erniedrigt	C	Hepatotoxizität, Laktatazidose, Neutropenie
Etravirin	Erhöht	B	Haut, Überempfindlichkeitsreaktionen
Famciclovir	Unverändert	B	Kopfschmerzen, Nausea
Fosamprenavir	Unverändert	C	Ausschlag, Diarrhö, Nausea, hämolytische Anämie (selten)
Foscarnet	–	C	Anämie, Nausea, Nierenfunktionsstörung, Phosphor-, Magnesium-, Kalzium- und Kaliumstoffwechselstörungen
Ganciclovir		C	Neutropenie, Thrombozytopenie
Indinavir	Erniedrigt	C	Brechreiz, Kopfschmerzen, Nephrolithiasis
Lamivudin	Unverändert	C	Kopfschmerzen, Nausea, Neutropenie, erhöhte Leberwerte
Lopinavir/Ritonavir	Erhöht	C	Diarrhö, Dyslipidämie, erhöhte Leberwerte
Maraviroc	Unverändert	B	Haut, Hepatotoxizität, Überempfindlichkeitsreaktionen
Nelfinavir	Erhöht	B	Diarrhö, Nausea
Nevirapin	Unverändert	B	Exanthem, einschließlich Stevens-Johnson-Syndrom; Hepatotoxizität
Oseltamivir	Unverändert	C	Erbrechen, Kopfschmerzen, Nausea
Raltegravir	Unverändert	C	Kopfschmerzen, Müdigkeit, Nausea, Schlaflosigkeit

Tab. 7.6 Virustatika *(Forts.)*

Medikament	Veränderung der Aufnahme mit Nahrung	Schwangerschaft (FDA)	Nebenwirkungen
Ribavirin	–	X	Anämie, Bronchospasmus, Hyperbilirubinämie, Kopfschmerzen
Rimantadin	Unverändert	C	Weniger CNS-Nebenwirkungen als Amantadin
Ripilvirin	Erhöht	B	Depressive Störungen, erhöhte Transaminasen
Ritonavir	Unverändert	B	Diarrhö, Erbrechen, Nausea
Sauinavir Weichgel	Erhöht	B	Diarrhö, Kopfschmerzen, Nausea
Stavudin	Unverändert	C	Lebertoxizität, periphere Neuropathie
Telaprevir	Erhöht	B	Anämie, Brechreiz, Hautreaktionen, Überempfindlichkeit
Telbivudin	Unverändert	B	Laktatazidose, Myopathie, erhöhte Leberwerte
Tenofovir	Erhöht	B	Laktatazidose, Nephrotoxizität
Tenofovir/ Emtricitabin	Erhöht	B	Siehe einzelne Arzneimittel
Tenofovoir/ Emtricitabin/ Efavirenz	Erhöht	D	Siehe einzelne Arzneimittel
Tenofovir/ Emtricitabin/ Elvitegravir/ Cobicistat	Erhöht	B	Laktatazidose, Niereninsuffizienz
Tenofovir/ Emtricitabin/ Ripilverin	Erhöht	B	Siehe einzelne Arzneimittel
Tipranavir	Unverändert	C	Blutungen, Diarrhö, Hepatotoxizität, Hyperlipidämie
Valaciclovir	Unverändert	B	Kopfschmerzen; thrombotische thrombozytopenische Purpura bei immungeschwächten Patienten, Nausea
Valganciclovir	Erhöht	C	Neutropenie, Thrombozytopenie
Vidarabin	–	?	Erbrechen, Nausea, Thrombophlebitis, gastrointestinale Störungen
Zalcitabin	Erniedrigt	C	Pankreatitis, periphere Neuropathie, Stomatitis, Ösophagusgeschwüre
Zanamivir	–	C	Bronchospasmus, Nasen- und Rachenbeschwerden
Zidovudin	Erniedrigt	C	Anämie, Granulozytopenie, Kopfschmerzen, Nausea, Pigmentveränderungen der Nägel, Schlaflosigkeit

? = noch nicht klassifiziert
– = nur eingeschränkte Daten
Einige Medikamente haben ggf. keine Zulassung oder werden nicht mehr in Deutschland vertrieben.
FDA = Food and Drug Administration. Die Klassifikation der FDA wird seit 2014 nicht mehr verwendet. Aufgrund der weiten Verbreitung und Praktikabilität wird diese noch aufgeführt (▶ Kap. 7.1.3).

7

7.1.8 Antimykotika

Tab. 7.7 Antimykotika

Medikamente	Veränderung der Aufnahme mit Nahrung	Schwangerschaft (FDA)	Nebenwirkungen
Amphotericin (AmpB)	–	(B)	Fieber, Niereninsuffizienz, Schüttelfrost
Amphotericin	–	C	Diarrhö, Hypokaliämie, Reaktion an der Infusionsstelle
B liposomal	–	C	Kopfschmerzen, Nausea, Reaktion an der Infusionsstelle
Amphotericin	Keine Absorption	C	Erhöhte Leberenzyme, Geschmacksstörung, Nausea
Anidulafungin	Erniedrigt	C	Leukopenie
Caspofungin	Erhöht	C	Blutdyskrasien, Lebertoxizität, Verschlimmerung von SLE und Lepra, allergische und Photosensibilitätsreaktionen, gastrointestinale Beschwerden
Clotrimazol	Erhöht	C	Exanthem, Hepatotoxizität, Hypokaliämie, Kopfschmerzen, Nausea, Ödeme
Fluconazol	Erhöht	C	Erbrechen, Exanthem, Gynäkomastie, Hepatotoxizität, Nausea, Nebenniereninsuffizienz, verminderte Testosteronsynthese
Flucytosin	–	C	Exanthem, Kopfschmerzen, Leukopenie, Thrombophlebitis
Griseofulvin	–	C	Anaphylaxie (selten), Exanthem, Phlebitis, Pruritus, Thrombozytose, verschwommenes Sehen
Itraconazol	Keine Absorption	C	Allergische Reaktionen, gastrointestinale Beschwerden
Posaconazol	Erhöht	C	Diarrhö, Erbrechen, Fieber, Hyperbilirubinämie (selten), Nausea, QT-Verlängerung
Voriconazol	Erniedrigt (p. o.)	D	Exanthem, Sehstörungen

? = noch nicht klassifiziert
– = nur eingeschränkte Daten
Einige Medikamente haben ggf. keine Zulassung oder werden nicht mehr in Deutschland vertrieben.
FDA = Food and Drug Administration. Die Klassifikation der FDA wird seit 2014 nicht mehr verwendet. Aufgrund der weiten Verbreitung und Praktikabilität wird diese noch aufgeführt (▶ Kap. 7.1.3).

7.1.9 Antiprotozoika und Antihelminthika

Tab. 7.8 Antiprotozoika und Antihelminthika

Medikament	Veränderung der Aufnahme mit Nahrung	Schwangerschaft (FDA)	Nebenwirkungen
Albendazol	Erhöht	?	Knochenmarksuppression, Diarrhö, Unterleibsbeschwerden, Alopezie
Artemether-Lumefantrin	Erhöht	?	Anorexie, Fieber, Kopfschmerzen, QT-Verlängerung
Artemisinin	–	?	Bauchschmerzen, Diarrhö, Fieber, Neutropenie, vorübergehender Herzblock, erhöhte Leberwerte, erniedrigte Retikulozytenzahl
Atovoquon	Erhöht	C	Ausschlag, Fieber, Kopfschmerzen, gastrointestinale Beschwerden
Bithionol	–	?	Angioödem, Anorexie, Ausschlag, Diarrhö, Erbrechen, Hyperthermie, Hypotonie, Keuchen, Kopfschmerzen, Nausea, Vertigo
Chloroquin HCl	Erhöht	C	Pruritus, verschwommenes Sehen (Retinopathie bei längerem Gebrauch), gastrointestinale Beschwerden
Chloroquin-Phosphat	Erhöht	C	Pruritus, verschwommenes Sehen (Retinopathie bei längerem Gebrauch), gastrointestinale Beschwerden
Dehydroemetin	–	?	Diarrhö, Erbrechen, Herzrhythmusstörungen, Nausea, Tachykardie
Diethylcarbamazin	–	?	Appetitlosigkeit, Arthralgie, Enzephalopathie, Erbrechen, Fieber, Hypotonie, Kopfschmerzen, Lymphadenitis, Nausea, Pruritus, Unwohlsein
Eflornithin	–	?	Anämie, Diarrhö, Erbrechen, Leukopenie, Nausea, Thrombozytopenie, vorübergehende Schwerhörigkeit
Furazolidon	–	?	Erbrechen, Exanthem, Fieber, Hämolyse bei Patienten mit G6PD-Mangel, Kopfschmerzen, Nausea
Halofantrin	Erhöht	?	Bauchschmerzen, Diarrhö, Erbrechen, Exanthem, Kopfschmerzen, Pruritus
Hydroxychloroquin	–	C	Pruritus; selten: Kardiomyopathie, verschwommenes Sehen, gastrointestinale Effekte
Ivermectin	Erniedrigt	?	Fieber, Kopfschmerzen, Pruritus, Ödeme
Mebendazol	Geringe Absorption	B	Diarrhö, Erbrechen, Fieber, Kopfschmerzen, Nausea, Neutropenie, Thrombozytopenie, Unterleibsschmerzen
Mefloquin	Erhöht	C	Bradykardie, Exanthem, Krampfanfälle, Nausea, Vertigo

Tab. 7.8 Antiprotozoika und Antihelminthika *(Forts.)*

Medikament	Veränderung der Aufnahme mit Nahrung	Schwangerschaft (FDA)	Nebenwirkungen
Meglumin-Antimonat	–	?	Bradykardie, Exanthem, Gesichtsödem, Hypotonie, Leukopenie, Nephrotoxizität, Pankreatitis, Schmerzen an der Injektionsstelle
Melarsoprol	–	?	Arthralgie, Bauchschmerzen, Bluthochdruck, Enzephalopathie, Erbrechen, Exanthem, Fieber, Hämolyse bei Patienten mit G6PD-Mangel
Niclosamid	Keine Absorption	B	Diarrhö, Kopfschmerzen, Nausea, Schläfrigkeit, Vertigo, abdominale Beschwerden
Paromomycin	Keine Absorption	?	Anorexie, Bauchschmerzen, Diarrhö, Erbrechen, Malabsorption, Nausea
Pentamidin	–	C	Bauchschmerzen, Erbrechen, Husten und Bronchospasmus bei Inhalation, Hypokalzämie, Hypoglykämie oder Hyperglykämie, Hypotonie, Nausea, Nephrotoxizität, Pankreatitis, steriler Abszess bei i. m.-Injektion
Piperazincitrat	–	?	Ataxie, Ausschlag, Diarrhö, Erbrechen, Kopfschmerzen, Nausea, Vertigo, abdominale Krämpfe, hämolytische Anämie
Praziquantel	Erhöht	B	Bauchschmerzen, Exanthem, Kopfschmerzen, Krampfanfälle, Liquor-Reaktions-Syndrom bei der Behandlung von Neurozystizerkose, Müdigkeit, Nausea, Schläfrigkeit, vorübergehender Vertigo
Primauinphosphat	b	?	Erbrechen, Kopfschmerzen, Nausea, Pruritus, abdominale Krämpfe
Proguanil HCl und Atovaquon	Erhöht	C	Hämatologische Toxizität
Pyrantel-Pamoat	–	C	Benommenheit, Erbrechen, Kopfschmerzen, Krämpfe, Nausea, Vertigo
Pyrimethamin	–	C	Knochenmarksuppression bei hohen Dosen, Photosensibilität, pulmonale Eosinophilie

? = noch nicht klassifiziert
– = nur eingeschränkte Daten
Einige Medikamente haben ggf. keine Zulassung oder werden nicht mehr in Deutschland vertrieben.
FDA = Food and Drug Administration. Die Klassifikation der FDA wird seit 2014 nicht mehr verwendet. Aufgrund der weiten Verbreitung und Praktikabilität wird diese noch aufgeführt (▶ Kap. 7.1.3).

7.1.10 Lokale Antiinfektiva in Schwangerschaft und Stillzeit

Tab. 7.9 Antiinfektiva in Schwangerschaft und Stillzeit

	Wirkstoff	Schwangerschaft	Stillzeit
Aknemittel	Benzoylperoxid	+	+
	Isotretinoin	–	–
	Tretinoin	–	+
Antibiotika	Chloramphenicol	–	–
	Clindamycin	+	–
	Doxycyclin	–	–
	Erythromycin	+	–
	Fusidinsäure	+	–
	Tetracyclin	–	–
Antihistaminika	Dimetindenmaleat	–	(+)
Antimykotika	Amphotericin B	–	–
	Clotrimazol	+	+
	Ketoconazol	+	+
	Nystatin	+	+
Antiphlogistika	Bufexamac	–	–
	Diclofenac (Gel)	–	–
	Flurbiprofenum-Lutschtabletten	(+)*	–
	Ibuprofen (Gel)	(+)*	
	Piroxicam (Gel)	(+)*	–
Antipsoriatika	Dithranol	+	+
	Harnstoff	+	+
	Steinkohlenteer	–	–
Antiseptika	Benzalkoniumchlorid	+	+
	Clioquinol	–	–
	Octenidin	+	+
	Povidon-Jod-Präparaten	–	–
Glukokortikoide	Hydrokortisonabkömmlinge	+	+
	Fluocortinbutyl	+	+
	Prednicarbat	+	+
Insektizide	Allethrin	–	–
	Benzylbenzoat	+	+

\+ = erlaubt
– = kontraindiziert
* nicht im letzten Trimenon

7

7.2 Impfungen in der Schwangerschaft

Tab. 7.10 Impfungen in der Schwangerschaft

Impfung gegen	Impfstoff	Indiziert	Nicht kontraindiziert	Vermeiden	Kontra-indiziert
Cholera	T			×	
Diphtherie	T		×		
FSME	T		×		
Gelbfieber	L			×	
Hepatitis A	T		×		
Hepatitis B	T		×		
HPV	T			×	
Influenza	T	×			
Japan-Enzephalitis	T				×
Masern	L				×
Meningokokken	T		×		
Mumps	L				×
Pertussis*	T	×			
Pneumokokken	T		×		
Poliomyelitis (IPV)	T		×		
Röteln	L				×
Tetanus (bei Indikation)	T	×			
Tollwut (vor Exposition)	T		×		
Tollwut (nach Exposition)	T	×			
Typhus (oral, parenteral)	T		×		
Varizellen	L				×
Zoster**	T				×
SARS-CoV2***					

T = Totimpfstoff
L = Lebendimpfstoff
* Kombinationsimpfstoff mit Diphtherie und Tetanus (DTPa-Kombinations-Impfstoff)
** aus Sicherheitsgründen laut Herstellerangaben
*** während Covid-19 Pandemie laut STIKO – wenige Daten, mRNA-Wirkstoff (!), zunehmende Mutationen des Virus und fragliche Wirksamkeit zur Prävention der Erkrankung

7.3 Unterbringung bzw. Isolierungsmaßnahmen bei bestimmten Krankheiten

Tab. 7.11 Unterbringung bzw. Isolierungsmaßnahmen bei bestimmten Krankheiten

Erkrankung	Einzelzimmer	Kittel	Handschuhe	Mundschutz	Dauer der Maßnahmen	Isolierungsstufe	Anmerkung
AIDS	–	+	+	–	Krankheitsdauer	Standard	Je nach opportunistischer Infektion evtl. Isolierung
Anthrax (Milzbrand)	+	+	+	+	Krankheitsdauer	Striktisolierung	Information Gesundheitsamt
Botulismus	–	–	–	–	Krankheitsdauer		
Cholera	+	+	+	–	Krankheitsdauer	Striktisolierung	Separate Toilette
Diphtherie	+	+	+	+	Bis 3 Abstriche (Nase, Rachen, Wunde) negativ sind		Abstriche nach Absetzen des Antibiotikums im Abstand von 24 h Betreuung durch geimpftes Personal
ESBL	+	+	+	+	Bis 3 Kulturen negativ sind	Standard	Unterschiedliche Maßnahmen in Abhängigkeit des multiresistenten Bakteriums, der Infektionslokalisation, Patientenrisikogruppen und der jeweiligen Einrichtung
Gasbrand	–	–	–	–		Keine	
Gastroenteritis (Salmonellen, Shigellen, Yersinien, Campylobacter, E. coli u. a.)	+	+	+	–	Dauer der Ausscheidung	Standard	Separate Toilette
Hämorrhagisches Fieber	+	+	+	+	Krankheitsdauer	Striktisolierung Quarantäne	Information Gesundheitsamt
Hepatitis A und E	+	+	+	–	Bis 7 d nach Beginn des Ikterus	Standard	Am infektiösesten vor dem Auftreten von Symptomen

7

Tab. 7.11 Unterbringung bzw. Isolierungsmaßnahmen bei bestimmten Krankheiten *(Forts.)*

Erkrankung	Einzelzimmer	Kittel	Handschuhe	Mundschutz	Dauer der Maßnahmen	Isolierungsstufe	Anmerkung
Hepatitis B und C	–	+	+	–	Bis HBs-AG negativ	Keine	HBV: Schutzimpfung des Personals
Impetigo (Streptokokken)	+	+	+	–	Bis 24 h nach Antibiotika		
Impetigo (Staphylokokken)	+	+	+	–	Bis 48 h nach Antibiotika		
Infektiöse Mononukleose	–	–	–	–		Keine	Erwachsene meist durch Antikörper geschützt
Influenza	+	+	+	+			Die Isolierung Erkrankter wird nur bei Epidemien empfohlen
Listeriose	–	–	–	–		Keine	Nicht infektiös
Malaria	–	–	+	–			Nicht infektiös
Masern	+	+	–	+	Bis 4 d nach Beginn des Exanthems	Standard	Betreuung durch geimpftes/immunes Personal
Meningitis (bakterielle)	+	+a	+	–	Bis 24 h nach erfolgreichem Therapiebeginn		
Meningokokken-Meningitis	+	+	+	+	Bis 24 h nach erfolgreichem Therapiebeginn	Standard	Umgebungsprophylaxe mit Antibiotika bei engen Kontaktpersonen
Meningitis (virale)	+	+	+	–	7 d	Standard	
MRSA	+	+	+	+	Bis 3 Kulturen negativ sind	Standard	
Mumps	+	+	+	+	Bis 10 d nach Auftreten der Parotisschwellung	Standard	Betreuung durch geimpftes/immunes Personal
Pest	+	+	+	+	Dauer der Erkrankung	Striktisolierung Quarantäne	Information Gesundheitsamt

7

Tab. 7.11 Unterbringung bzw. Isolierungsmaßnahmen bei bestimmten Krankheiten *(Forts.)*

Erkrankung	Einzelzimmer	Kittel	Handschuhe	Mundschutz	Dauer der Maßnahmen	Isolierungsstufe	Anmerkung
Pertussis	+	+	+	+	Bis 5 d nach Antibiotika, bis 3 Wo. ohne Antibiotika	Standard	Betreuung durch geimpftes/ immunes Personal
Poliomyelitis	+	+	+	–	Bis 7 d nach Krankheitsbeginn	Standard	Separate Toilette
Röteln	+	+	+	–	Bis 7 d nach Beginn des Exanthems		Gefährdung für nicht immune Schwangeren Betreuung durch geimpftes/ immunes Personal
Skabies (Krätze)	+	+	+	–	Bis 24 h nach Therapiebeginn		
Scharlach	+	+	+	–	Bis 24 h nach Beginn effektiver Therapie	Standard	
Syphilis	–	–	+	–	Bis 24 h nach Therapiebeginn		
Tollwut	+	+	+	+	Dauer der Krankheit		
Toxoplasmose	–	–	–	–		Keine	Nicht infektiös
Tuberkulose, pulmonal (offen)	+	+	+	+	Bis 3 Wo. nach Beginn effektiver Therapie bzw. bis 3 Sputumproben (an verschiedenen Tagen entnommen) negativ sind	Striktisolierung	Schutzmaske mit besonderer Filterleistung erforderlich
Tuberkulose, extrapulmonal	+	+	+	–	Bis 3 Wo. nach Therapiebeginn	Standard	
Tetanus	–	–	–	–		Keine	Nicht infektiös
Typhus, Paratyphus	+	+	+	–	Ausscheidung		
Windpocken (Varizellen)	+	+	+	+	Bis Läsionen verkrustet sind		Betreuung durch geimpftes/ immunes Personal

7

7.4 Übersicht meldepflichtiger Infektionserkrankungen

Tab. 7.12 Übersicht meldepflichtiger Infektionserkrankungen

Krankheit/Erreger	Meldepflicht Krankheit § 6	Meldepflicht Erreger § 7	Besuchsverbot Gemeinschafts-einrichtungen (z. B. Kinder-garten, Schule)	Tätigkeits-verbot im Lebens-mittel-bereich
Acinetobacter spp. mit Carbapenem-Resistenz		+		
Adenovirus-Konjunktivitis		+		
Bornaviren		+		
Botulismus	+			
Brucellose		+		
Chikungunya-Virus		+		
Cholera	+	+	+	
Clostridioides difficile (schwerer Verlauf)	+			+
COVID-19	+	+		
Dengue-Virus		+		
Diphtherie	+	+	+	
Ebola	+	+	+	
Echinokokkose		+		
Enterobacterales mit Carbapenem-Resistenz (bei Kolonisation und Infektion)		+		
Enteropathisches hämolytisches urämisches Syndrom	+	+	+	+
Fleckfieber		+		
FSME		+		
Gastroenteritis	(+)	(+)	(+)	+
Gelbfieber	+	+	+	
Haemophilus influenzae (invasive Infektion)		+	+	
Hantavirus		+		
HIV		+		
Humane spongiforme Enzephalopathie (Creutzfeldt-Jakob-Krankheit)	+	+		
Influenza	+	+		
Lassa	+	+	+	
Läuserückfallfieber		+		
Legionellose		+		
Lepra		+		
Leptospirose		+		

Tab. 7.12 Übersicht meldepflichtiger Infektionserkrankungen *(Forts.)*

Krankheit/Erreger	Meldepflicht Krankheit § 6	Meldepflicht Erreger § 7	Besuchsverbot Gemeinschafts-einrichtungen (z. B. Kinder-garten, Schule)	Tätigkeits-verbot im Lebens-mittel-bereich
Listeriose (invasive Infektion und Abstrich bei Neugeborenen)		+		
Malaria		+		
Marburg	+	+	+	
Masern	+	+	+	
Meningokokken-Meningitis oder -Sepsis	+	+	+	
MERS-CoV		+		
Milzbrand	+	+		
MRSA (Nachweis in Blut und Liquor)		+		
Mumps	+	+	+	
N. gonorrhoea mit Resistenzen		+		
Ornithose		+		
Paratyphus	+	+	+	+
Pertussis	+	+	+	
Pest	+	+	+	
Poliomyelitis	+	+	+	
Psittakose		+		
Q-Fieber		+		
Röteln	+	+	+	
Shigellenruhr	+	+	+	+
Streptococcus pneumoniae		+		
Syphilis		+		
Tollwut	+	+		
Toxoplasmose (nur konnatal)		+		
Trichinellose		+		
Tuberkulose	+	+	(+)	
Tularämie		+		
Typhus abdominalis	+	+	+	+
Varizellen	+	+	+	
Virushepatitis A (akut)	+	+	+	+
Virushepatitis B (akut)	+	+	+	
Virushepatitis C (akut)	+	+	+	
Virushepatitis D (akut)	+	+	+	
Virushepatitis E (akut)	+	+	+	+
West-Nil-Virus		+		
Zikavirus		+		

(+) = teilweise in Abhängigkeit des isolierten Erregers bzw. der klinischen Besonderheiten

Register